Manual de nefrología e hipertensión

7.ª edición

Christopher S. Wilcox, MD, PhD, FRCP (UK), FACP
Editor en jefe
Department of Medicine
Division of Nephrology and Hypertension
Georgetown University
Washington, DC

Michael Choi, MD
Department of Medicine
Division of Nephrology and Hypertension
Georgetown University
Washington, DC

Limeng Chen, MD, PhD
Division of Nephrology
Peking Union Medical College Hospital
Beijing, China

Mark S. Segal, MD, PhD
Division of Nephrology
College of Medicine
University of Florida
Gainesville, Florida

Winfred W. Williams, MD
Division of Nephrology
Harvard Medical School
Massachusetts General Hospital
Boston, Massachusetts

Wolters Kluwer

Philadelphia • Baltimore • New York • London
Buenos Aires • Hong Kong • Sydney • Tokyo

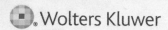

Wolters Kluwer

Av. Carrilet, 3, 9.ª planta, Edificio D - Ciutat de la Justícia
08902 L'Hospitalet de Llobregat, Barcelona (España)
Tel.: 93 344 47 18 Fax: 93 344 47 16 e-mail: consultas@wolterskluwer.com

Revisión científica
Juan Carlos Ramírez Sandoval
Departamento de Nefrología y Metabolismo Mineral. Miembro del Sistema Nacional de Investigadores (SNI 1), Instituto Nacional de Ciencias Médicas y Nutrición Salvador Zubirán, México

Traducción
Ana Beatriz Damián Montes
Traductora profesional, México

Armando Robles Hmilowicz
Editor y traductor profesional, Doctores de Palabras, México

Dirección editorial: Carlos Mendoza
Editora de desarrollo: María Teresa Zapata
Gerente de mercadotecnia: Pamela González
Cuidado de la edición: Doctores de Palabras
Adaptación de portada: Zasa Design
Impresión: Mercury Print Productions / Impreso en Estados Unidos

ISBN de la edición en español: 978-84-19284-88-4
Depósito legal: M-29905-2023
Edición en español de la obra original en lengua inglesa *Handbook of Nephrology and Hypertension*, 7.ª edición, editada por Christopher S. Wilcox y publicada por Wolters Kluwer

Two Commerce Square
2001 Market Street
Philadelphia, PA 19103
ISBN de la edición original: 978-1-9751-6572-7

MPP0523

A nuestros antiguos y actuales becarios, residentes, estudiantes
y aprendices.
Esperamos que ofrezcan a sus pacientes una atención compasiva guiada
por la ciencia y la erudición.

Exijo de mis alumnos la pasión de la ciencia y la paciencia de la poesía.
Vladimir Nabokov (Opiniones firmes, *Entrevistas*, 1962)

In memoriam
Stuart e Imogen Wilcox
Francis Wilcox
Elizabeth Wilcox
Alex y Petra Wilcox

COLABORADORES

Mohammed A. Alshehri, MD
ABIM in internal medicine and Nephrology
Assistant Professor, Internal Medicine Department
College of Medicine
King Khalid University
Abha, Saudi Arabia

Jeanette M. Andrade, PhD
Assistant Professor, Food Science and Human Nutrition
University of Florida
Gainesville, Florida

Afia Ashraf, MD
Nephrology Fellow, Nephrology
MedStar Georgetown University Hospital
Washington, DC

Danielle F. Aycart, MS
Doctoral Student, Nutritional Sciences
Food Science and Human Nutrition
University of Florida
Gainesville, Florida

Azra Bihorac, MD, MS, FCCM, FASN
Senior Associate Dean for Research
MD-Nephrology
University of Florida
Gainesville, Florida

Benjamin K. Canales, MD, MPH
Associate Professor
Department of Urology
University of Florida
Gainesville, Florida

Muna T. Canales, MD, MS
Assistant Professor of Medicine and Staff Physician Medicine
University of Florida and the Malcom Randall VA Medical Center
Gainesville, Florida

Gajapathiraju Chamarthi, MD
Clinical Assistant Professor
Department of Medicine
Division of Nephology
University of Florida
Gainesville, Florida

Steven Gabardi, PharmD
Transplant Clinical Specialist
Department of Transplant Surgery
Brigham and Women's Hospital
Boston, Massachusetts

Saraswathi Gopal, MD
Clinical Assistant Professor
Department of Medicine
Division of Nephrology, Hypertension and Renal Transplantation
University of Florida
Gainesville, Florida

Judit Gordon-Cappitelli, MD
Assistant Professor of Medicine
Department of Nephrology and Hypertension
MedStar Georgetown University Hospital
Washington, DC

Keiko I. Greenberg, MD, MHS
Assistant Professor of Medicine
Department of Nephrology and Hypertension
MedStar Georgetown University Hospital
Washington, DC

Behnaz Haddadi-Sahneh, MD
Nephrologist
Private Practice
Fairfax, Virginia

Mohammad A. Hashmi, MD
Transplant Nephrologist
Virtua Health
Camden, New Jersey

Amir Kazory, MD, FASN, FACC
Professor and Chief
Division of Nephrology, Hypertension, and Renal Transplantation
University of Florida
Gainesville, Florida

Abhilash Koratala, MD, FASN
Assistant Professor of Medicine
Nephrology, Medical College of Wisconsin
Milwaukee, Wisconsin

Wai Lang Lau, MD
Assistant professor
Division of nephrology, hypertension, and renal transplantation
University of Florida
Gainesville, Florida

Michael Lipkowitz, MD
Assistant Professor of Medicine
Department of Nephrology and Hypertension
MedStar Georgetown University Hospital
Washington, DC

Rajesh Mohandas, MD, MPH
Associate Professor of Medicine
Division of Nephrology Hypertension and Transplantation
University of Florida
Gainesville, Florida

Chanigan Nilubol, MD
General Nephrology
MedStar Georgetown University Hospital
Washington, DC

Olanrewaju A. Olaoye, MD
Assistant Professor of Medicine
Department of Medicine and Nephrology
University of Florida
Gainesville, Florida

Negiin Pourafshar, MD
Assistant Professor
Department of Nephrology
MedStar Georgetown University Hospital
Washington, DC

Robert J. Rubin, MD
Distinguished Professor of Medicine
Georgetown University
Washington, DC

Rupam Ruchi, MD, FASN
Associate Professor of Medicine
Program Director, Nephrology Fellowship Program
University of Florida
Gainesville, Florida

Chintan V. Shah, MD
Assistant Professor of Medicine
Division of Nephrology, Hypertension & Renal Transplantation
University of Florida College of Medicine
Gainesville, Florida

Wen Shen, MD
Nephrology
MedStar Georgetown University Hospital
Washington, DC

Ashutosh M. Shukla, MD
Professor in Medicine
Director of Advanced CKD and Home Dialysis Services
University of Florida
Faculty in Nephrology
North Florida/South Georgia VHS
Gainesville, Florida

Jogiraju V. Tantravahi, MD, PhD
Division of Nephrology
Department of Medicine
University of Florida College of Medicine
Gainesville, Florida

I. David Weiner, MD
Professor of Medicine, Renal Division
University of Florida and Chief Nephrology and Hypertension Section, GVAMC
Gainesville, Florida

Charles S. Wingo, MD
Professor of Medicine and Physiology
Department of Medicine
University of Florida
Gainesville, Florida

PREFACIO

En cada una de las ediciones anteriores de este *Manual de nefrología e hipertensión* se han perfeccionado el texto y el debate y se han añadido nuevos temas para cubrir los avances en este campo. Nos hemos esforzado en todo momento por ofrecer una visión concisa y fiable del tema hasta el nivel exigido por el American Board of Internal Medicine in Nephrology o el Hypertension Specialist of the American Society of Hypertension. Sus destinatarios principales siguen siendo los becarios y estudiantes de nefrología, pero también debería ser útil para médicos y el personal de enfermería y paramédico en ejercicio, incluidos farmacéuticos y profesionales de la industria farmacéutica que necesiten un panorama general actualizado de un tema de nefrología o hipertensión. Para mantener este enfoque, todos los capítulos están escritos por nefrólogos en ejercicio y varios son coautoría con nefrólogos en formación. Así se garantiza que los temas tratados sean los que más necesitan debate o explicación. La mayoría de los autores de los capítulos son también investigadores clínicos que aportan puntos de vista especiales desde sus campos de investigación. Todos son profesores de la Universidad de Georgetown, la Universidad de Florida, la Facultad de Medicina de Harvard o el Colegio Médico de Pekín.

La 7.ª edición se ha reescrito con varios capítulos nuevos. Una mejoría importante es ofrecer a todos los que adquieran un ejemplar de esta edición la oportunidad de cargarlo a Internet para disponer de una fuente de consulta fácilmente accesible durante los encuentros clínicos. Los coautores de esta edición son nefrólogos en ejercicio expertos en fisiología e hipertensión (Christopher Wilcox), nefrología clínica y glomerulonefritis (Michael Choi y Mark Segal), genética humana y biología molecular (Limeng Chen) y trasplante renal e inmunología (Winfred Williams). A pesar de la ampliación de su ámbito de aplicación, la presente edición mantiene un formato conciso con un modesto aumento del número de páginas.

Esperamos que quienes lean este libro lo consideren informativo, ameno y, en ocasiones, provocador.

Christopher S. Wilcox, MD, PhD, FRCP (UK), FACP

AGRADECIMIENTOS

El Dr. C. Craig Tisher propuso por primera vez un *Manual de nefrología e hipertensión*. Me invitó generosamente a ser coautor de la 1.ª edición y de las siguientes. El Dr. Tisher era jefe de la División de Nefrología, Hipertensión y Trasplantes del Shands Hospital y yo era jefe de Nefrología e Hipertensión del Veterans Administration Hospital y director del Centro de Hipertensión de la Universidad de Florida. Tras su jubilación, he asumido la autoría de esta edición. Tengo la suerte de haber podido mantener los fuertes lazos que me unen a la Universidad de Florida y a su profesorado. He incluido al Dr. Mark Segal, su jefe de Nefrología durante 11 años, como coautor y a muchos de sus excelentes profesores como autores de capítulos. He tenido el placer de escribir y dar conferencias en el Peking Union Medical College de Pekín, donde he desarrollado una gran admiración y amistad con la Dra. Limeng Chen, su jefa de Nefrología. Fue un placer invitarla a participar como coautora en esta nueva edición y presentarla así a un nuevo público chino. Durante mi estancia en el Brigham and Women's Hospital de Boston, sentí un gran aprecio por los conocimientos y las habilidades clínicas del Dr. Winfred Williams. Considero que sus nuevos capítulos sobre el trasplante renal han reforzado enormemente esta nueva edición. Y lo que es más importante, me complace dar la bienvenida al Dr. Michael Choi como coautor. Fue presidente de la American Kidney Foundation y es mi sucesor como jefe de la División de Nefrología e Hipertensión del Centro Médico de la Universidad de Georgetown. Cuenta con muchos de nuestros excelentes profesores y becarios como autores de capítulos. El Dr. Choi goza de una reputación inigualable como nefrólogo clínico y ha realizado una importante contribución a esta edición.

CONTENIDO

SECCIÓN I

Evaluación del paciente con nefropatía

1 Evaluación clínica y de laboratorio de la nefropatía y el estado hídrico

Mohammed A. Alshehri, Chanigan Nilubol

I. ANAMNESIS Y EXPLORACIÓN FÍSICA. La nefropatía puede ser parte de un proceso patológico sistémico, hereditario o inducido por fármacos. Es esencial realizar una anamnesis exhaustiva, que incluya preguntas sobre los medicamentos de venta libre utilizados, y una exploración física. La exploración física es poco fiable en las situaciones complejas de las unidades de cuidados intensivos, en las que puede ser necesario hacer procedimientos invasivos para evaluar el estado de volumen del paciente. Siempre que sea posible, la evaluación debe incluir la medición de la presión arterial y la frecuencia cardíaca mientras el paciente está recostado tranquilamente y, después de 2 min de estar de pie, un examen oftalmoscópico y un análisis de orina.

A. Evaluación clínica del estado del volumen. La ortopnea es un síntoma sensible de sobrecarga de volumen. La distensión de la vena yugular interna o externa > 3 cm por encima del ángulo esternal es anómala, y se confirma si hay reflujo hepatoyugular o signo de Kussmaul. La distensión venosa yugular por insuficiencia cardíaca congestiva (ICC) debe diferenciarse de la insuficiencia cardíaca derecha pura, que acompaña a la hipertensión pulmonar o a la embolia pulmonar. Estos pacientes presentan un segundo ruido cardíaco pulmonar acentuado. El ecocardiograma es útil para el diagnóstico. El tercer ruido cardíaco es un hallazgo habitual en las personas < 45 años, o puede indicar ICC con sobrecarga de líquidos o miocardiopatía hipertrófica obstructiva. El empeoramiento de la hipertensión es un indicio importante de sobrecarga de líquidos en los pacientes con enfermedad renal crónica (ERC) o enfermedad renal en etapa terminal (ERET). El descubrimiento de estertores finos al final de la inspiración sugiere edema pulmonar, fibrosis o atelectasia. El edema periférico implica retención o redistribución de líquidos; sugiere ICC, síndrome nefrótico, cirrosis, *cor pulmonale*, desnutrición o complicaciones del bloqueo de los canales de calcio. La hipotensión postural (caída de la presión arterial sistólica > 20 mmHg o en la presión arterial diastólica > 10 mmHg) con taquicardia indica pérdida de volumen intravascular. Las pérdidas de volumen más graves reducen la turgencia de la piel y la sudoración axilar. La hipotensión postural sin aumento de la frecuencia cardíaca indica insuficiencia autonómica, edad avanzada o tratamiento con bloqueadores β. El aumento de las concentraciones plasmáticas de péptido natriurético cerebral sugiere sobrecarga de volumen, pero no es un indicio confiable en caso de insuficiencia renal a menos que puedan obtenerse mediciones seriadas. La ecografía inmediata es una herramienta prometedora para evaluar el estado del volumen.

B. Diagnóstico clínico de la uremia. Los síntomas iniciales de la ERC suelen ser inespecíficos. La nicturia sugiere un déficit en la concentración de la orina o hipotensión ortostática. La dificultad respiratoria puede indicar ICC, anemia o acidosis metabólica. La anorexia, disgeusia, náuseas, vómitos y confusión en presencia de la ERC establecida apuntan a un caso de uremia. La encefalopatía urémica altera el estado mental y puede causar convulsiones tónico-clónicas generalizadas. La pericarditis urémica ocasiona un roce pericárdico y puede aumentar la acumulación de líquido pericárdico, que puede detectarse mediante un ecocardiograma.

II. PRUEBAS BIOQUÍMICAS

A. Nitrógeno ureico en sangre (BUN, *blood urea nitrogen*). El BUN normal es de 7 a 18 mg/dL o de 2.5 a 6.4 mmol/L. La urea se filtra libremente en el glomérulo, pero se reabsorbe hasta en un 50%. La fracción reabsorbida y la producción de urea aumentan por pérdida de volumen o en cualquier estado prerrenal, lo que explica un valor elevado del BUN o un cociente BUN:creatinina aumentado. Sin embargo, la utilidad de este cociente para orientar el diagnóstico es cuestionable. La depuración de la urea es un método de estimación impreciso de la tasa de filtración glomerular (TFG). Además, muchas enfermedades pueden afectar el BUN independientemente de la TFG:

- BUN alto: dieta rica en proteínas o aumento del catabolismo proteínico por hemorragia gastrointestinal, corticoides, traumatismo tisular, quemaduras o tetraciclinas.
- BUN bajo: dieta baja en proteínas o disminución del catabolismo proteínico por hepatopatía o caquexia.

B. Creatinina sérica. El límite superior de creatinina sérica (S_{Cr}) es de 1.2 a 1.5 mg/dL o de 106 a 133 mmol/L. La creatinina se filtra libremente en el glomérulo; se secreta en el túbulo proximal y algunas formas también se reabsorben. Sin embargo, la S_{Cr} usualmente proporciona un mejor método de estimación de la TFG que el BUN, ya que el grado de reabsorción y secreción de creatinina es relativamente bajo en comparación con la filtración. Así, un aumento de la S_{Cr} de 1.0 a 2.0 mg/dL suele indicar una disminución de la TFG de aproximadamente el 50%. Sin embargo, hay varios factores que pueden afectar la S_{Cr} independientemente de la TFG:

- S_{Cr} alta: aumento de la ingesta de creatina o creatinina a partir de alimentos de consumo reciente ricos en proteínas animales o suplementos de creatina; disminución de la secreción debido a la competencia de cetoácidos, aniones orgánicos (en caso de uremia) o fármacos (p. ej., cimetidina, trimetoprima, ácido acetilsalicílico).
- S_{Cr} baja: disminución de la ingesta o generación de creatina por reducción de la masa muscular asociada a caquexia, envejecimiento, dieta baja en proteínas o uso de corticoides.
- Variaciones en la S_{Cr}: poca estandarización entre los laboratorios en la calibración de la S_{Cr}.

C. Depuración de creatinina (D_{Cr}). La D_{Cr} puede medirse directamente a partir de una recolección de orina cronometrada (por lo general, una muestra de 24 h):

$$D_{Cr}\ (\text{mL/min}) = (\text{creatinina en orina [mg/dL]} \times \text{volumen de orina [mL/24 h]}) / (S_{Cr}\ [\text{mg/dL}] \times 1440\ [\text{min/24 h}])$$

Los intervalos normales para los adultos de 20 a 50 años ascienden a 97 a 137 mL/min/1.73 m^2 para los hombres y 88 a 128 mL/min/1.73 m^2 para las mujeres. Por lo general, la excreción de creatinina debe ser de 15 a 25 mg/kg al día en los hombres y de 12.5 a 20 mg/kg al día en las mujeres. Estos valores disminuyen con la edad y la masa muscular. Una excreción de creatinina fuera de los límites normales hace sospechar de una recolección inadecuada.

La secreción tubular de creatinina suele representar entre el 10% y el 40% de la porción excretada, pero este porcentaje aumenta en las personas con ERC. Así, la D_{Cr} sobreestima sistemáticamente la TFG, sobre todo en la ERC. La cimetidina bloquea la secreción tubular de creatinina. Se ha propuesto administrar una carga de cimetidina antes de realizar una recolección de orina de 24 h como método de estimación más confiable de la TFG verdadera.

D. Cistatina C. La cistatina C se produce en todas las células nucleadas. Se filtra libremente y se reabsorbe en un 99% en el túbulo proximal, donde se degrada. Como la cistatina C se ve menos afectada por la masa muscular y la dieta en comparación con la creatinina, es más precisa que esta para estimar la TFG, pero su análisis es más costoso. En algunos países se mide de forma sistemática además de la creatinina. En las guías de práctica clínica del 2012 de la organización Kidney Disease Improving Global Outcomes (KDIGO) para la evaluación y el tratamiento de la enfermedad renal crónica se sugiere la medición de la TFG estimada (TFGe) con base en la cistatina en determinadas situaciones en las que la TFGe a partir de la creatinina es menos precisa. Cabe señalar que los trastornos tiroideos y el uso de corticoides pueden afectar la generación de cistatina.

E. Estimación de la TFG. Los valores obtenidos en una muestra de orina de 24 h suelen ser poco fiables debido a una recolección inadecuada y a un procesamiento tubular variable de la creatinina. Una alternativa es utilizar fórmulas matemáticas validadas. La TFGe es útil para evaluar la capacidad funcional general de los riñones como factor predictivo del tiempo hasta la aparición de la ERET y para dosificar adecuadamente los medicamentos. Las fórmulas *Modification of Diet in Renal Disease* (MDRD), *Chronic Kidney Disease Epidemiology Collaboration* (CKD-EPI) y la de Cockcroft-Gault (C-G) son las tres ecuaciones de uso más frecuente.

- Ecuación MDRD abreviada:

$$\text{TFGe} = 186 \times (S_{Cr})^{-1.154} \times (\text{Edad})^{-0.203} \times (0.742 \text{ si es mujer})$$

- Ecuación CKD-EPI abreviada:

$\text{TFGe} = A \times (S_{Cr}/B)^{C} \times 0.993^{\text{edad}}$, donde A, B y C son los siguientes: A = 144, B = 0.7 y C = −1.209 si es mujer; A = 141, B = 0.9 y C = −1.209 si es hombre (dada una $S_{Cr} > 0.7$ en las mujeres y > 0.9 en los hombres).

- Fórmula C-G:

$$\text{TFGe} = ([140 - \text{Edad}] \times \text{Peso corporal magro [kg]})/(S_{Cr} \times 72) \times 0.85 \text{ si es mujer}$$

La ecuación CKD-EPI (2009) se considera el método basado en la creatinina más preciso para estimar la TFG. Tiene menor riesgo de sesgo y mayor precisión en todos los rangos de la TFG. Por ello, la ecuación C-G ya no debe utilizarse como norma para la estimación de la TFG.

F. Evaluación de la función tubular. Las reducciones de la TFG suelen venir acompañadas de una disminución proporcional de la función tubular. Esto se manifiesta como un deterioro de la capacidad para concentrar o diluir la orina o para conservar o eliminar H^+, Na^+, K^+ y otros electrólitos. Por lo tanto, los pacientes con nefropatía corren un riesgo elevado de presentar trastornos del estado hídrico, electrolítico o ácido-básico.

Algunos pacientes muestran un defecto más selectivo de la función tubular, por ejemplo, la acidosis tubular renal. Las pruebas especializadas de concentración o dilución de la orina y de excreción de ácidos se describen en los capítulos 13 y 15.

III. PRUEBAS DE MEDICINA NUCLEAR

A. Renografía. La renografía se utiliza principalmente para evaluar la función renal, aunque las imágenes de la gammacámara proporcionan cierta información sobre el tamaño y la forma del riñón. Se dispone de varios radionúclidos:

1. **Dietilentriamina-ácido pentaacético con tecnecio-99m (^{99m}Tc-DTAP):** se filtra libremente por el glomérulo y no se reabsorbe. Delimita los contornos del tejido renal

funcional. Puede utilizarse para evaluar las cicatrices corticales de la pielonefritis o el reflujo vesicoureteral o para diagnosticar un infarto renal.

2. **Ortoyodohipurato con yodo radioactivo (OYR)**: se secreta en los túbulos y se utiliza para evaluar el flujo sanguíneo del riñón.
3. **Mercaptoacetiltriglicina con ^{99m}Tc (MAG ^{99m}Tc)**: combina las ventajas de la exploración con ^{99m}Tc con muchas de las características del OYR. Actualmente es el fármaco de elección en la mayoría de las unidades.

La renografía se obtiene mediante la exploración de cada riñón durante 15 a 25 min tras la inyección intravenosa de un radiomarcador. Los recuentos suelen aumentar hasta alcanzar un pico, lo que refleja la filtración y secreción del marcador, y luego disminuyen, lo que indica la eliminación del marcador de la nefrona. En los pacientes con enfermedad del parénquima renal, estenosis de la arteria renal (EAR) u obstrucción del flujo de salida se produce un retraso en el tiempo hasta llegar al pico y en el tiempo de eliminación. En este último caso, la furosemida intravenosa administrada a mitad de la exploración no consigue mejorar la eliminación. Esta «renografía con furosemida» es un índice sensible de la obstrucción del flujo de salida.

Los retrasos en el pico y el descenso en los pacientes con hipertensión renovascular funcionalmente importante se acentúan tras administrar un inhibidor de la enzima convertidora de angiotensina (IECA). Esto es consecuencia del descenso del tono dependiente de la angiotensina II en las arteriolas eferentes. El descenso brusco de la TFG reduce la tasa de captación y excreción del marcador. Sin embargo, el uso del renograma con IECA para diagnosticar la EAR es controvertido, pero puede proporcionar información útil sobre la EAR unilateral o asimétrica (*véase* cap. 20).

B. Estudios de medicina nuclear de la función renal. El flujo sanguíneo del riñón se cuantifica mediante el OYR, y la TFG, mediante la DTAP. Ambos fármacos se eliminan únicamente por vía renal. Tras la inyección intravenosa, sus concentraciones plasmáticas disminuyen exponencialmente con una pendiente proporcional a sus depuraciones. Con la combinación de la eliminación del plasma y la exploración renal se puede estimar la TFG y el flujo sanguíneo de un solo riñón. Esto es útil para predecir los efectos de una nefrectomía planificada a partir de la función renal general. Las indicaciones de la renografía se resumen en la tabla 1-1. También hay otros fármacos disponibles.

IV. ANÁLISIS DE ORINA.

El análisis de orina completo es parte vital de la evaluación de las nefropatías. Puede utilizarse como «biomarcador» en una serie de nefropatías agudas, un indicador precoz para alertar a los profesionales médicos de la presencia de enfermedad renal, así como para guiar el tratamiento y ofrecer un pronóstico.

A. Color. La orina suele ser transparente y amarilla. Un color marrón oscuro sugiere bilirrubinuria. Un color rojo sugiere hemoglobinuria, mioglobinuria, porfiria o el

TABLA 1-1 Indicaciones de la renografía

Tipo de renografía	Uso
Renografía con furosemida	Detecta la obstrucción del flujo de salida
Renografía con inhibidores de la enzima convertidora de angiotensina	Detecta la hipertensión renovascular funcional
^{99m}Tc-DTAP	Detecta cicatrices o infartos corticales
OYR o dietilentriamina-ácido pentaacético	Mide el flujo sanguíneo renal o la tasa de filtración glomerular

uso de fármacos como rifampicina o fenazopiridina. Un color blanco turbio sugiere piuria o cristaluria.

B. Densidad. El intervalo normal es de 1.005 a 1.030. La densidad de 1.010 es isostenúrica y suele corresponder a una osmolalidad de la orina de aproximadamente 300 mOsm/kg. Los medios de radiocontraste, las proteínas y la glucosa aumentan la densidad más que la osmolalidad porque son moléculas grandes y densas. De lo contrario, una densidad elevada sugiere un estado de disminución de volumen con una función concentradora preservada.

C. pH. El pH normal de la orina es de 4.5 a 7.0. Un pH persistentemente ácido es un hallazgo normal. Se encuentra un pH alcalino persistente en los vegetarianos, en los pacientes con acidosis tubular renal distal clásica, en los casos de infección urinaria con microorganismos que degradan la urea, tras la administración de álcali o acetazolamida, ante la pérdida grave de potasio con excreción excesiva de amoníaco, en la alcalosis respiratoria o durante la corrección de la alcalosis metabólica.

D. Glucosa. La orina normal no debe contener glucosa. La glucosa en la orina sugiere diabetes mellitus o deterioro de la reabsorción de glucosa por el túbulo proximal (glucosuria renal, síndrome de Fanconi, acidosis tubular renal proximal o uso de inhibidores del cotransportador de sodio y glucosa de tipo 2 [SGLT2i, *sodium-glucose linked transporter 2 inhibitors*]). El embarazo reduce el umbral renal de la glucosa y puede causar glucosuria en las mujeres por lo demás sanas.

E. Esterasa leucocitaria y nitrito. Una reacción positiva a la esterasa leucocitaria indica piuria. El nitrito sugiere bacteriuria por microorganismos gramnegativos. Ambos carecen de sensibilidad.

F. Proteínas. La orina normal solo debe presentar trazas de proteínas. Una prueba positiva debe venir seguida de una recolección de orina de 24 h en busca de proteínas y albúmina o de una prueba aleatoria de orina para hacer un análisis puntual de proteínas o de la relación albúmina:creatinina. La excreción > 150 mg/24 h de proteínas (cociente proteínas:creatinina en orina > 150 mg/g) o > 30 mg/24 h de albúmina (cociente albúmina:creatinina en orina > 30 mg/g) es anómala. La disfunción tubular pura no debe dar lugar a una proteinuria > 1.5 g/24 h. La proteinuria que supere estos valores indica glomerulopatía. La proteinuria > 3.5 g/24 h se denomina *proteinuria en intervalo nefrótico*. Las tiras reactivas no detectan la proteína de Bence Jones, la cual requiere una prueba con ácido sulfosalicílico y una estimación mediante electroforesis de proteínas en la orina. Se producen falsos positivos de proteínas en caso de uso de fenazopiridina, hematuria macroscópica o un pH muy elevado.

G. Sangre. Una tira reactiva positiva a sangre puede indicar la presencia de hemoglobina o mioglobina. Un resultado positivo a sangre en la tira reactiva sin hematuria verdadera sugiere una muy probable mioglobinuria o lesión renal aguda relacionada con rabdomiólisis. *Véase* el capítulo 4 para conocer el abordaje de la hematuria.

V. ANÁLISIS DE LOS SEDIMENTOS URINARIOS. Las muestras de orina obtenidas en las últimas 2 h deben analizarse primero con una tira reactiva. Se debe centrifugar una muestra de 10 mL a 3000 revoluciones/min durante 3 a 5 min; el sobrenadante debe inspeccionarse visualmente y luego eliminarse. El sedimento debe resuspenderse y colocarse en un portaobjetos bajo un cubreobjetos y examinarse al microscopio. A menudo es útil añadir una gota de azul de metileno al sedimento centrifugado.

A continuación, el portaobjetos se examina bajo microscopia óptica o con contraste de fases, comenzando con un objetivo de 10× para el campo de poco aumento, seguido de un objetivo de 40× para el campo de gran aumento, según la necesidad.

A. Células. Los eritrocitos dismórficos indican enfermedad glomerular. *Véase* el capítulo 4 para conocer distintos planteamientos sobre la hematuria. Los leucocitos polimorfonucleares suelen señalar infección urinaria bacteriana, mientras que los mononucleares pueden reflejar enfermedad intersticial o infección urinaria no

TABLA 1-2 Cilindros en la orina

Tipo	Descripción y relevancia clínica
Hialinos	Matriz mucoproteínica sin elementos celulares, no indican nefropatía
Eritrocitarios	Indican hemorragia glomerular
Leucocitarios	Ocurren en casos de pielonefritis, nefritis intersticial y glomerulonefritis
Epiteliales tubulorrenales	Están presentes en la necrosis tubular aguda, la glomerulonefritis y la enfermedad tubulointersticial
Granulares, céreos	Representan elementos celulares degenerativos
Anchos	Son característicos de la enfermedad renal crónica

bacteriana. Ocasionalmente, pueden tener forma de grumos o cilindros en los casos más graves de infección. Las células epiteliales tubulares renales son ligeramente más grandes que los leucocitos, con un área citoplasmática mayor. Las células tubulares renales son un hallazgo patognomónico de lesión tubular aguda o necrosis, ya que indican el «desprendimiento» de células tubulares en los túbulos renales. En los casos más graves, pueden verse células tubulares renales conectadas entre sí formando una hilera (a diferencia de los leucocitos agrupados). Las células epiteliales escamosas suelen indicar una muestra contaminada procedente de la zona cutánea y a menudo invalidan el diagnóstico de infección urinaria.

B. Cilindros. Los cilindros comprenden la mucoproteína de base y los componentes celulares o de los productos de degradación celular. La mucoproteína de base «proteína de Tamm-Horsfall» se excreta al espacio urinario y no es patológica. En la tabla 1-2 se detallan los tipos de cilindros. La figura 1-1 muestra varios tipos de cilindros.

C. Cristales. No es inusual ver varios tipos de cristales en la orina. Pueden clasificarse como comunes, patológicos o cristales causados por fármacos. El análisis de los cristales debe realizarse en una muestra de orina fresca, ya que algunos compuestos pueden precipitarse incluso en muestras de individuos sanos que han permanecido en reposo durante un lapso prolongado. La tabla 1-3 detalla varios tipos de cristales.

D. Microorganismos. En el análisis de orina centrifugada pueden observarse diversos microorganismos, desde bacterias (bacilos gramnegativos, etc.) y hongos (levaduras en gemación o hifas en casos de vaginitis) hasta parásitos (esquistosomiasis).

VI. ANÁLISIS BIOQUÍMICO DE LA ORINA

A. Concentración urinaria del sodio. Las concentraciones urinarias del sodio (U_{Na}) < 10 mEq/L en un paciente con azoemia oligúrica indican una fisiología prerrenal que incluye síndromes cardiorrenales y hepatorrenales. Un U_{Na} > 40 mEq/L en un paciente con azoemia señala necrosis tubular aguda, uso de diuréticos o insuficiencia suprarrenal (*véase* tabla 1-3). Las concentraciones intermedias requieren el cálculo de la excreción fraccionada de sodio (FE_{Na}):

$$FE_{Na}\,(\%) = (U_{Na}/S_{Na}) \times (S_{Cr}/U_{Cr}) \times 100$$

donde S_{Na} y S_{Cr} indican las concentraciones séricas de sodio y creatinina, respectivamente, y U_{Na} y U_{Cr} las concentraciones urinarias de sodio y creatinina, respectivamente. La FE_{Na} debe interrumpirse con precaución, ya que puede verse afectada por varios factores; asimismo, el diagnóstico debe realizarse con base en el cuadro clínico completo.

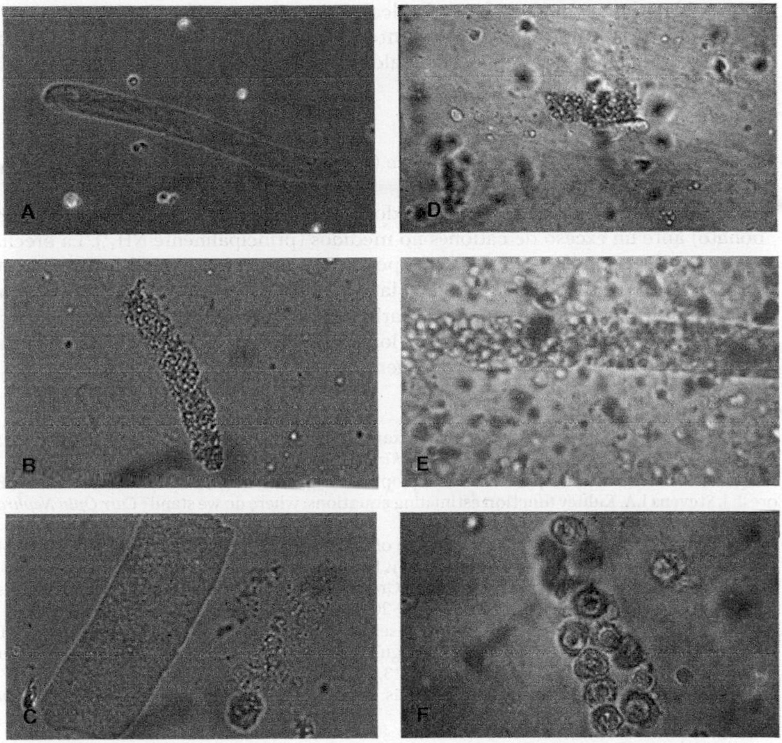

FIGURA 1-1. Cilindros en la orina. A. Cilindros hialinos. **B.** Cilindros granulares. **C.** Cilindros anchos. **D.** Cilindros eritrocitarios. **E.** Cilindros leucocitarios. **F.** Cilindros de células epiteliales tubulorrenales.

B. Concentración urinaria del cloruro. Este parámetro es valioso para diagnosticar la causa de la alcalosis metabólica. Una concentración del cloruro urinario (U_{Cl}) < 15 mEq/L sugiere una alcalosis metabólica que responde al cloruro. Esto es característico de la pérdida extrarrenal de Cl^-, el uso previo de diuréticos o la pérdida

TABLA 1-3 Cristales más frecuentes

Cristal	Aspecto
Oxalato de calcio monohidratado	Ovoide, forma de mancuernas, discos bicóncavos
Oxalato de calcio dihidratado	Bipiramidal o «de sobre»
Fosfato de calcio	Prisma, partículas en forma de estrella o agujas de varios tamaños
Triple fosfato	«Tapas de ataúd»
Cistina	Placas hexagonales de lados irregulares
Aciclovir	Agujas finas birrefringentes
Indinavir	Rectángulos birrefringentes en forma de placa, forma de estrella, placas irregulares
Sulfadiazina	«Gavillas» de trigo birrefringentes

intensa de volumen que conduce a la alcalosis por contracción. Un $U_{Cl} > 15$ mEq/L señala una alcalosis metabólica resistente al cloruro. Esto es característico del síndrome de Bartter o Gitelman, del hiperaldosteronismo primario o del uso actual de diuréticos (*véase* cap. 15).

C. Brecha aniónica urinaria:

$$\text{Brecha aniónica urinaria (BAU)} = (U_{Na} + U_K) - U_{Cl}$$

La BAU representa los aniones no medidos (principalmente fosfato, sulfato o bicarbonato) ante un exceso de cationes no medidos (principalmente NH_4^+). La brecha normal es de cero o negativa. Una cifra positiva en un paciente acidótico sugiere un fallo en la excreción de NH_4^+ debido a la acidosis tubular renal o a la administración de un inhibidor de la anhidrasa carbónica. Un número muy negativo sugiere pérdidas extrarrenales de bicarbonato, lo que ocurre en la diarrea o el drenaje pancreático, y capacidad preservada para generar y excretar NH_4^+.

VII. LECTURAS RECOMENDADAS

Cavanaugh C, Perazella MA. Urine sediment examination in the diagnosis and management of kidney disease: core curriculum 2019. *Am J Kidney Dis.* 2019;73(2):258–272.

Cohen RA, Brown RS. Clinical practice. Microscopic hematuria. *N Engl J Med.* 2003;348:2330–2338.

Coresh J, Stevens LA. Kidney function estimating equations: where do we stand? *Curr Opin Nephrol Hypertens.* 2006;15(3):276–284.

Feehally J, Floege J, Tonelli M, et al. Investigation of renal disease. In: Feehally J, Floege J, Tonelli M, et al., eds. *Comprehensive Clinical Nephrology*. Elsevier; 2019.

Hsu C. Clinical evaluation of renal function. In: Greenberg A, Cheung AK, Coffman TM, et al., eds. *Primer on Kidney Diseases.* 4th ed. Saunders; 2005:20–25.

Levin A, Stevens PE, Bilous RW, et al. Kidney disease: improving global outcomes (KDIGO) CKD work group. KDIGO 2012 clinical practice guideline for the evaluation and management of chronic kidney disease. *Kidney Int Suppl.* 2013;3(1):1–150.

Simerville JA, Maxted WC, Pahira JJ. Urinalysis: a comprehensive review. *Am Fam Physician.* 2005;71(6):1153–1162.

2 Evaluación de la estructura renal: radiología y biopsia

Michael Choi

El paciente con nefropatía suele presentar signos y síntomas inespecíficos que incluyen náuseas, anorexia, letargia, edema, disnea y disminución de la diuresis. En consecuencia, el médico debe apoyarse en los análisis de laboratorio para llevar a cabo la evaluación y el diagnóstico de la nefropatía. En este capítulo se revisa el uso de los procedimientos radiográficos y la biopsia renal para ayudar en esta evaluación.

I. EVALUACIÓN RADIOGRÁFICA

A. Ecografía. La ecografía es útil para evaluar la localización, el tamaño y el contorno renales. También puede servir para identificar la corteza, la médula y las pirámides renales y la dilatación en el sistema colector o el uréter (tabla 2-1). Una longitud renal < 9.5 a 10 cm o una diferencia de tamaño > 1.5 a 2 cm entre ambos riñones es anómala en el adulto. Los quistes simples se identifican con facilidad y son frecuentes y benignos de manera uniforme; no contienen ecos internos, tienen una pared interna lisa bien definida y aumentan a partir de la transmisión de la energía sonora posterior. Otras masas renales hipoecoicas a considerar son el linfoma, el infarto, el hematoma y la pielonefritis xantogranulomatosa. Los quistes complejos y las lesiones sólidas requieren estudios adicionales por tomografía computarizada (TC) con contraste, resonancia magnética (RM) o, posiblemente, angiografía. La ecografía se ha convertido en el procedimiento de elección para el diagnóstico temprano y la detección de la nefropatía poliquística autosómica dominante. La hidronefrosis se presenta como una acumulación de líquido multiloculada dentro del seno renal; sin embargo, con la ecografía no se evalúa la importancia funcional de la obstrucción. Puede producirse una obstrucción evidente ante variantes anatómicas como la pelvis extrarrenal, el reflujo vesicoureteral y el embarazo. La hidronefrosis puede persistir tras el alivio de la obstrucción. La renografía con furosemida puede documentar una obstrucción funcional, ya que el contraste se excretará del sistema colector dilatado tras la administración de la furosemida. La exploración de la vasculatura renal es posible mediante la ecografía Doppler color, pero carece de la sensibilidad de la Doppler de potencia. La ecografía renal debe ser el procedimiento de imagen inicial en el contexto clínico de una lesión renal aguda (LRA) de causa desconocida o enfermedad renal crónica (ERC) (tabla 2-2). Los riñones pequeños, ecogénicos y con cortezas finas pueden indicar que el paciente padece ERC.

B. Pielografía intravenosa (PIV). La PIV ofrece un panorama general de los riñones, los uréteres y la vejiga. El nefrograma se forma por la opacificación del parénquima renal; su densidad depende de la tasa de filtración glomerular (TFG), la tasa de reabsorción tubular de los líquidos, el tipo y la dosis del medio de contraste radiográfico y la velocidad de inyección intravenosa. La insuficiencia renal (creatinina sérica > 2-3 mg/dL) disminuye el valor diagnóstico de la PIV y aumenta considerablemente

TABLA 2-1 Indicaciones de la ecografía renal

Cuantificar el tamaño del riñón
Hacer la detección sistemática de la hidronefrosis
Identificar y caracterizar las lesiones por masa renal
Evaluar el espacio perirrenal en busca de abscesos o hematomas
Hacer el cribado de la nefropatía poliquística autosómica dominante
Localizar el riñón para llevar a cabo procedimientos invasivos
Valorar el volumen residual de la vejiga > 100 mL
Evaluar en busca de trombosis de la vena renal (Doppler)
Valorar el flujo sanguíneo renal (Doppler)

el peligro de ocasionar una LRA. El uso de la PIV ha disminuido de forma significativa debido a la disponibilidad y las ventajas diagnósticas de la ecografía, la TC y la RM.

C. Tomografía computarizada. La TC es útil para investigar más a fondo las anomalías descubiertas en la ecografía o la PIV. En la actualidad se utiliza cada vez más como técnica de imagen para el diagnóstico inicial de una serie de alteraciones renales y del sistema colector (tabla 2-3). La TC sin contraste puede detectar cálculos renales con cortes finos para obtener imágenes de los riñones, los uréteres y la vejiga; además, puede detectar casos de hidronefrosis, pero su utilidad para la evaluación de las masas renales es limitada. El contraste intravenoso es filtrado por los glomérulos y se concentra en los túbulos, permitiendo así el realce del parénquima y la visualización de neoplasias o quistes. Pueden identificarse los vasos renales y los uréteres, y la TC también es útil para evaluar masas o la acumulación de líquido en el riñón o el espacio retroperitoneal, sobre todo cuando el examen ecográfico se ve dificultado por la presencia de gases intraabdominales u obesidad (tabla 2-4). La angiografía por TC es un procedimiento no invasivo que resulta útil para cribar la estenosis de la arteria renal. La urografía por TC permite evaluar el parénquima renal y el sistema colector; actualmente se utiliza a menudo en lugar de la PIV. En combinación con una TC sin contraste previa, la urografía sirve para la evaluación radiológica de la hematuria.

TABLA 2-2 Técnicas de imagen de elección inicial para la nefropatía

LRA/ERC	Ecografía
Obstrucción	Ecografía
Cálculos renales	Ecografía, TC sin contraste con protocolo de cálculos
Hematuria	TC sin contraste seguida de urografía por TC
Infección/inflamación renal	TC
Estenosis de la arteria renal	Ecografía Doppler
Nefrocalcinosis	TC sin contraste
Necrosis papilar	Urografía por TC
Infarto renal	TC con contraste
Trombosis de la vena renal	TC con contraste
Fibrosis retroperitoneal	TC con contraste

ERC: enfermedad renal crónica; LRA: lesión renal aguda; TC: tomografía computarizada.
Nota: modificada con la autorización de Parsons RB, Simpson WL Jr. *Imaging*. En: Fehally J, Floege J, Johnson RJ, eds. *Comprehensive Clinical Nephrology*. 3rd ed. Mosby; 2007:51–67.

TABLA 2-3 Indicaciones de la tomografía computarizada

Evaluar más a fondo una masa renal
Investigar la causa de la hematuria aislada
Visualizar patrones de calcificación en una masa renal
Detectar la fibrosis retroperitoneal
Evaluar un riñón no funcional
Delimitar el alcance de un traumatismo renal
Detectar infección renal, infarto renal y necrosis papilar
Diagnosticar las causas suprarrenales de la hipertensión
Detectar la trombosis de la vena renal

D. Resonancia magnética. La RM es útil para identificar el límite entre la corteza y la médula. La pérdida de la demarcación corticomedular, cuando se observa con la RM, es una característica inespecífica pero útil de nefropatía. Los quistes renales se visualizan bien, pero, a diferencia de la TC, con la RM no se pueden definir con precisión los focos de calcificación. En la estadificación de las lesiones renales sólidas, la RM puede ser superior a la TC porque puede detectar trombos tumorales en los vasos principales y distinguir los vasos colaterales hiliares de los ganglios linfáticos. Sin embargo, algunas neoplasias renales parecen homogéneas al parénquima renal normal circundante, por lo que pueden pasar desapercibidas en la RM sin contraste. La RM puede ayudar a diferenciar las masas suprarrenales porque los feocromocitomas con frecuencia presentan imágenes típicas en este estudio; también es útil para diagnosticar la trombosis de la vena renal (*véase* tabla 2-4). La angiografía por RM, especialmente cuando se realiza con la administración intravenosa de contraste, se ha utilizado más comúnmente para evaluar las arterias renales en busca de estenosis. Este procedimiento es especialmente conveniente en los pacientes con alergia al yodo, porque se basa en el uso del gadolinio, un medio de contraste paramagnético no yodado. La angiografía por RM puede ser superior a la angiografía por sustracción digital intraarterial para detectar la estenosis de la arteria renal y es menos invasiva. La fibrosis sistémica nefrogénica (FSN), un engrosamiento irreversible y progresivo de la piel que puede afectar otros órganos, se relacionó con estudios de RM con contraste aplicados a pacientes con ERC en estadios 4 a 5 o LRA grave. Con la FSN, el contraste de gadolinio lineal tiene un riesgo mucho mayor que los compuestos macrocíclicos; estos últimos compuestos deben utilizarse en los pacientes con ERC en estadios 4 y 5 si se requiere gadolinio. No se recomienda iniciar la hemodiálisis con el único fin de eliminar el gadolinio macrocíclico.

E. Arteriografía y venografía. Las imágenes con contraste de la vasculatura arterial y venosa son útiles para evaluar la estenosis de la arteria renal, la trombosis de la vena

TABLA 2-4 Indicaciones de la resonancia magnética

Complementar a la TC para la evaluación de masas renales
Servir como alternativa a la TC en los pacientes que no toleran los medios de contraste radiográficos
Evaluar la sospecha de feocromocitoma
Detectar la trombosis de la vena renal

TC: tomografía computarizada.

TABLA 2-5 Indicaciones de la gammagrafía

Medir el flujo sanguíneo renal y la tasa de filtración glomerular
Hallar obstrucciones del flujo de salida
Detectar la hipertensión renovascular
Encontrar cicatrices o infartos corticales

renal, el infarto renal o una masa renal. Se realiza mediante la canulación percutánea de los vasos femorales y, en ocasiones, con la ayuda de las técnicas de sustracción digital. La arteriografía es útil para evaluar lesiones estenóticas ateroescleróticas o fibrodisplásicas de las arterias renales, aneurismas, fístulas arteriovenosas, vasculitis de grandes vasos, infarto renal y masas renales. Puede combinarse con el muestreo selectivo de la renina en la vena renal para valorar la hipertensión renovascular, la angioplastia transluminal percutánea con balón o la colocación de endoprótesis (*stents*) y la ablación renal. La venografía se realiza para diagnosticar la trombosis de las venas renales.

F. **Evaluación mediante radionúclidos.** La gammagrafía representa un método no invasivo para examinar la estructura y la función renales y proporcionar información tanto cualitativa como cuantitativa (tabla 2-5). Como se mencionó en el capítulo 1, la elección de los radiomarcadores determina los datos específicos que proporciona la técnica. Por ejemplo, pueden utilizarse radiomarcadores como la dietilentriamina-ácido pentaacético (DTAP) marcada con tecnecio-99 (^{99}Tc), que se elimina principalmente por filtración glomerular, para obtener imágenes y medir la TFG. Los que son secretados por el túbulo renal, como el yodohipurato ([^{131}I]OIH), pueden ofrecer una estimación del flujo plasmático renal efectivo. Entre los medios que también pueden ser útiles para la obtención de imágenes renales (porque son retenidos por los túbulos) se incluyen el glucoheptonato marcado con ^{99}Tc y el ácido dimercaptosuccínico (ADMS) marcado con ^{99}Tc. El ADMS se utiliza para evaluar la presencia de cicatrices renales, como en la nefropatía por reflujo, en la que pueden observarse cicatrices en los polos superior e inferior del riñón.

1. **Función renal.** La TFG puede cuantificarse mediante ^{99}Tc-DTAP, y el flujo sanguíneo renal mediante yodohipurato, ya que estos se eliminan exclusivamente por los riñones. Tras la administración intravenosa, sus concentraciones plasmáticas disminuyen exponencialmente, dando lugar a una pendiente proporcional a su depuración. La TFG monorrenal y el flujo sanguíneo renal pueden determinarse combinando una gammagrafía renal con el método de eliminación del plasma.
2. **Renografía.** La renografía se obtiene explorando repetidamente cada riñón con una gammacámara tras una inyección intravenosa de radiomarcador.

Por lo general, los recuentos aumentan hasta un pico de la actividad, que refleja la filtración o secreción del marcador, seguido de un descenso, que denota la eliminación del radiomarcador de la nefrona. En los pacientes con estenosis de la arteria renal, enfermedad del parénquima renal u obstrucción urinaria, se observa un retraso en el tiempo hasta alcanzar el pico o en la eliminación, o ambos. En caso de obstrucción del flujo de salida, la administración intravenosa de furosemida a mitad del procedimiento no mejora la eliminación, por lo que proporciona una medición muy sensible de la obstrucción. Del mismo modo, la administración de un inhibidor de la enzima convertidora de angiotensina en los pacientes con sospecha de hipertensión renovascular y concentraciones elevadas de angiotensina II reducirá notablemente la tasa de captación y excreción del radiomarcador, lo que teóricamente permitirá identificar a los pacientes con una lesión funcional importante. Sin embargo, rara vez se utiliza para el cribado de la estenosis de la arteria renal porque los resultados de la prueba no se correlacionan bien con el beneficio de la intervención (*véase* cap. 20).

G. Resumen. Las pruebas radiológicas son herramientas diagnósticas muy valiosas; sin embargo, son costosas y conllevan el riesgo de causar reacciones adversas. Una adecuada selección y preparación de los pacientes puede aumentar el valor del procedimiento y disminuir la toxicidad. Hoy en día, la mayoría de los estudios con contraste intravenoso se realizan con medios no iónicos de baja osmolaridad, lo que reduce la nefrotoxicidad. Actualmente se considera que gran parte de las LRA asociadas al uso de contraste intravenoso se deben a factores clínicos (infección, hipotensión) que habrían causado LRA independientemente del contraste. La LRA inducida por contraste, en la que se cree que el medio es la causa de la LRA, se produce en un subgrupo mucho más pequeño de pacientes, como los que tienen una TFG gravemente alterada (< 30 mL/min/1.73 m^2) y que pueden presentar hipovolemia. La prevención y el tratamiento del daño renal inducido por radiocontraste se tratan en el capítulo 35. Suele ser muy útil consultar con un radiólogo antes de seleccionar la prueba. En la tabla 2-2 se muestra una guía para el uso preferente de diversas pruebas radiológicas.

II. BIOPSIA RENAL

II. BIOPSIA RENAL. La biopsia renal con aguja percutánea puede resultar útil para establecer un diagnóstico, evaluar el pronóstico, vigilar la progresión de la enfermedad o seleccionar un tratamiento racional.

A. Indicaciones:

1. **Lesión renal aguda.** Cuando la causa subyacente de la LRA no es evidente en un principio, o la recuperación de la función renal no se ha producido después de lo que cabría esperar con el tratamiento de apoyo, puede ser necesaria una biopsia para distinguir la necrosis tubular aguda de una serie de otras nefropatías que pueden requerir un tratamiento alternativo (*véase* cap. 35).
2. **Enfermedad renal crónica.** En aquellos pacientes con ERC inexplicable con riñones de tamaño casi normal, la biopsia puede ser de ayuda para determinar la causa. Por el contrario, la biopsia rara vez es útil en caso de riñones pequeños debido al extenso daño del parénquima renal, incluida la fibrosis tubulointersticial y la glomeruloesclerosis (*véase* cap. 36).
3. **Síndrome nefrótico.** Se suele realizar una biopsia renal en lactantes menores de 1 año y en el paciente nefrótico adulto sin evidencia de enfermedad sistémica para diagnosticar enfermedades glomerulares primarias. En los adultos, las entidades más frecuentes son la glomerulopatía membranosa, la glomeruloesclerosis segmentaria focal, la glomerulonefritis membranoproliferativa, la nefropatía por inmunoglobulina A (IgA), la amiloidosis y la enfermedad de cambios mínimos (*véanse* caps. 3, 7 y 8).
4. **Proteinuria.** En un contexto de proteinuria persistente, o cuando se asocia a un sedimento urinario anómalo o a un deterioro funcional documentado, la biopsia renal puede detectar una nefropatía subyacente. Los pacientes con proteinuria ortostática no requieren biopsia (*véase* cap. 3). Aquellos con proteinuria inferior a 0.5 a 1 g/día sin hematuria ni enfermedad sistémica que tienen una función renal normal pueden no necesitar una biopsia renal.
5. **Hematuria.** La biopsia renal puede resultar útil en los pacientes con hematuria microscópica persistente durante más de 6 meses o en aquellos con hematuria macroscópica episódica o antecedentes familiares de hematuria, especialmente cuando hay sedimento urinario anómalo o proteinuria asociados. Se deben descartar las causas secundarias de hematuria. Si se diagnostica una enfermedad glomerular en la biopsia, los hallazgos patológicos probables incluyen el síndrome de Alport, la enfermedad de membrana basal delgada y la nefropatía por IgA. Por lo general, la biopsia no es conveniente en un contexto clínico de hematuria microscópica aislada de corta duración (*véase* cap. 3). Sin

embargo, se ha observado que las personas con lupus eritematoso sistémico (LES) y > 500 mg/día de proteinuria y hematuria presentan una glomerulonefritis proliferativa difusa y se deben someter a biopsia renal.

6. **Enfermedad sistémica.** Diversas enfermedades sistémicas pueden tener afectación renal asociada. Entre ellas figuran la diabetes mellitus, el LES, la vasculitis por IgA, la poliarteritis nodosa, la enfermedad o síndrome por anticuerpos antimembrana basal glomerular, las microangiopatías trombóticas vasculíticas asociadas a anticuerpos anticitoplasma de los neutrófilos y ciertas disproteinemias. A menudo se realiza una biopsia para confirmar el diagnóstico, establecer la extensión de la afectación renal y orientar el tratamiento (*véanse* caps. 7 a 9).
7. **Trasplante de aloinjerto.** La biopsia del aloinjerto ayuda a diferenciar diversas formas de rechazo de la necrosis tubular aguda, nefritis tubulointersticial o nefrotoxicidad inducida por fármacos, infarto hemorrágico y glomerulonefritis de nueva aparición o recurrente (*véase* cap. 35).

B. Contraindicaciones. Las contraindicaciones comúnmente aceptadas para la biopsia con aguja percutánea incluyen la presencia de trastorno hemorrágico no corregido, tratamiento antiagregante plaquetario o anticoagulante reciente o trombocitopenia grave, hipertensión grave no controlada, riñones pequeños (usualmente indicativos de ERC irreversible), ERC con TFG < 30 mL/min/1.73 m^2, infección renal o infección de la piel que recubre el sitio de la biopsia, neoplasia renal, hidronefrosis y un paciente poco colaborador. Puede realizarse la biopsia de un solo riñón si el riesgo de hemorragia del paciente es bajo. La biopsia transyugular es el método preferido en caso de un riñón en forma de herradura.

C. Preparación del paciente y complicaciones. Los análisis sistemáticos de laboratorio antes de la biopsia deben incluir tiempo de protrombina parcial, tiempo de tromboplastina parcial, hemograma completo, recuento de plaquetas, grupo sanguíneo, prueba de detección de anticuerpos para una posible compatibilidad cruzada en caso de necesidad de transfusión, y análisis de orina para descartar una infección urinaria. Si los parámetros de coagulación son anómalos, debe obtenerse un tiempo de sangrado. Los pacientes deben evitar la ingesta de antiinflamatorios no esteroideos, ácido acetilsalicílico o aceite de pescado en la semana anterior a la biopsia.

La biopsia percutánea suele realizarse con ayuda de una ecografía o TC. Tras la biopsia, el paciente debe guardar reposo en cama durante 6 a 8 h. Los signos vitales se registran con frecuencia para detectar los indicios de una posible hipovolemia como consecuencia de la hemorragia. Los hematócritos pueden obtenerse 4 h después de la biopsia y de nuevo a la mañana siguiente si el paciente está hospitalizado. Se guardan porciones alícuotas de cada orina vaciada para observar si hay hematuria macroscópica. La biopsia renal con aguja percutánea se realiza cada vez más en el ámbito ambulatorio.

La complicación más frecuente de una biopsia renal es la hemorragia, pero suele ser autolimitada. Son infrecuentes las hemorragias importantes que requieren transfusión (0.9-5%), embolización arterial percutánea de un vaso sangrante (< 0.5%) o nefrectomía (0.01 a < 0.5%). La tasa de mortalidad del 0.02% al 0.007% es muy baja. Cuando la biopsia con aguja percutánea no es técnicamente factible y el diagnóstico histológico es indispensable, se debe considerar una biopsia abierta o una biopsia laparoscópica.

La muestra de tejido debe someterse a microscopia óptica, inmunofluorescente y electrónica; tiene que ser evaluada por un patólogo con experiencia en la interpretación de biopsias renales.

III. LECTURAS RECOMENDADAS

Croker BP, Tisher CC. Indications for and interpretation of the renal biopsy: evaluation by light, electron and immunohistologic microscopy. In: Schrier RW, ed. *Diseases of the Kidney and Urinary Tract.* 8th ed. Lippincott Williams & Wilkins; 2007:420–447.

Fried JG, Morgan MA. Renal imaging: core curriculum 2019. *Am J Kidney Dis.* 2019;73(4):552–565.
Hogan JJ, Mocanu M, Berns JS. The native kidney biopsy: update and evidence for best practice. *Clin J Am Soc Nephrol.* 2016;11(2):354–362.
Parsons RB, Simpson WL Jr. Imaging. In: Fehally J, Floege J, Johnson RJ, eds. *Comprehensive Clinical Nephrology.* 3rd ed. Mosby; 2007:51–67.
Whittier WL, Korbet SM. Timing of complications in percutaneous renal biopsy. *J Am Soc Nephrol.* 2004;15(1):142–147.

3 Proteinuria y síndrome nefrótico

Wen Shen

Un adulto sano excreta menos de 150 mg de proteínas al día en la orina. Una cantidad excesiva de proteínas en la orina puede sugerir una afección benigna, pero también puede indicar un trastorno subyacente grave. En caso de proteinuria, hay que tener cuidado de no atribuir un trastorno grave al paciente, ya que la prevalencia de proteinuria transitoria en individuos sanos puede llegar al 25%. Sin embargo, un pequeño porcentaje de estos pacientes tendrá una nefropatía subyacente.

I. FISIOPATOLOGÍA. El riñón procesa, al día, unos 150 L de filtrado que contiene entre 60 y 80 g/L de proteínas. Sin embargo, la mayor parte de la proteína filtrada es reabsorbida por los túbulos renales. Esto se traduce en menos de 150 mg de proteínas excretadas en la orina por día. Por lo tanto, la aparición de proteinuria está determinada por dos factores: en primer lugar, la barrera de filtración glomerular, que comprende la célula endotelial fenestrada, la membrana basal y los pedículos de la célula epitelial, y restringe la filtración de la mayoría de las proteínas; en segundo lugar, el túbulo proximal, que reabsorbe y degrada la mayor parte de las proteínas filtradas.

A. Proteinuria glomerular. El glomérulo es un filtro muy eficaz que restringe el paso de moléculas en función de su tamaño y carga. Los dextranos neutros con un radio inferior a 1.8 nm (18 Å) se filtran libremente, mientras que los que tienen 4.2 nm (42 Å) o más son restringidos por la pared capilar glomerular. Las moléculas dentro de estos límites tienen tasas de depuración que disminuyen progresivamente a medida que aumenta su tamaño. La pared capilar glomerular tiene también carga negativa. Este estado aniónico de la barrera de filtración limita la filtración de moléculas con carga negativa, mientras que las moléculas con carga más positiva tienen una mayor excreción fraccionada. Esto explica por qué la albúmina (5.5 nm o 55 Å), una molécula aniónica, no se filtra a través del glomérulo. En ciertas afecciones, como la enfermedad de cambios mínimos, se pierde la barrera selectiva de carga, lo que da lugar a una proteinuria selectiva predominantemente albuminúrica. La alteración de la barrera de filtración glomerular es la vía común que comparten distintas enfermedades glomerulares. Los daños en los podocitos, la estructura celular que estabiliza la barrera de filtración glomerular y mantiene su integridad, pueden causar un aumento de la motilidad celular y el borramiento de los pedículos, que desempeñan un papel central en la disfunción de la barrera de filtración glomerular y la aparición de proteinuria glomerular.

B. Proteinuria tubular. Muchas proteínas de bajo peso molecular que son filtradas por el glomérulo son reabsorbidas y degradadas por los túbulos renales, sobre todo las porciones proximales. Si el túbulo proximal está dañado, como en la enfermedad tubulointersticial, se puede producir proteinuria tubular, pero rara vez es superior a 1500 mg/día a menos que vaya acompañada de lesión glomerular.

C. Proteinuria por rebosamiento. Suele observarse en los pacientes sin nefropatía evidente, pero se debe a la sobreproducción de cadenas ligeras y pesadas de inmunoglobulina u otras proteínas pequeñas. El rebosamiento se produce porque la cantidad de proteínas filtradas supera la capacidad de reabsorción de los túbulos, por ejemplo, en caso de mieloma múltiple.

II. INTERPRETACIÓN DE LA PROTEINURIA. La medición de la albúmina urinaria y de las proteínas urinarias totales puede ayudar a determinar el tipo de proteinuria. Una tira reactiva positiva sugiere albuminuria y, por lo tanto, proteinuria glomerular. Una tira reactiva negativa en presencia de proteinuria apunta a proteinuria tubular o por rebosamiento. La proteinuria puede subdividirse a su vez en varios patrones.

A. Proteinuria transitoria. Suele observarse en pacientes con enfermedad febril, insuficiencia cardíaca congestiva, estrés o después del ejercicio intenso. No existe riesgo a largo plazo de desarrollar insuficiencia renal.

B. Proteinuria ortostática. Denota la presencia de proteinuria solo en posición vertical. La excreción de proteínas rara vez supera 1 g cada 24 h. La medición por separado de la excreción de proteínas en la orina en las recolecciones en posición vertical y supina ayuda al diagnóstico. No aumenta el riesgo de desarrollar insuficiencia renal o hipertensión. Es relativamente frecuente en la adolescencia, pero no en los adultos mayores de 30 años.

C. Proteinuria persistente. Este patrón de proteinuria suele indicar una nefropatía subyacente, incluso con una tasa de filtración glomerular (TFG) normal. La nefropatía se puede deber a un trastorno glomerular primario o a un proceso renal secundario a una enfermedad sistémica.

III. SÍNDROME NEFRÓTICO. El síndrome nefrótico se caracteriza por la presencia de proteinuria en el intervalo nefrótico con anomalías clínicas y de laboratorio. Las características diagnósticas incluyen proteinuria > 3.5 g/día, hipoalbuminemia < 3.0 g/dL, edema e hiperlipidemia. Las causas más frecuentes del síndrome nefrótico se enumeran en la tabla 3-1.

TABLA 3-1 Causas frecuentes de proteinuria persistente o síndrome nefrótico

Trastornos glomerulares primarios
Glomerulonefritis membranosa
Glomerulonefritis membranoproliferativa
Glomeruloesclerosis segmentaria focal
Nefropatía por inmunoglobulina A
Enfermedad de cambios mínimos
Glomerulonefritis proliferativa mesangial
Glomerulonefritis fibrilar
Trastornos secundarios
Hereditarios: síndrome de Alport, anemia drepanocítica, enfermedad de Fabry
Metabólicos: diabetes mellitus, obesidad
Autoinmunitarios: lupus eritematoso sistémico, enfermedad por anticuerpos antimembrana basal glomerular (síndrome de Goodpasture), poliangitis microscópica, granulomatosis con poliangitis, granulomatosis eosinofílica con poliangitis
Infecciosos: glomerulonefritis postinfecciosa, endocarditis, hepatitis B y C, virus de la inmunodeficiencia humana
Inducidos por fármacos: antiinflamatorios no esteroideos, heroína, oro, mercurio, D-penicilamina
Neoplásicos: enfermedad de Hodgkin, linfomas, leucemia, mieloma múltiple
Diversos: amiloidosis, preeclampsia y eclampsia, nefritis intersticial

Las complicaciones del síndrome nefrótico incluyen un mayor riesgo de trombosis, infecciones, edema grave, hiperlipidemia, hiponatremia y lesión renal aguda. La trombosis puede producirse tanto en la circulación arterial como en la venosa, con predilección por las venas renales. Entre los trastornos asociados a un mayor riesgo de trombosis se encuentran la nefropatía membranosa, la nefritis lúpica y la amiloidosis. Un aumento repentino del grado de proteinuria, dolor en el flanco, hematuria o empeoramiento de la función renal en los pacientes con síndrome nefrótico debido a las causas anteriores debe hacer sospechar clínicamente de una trombosis de la vena renal. Se debe sospechar de una embolia pulmonar en caso de disnea.

IV. ESTUDIOS. La presencia de proteinuria persistente justifica hacer estudios adicionales. La recolección de orina de 24 h es el método de referencia para cuantificar la excreción de proteínas. Para garantizar una recolección adecuada de la orina, debe medirse también la excreción de creatinina. Los hombres generalmente excretan entre 20 y 25 mg/kg de creatinina al día, y las mujeres entre 15 y 20 mg/kg al día. Las excreciones de creatinina calculadas y medidas deben compararse para garantizar una recolección completa.

El cociente proteínas:creatinina en una muestra de la primera orina de la mañana ha sustituido en gran medida a las mediciones de muestras de orina de 24 h para evitar problemas como la recolección excesiva o insuficiente de muestras, las molestias para el paciente y la falta de resultados inmediatos con las recolecciones de 24 h. El cociente de la concentración de proteínas en la orina (mg/dL) y la concentración de creatinina en la orina (mg/dL) equivale aproximadamente al número total de gramos de proteínas excretados durante un período de 24 h (p. ej., 200 mg/dL de proteínas por cada 100 mg/dL de creatinina equivale a ~2 g de proteínas cada 24 h). Las personas más voluminosas que tienen mayores excreciones de creatinina en la orina al día tendrán mayores excreciones de proteínas en la orina al día. Si el cociente de proteínas:creatinina en la orina puntual es de 1 g/g de creatinina en un paciente con una gran masa muscular con 2 g de excreción de creatinina en la orina al día, el valor de proteínas en la orina de 24 h es de 2 g al día.

Se debe hacer un análisis microscópico del sedimento urinario. La presencia de hematuria y de cilindros eritrocitarios sugiere glomerulonefritis. Se puede llevar a cabo una ecografía renal para evaluar el tamaño de los riñones y el grado de ecogenicidad del parénquima, así como para valorar la presencia de anomalías anatómicas. Deben realizarse estudios Doppler de la vena renal si se sospecha trombosis de la vena, lo que suele ocurrir en el síndrome nefrótico. Mediante el análisis bioquímico de la sangre, se deben obtener los valores básicos como la creatinina, el nitrógeno ureico en sangre, la albúmina y el colesterol. En ciertos pacientes, se pueden obtener también las concentraciones de complemento, el patrón y el título de los anticuerpos antinucleares, la serología de los virus de la inmunodeficiencia humana y de la hepatitis B y C, las crioglobulinas, la electroforesis de suero y orina, los anticuerpos anticitoplasma de neutrófilos y la antiestreptolisina O. Para llegar al diagnóstico histológico y orientar el tratamiento de los adultos, se suele realizar una biopsia renal en aquellos con proteinuria en el intervalo nefrótico, o proteinuria no nefrótica con sedimento urinario activo o empeoramiento de la función renal. En la figura 3-1 se muestra un abordaje esquemático de la evaluación clínica de la proteinuria.

V. TRATAMIENTO DE APOYO. Los pacientes pueden necesitar inmunosupresión, tema que se trata en otros capítulos.

A. Bloqueo del sistema renina-angiotensina-aldosterona. La proteinuria es un factor de riesgo independiente para la progresión de la enfermedad renal crónica (ERC). En algunos estudios se sugiere que la proteinuria significativa y prolongada se asocia a un estado proinflamatorio que conduce a la progresión de la ERC. La reducción

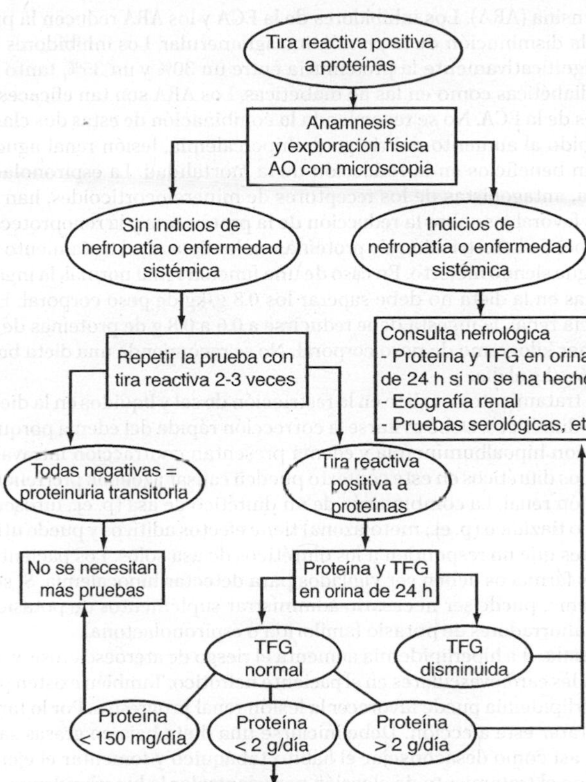

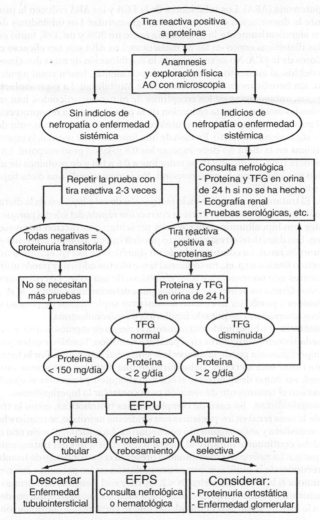

FIGURA 3-1. Abordaje de la evaluación clínica de la proteinuria. AO: análisis de orina; EFPS: electroforesis de las proteínas séricas; EFPU: electroforesis de las proteínas urinarias; TFG: tasa de filtración glomerular (modificada de Ibrahim H, Rosenberg M, Hostetter T. Proteinuria. En: Seldin DW, Giebisch G, eds. *The Kidney: Physiology and Pathophysiology.* 3rd ed. Lippincott Williams & Wilkins; 2000:2269–2294).

de la proteinuria ha sido reconocida como el objetivo del tratamiento para retrasar la progresión de la ERC. La presencia de proteinuria también se asocia a un mayor riesgo de mortalidad y morbilidad cardiovasculares, como se señala en el estudio de Framingham.

Los métodos para reducir la proteinuria incluyen el tratamiento del proceso de la enfermedad subyacente con corticoides y fármacos citotóxicos, así como la inhibición del sistema renina-angiotensina-aldosterona mediante inhibidores de la enzima convertidora de angiotensina (ECA) o antagonistas de los receptores de angiotensina (ARA). Los inhibidores de la ECA y los ARA reducen la proteinuria mediante la disminución de la presión intraglomerular. Los inhibidores de la ECA reducen significativamente la proteinuria entre un 30% y un 35%, tanto en las nefropatías diabéticas como en las no diabéticas. Los ARA son tan eficaces como los inhibidores de la ECA. No se recomienda la combinación de estas dos clases de fármacos debido al aumento del riesgo de hipercalemia, lesión renal aguda e hipotensión, sin beneficios en la reducción de la mortalidad. La espironolactona y la eplerenona, antagonistas de los receptores de mineralocorticoides, han mostrado resultados favorables sobre la reducción de la proteinuria y la renoprotección.

El papel de la restricción de proteínas en la dieta en el tratamiento de la proteinuria sigue siendo incierto. En caso de una función renal normal, la ingesta diaria de proteínas en la dieta no debe superar los 0.8 g/kg de peso corporal. En caso de insuficiencia renal, la ingesta debe reducirse a 0.6 a 0.8 g de proteínas de alto valor biológico por kilogramo de peso corporal. No se recomienda una dieta baja en proteínas < 0.6 g/kg al día.

B. Edema. El tratamiento consiste en la restricción de sal y líquidos en la dieta y el uso sensato de diuréticos. Debe evitarse la corrección rápida del edema porque algunos pacientes con hipoalbuminemia y edema presentan contracción intravascular del volumen. Los diuréticos en este contexto pueden causar azoemia prerrenal y empeorar la función renal. La combinación de un diurético de asa (p. ej., furosemida) con un diurético tiazídico (p. ej., metolazona) tiene efectos aditivos y puede utilizarse en los pacientes que no responden a los diuréticos de asa solos. Los pacientes que reciben estos fármacos deben ser vigilados para detectar hipocalemia. Si se produce este problema, puede ser necesario administrar suplementos de potasio o añadir diuréticos ahorradores de potasio (amilorida o espironolactona).

C. Hiperlipidemia. La hiperlipidemia aumenta el riesgo de ateroesclerosis y se asocia a enfermedades cardiovasculares en el paciente nefrótico. También existen pruebas de que la hiperlipidemia puede favorecer la lesión renal progresiva. Por lo tanto, es importante tratar esta afección. Debe iniciarse una dieta baja en grasas saturadas y colesterol, así como desaconsejar el hábito tabáquico y fomentar el ejercicio. Las estatinas son el tratamiento de elección para controlar la hiperlipidemia.

D. Hipercoagulabilidad. En caso de complicaciones trombóticas, como la trombosis aguda de la vena renal en los pacientes con síndrome nefrótico, se requiere hospitalización inmediata y anticoagulación con heparina. La anticoagulación oral con warfarina debe continuarse durante al menos 6 meses después del tratamiento inicial con heparina. La nefropatía membranosa presenta el mayor riesgo de tromboembolia. Se recomienda la profilaxis con anticoagulación en los pacientes con nefropatía membranosa si la albúmina sérica es < 2.5 g/dL y si el riesgo de hemorragia es bajo. El tratamiento de otras complicaciones mencionadas anteriormente puede consultarse en la lista de lecturas recomendadas que se encuentra a continuación.

VI. LECTURAS RECOMENDADAS

Bernard DB, Salant DJ. Clinical approach to the patient with proteinuria and the nephrotic syndrome. In: Jacobson HR, Striker GE, Klahr S, eds. *The Principles and Practice of Nephrology*. 2nd ed. Mosby; 1995:110–121.

Fried LF, Emanuele N, Zhang JH, et al. Combined angiotensin inhibition for the treatment of diabetic nephropathy. *N Engl J Med*. 2013;369:1892.

Glassock RJ. Prophylactic anticoagulation in nephrotic syndrome: a clinical conundrum. *J Am Soc Nephrol*. 2007;18:2221–2225.

Ibrahim H, Rosenberg M, Hostetter T. Proteinuria. In: Seldin DW, Giebisch G, eds. *The Kidney: Physiology and Pathophysiology*. 3rd ed. Lippincott Williams & Wilkins; 2000:2269–2294.

Johnson RJ, Floege J, Rennke HG, et al. Introduction to glomerular disease. In: Feehally J, Floege, J, Johnson RJ, eds. *Comprehensive Clinical Nephrology*. 3rd ed. Mosby Elsevier; 2007:181–192.

Schrier RW, Abraham WT. The nephrotic syndrome. In: Schrier RW, ed. *Diseases of the Kidney and Urinary Tract*. 8th ed. Lippincott Williams & Wilkins; 2007:2206–2213.

4 Hematuria

Mohammed A. Alshehri, Chanigan Nilubol

I. HEMATURIA

A. Definición y clasificación. La hematuria puede clasificarse por tipo (p. ej., macroscópica frente a microscópica), causa (p. ej., glomerular frente a no glomerular) o recurrencia (p. ej., transitoria frente a persistente). La hematuria macroscópica se manifiesta por una orina de color rojo, rosa o marrón. La microscópica se define por la presencia de tres o más eritrocitos por campo de gran aumento (CGA) en el sedimento de orina centrifugado. Suele realizarse tras obtener resultados anómalos con la tira reactiva, la cual aprovecha la reacción entre la ortotoluidina y la hemoglobina o la mioglobina. La hematuria microscópica transitoria es relativamente frecuente. Hasta el 39% de los adultos de entre 18 y 33 años pueden presentar hematuria microscópica al menos una vez, y hasta el 16% en dos o más ocasiones. Por lo tanto, no se justifica un estudio exhaustivo, excepto en los pacientes de riesgo intermedio y alto.

B. Estratificación del riesgo. Los pacientes se consideran de alto riesgo si cumplen uno de los siguientes criterios: edad > 60 años, antecedentes de hábito tabáquico con > 30 años-cajetilla, > 25 eritrocitos/CGA en el análisis de orina (AO), tener antecedentes de hematuria macroscópica y personas que desean convertirse en donantes vivos de riñón. Sin embargo, debe repetirse el análisis microscópico de la orina para confirmar la resolución de la hematuria, incluso en los pacientes de bajo riesgo.

C. Evaluación clínica:

1. **Hematuria glomerular.** La hematuria glomerular se caracteriza por la presencia de eritrocitos dismórficos encontrados en el análisis del sedimento urinario. La combinación de eritrocitos dismórficos, en particular acantocitos (eritrocitos anómalos con puntas de diferente longitud y ancho colocadas de forma irregular en la superficie celular), así como una proteinuria significativa, es altamente indicativa de una alteración glomerular. El diagnóstico diferencial de la hematuria glomerular es amplio y requiere una evaluación clínica exhaustiva. Para llegar a un diagnóstico preciso, suele ser necesario realizar una biopsia renal. En la figura 4-1 se resume un abordaje diagnóstico de la hematuria.
2. **Hematuria no glomerular.** La evaluación de las causas no glomerulares a menudo incluye estudios de imagen específicos para apoyar la anamnesis y la presentación. La trombosis de la vena renal, que puede complicar el síndrome nefrótico, puede detectarse con la venografía renal, la velocimetría Doppler dúplex o la venografía por resonancia magnética. El infarto renal puede diagnosticarse mediante la angiografía renal o la angiografía por resonancia magnética. La nefropatía poliquística puede detectarse mediante imágenes radiológicas que muestren quistes múltiples y riñones grandes en un contexto clínico adecuado (*véase* cap. 14). El carcinoma de células renales, el carcinoma de células transicionales y otras neoplasias malignas pueden cursar con hematuria. Estas neoplasias malignas pueden diagnosticarse mediante técnicas de imagen y cistoscopia. La nefrolitiasis (enfermedad por cálculos renales) puede identificarse fácilmente mediante la tomografía computarizada helicoidal. Cuando los cálculos contienen calcio, puede bastar con una placa abdominal simple (*véase* cap. 21).

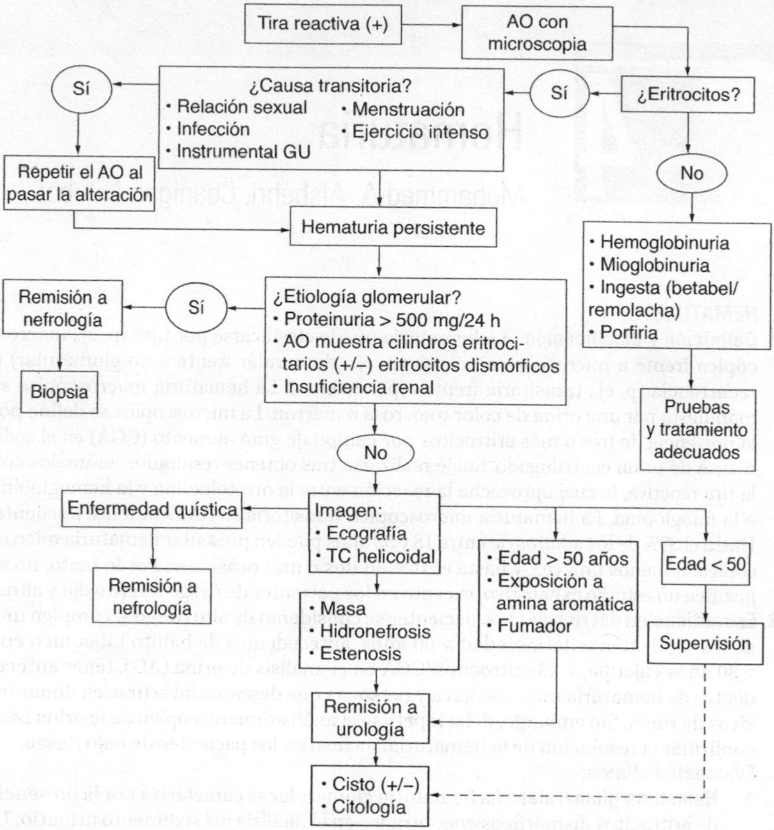

FIGURA 4-1. Evaluación de la hematuria. AO: análisis de orina; GU: genitourinario; TC: tomografía computarizada.

También deben tenerse en cuenta otras causas diversas de la hematuria. La necrosis papilar puede complicar la nefropatía por analgésicos, la anemia drepanocítica y la diabetes mellitus. Esta puede causar hematuria macroscópica, pero la hematuria microscópica es frecuente. La infección urinaria suele asociarse a la hematuria transitoria, que puede hacerse persistente si se complica con pielonefritis o formación de abscesos (*véase* cap. 22). La hematuria debida a la anticoagulación suele venir acompañada de hemorragias anómalas en otras localizaciones. Por lo tanto, la hematuria aislada en estos casos plantea la posibilidad de que haya una enfermedad subyacente que debe investigarse. La cistitis puede venir acompañada de hematuria grave, especialmente cuando es causada por la toxicidad de la ciclofosfamida.

II. LECTURAS RECOMENDADAS

Barocas DA, Boorjian SA, Alvarez RD, et al. Microhematuria: AUA/SUFU guideline. *J Urol.* 2020; 204(4):778–786.

Cavanaugh C, Perazella MA. Urine sediment examination in the diagnosis and management of kidney disease: core curriculum 2019. *Am J Kidney Dis.* 2019;73(2):258–272.

Krishnan A, Adeera L. Laboratory assessment of kidney disease: glomerular filtration rate, urinalysis, and proteinuria. In: Yu A, ed. *Brenner and Rector's The Kidney*. 11th ed. Elsevier; 2020.

SECCIÓN II

Enfermedades glomerulares y tubulointersticiales y vasculitis

5 Nefropatía diabética

Jogiraju V. Tantravahi

I. INTRODUCCIÓN. La nefropatía diabética (ND) afecta a los pacientes con diabetes mellitus tanto de tipo 1 (DM1) como de tipo 2 (DM2). Los primeros síntomas de la ND son hiperfiltración y proteinuria de bajo grado (microalbuminuria) que, si no se tratan, evolucionan a proteinuria manifiesta y pérdida de la función renal. En la actualidad, la ND es la causa más frecuente de enfermedad renal en etapa terminal (ERET). En este capítulo se revisan la epidemiología y la patogenia de la ND y se esbozan las estrategias actuales de prevención y tratamiento.

II. EPIDEMIOLOGÍA. De los 724 075 pacientes prevalentes con ERET en los Estados Unidos, el 38% tiene una ND como diagnóstico renal primario. Hay más de 13 millones de pacientes con ND en aquel país y más de 125 millones en todo el mundo.

La albuminuria y la menor tasa de filtración glomerular (TFG) son inusuales en los primeros 10 años desde el diagnóstico de la DM1. Sin embargo, tras 15 años, los pacientes con DM1 comienzan a desarrollar macroalbuminuria. Un control eficaz de la glucemia y la presión arterial (PA) puede modificar la evolución de la ND, pero cerca de la mitad de los pacientes con microalbuminuria terminan por evolucionar a ERET. En el estudio *United Kingdom Prospective Diabetes Study* (UKPDS) se informó que, tras 10 años de seguimiento, el 25% de los pacientes con DM2 tenían microalbuminuria, el 5% proteinuria manifiesta y el 0.8% habían desarrollado ERET. Hay una mayor prevalencia de ND en las personas afroamericanas y nativas pimas. No obstante, incluso entre los pimas, el desarrollo de la ND puede reducirse con terapia médica.

El papel de la susceptibilidad genética a la ND no está clara. Entre los pimas con DM2, el riesgo de proteinuria es mayor entre aquellos en los que ambos padres tienen proteinuria. Los pacientes de DM1 con un familiar de primer grado con nefropatía tienen un 83% de riesgo de desarrollar ND. Los polimorfismos genéticos implicados en la ND incluyen los de la enzima convertidora de angiotensina (ECA), el receptor de angiotensina II de tipo 2 (AT2, *angiotensin-II type 2 receptor*) y la aldolasa-reductasa.

III. PATOGENIA Y PATOLOGÍA. El esquema de Mogensen y Christensen de las cinco etapas de la evolución de la ND1 y la ND2 se resume en la tabla 5-1. Los estadios I y II son subclínicos, pero los pacientes en el estadio III desarrollan hipertensión y microalbuminuria (de 30 a 300 mg de proteínas en 24 h) y la TFG empieza a disminuir. Los pacientes en estadio IV presentan proteinuria manifiesta (> 300 mg cada 24 h) y una mayor pérdida de la TFG que termina en ERET.

La hiperglucemia induce hipertrofia renal mediante la activación del factor de crecimiento similar a la insulina I (IGF-I, *insulin-like growth factor I*) y el factor de crecimiento transformante β (TGF-β, *transforming growth factor β*). El IGF-I está implicado en la dilatación arteriolar aferente, que ocasiona hipertensión glomerular e hiperfiltración. El restablecimiento de la hemodinámica glomerular puede mitigar el daño renal adicional. La hiperglucemia también induce la expansión mesangial y el aumento del depósito de colágeno de tipo IV con engrosamiento de la membrana basal

TABLA 5-1 Esquema de Mogensen y Christensen de la progresión de la nefropatía en la diabetes mellitus de tipo 1

Estadio I. Hipertrofia renal con hiperfiltración (aumento del 20% al 50% de la tasa de filtración glomerular estimada) sin lesiones patológicas ni alteración de la función renal.
Estadio II. Hiperfiltración persistente con nefropatía diabética precoz encontrada en una biopsia renal.
Estadio III. Nefropatía diabética incipiente con microalbuminuria e hipertensión sin pérdida de la función renal.
Estadio IV. Proteinuria manifiesta (> 0.5 g/24 h), hipertensión y pérdida de la función renal con evidencia histológica de glomeruloesclerosis intracapilar nodular.
Estadio V. Enfermedad renal en etapa terminal con complicaciones microvasculares como retinopatía, cardiovasculopatía y arteriopatía periférica.

glomerular (MBG). La pérdida de proteoglucanos de sulfato de heparano cargados negativamente permite que la albúmina cargada de forma negativa pase al filtrado glomerular. Si no se trata, la hiperglucemia ocasiona el depósito de productos finales de la glucación avanzada en el riñón, los cuales agravan aún más la expansión mesangial. Por último, la producción excesiva de angiotensina II aumenta la citocina inflamatoria TGF-β. Los efectos combinados de la expansión mesangial, la alteración de la MBG, la hiperfiltración glomerular, así como la inflamación y la fibrosis glomerular y tubular culminan en una proteinuria manifiesta y una rápida pérdida de la función renal.

En la tabla 5-2 se revisan los hallazgos histopatológicos en la ND. La glomeruloesclerosis intracapilar nodular (o lesión de Kimmelstiel-Wilson) se asocia a la ND, pero también se presenta en la glomerulonefritis membranoproliferativa, la enfermedad por depósito de cadenas ligeras y la amiloidosis. También se observan cambios hipertensivos, enfermedad vascular, atrofia tubular y glomeruloesclerosis.

En el estudio *Heart Outcome Prevention Evaluation* (HOPE) y el ensayo *Diabetes Control and Complication Trial* (DCCT) se señaló que la microalbuminuria en los pacientes con DM aumentaba el riesgo de mortalidad por cualquier causa y de eventos cardiovasculares. Los pacientes con ND requieren un control cuidadoso de la glucemia y la PA, así como la reducción de la albuminuria, con el fin de evitar una pérdida progresiva de la TFG.

TABLA 5-2 Características histológicas de la nefropatía diabética

Lesiones glomerulares
- Glomeruloesclerosis intracapilar difusa
- Glomeruloesclerosis intracapilar nodular
- Lesión capsular en gota
- Lesión del capuchón (gorro) de fibrina
- Engrosamiento de la membrana basal glomerular

Lesiones vasculares
- Arterioesclerosis hialina subintimal
- Arterioesclerosis benigna

Lesiones tubulares e intersticiales
- Gotitas hialinas en los túbulos proximales
- Depósitos de glucógeno (lesión de Armanni-Ebstein)
- Atrofia tubular
- Fibrosis intersticial

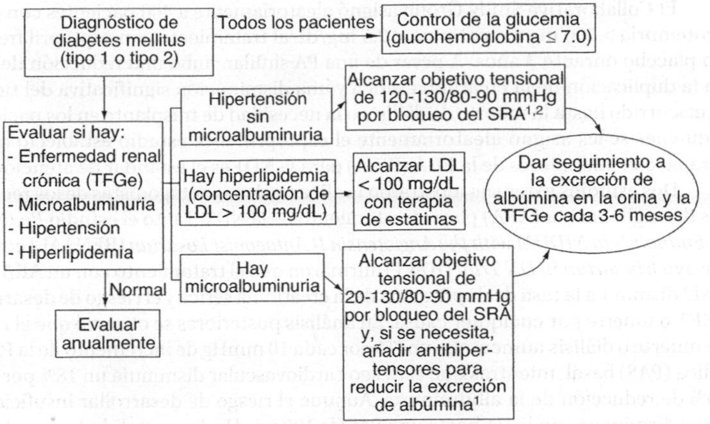

[1]Suponiendo que no haya contraindicaciones al bloqueo del SRA tales como embarazo, hipercalemia o angioedema.

[2]Con base en los resultados del ensayo BENEDICT. *Véanse* las lecturas recomendadas.

FIGURA 5-1. Algoritmo para el tratamiento de la nefropatía diabética. LDL: lipoproteínas de baja densidad; SRA: sistema renina-angiotensina; TFGe: tasa de filtración glomerular estimada.

IV. DIAGNÓSTICO DIFERENCIAL. La microalbuminuria y el deterioro progresivo de la función renal en un paciente con DM de larga evolución indican claramente la presencia de una ND. En los pacientes con DM1, existe una correlación firme entre la retinopatía diabética y la ND, pero la retinopatía solo se produce en el 50% de los pacientes con DM2. Los pacientes con ND presentan un descenso de la TFG con aumento de la proteinuria a lo largo de varios años. El sedimento urinario está inactivo y los marcadores de inflamación son mínimos. La biopsia renal puede establecer el diagnóstico.

V. TRATAMIENTO Y PREVENCIÓN. El tratamiento óptimo de la ND requiere un control estricto de la glucemia, la PA y los lípidos (fig. 5-1). Los inhibidores de cotransportador de sodio-glucosa 2 (SGLT2, *sodium-glucose cotransporter-2*) y los antagonistas de los receptores de mineralocorticoides no esteroideos recientemente han mostrado efectos beneficiosos para el tratamiento de la ND.

A. Control de la glucemia. En el ensayo DCCT de 1993 se informó que los pacientes asignados de forma aleatoria a un control glucémico intensivo que alcanzaban una hemoglobina glucosilada (HbA1c) < 7% presentaban un riesgo entre un 35% y 45% menor de desarrollar microalbuminuria, mientras que en el estudio UKPDS se refirió que los pacientes asignados aleatoriamente a un control glucémico intensivo presentaban disminución de la proteinuria y del riesgo de duplicación de la creatinina sérica. La American Diabetes Association sugiere mantener la HbA1c al 7% o menos en los pacientes con DM1 y DM2.

La insulina y la glipizida son depuradas por el riñón, por lo cual los pacientes con enfermedad renal crónica (ERC) en estadio IIIa o inferior requieren una reducción de la dosis de estas sustancias. La metformina debe dosificarse cuidadosamente en los pacientes con ERC.

B. Hipertensión, reducción de la proteinuria y sistema renina-angiotensina. Parving y cols. informaron que el tratamiento de 11 pacientes hipertensos con DM1 que consistió en lograr una PA media de 143/96 a 129/84 mmHg redujo la pérdida mensual de TFG a lo largo de 6 años de 0.89 a 0.22 mL/min al mes y la albuminuria en un 50%. Concluyeron que un buen control de la PA podría ralentizar la evolución de la ND.

Los pacientes con DM1 desarrollan hipertensión sistémica e intraglomerular con fibrosis renal impulsada por el sistema renina-angiotensina-aldosterona (SRAA).

El Collaborative Study Group asignó aleatoriamente a 400 pacientes con DM1, proteinuria > 500 mg y creatinina < 2.5 mg/dL al tratamiento con captopril frente a un placebo durante 3 años. A pesar de una PA similar, hubo una reducción del 43% en la duplicación de la creatinina sérica y una disminución significativa del tiempo transcurrido hasta la muerte, la diálisis o la necesidad de trasplante en los pacientes a quienes se les asignó aleatoriamente el captopril. Este estudio estableció que la terapia con inhibidores de la ECA (IECA) para la ND1 es el estándar de atención.

Dos estudios extensos mostraron la eficacia de los antagonistas de los receptores de angiotensina (ARA) para el tratamiento de la ND2. Tanto el estudio *Reduction in Endpoints in NIDDM with the Angiotensin II Antagonist Losartan* (RENAAL) como el ensayo *Irbesartan in DN Trial* (IDNT) afirmaron que el tratamiento con un ARA en la DM2 disminuía la tasa de duplicación de la creatinina sérica y el riesgo de desarrollar ERET o muerte por cualquier causa. En análisis posteriores se observó que el riesgo de muerte o diálisis aumentaba un 7% por cada 10 mmHg de incremento de la PA sistólica (PAS) basal, mientras que el riesgo cardiovascular disminuía un 18% por cada 50% de reducción de la albuminuria. Aunque el riesgo de desarrollar insuficiencia renal disminuye con la PA hasta una PAS de 120 mmHg, la mortalidad por todas las causas aumenta con una reducción de la PAS por debajo de 120 mmHg (fenómeno de la curva en «J»). Por lo tanto, el objetivo de la PAS debe ser de 120 a 130 mmHg.

El ensayo *Bergamo Nephrologic Diabetes Complications Trial* (BENEDICT) asignó aleatoriamente a pacientes con DM2 e hipertensión pero sin microalbuminuria a un IECA, a un bloqueador de los canales del calcio (BCC), a ambos o a un placebo. Al cabo de 3.6 años, los asignados aleatoriamente al IECA presentaron una reducción del 50% en la microalbuminuria. Por lo tanto, el bloqueo del SRAA debe iniciarse en los pacientes hipertensos con DM independientemente de la proteinuria.

C. Consideraciones especiales para el tratamiento de la hipertensión en la nefropatía diabética. La mayoría de los pacientes con ND requieren varios medicamentos para el control de la PA, además del bloqueo del SRAA. Los BCC no dihidropiridínicos (diltiazem y verapamilo) disminuyen la PA y la albuminuria. Los ensayos ONTARGET y VA-NEPHRON D informaron que la terapia dual con un IECA y un ARA empeora la función renal y aumenta la hipercalemia y la muerte, por lo que no puede recomendarse.

La espironolactona puede disminuir la proteinuria más allá de lo conseguido con un IECA o un ARA en la ND1 o ND2, pero puede empeorar la hipercalemia. Los pacientes con ND que recibían un IECA o un ARA y que en el ensayo FIDELIO-DKD fueron asignados aleatoriamente a la finerenona, un antagonista de los receptores de mineralocorticoesteroides (ARM) no esteroideo, presentaron una tasa reducida de pérdida de la TFG o de muerte por causas renales o cardiovasculares. A este ensayo con pacientes con proteinuria elevada y ERC en estadio IIIb le siguió el ensayo FIGARO, en el que se observó que los pacientes en un estadio más temprano de la ERC que fueron asignados aleatoriamente a la finerenona presentaban una menor incidencia de episodios cardiovasculares. La hipercalemia fue el evento adverso más habitual relacionado con el riñón, pero pareció ser menos frecuente que con la espironolactona. La adición de finerenona al bloqueo del SRAA tiene el mayor beneficio en los pacientes de mayor riesgo con proteinuria de alto grado y ERC en estadio IIIb o peor, pero este grupo tiene una alta incidencia de hipercalemia.

D. Hiperlipidemia. Los pacientes con ND presentan un aumento de los eventos cardiovasculares asociados a la hiperlipidemia. Aunque no se ha comprobado que la reducción de lípidos disminuya la pérdida de la TFG en estas personas, la hiperlipidemia debe tratarse de forma intensiva hasta llegar a una concentración ideal de lipoproteínas de baja densidad de 100 mg/dL o menos para evitar eventos cardiovasculares.

E. Nuevas terapias para la diabetes mellitus de tipo 2. El tratamiento se ha ampliado más allá de la insulina, las sulfonilureas, la metformina y las tiazolidinedionas para incluir los inhibidores de la dipeptidil-peptidasa 4 (DPP-4, *dipeptidyl peptidase-4*), los agonistas del péptido similar al glucagón 1 (GLP-1, *glucagon-like peptide 1*) y los inhibidores de SGLT2. En los estudios con inhibidores de la DPP-4 o agonistas del GLP-1 se ha observado una mejoría de la albuminuria, pero no de la pérdida de la TFG. Por el contrario, en varios estudios se ha informado que, en caso de insuficiencia cardíaca, se extiende la vida de los pacientes asignados aleatoriamente a inhibidores de SGLT2. En los análisis *a posteriori* de los ensayos de los tres inhibidores de SGLT2 actuales (empagliflozina, canagliflozina, dapagliflozina) se ha constatado una reducción del riesgo de presentar empeoramiento de la nefropatía, progresión a macroalbuminuria, duplicación de la creatinina sérica o ERET en pacientes con DM. En el ensayo DAPA-CKD se informó que el tratamiento con dapagliflozina reducía el riesgo de tener un descenso del 50% de la TFG estimada (TFGe), de ERET o de muerte por causa renal o cardiovascular en los pacientes con ERC con y sin DM.

F. **Enfermedad renal crónica avanzada y enfermedad renal en etapa terminal.** Los pacientes con DM y ERET tienen un mayor riesgo de presentar complicaciones cardiovasculares. Estas personas requieren atención especial al tratamiento de la hiperglucemia, la hipertensión, la hiperlipidemia, la anemia y las osteopatías. El trasplante renal es la forma preferida de sustitución renal. A los pacientes con DM1 también se les puede ofrecer un trasplante de páncreas. Sin embargo, las lesiones de la ND pueden reaparecer en el aloinjerto renal y progresar finalmente a ERET.

VI. RECOMENDACIONES DE TRATAMIENTO.

El tratamiento de la ND debe incluir un control estricto de la glucemia y la PA mediante bloqueo del SRAA. La adición de un inhibidor de SGLT2 puede ralentizar la pérdida de la TFG más que solo con el bloqueo del SRAA. En la guía clínica *Kidney Disease Improving Global Outcomes* (KDIGO) del 2020 se recomienda el tratamiento con un inhibidor de SGLT2 en todos los pacientes con una TFGe ≥ 30 mL/min, pero esto puede complicarse ocasionalmente por infecciones genitourinarias, incluida la gangrena de Fournier, la cetoacidosis euglucémica (sobre todo en caso de DM1) y la pérdida de volumen. Mientras que el tratamiento combinado con un IECA y un ARA se ha asociado a peores resultados renales, el uso de un ARM no esteroideo con bloqueo del SRAA puede mejorar los resultados renales, en especial en los pacientes con ERC con proteinuria de alto grado, pero debe vigilarse estrechamente la concentración sérica de potasio. El tratamiento futuro de la ND requerirá esquemas multifarmacológicos para preservar la función renal.

VII. LECTURAS RECOMENDADAS

Bakris GL, Agarwal R, Anker SD, et al. Effect of finerenone on chronic kidney disease outcomes in type 2 diabetes. *N Engl J Med.* 2020;383(23):2219–2229.

Brenner BM, Cooper ME, de Zeeuw D, et al. Effects of losartan on renal and cardiovascular outcomes in patients with type 2 diabetes and nephropathy. *N Engl J Med.* 2001;345(12):861–869.

Heerspink HJL, Stefánsson BV, Correa-Rotter R, et al. Dapaglifozin in patients with chronic kidney disease. *N Engl J Med.* 2020;383(15):1436–1446.

Pitt B, Filippatos G, Agarwal R, et al. Cardiovascular events with finerenone in kidney disease and type 2 diabetes. *N Engl J Med.* 2021;385(24):2252–2263.

Wanner C, Inzucchi SE, Lachin JM, et al. Empagliflozin and progression of kidney disease in type 2 diabetes. *N Engl J Med.* 2016;375(4):323–334.

6 Nefroesclerosis

Christopher S. Wilcox

I. DEFINICIÓN Y FISIOPATOLOGÍA. La nefroesclerosis idealmente se diagnostica a partir de una biopsia renal con un patrón de glomeruloesclerosis generalizada, arterioesclerosis, fibrosis intersticial y atrofia tubular. Es una complicación de la hipertensión, pero también un hallazgo esperado en los riñones de los adultos mayores hipertensos pero por lo demás sanos. La fisiopatología es incierta, pero probablemente conlleva un cambio microvascular inicial de arterioesclerosis que causa daño glomerular isquémico que conduce al engrosamiento de las membranas basales capilares glomerulares, el desprendimiento de los podocitos, un aumento moderado de la permeabilidad glomerular, la acumulación proteinácea en el espacio de Bowman y la fibrosis peritubular. Esto termina en el colapso y la esclerosis de los ovillos glomerulares con atrofia de los túbulos anterógrados y en la acumulación de fibrosis intersticial circundante. Esto subyace a la pérdida de tamaño renal dependiente de la edad.

II. CARACTERÍSTICAS CLÍNICAS. La nefroesclerosis progresa lentamente, pero suele ser implacable. Puede culminar en una enfermedad renal en etapa terminal (ERET). Se suele diagnosticar en pacientes hipertensos con enfermedad renal crónica (ERC) y proteinuria mínima. La nefroesclerosis es más frecuente en las personas de ascendencia afroamericana, donde suele venir acompañada de alelos anómalos del gen de la apolipoproteína E1, que están casi ausentes en los caucásicos. Cerca de la mitad del aumento de la incidencia de la ERET entre los afroamericanos puede estar relacionada con las influencias adversas del APOL1 y gran parte del resto con factores socioeconómicos que conllevan una menor prestación de asistencia sanitaria.

III. TERAPIA. El efecto del tratamiento antihipertensivo sobre la progresión de la nefroesclerosis hipertensiva en los afroamericanos sigue siendo controvertido. En el ensayo *Multiple Risk Factor Intervention Trial* (MRFIT), no se observó una ralentización de la pérdida de la función renal por el tratamiento antihipertensivo con diuréticos o bloqueadores β en los hombres afroamericanos. Del mismo modo, el enlentecimiento de la pérdida de la tasa de filtración glomerular (TFG) en los pacientes hipertensos afroamericanos del ensayo *African American Study of Kidney Disease and Hypertension* (AASK) no se observó con una presión arterial (PA) diana inferior a 130/80 mmHg frente a 140/90 mmHg. Sin embargo, el uso de un bloqueador de los canales de calcio (BCC) (amlodipino) se asoció a una pérdida más rápida de la TFG que el uso de un inhibidor de la enzima convertidora de angiotensina (IECA) (ramipril) o un bloqueador β (metoprolol). No obstante, en un seguimiento posterior al ensayo se observó un aumento lento pero progresivo de la proteinuria y, entre los pacientes proteinúricos, el uso de un IECA redujo la progresión a ERET.

La nefroesclerosis es menos frecuente en los pacientes caucásicos. El ensayo *Systolic Blood Pressure Intervention Trial* (SPRINT) asignó aleatoriamente a personas hipertensas con uno o más factores de riesgo cardiovascular a un control intensivo o habitual de la PA con una PA sistólica diana < 120 mmHg o < 140 mmHg,

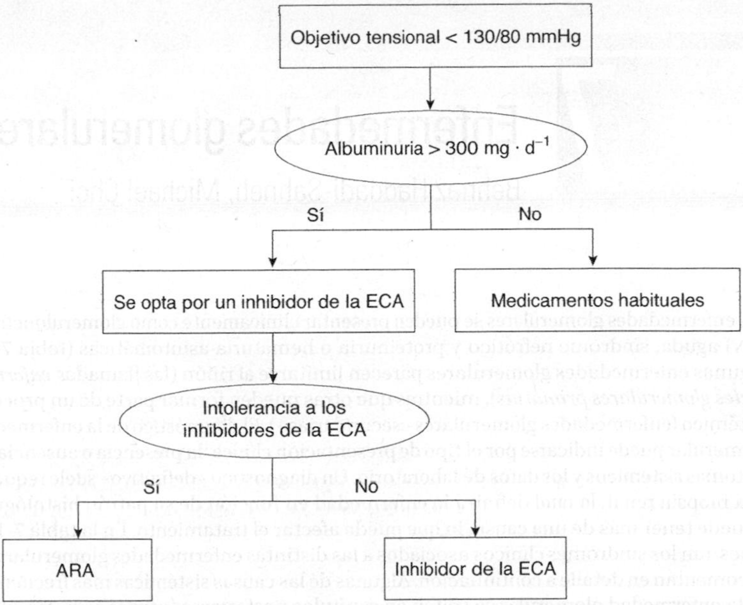

FIGURA 6-1. Tratamiento de la hipertensión en pacientes con enfermedad renal crónica. ARA: antagonista de los receptores de angiotensina; ECA: enzima convertidora de angiotensina.

respectivamente. La ERC y la diabetes fueron criterios de exclusión, pero más de 2500 pacientes padecían ERC al inicio del estudio. Es probable, pero se desconoce, que muchos tuvieran nefroesclerosis. El resultado de un descenso del 50% en la TFG estimada o el desarrollo de una ERET no se redujo en el grupo de tratamiento intensivo, aunque este grupo sí obtuvo un beneficio significativo en la reducción de los desenlaces clínicos cardiovasculares y de la mortalidad general.

IV. TRATAMIENTO. En el estado actual de incertidumbre, es razonable suponer que un paciente hipertenso afroamericano con ERC y proteinuria de bajo grado sin antecedentes que sugieran otras causas probablemente padezca nefroesclerosis y pueda tener un genotipo APOL1 anómalo subyacente. Los BCC deben evitarse como monoterapia de primera línea, que quizás debería incluir un IECA o un antagonista de los receptores de angiotensina (ARA). Hay aún menos certeza en cuanto al tratamiento de los pacientes caucásicos similares. Sin embargo, el uso de un IECA o un ARA resulta beneficioso en quienes presentan más de 1 a 3 g diarios de proteinuria. Esto se resume en la figura 6-1. En todos los casos, independientemente del origen racial o la edad, se aconseja una PA sistólica < 130 mmHg (*véase* cap. 23).

V. LECTURAS RECOMENDADAS

Cohen E, Nardi Y, Krause I, et al. A longitudinal assessment of the natural rate of decline in renal function with age. *J Nephrol.* 2014;27(6):635–641.

Glassock RJ, Rule AD. The implications of anatomical and functional changes of the aging kidney: with an emphasis on the glomeruli. *Kidney Int.* 2012;82(3):270–277.

Lipkowitz MS, Freedman BI, Langefeld CD, et al. Apolipoprotein L1 gene variants associated with hypertension—attributed nephropathy and the rate of kidney function decline in African Americans. *Kidney Int.* 2013;83(1):114–120.

7 Enfermedades glomerulares

Behnaz Haddadi-Sahneh, Michael Choi

Las enfermedades glomerulares se pueden presentar clínicamente como glomerulonefritis (GN) aguda, síndrome nefrótico y proteinuria o hematuria asintomáticas (tabla 7-1). Algunas enfermedades glomerulares parecen limitarse al riñón (las llamadas *enfermedades glomerulares primarias*), mientras que otras pueden formar parte de un proceso sistémico (enfermedades glomerulares «secundarias»). El diagnóstico de la enfermedad glomerular puede indicarse por el tipo de presentación clínica, la presencia o ausencia de síntomas sistémicos y los datos de laboratorio. Un diagnóstico «definitivo» suele requerir una biopsia renal, la cual definirá la enfermedad en función de su patrón histológico, y puede tener más de una causa, lo que puede afectar el tratamiento. En la tabla 7-1 se muestran los síndromes clínicos asociados a las distintas enfermedades glomerulares y se comentan en detalle a continuación. Algunas de las causas sistémicas más frecuentes de la enfermedad glomerular se tratan en capítulos posteriores (*véanse* caps. 8 a 11).

I. PRESENTACIÓN CLÍNICA Y ANÁLISIS DE LABORATORIO. Los pacientes con GN aguda suelen presentar un «sedimento urinario nefrítico» caracterizado por hematuria, eritrocitos ± leucocitos y cilindros granulares, así como diversos grados de proteinuria, a menudo acompañada de hipertensión, edema y cierto grado de disfunción renal. Cuando la presentación es grave con lesión renal aguda (LRA), a menudo con oliguria, el síndrome clínico se denomina *glomerulonefritis rápidamente progresiva* (GNRP) y requiere hospitalización inmediata.

Una segunda presentación importante de la enfermedad glomerular es el síndrome nefrótico (*véase* cap. 3), en el que los pacientes manifiestan proteinuria importante (> 3.5 g/día) con edema con fóvea de los miembros inferiores, hipoalbuminemia, hiperlipidemia y cilindros grasos en la orina. La causa más habitual es la nefropatía diabética, pero también hay muchas enfermedades que parecen ser específicas del riñón que pueden causar este síndrome. A diferencia del «sedimento urinario nefrítico» o inflamatorio agudo asociado a la GN aguda, el sedimento en las personas con síndrome nefrótico puede contener cilindros que incluyen cuerpos grasos refringentes que muestran una característica en forma de «cruz de Malta» bajo luz polarizada. En el análisis de orina se puede detectar un ligero grado de hematuria microscópica.

Por último, algunas personas con enfermedad glomerular pueden manifestar hematuria micro- o macroscópica asintomática, especialmente aquellos con nefropatía por inmunoglobulina (Ig) A o proteinuria de bajo grado (< 2 g/día). Los pacientes con hematuria asintomática y ausencia de otros hallazgos que indiquen enfermedad glomerular suelen requerir pruebas complementarias para descartar otras causas de hemorragia en las vías urinarias (*véase* cap. 3). Del mismo modo, el espectro de enfermedades asociadas a la proteinuria de bajo grado es amplio y puede incluir causas glomerulares (nefropatía membranosa [NM], síndrome de Alport), tubulares (enfermedad tubulointersticial crónica) u otras (p. ej., gammapatías monoclonales) (*véase* cap. 4).

TABLA 7-1 Definición y clasificación de las enfermedades glomerulares

Síndrome clínico	Manifestaciones	Causas principales
GN	Eritrocitos, cilindros eritrocitarios, proteinuria, hipertensión, disfunción renal	GNPI (*Staphylococcus aureus*, *Staphylococcus epidermidis*, absceso, endocarditis, osteomielitis) Nefropatía por IgA Nefritis lúpica (clase III/IV de la OMS)
GN rápidamente progresiva	GN con lesión renal aguda (oliguria, aumento de la creatinina sérica)	Glomerulonefritis o enfermedad antimembrana basal glomerular (*glomerulonefritis* si es exclusiva del riñón, *enfermedad* si daña riñón o pulmón [síndrome de Goodpasture]) Vasculitis asociada a ANCA (poliangitis microscópica, granulomatosis con poliangitis, granulomatosis eosinofílica con poliangitis) Asociada a inmunocomplejos (vasculitis por IgA-IgA, crioglobulinemia mixta, LES, GNPI)
Síndrome nefrótico	Proteinuria (> 3.5 g/día), edema, colesterol sérico elevado, albúmina sérica disminuida, lípidos en la orina	Enfermedad de cambios mínimos Glomeruloesclerosis segmentaria focal Nefropatía membranosa GNMP Nefropatía diabética Amiloide (mieloma, enfermedad por depósito de cadenas ligeras, GMIR) GN fibrilar
Proteinuria asintomática	Proteinuria < 2 g/día ± enfermedad renal crónica	Nefropatía por IgA, nefropatía membranosa, GNMP, GMIR Enfermedad glomerular hereditaria (síndrome de Alport) Enfermedad tubulointersticial (*véase* cap. 10)
Hematuria asintomática	Eritrocitos urinarios > 2/campo de gran aumento (sedimento centrifugado)	Enfermedad glomerular de bajo grado (nefropatía por IgA, enfermedad de la membrana basal delgada, síndrome de Alport) Otros (*véase* cap. 3)

ANCA: anticuerpos anticitoplasma de neutrófilos; GMIR: gammapatía monoclonal de importancia renal; GN: glomerulonefritis; GNMP: glomerulonefritis membranoproliferativa; GNPI: glomerulonefritis postinfecciosa; IgA: inmunoglobulina A; LES: lupus eritematoso sistémico; OMS: Organización Mundial de la Salud.

TABLA 7-2 Evaluación general de los pacientes con sospecha de enfermedad glomerular

Recomendaciones generales

Anamnesis: antecedentes familiares de nefropatía y pérdida de la audición (síndrome de Alport); antecedentes de medicamentos asociados al síndrome nefrótico (AINE, penicilamina, captopril, pamidronato, mercurio); infección reciente, por ejemplo, estreptocócica (indica GNPI) o viral (varias GN, incluyendo granulomatosis con poliangitis, anti-MBG y nefropatía por inmunoglobulina A); antecedentes de cáncer como tumores sólidos (nefropatía membranosa), linfomas de Hodgkin (cambios mínimos) o no hodgkinianos (GNMP); antecedentes de síntomas sistémicos (sinusitis, melena o hematoquecia, tos, hemoptisis, erupción cutánea, artralgias).

Exploración física: buscar rasgos del síndrome nefrótico (edema con fóvea, xantelasma); rasgos sistémicos que indiquen diagnósticos específicos, tales como alopecia, artritis y erupción facial (lupus); púrpura palpable (crioglobulinemia, GN asociada a endocarditis o lupus); hepatomegalia y dedos claviformes (nefropatía asociada a la hepatitis B o al VHC); livedo reticular (vasculitis).

Análisis de laboratorio: electrólitos habituales, glucosa, pruebas de función hepática, albúmina, colesterol, proteínas en orina de 24 h y depuración de creatinina (puede ser inexacto en las personas con GNRP); electroforesis de proteínas séricas y urinarias, cadenas ligeras libres en el suero (en los adultos con proteinuria sirve para descartar amiloidosis, enfermedad por depósito de cadenas ligeras u otras formas de gammapatías monoclonales de importancia renal). Estudios radiológicos: ecografía renal para evaluar el tamaño del riñón (normal 10 a 12 cm), a fin de valorar si la inmunosupresión será beneficiosa, lo cual es menos probable en caso de riñones pequeños.

Pruebas serológicas específicas para buscar causas secundarias

Del síndrome nefrótico: anticuerpo contra el virus de la inmunodeficiencia humana (glomeruloesclerosis segmentaria focal); antígeno de superficie de la hepatitis B (GN membranosa); anticuerpos contra el VHC (GN membranosa, GNMP y crioglobulinemia); factor reumatoide y crioglobulinas séricas (crioglobulinemia secundaria a infección por VHC); anticuerpos antinucleares y anticuerpos anti-ADN (lupus); electroforesis de proteínas en el suero y la orina, cadenas ligeras libres en el suero (enfermedades relacionadas con gammapatías monoclonales); C3 y C4 (las concentraciones bajas indican GNMP y/o crioglobulinemia, o lupus de tipo V o III y IV + V).

De la GN aguda o la GNRP: título de estreptozima o antiestreptolisina O; hemocultivos (para la GNPI); anticuerpos antinucleares y anticuerpos anti-ADN (lupus); anticuerpos anti-MBG (enfermedad o síndrome anti-MBG); anticuerpos antineutrófilos citoplasmáticos (poliangitis microscópica, granulomatosis con poliangitis, granulomatosis eosinofílica con poliangitis); C3 y C4 (una concentración baja de C3 o C4 indica GNPI, nefritis lúpica, crioglobulinemia asociada al VHC o GNMP).

AINE: antiinflamatorios no esteroideos; GN: glomerulonefritis; GNMP: glomerulonefritis membranoproliferativa; GNPI: glomerulonefritis postinfecciosa; GNRP: glomerulonefritis rápidamente progresiva; MBG: membrana basal glomerular; VHC: virus de la hepatitis C.

En la tabla 7-2 hay algunas recomendaciones para la evaluación inicial de las personas con GN aguda o síndrome nefrótico. A través de la anamnesis y la exploración física minuciosas, se puede indicar un diagnóstico concreto, como los antecedentes de infección estreptocócica de la piel o la garganta (glomerulonefritis postinfecciosa [GNPI]); síntomas sistémicos como alopecia, erupción facial y artritis (nefritis lúpica); o la tríada de debilidad, artralgias y púrpura palpable (crioglobulinemia asociada al virus de la hepatitis C [VHC]). Los análisis de laboratorio deben incluir una evaluación cuidadosa del sedimento urinario para buscar signos de enfermedad glomerular.

Una proteinuria importante con cilindros hialinos y un sedimento con un número mínimo de eritrocitos y leucocitos indica síndrome nefrótico, mientras que un sedimento con eritrocitos ± leucocitos y cilindros eritrocitarios ± leucocitarios sugiere GN aguda, a menudo secundaria a la nefritis lúpica o la GNPI. Los eritrocitos dismórficos (que muestran deformaciones irregulares) también indican una causa glomerular de la hematuria. La función renal se valora mediante la medición de la creatinina sérica, pero las pruebas de estimación de la tasa de filtración glomerular (TFG) no son fiables cuando la función renal cambia con rapidez. Las pruebas serológicas específicas que se recomiendan para la evaluación de estas personas se muestran en la tabla 7-2. Además, debe solicitarse una ecografía para evaluar el tamaño renal; a menudo se observan riñones grandes en la nefropatía diabética, el amiloide, el síndrome nefrítico y la nefropatía por el virus de la inmunodeficiencia humana (VIH), mientras que los riñones pequeños (< 9 cm de largo) indican enfermedad avanzada o crónica y pueden limitar la posibilidad de realizar una biopsia, debido al mayor riesgo de hemorragia, y de tratamiento, ya que la enfermedad puede estar demasiado avanzada en esta fase.

A continuación se describen específicamente las enfermedades más frecuentes que se presentan como GN aguda o síndrome nefrótico. Las causas secundarias de enfermedad glomerular se tratan en otros apartados, incluidas las enfermedades glomerulares secundarias al lupus eritematoso sistémico (LES) en el capítulo 8, la vasculitis en el capítulo 9 y las gammapatías amiloides o monoclonales en el capítulo 11.

II. GLOMERULONEFRITIS Y GLOMERULONEFRITIS RÁPIDAMENTE PROGRESIVA

A. Glomerulonefritis postinfecciosa. Puede aparecer con la infección estreptocócica y se observa con mayor frecuencia en los niños (5-10 años), en especial en los hombres tras una infección estreptocócica aguda no tratada. Los pacientes suelen acudir 2 semanas (tras una infección de garganta) o 3 semanas (tras una infección cutánea) después de la infección inicial, por oliguria, aumento de peso, edema e hipertensión, y se observa un sedimento urinario nefrítico. Los casos subclínicos son frecuentes, sobre todo en los contactos domésticos del caso inicial. Parece que la patogenia se debe a una reacción inmunitaria a determinados antígenos estreptocócicos. Los cultivos faríngeos suelen ser negativos cuando se detecta GN activa, pero las pruebas serológicas que incluyen la estreptozima y el título de antiestreptolisina O son positivas en la mayoría de los casos, junto con concentraciones séricas de C3 disminuidas.

La biopsia renal se debe reservar para los pacientes con presentación atípica o en los que la enfermedad no mejora espontáneamente en un período de 2 a 3 semanas. La biopsia suele mostrar hipercelularidad glomerular debida tanto a una infiltración de leucocitos como a la proliferación de células endoteliales y mesangiales en el glomérulo. Los inmunocomplejos se muestran en la pared capilar mediante microscopia de inmunofluorescencia (IF), mientras que en la microscopia electrónica se revelan depósitos subepiteliales irregulares o «jorobas» a lo largo de las asas capilares.

El tratamiento es principalmente de apoyo, con la restricción de líquidos y sodio y la administración de diuréticos para controlar la presión arterial y el edema. Se deben utilizar fármacos antihipertensivos para controlar la presión arterial en aquellos casos que no respondan a medidas más conservadoras. Los fármacos inmunosupresores no suelen estar indicados. Para aquellos con insuficiencia renal prolongada y una biopsia renal que revela semilunas glomerulares debido a la proliferación de células extraglomerulares dentro del espacio de Bowman, se puede considerar un ensayo con corticoides en dosis altas, pero la eficacia no está probada y conlleva riesgos potencialmente graves.

Tanto el paciente como sus familiares deben someterse a cultivos faríngeos; aquellos con infección estreptocócica requieren tratamiento antibiótico. Incluso con enfermedad grave, los niños evolucionan bien con el tratamiento de apoyo; sin embargo, la presencia de semilunas en la biopsia indica un pronóstico más reservado. La recuperación completa es menos frecuente en los adultos, sobre todo en aquellos con depuración de creatinina < 40 mL/min/1.73 m^2, proteinuria persistente > 2 g/día o edad avanzada. La recurrencia de la GNPI es rara.

La GNPI aguda también puede producirse después o simultáneamente con otras infecciones, en especial en las personas con GN por *Staphylococcus aureus* o *Staphylococcus epidermidis*, endocarditis bacteriana subaguda o aguda, sepsis bacteriana, absceso visceral, derivaciones ventriculoauriculares infectadas y osteomielitis. Puede haber una GN relacionada con una infección predominante por IgA, en general con bacteriemia por *S. aureus*, *Escherichia coli*, *S. epidermidis* y *Klebsiella* resistentes o sensibles a la meticilina en los pacientes con comorbilidades como la diabetes.

El tratamiento dirigido a erradicar la infección primaria suele asociarse a la recuperación de la GN en estas personas.

B. Nefropatía por inmunoglobulina A. Los pacientes con nefropatía por IgA presentan concentraciones elevadas de IgA1 O-glucano deficiente en galactosa, lo que da lugar a inmunocomplejos de autoanticuerpos antiglucanos e IgA1 deficiente en galactosa y anti-O glucanos. Es la forma más habitual de GN en Asia y en los países industrializados; además, representa entre el 15% y el 40% de todas las GN comprobadas mediante biopsia. La nefropatía por IgA es particularmente infrecuente en África y Sudamérica. La mayoría de los casos se producen en la segunda o tercera década de la vida, con predominio masculino. La presentación clínica más habitual es la hematuria microscópica y la proteinuria de rango no nefrótico en un paciente asintomático; sin embargo, la presentación clásica observada entre el 10% y el 15% de las veces es un episodio de hematuria micro- o macroscópica, que a menudo ocurre simultáneamente con una infección de las vías respiratorias superiores. La proteinuria suele ser leve, pero en ocasiones se presenta el síndrome nefrótico. La función renal suele ser normal o estar ligeramente disminuida, pero algunos pacientes pueden presentar GNRP o LRA. No se han encontrado pruebas serológicas que sean muy útiles; se requiere una biopsia renal para el diagnóstico, aunque la ausencia de una concentración sérica de complemento disminuida indica una causa no infecciosa de la GN.

A través de la histología renal se observa una proliferación de leve a moderada de células mesangiales con expansión de la matriz extracelular. El diagnóstico se confirma por la presencia de depósitos de IgA en el mesangio, a menudo con coexistencia de IgG y C3, como se muestra con la microscopia de IF. En la microscopia electrónica se presentan depósitos inmunitarios mesangiales. La biopsia se evalúa mediante la clasificación de Oxford MEST: C (M: hipercelularidad **m**esangial, E: hipercelularidad **e**ndocapilar, S: glomeruloe**s**clerosis **s**egmentaria, T: atrofia **t**ubular/fibrosis intersticial, C: proporción de glomérulos con semilunas [**c***rescents*] [C0, C1 ≤ 25%, C2 ≥ 25%]).

La nefropatía por IgA suele ser lentamente progresiva y, en un plazo de 20 años, el 50% de las personas afectadas habrán desarrollado una enfermedad renal terminal o padecerán una pérdida sustancial de la función renal. El mayor riesgo de progresión se asocia a proteinuria > 1 g/día, creatinina sérica elevada en el momento de la presentación, hipertensión o fibrosis glomerular o intersticial notable en la biopsia renal. El tratamiento debe centrarse en un control agresivo de la presión arterial y en la reducción de la proteinuria a < 1 g/día con la administración de inhibidores de la enzima convertidora de angiotensina (IECA) o antagonistas de los receptores de angiotensina (ARA). La eficacia de los corticoides con > 1 pero < 3.5 g/día de proteinuria a pesar del tratamiento con IECA o ARA con una TFG estimada (TFGe) > 50 mL/min/1.73 m^2 no se ha comprobado en estudios recientes, aunque se puede considerar el tratamiento. Deben extremarse las precauciones o evitarse el uso de corticoides en aquellas personas con TFGe < 30 mL/min/1.73 m^2, diabetes, obesidad, úlcera péptica activa, enfermedad psiquiátrica no controlada, enfermedad secundaria e infecciones latentes. Aquellos con proteinuria de rango nefrótico, especialmente la variante de cambios mínimos de la nefropatía por IgA, se tratan con corticoides. Los pacientes con nefropatía por IgA que presentan el síndrome de GNRP (> 50% de disminución de la TFGe en < 3 meses) y que tienen nefritis con semilunas en la biopsia renal pueden ser tratados de forma intensiva con dosis altas de corticoides y ciclofosfamida (*véase* más adelante).

C. Glomerulonefritis rápidamente progresiva. La GNRP se presenta clínicamente como una LRA en el contexto de un sedimento urinario «nefrítico» (cilindros eritrocitarios ± leucocitarios, proteinuria, hematuria microscópica). Se trata de una urgencia médica que requiere hospitalización inmediata y, por lo general, una biopsia renal para obtener un diagnóstico específico. La biopsia renal en estos pacientes revela una GN con semilunas, en la que las células proliferan fuera del glomérulo pero dentro del espacio de Bowman, a menudo formando una «media luna» en el corte transversal histológico. La clasificación se define además por los hallazgos en la microscopia de IF. La presencia de IgG en un patrón lineal a lo largo de la membrana basal glomerular (MBG) define la *glomerulonefritis* anti-MBG cuando se limita al riñón y la *enfermedad* por anticuerpos anti-MBG (síndrome de Goodpasture) cuando hay afectación pulmonar. La presencia de Ig y complemento en un patrón «granular» en la pared capilar indica una enfermedad asociada a inmunocomplejos, como nefritis lúpica, nefropatía por IgA o GNPI. La ausencia de depósitos inmunitarios se observa con la vasculitis asociada a anticuerpos anticitoplasma de neutrófilos (ANCA, *antineutrophil cytoplasmic antibody*) (poliangitis microscópica, granulomatosis con poliangitis, granulomatosis eosinofílica con poliangitis), también conocida como *GN pauciinmunitaria*. En la tabla 7-3 se muestra una descripción de cada una de las

TABLA 7-3 Categorías principales de la glomerulonefritis rápidamente progresiva

Patrón de inmunofluorescencia de la inmunoglobulina	Causas principales	Pruebas serológicas
Tinción lineal	Enfermedad anti-MBG (con hemorragia pulmonar) o glomerulonefritis (limitada al riñón)	Positiva a anticuerpos anti-MBG
Sin tinción	Síndromes vasculíticos	
	Granulomatosis con poliangitis	Generalmente positiva a PR3-ANCA
	Poliangitis microscópica	Por lo general positiva a MPO-ANCA
	Granulomatosis eosinofílica con poliangitis	
	Poliarteritis nodosa	Negativa a ANCA
Tinción granular	Enfermedades por inmunocomplejos	
	Lupus eritematoso sistémico	Positiva a anticuerpos antinucleares, C3, C4 bajos
	Nefropatía por inmunoglobulina A	Pruebas serológicas negativas
	Glomerulonefritis postestreptocócica	Positiva a estreptozima, C3 bajo
	Glomerulonefritis membranoproliferativa	C3 o C4 bajo

ANCA: anticuerpos anticitoplasma de neutrófilos; MBG: membrana basal glomerular; MPO: mieloperoxidasa; PR3: proteinasa 3.

principales categorías de la GNRP; en el capítulo 8 se ofrecen más detalles sobre la nefritis lúpica. En el capítulo 9 se describen los síndromes vasculíticos.

La GN o síndrome anti-MBG típicamente se presenta en los hombres en la segunda o tercera década de la vida, con un segundo pico en los mayores de 60 años. Algunos pacientes presentan solo afectación renal (denominada *GN anti-MBG* o *enfermedad de Goodpasture*), mientras que otros presentan hemorragia pulmonar y nefritis (enfermedad anti-MBG o síndrome de Goodpasture); excepcionalmente, los pacientes pueden mostrar solo afectación pulmonar. De forma clásica, los pacientes tienen hemoptisis tras una infección de las vías respiratorias superiores y sedimento urinario nefrítico. En la afectación pulmonar, son frecuentes los antecedentes de hábito tabáquico o de exposición prolongada a hidrocarburos. En la radiografía de tórax se puede observar hemorragia pulmonar, y las pruebas de laboratorio pueden mostrar una anemia ferropénica por pérdida de sangre y diversos niveles de disfunción renal. Los anticuerpos anti-MBG circulantes están presentes y la biopsia renal revela GN con semilunas con tinción lineal de IgG y complemento (C3) a lo largo de la MBG. Se ha mostrado que el anticuerpo se dirige contra la cadena α-3 del colágeno de tipo IV, presente en las membranas basales glomerular y alveolar.

El tratamiento de la enfermedad o el síndrome anti-MBG incluye dosis altas de corticoides por vía intravenosa (i.v.) (p. ej., metilprednisolona 500-1000 mg diarios × 3 días) seguidas de un ciclo de prednisona oral durante 6 meses y ciclofosfamida durante 3 meses. El intercambio de plasma también se realiza diariamente hasta que el título de anticuerpos anti-MBG deja de ser detectable. Se plantea un abordaje conservador para aquellos sin hemorragia pulmonar que presentan una creatinina sérica > 6.0 mg/dL, > 85% de semilunas o con fibrosis grave en la biopsia renal, ya que la recuperación de la función renal es poco probable.

Si es necesario un trasplante renal, el procedimiento debe retrasarse hasta que los títulos de anticuerpos anti-MBG sean bajos o indetectables, con el fin de evitar una recurrencia rápida de la enfermedad en el injerto.

El tratamiento de la GN pauciinmunitaria (*véase* cap. 9) y la nefritis lúpica (*véase* cap. 8) se tratan en otros apartados. Para la GNRP por nefropatía por IgA con semilunas, el tratamiento de inducción incluye metilprednisolona (500-1000 mg i.v. × 3 días) seguida de corticoides orales con ciclofosfamida oral o i.v., además de azatioprina consecutivamente para reducir la toxicidad potencial que puede producirse con la administración prolongada de la ciclofosfamida, que incluye infertilidad, cáncer de vejiga y leucemia.

III. SÍNDROME NEFRÓTICO.

El síndrome nefrótico puede deberse a los procesos tanto de enfermedad sistémica como de enfermedad renal limitada. En el hemisferio occidental, la causa más frecuente del síndrome nefrótico es la nefropatía diabética (*véase* cap. 5). En los adultos mayores, otra causa es la amiloidosis, que suele ser secundaria al mieloma múltiple (*véase* cap. 11). Otras enfermedades relacionadas con las gammapatías monoclonales pueden dar lugar a un síndrome nefrótico, como la enfermedad por depósito de cadenas ligeras (*véase* cap. 11). El tratamiento general del síndrome nefrótico se puede consultar en el capítulo 3.

A. Enfermedad de cambios mínimos. La enfermedad de cambios mínimos (ECM), también denominada *enfermedad nula* o *nefrosis lipoide*, es la causa más frecuente de síndrome nefrótico idiopático en los niños de entre 2 y 12 años, pero también se observa en el 20% de los adultos con síndrome nefrótico. La aparición suele ser aguda y puede producirse por una infección viral, alergia, picadura de abeja o inmunización. Se ha notificado el síndrome nefrótico en adultos con linfoma de Hodgkin u otras neoplasias de linfocitos T. También se ha descrito la ECM sola o con nefritis intersticial y LRA con el uso de antiinflamatorios no esteroideos.

Las manifestaciones clínicas incluyen el aumento drástico de peso y el edema con fóvea, por lo general en presencia de una presión arterial normal. El sedimento urinario puede mostrar cilindros hialinos y cuerpos grasos ovalados, mientras que los eritrocitos suelen estar ausentes. La función renal suele ser casi normal; sin embargo, puede observarse una LRA que puede deberse, al menos en parte, a la contracción de volumen secundaria a una hipoalbuminemia grave. La LRA puede presentarse en los adultos mayores con vasculopatía.

Los niños que presentan síntomas clásicos de la ECM al principio no requieren una biopsia y se tratan empíricamente; no obstante, la presencia de hipertensión o hematuria microscópica requiere una evaluación adicional.

En la biopsia renal se observan glomérulos de aspecto normal por microscopia óptica en ausencia de Ig por estudios de IF. Típicamente, la única anomalía se percibe por microscopia electrónica, en la que hay fusión difusa o borramiento de los pedículos de las células epiteliales viscerales glomerulares.

El tratamiento consiste en corticoides orales (en general, prednisona 1 mg/kg al día). Más del 90% de los niños con ECM experimentan una remisión completa en un plazo de 4 a 8 semanas, pero la mayoría (75%) requieren tratamientos repetidos debido a las recaídas. Los pacientes que recaen tres o más veces en el plazo de 1 año, o que recaen antes de que se reduzcan los corticoides (corticodependientes), pueden requerir de 8 a 12 semanas de tratamiento con ciclofosfamida oral. Los niños que no responden a los corticoides requieren biopsia renal para establecer el diagnóstico y, posiblemente, para que se considere otro tratamiento. La prednisona también es eficaz para inducir la remisión en los adultos con ECM, aunque con una tasa de éxito inferior a la de los niños. En los adultos se requiere una administración de prednisona más prolongada, diaria o en días alternos, comenzando con 2 mg/kg en días alternos, con una respuesta del 70% al 80% a las 12 semanas de tratamiento. La enfermedad recidivante frecuente suele responder a la ciclofosfamida, pero debe considerarse con cuidado el riesgo de utilizar este fármaco en una enfermedad benigna. En la enfermedad recidivante frecuente se han usado con éxito fármacos ahorradores de corticoides, como el micofenolato de mofetilo, los inhibidores de la calcineurina y el rituximab.

B. Glomeruloesclerosis segmentaria focal. La glomerulonefritis segmentaria focal (GNSF) actualmente es la causa más frecuente de síndrome nefrótico en los adultos jóvenes, lo que representa entre el 20% y el 30% de todos los casos en muchas series de casos. Es la enfermedad glomerular primaria causante de enfermedad renal en etapa terminal más frecuente en los Estados Unidos. La GNSF puede clasificarse en formas primarias, secundarias, genéticas y desconocidas. Los pacientes con GNSF primaria suelen presentar las características clásicas del síndrome nefrótico y hematuria microscópica (50%). La GNSF primaria puede formarse en una persona que ha sido tratada de manera repetida por ECM y que se vuelve progresivamente resistente a los corticoides o es diagnosticada por error como ECM resistente a los corticoides. La GNSF secundaria es el resultado de la reducción de la masa nefronal o de los efectos tóxicos de fármacos o infecciones virales. Las causas secundarias de la GNSF incluyen la heroína, el interferón, el pamidronato, el reflujo vesicoureteral, la anemia drepanocítica, la obesidad y la infección por VIH. Los pacientes con GNSF secundaria no suelen presentar síndrome nefrótico, ya que a menudo muestran concentraciones séricas de albúmina normales y ausencia de edema periférico, incluso con una excreción urinaria de proteínas > 3.5 g/día, con o sin insuficiencia renal. Las formas genéticas de la GNSF se deben a mutaciones en los podocitos y en las proteínas del diafragma de hendidura. Los pacientes con GNSF genética son resistentes a los glucocorticoides. Aquellos con GNSF genética de inicio en la infancia presentan un síndrome nefrótico grave. Los pacientes con GNSF genética de inicio en la edad adulta pueden tener proteinuria de rango no nefrótico o nefrótico y enfermedad renal crónica (ERC) de progresión más lenta, o síndrome nefrótico. Las formas desconocidas de GNSF pueden presentarse clínicamente como GNSF secundaria sin una causa o mutación genética conocida.

En la biopsia renal se ve un patrón microscópico de esclerosis segmentaria de los ovillos glomerulares, a menudo con aumentos segmentarios de la matriz mesangial y la celularidad. Puede haber glomérulos de apariencia normal y glomérulos con cicatrices segmentarias. Además, existe una predisposición a la afectación de los glomérulos yuxtamedulares. Tanto los depósitos de IgM como los de C3 suelen estar presentes en los segmentos escleróticos de los glomérulos, donde se cree que quedan atrapados de forma pasiva en lugar de tener un papel patogénico en la enfermedad.

El tratamiento consiste en prednisona a una dosis media de 1 mg/kg de peso corporal al día. A menudo se requiere un tratamiento prolongado de 5 a 8 meses e incluso entonces solo en el 50% de los pacientes se observa una remisión parcial con una excreción de proteínas en la orina < 2 g/día o remisión completa. Los indicadores pronósticos favorables incluyen la ausencia de enfermedad tubulointersticial en la biopsia renal, una creatinina sérica normal o solo moderadamente elevada y proteinuria no nefrótica. Si no se observa una disminución de la excreción de proteínas en la orina tras 12 semanas de tratamiento con prednisona en los adultos u 8 semanas en los niños, aumenta la probabilidad de resistencia a los corticoides. Se pueden probar otros fármacos ahorradores de corticoides, como los inhibidores de la calcineurina. Como en todos los pacientes con síndrome nefrótico, el uso de IECA o ARA puede ayudar a reducir la proteinuria y a controlar la hipertensión.

C. Nefropatía membranosa. La NM es la causa más frecuente de síndrome nefrótico en los adultos de mediana edad. La NM primaria es producida por autoanticuerpos contra el receptor 1 de la fosfolipasa A2 (PLA2R, *phospholipase A2 receptor*) de tipo M podocítica en aproximadamente el 80% de los casos, contra el dominio 7A que contiene trombospondina de tipo 1 (THSD7A, *thrombospondin type 1 domain-containing 7A*) en el 5% al 10% de los casos. La NM suele presentarse como un síndrome nefrótico, a menudo con microhematuria de bajo grado y una función renal relativamente bien conservada. En cambio, algunos pacientes tienen proteinuria asintomática de bajo grado o de rango nefrótico que se descubre en los análisis de orina sistemáticos. La edad de incidencia máxima es de 40 a 60 años, donde los hombres predominan en una proporción de 2:1. Los pacientes pueden perder de 10 a 20 g de proteínas al día y presentar una discapacidad grave. Aunque la mayoría de los casos son primarios, la NM secundaria puede estar asociada al uso de ciertos medicamentos (penicilamina, captopril o fármacos no esteroideos), a ciertas infecciones virales (infección crónica por hepatitis B y C) y a neoplasias malignas (pulmón, mama, gastrointestinal y otras). En ocasiones, los pacientes con LES pueden desarrollar NM (enfermedad glomerular lúpica de clase V, *véase* cap. 8). De forma excepcional, la NM puede acompañar a otras enfermedades (diabetes mellitus, tiroiditis autoinmunitaria).

En la biopsia renal, los glomérulos suelen aparecer normocelulares con engrosamiento de la MBG a la microscopia óptica. El uso de metenamina de plata, que tiñe la MBG, a menudo revela protuberancias adicionales en forma de «espícula» en el lado epitelial de la MBG, que representan extensiones de material similar a la membrana basal. A la microscopia de IF se ve la presencia de IgG y C3 a lo largo de la pared capilar en un patrón «granular», mientras que con la microscopia electrónica se revela que los depósitos inmunitarios se localizan en la cara externa de la MBG bajo los pedículos epiteliales (región «subepitelial»). Mediante estos anticuerpos, el PLA2R y la THSD7A pueden detectarse en el tejido obtenido por biopsia.

El tratamiento incluye la realización de pruebas para detectar las concentraciones de anticuerpos anti-PLA2R y anti-THSD7A, además de la tinción de tejidos. Si los anticuerpos séricos anti-PLA2R están ausentes o son pocos y la tinción tisular para estos antígenos es negativa, las causas secundarias de la NM pueden investigarse comprobando la presencia del virus de la hepatitis, anticuerpos antinucleares y anticuerpos tiroideos, así como con el cribado de neoplasias malignas adecuado para la edad (mamografía, radiografía de tórax, sangre oculta en las heces, colonoscopia y antígeno prostático específico). El tratamiento de apoyo incluye el control de las manifestaciones del síndrome nefrótico mediante la reducción de la proteinuria con IECA o ARA, el tratamiento de la hipercolesterolemia con estatinas y la reducción de la presión arterial a 125/75 mmHg o menos. En los pacientes con concentraciones séricas muy bajas de albúmina (< 2.0-2.5 g/dL), hay un aumento acentuado del riesgo de trombosis venosa, sobre todo de la vena renal; algunos médicos recomiendan el tratamiento profiláctico con warfarina. Se recomienda un tratamiento más específico para los pacientes con NM que presenten características predictivas de progresión, como creatinina sérica elevada en el momento de la presentación, proteinuria > 8.0 g/día, título elevado de PLA2R (> 150 RU/mL) o hipertensión. En estos pacientes, algunos recomiendan el uso del régimen denominado *Ponticelli*, que consiste en administrar metilprednisolona i.v. durante 3 días, luego prednisona oral los meses 1, 3 y 5 y ciclofosfamida oral (2-2.5 mg/kg al día) los meses 2, 4 y 6. En un ensayo reciente que comparaba el rituximab con la ciclosporina en la NM primaria, se hallaron menos recaídas con el rituximab. Para los pacientes con bajo riesgo de enfermedad renal en etapa terminal (proteinuria < 4 g/día, albúmina sérica > 3, función renal normal), se recomienda un tratamiento de apoyo. En aquellos con enfermedad leve, esta probablemente no progresará o incluso puede remitir de forma espontánea en un periodo de 5 a 10 años. Por el contrario, los pacientes con proteinuria importante, creatinina sérica elevada y títulos altos de anticuerpos anti-*PLA2R* (> 150 RU/mL), por lo general empeoran, y hasta un 40% requerirán diálisis o trasplante al no tener tratamiento.

D. Glomerulonefritis membranoproliferativa (GNMP). Los pacientes con GNMP pueden presentar hematuria, proteinuria variable y, en algunos casos, síndrome nefrótico junto con creatinina sérica normal o elevada. La clasificación se puede basar en el mecanismo de lesión mediante la microscopia de IF. En la biopsia renal, los glomérulos son hipercelulares y de aspecto lobular debido al aumento de la matriz con celularidad de las células mesangiales y endoteliales. Los complejos o complementos inmunitarios y partes del depósito de células mesangiales entre la MBG y la célula endotelial producen el engrosamiento de la MBG vista a la microscopia electrónica. La GNMP mediada por inmunocomplejos es causada por la activación del complemento por la vía clásica. El paciente puede tener cifras normales o un poco disminuidas de C3 y bajas de C4. En la IF se muestra tinción positiva de Ig y complemento. La GNMP por inmunocomplejos suele proceder de la hepatitis C; los pacientes pueden presentar características asociadas a las crioglobulinas circulantes (debilidad, artralgias y púrpura palpable) y algunos con vasculitis (livedo reticular, úlceras en las piernas y afectación pulmonar o cardíaca). Otras infecciones, como la endocarditis, las derivaciones infectadas, los abscesos y las infecciones parasitarias, pueden causar GNMP por inmunocomplejos. En las enfermedades autoinmunitarias como el lupus, se verá una IF con «casa llena». La GNMP debida a gammapatía monoclonal puede exhibir cadenas ligeras κ o λ en la IF o no mostrar tinción. La GNMP mediada por complemento muestra una tinción predominante del complemento sin inmunocomplejos en la IF debido a la activación de la vía alterna de este último. Los pacientes suelen tener concentraciones séricas bajas de C3 y normales de C4. Las glomerulopatías por C3 engloban la glomerulonefritis por C3 (GNC3) y la enfermedad de depósitos densos de C3 (C3DDD, *C3 dense deposit disease*). La GNC3 puede deberse a mutaciones genéticas en las proteínas inhibidoras del complemento o a gammapatías monoclonales. Las proteínas monoclonales pueden inhibir las proteínas reguladoras del complemento, con lo que producen GNC3. La C3DDD afecta a los niños y a los adultos jóvenes, ya que suele deberse a los factores nefríticos C3, que son anticuerpos que hacen que la convertasa C3 sea resistente a la escisión, lo que causa una activación alterna de la vía del complemento. Se observan depósitos gruesos en forma de cinta a lo largo de las membranas basales de los glomérulos y los túbulos.

Cuando los pacientes con GNMP no presentan inmunocomplejos o complemento en la IF, el daño puede producirse a través de una lesión endotelial por microangiopatías trombóticas.

El tratamiento de la GNMP consiste en tratar la causa subyacente y controlar tanto la hipertensión como el síndrome nefrótico con IECA o ARA, una dieta baja en sal y con diuréticos. Aquellos con GNMP asociada al VHC se tratan con fármacos antivirales. Los pacientes con enfermedades autoinmunitarias son tratados en función del padecimiento subyacente en cuestión. Los pacientes con GNMP y depósitos monoclonales en la biopsia pueden no tener un clon identificable encontrado en la electroforesis de proteínas en el suero y la orina o cadenas ligeras libres en el suero, pero se puede recurrir a la terapia con inhibidores del proteasoma (*véase* cap. 11). Aquellos con GNC3 pueden ser tratados con inmunosupresores, como micofenolato de mofetilo y corticoides, mientras que el eculizumab no ha mostrado beneficios constantes.

La evolución natural de la GNMP es compleja; algunas personas presentan una enfermedad crónica y latente, mientras que otras manifiestan un curso progresivo. Hasta el 50% de los pacientes pueden desarrollar una ERC después de 15 a 20 años; la recurrencia tras el trasplante es frecuente.

E. Glomerulonefritis fibrilar e inmunotactoide. La GN fibrilar causa un síndrome nefrótico con o sin microhematuria y una creatinina sérica de leve a moderadamente elevada en los adultos de entre 40 y 60 años. El miembro 9 de la subfamilia B del homólogo DnaJ ha sido identificado en las fibrillas individuales. Las neoplasias malignas, las gammapatías monoclonales, las enfermedades autoinmunitarias y las infecciones se han asociado a la GN fibrilar en el 30% al 50% de los casos. La presentación clínica suele ser similar a la GNMP; asimismo, mediante biopsia, los glomérulos pueden verse ligeramente hipercelulares y contener depósitos de IgG y C3. Sin embargo, las concentraciones séricas de complemento son normales, ya que en la microscopia electrónica se revela un hallazgo característico de depósitos fibrilares en el mesangio y las áreas subendoteliales de la MBG. La microscopia de IF muestra Ig y C3 en el mesangio y las paredes capilares en un patrón granular. El amiloide también se caracteriza por depósitos fibrilares, pero en contraste con la amiloidosis, la tinción con rojo Congo es negativa en la GN fibrilar y los depósitos fibrilares tienen un diámetro mayor (de 12 a 22 nm) y están organizados de forma aleatoria. Otro tipo de GN infrecuente, la GN inmunotactoide, también es negativa al rojo Congo, pero las fibrillas tienen un diámetro aún mayor (> 30 nm), son cilíndricas y se disponen en conjuntos paralelos. Esta enfermedad se asocia a menudo a discrasias de células plasmáticas, en particular la leucemia linfocítica crónica, los linfomas de linfocitos B y las gammapatías monoclonales. Todavía no se ha descrito algún tratamiento eficaz para la GN fibrilar. Así, el pronóstico de esta enfermedad es reservado. En una pequeña serie, el 50% de los pacientes afectados evolucionaron a enfermedad renal terminal. Aquellos con GN idiopática fibrilar e inmunotactoide que presentan una TFG baja y proteinuria de rango nefrótico han sido tratados con rituximab.

IV. LECTURAS RECOMENDADAS

Floege J, Amann K. Primary glomerulonephritides. *Lancet.* 2016;387(10032):2036–2048.

Geetha D, Jefferson JA. ANCA-associated vasculitis: core curriculum 2020. *Am J Kidney Dis.* 2020; 75(1):124–137.

Herrera GA, Turbat-Herrera EA. Renal diseases with organized deposits: an algorithmic approach to classification and clinicopathologic diagnosis. *Arch Pathol Lab Med.* 2010;134(4):512–531.

Rodrigues JC, Haas M, Reich HN. IgA Nephropathy. *Clin J Am Soc Nephrol.* 2017;12(4):677–686.

Sethi S, Fervenza FC. Membranoproliferative glomerulonephritis—a new look at an old entity. *N Engl J Med.* 2012;366(12):1119–1131.

8 Afectación renal en el lupus eritematoso sistémico

Wai Lang Lau, Mark S. Segal

El lupus eritematoso sistémico (LES) es una enfermedad autoinmunitaria que afecta principalmente a la piel, los riñones, las articulaciones, las membranas serosas y los vasos sanguíneos. Se observa sobre todo en las mujeres jóvenes (de 18 a 40 años), en particular en las afroamericanas, pero puede presentarse a cualquier edad. Los criterios de la European Alliance of Associations for Rheumatology y el American College of Radiology del 2019 utilizan el hallazgo de anticuerpos antinucleares (ANA, *antinuclear antibodies*) como criterio de selección, así como 22 criterios con ponderaciones particulares (de 2 a 10) divididos en siete dominios clínicos y tres dominios inmunitarios, y solo se considera el elemento de mayor puntuación en cada dominio; se necesitan 10 puntos para diagnosticar el LES con una sensibilidad del 96.1% y una especificidad del 93.4%.

El sello distintivo de la enfermedad es la presencia de ANA en el suero. Sin embargo, la detección de ANA, especialmente a títulos bajos (< 1:40), es frecuente en la población sana, sobre todo en los adultos mayores, y también puede observarse en el caso de otras colagenopatías vasculares. A este respecto, tanto el antígeno específico como el patrón de tinción pueden ser útiles para distinguir las diferentes enfermedades vasculares del colágeno. El LES se asocia con frecuencia a un patrón de tinción difuso (homogéneo) o moteado, mientras que la esclerodermia se relaciona con un patrón nucleolar o centromérico. Del mismo modo, los anticuerpos anti-ADN bicatenario y los anti-Smith son altamente específicos del LES, mientras que los anti-Scl70 indican esclerodermia y los anticuerpos anti-Ro y anti-La indican síndrome de Sjögren. Otros anticuerpos suelen correlacionarse con la afectación de órganos específicos, como es el caso de los anticuerpos anti-ribosoma P (encefalitis lúpica) y los anticuerpos anti-Jo-1 (afectación pulmonar). Los anticuerpos antihistona indican la presencia de lupus inducido por fármacos. Aún así, comprender cómo se determinan los títulos de los anticuerpos es fundamental. Los anticuerpos anti-ADN bicatenario se suelen hallar mediante el análisis de inmunofluorescencia con *Crithidea luciliae* (descrito como un valor), que es muy específico para el ADN bicatenario. Cada vez son más los laboratorios que utilizan el análisis de inmunoadsorción enzimática (ELISA, *enzyme-linked immunosorbent assay*), e informan los resultados en unidades ELISA (UE), que pueden ser positivos si el suero contiene anticuerpos anti-ADN monocatenario o antihistona. Por último, la presencia de anticuerpos antifosfolípidos indica la posibilidad de complicaciones trombóticas.

La afectación renal es frecuente en el LES y puede presentarse en el 30% al 50% de los pacientes durante el curso temprano de su enfermedad y en la mayoría (del 60% al 80%) si el seguimiento es a largo plazo. Existe una amplia variedad de presentaciones clínicas (*véase* más adelante).

I. PRESENTACIÓN CLÍNICA DE LA NEFRITIS LÚPICA. Los pacientes que presentan nefritis lúpica suelen tener también manifestaciones extrarrenales. Las más frecuentes incluyen febrícula, la clásica erupción malar o en «forma de mariposa», el fenómeno de Raynaud, la alopecia y las artralgias. Puede observarse pleuritis, pericarditis o ambas en hasta el 40% de los pacientes. Otros hallazgos habituales incluyen úlceras bucales y cutáneas, hepatoesplenomegalia, anemia normocrómica, leucopenia leve y trombocitopenia. Aunque la mayoría de los casos son idiopáticos, algunos casos de lupus están asociados a ciertos fármacos, como la hidralazina, las sulfonamidas, la procainamida, los inhibidores del factor de necrosis tumoral α, la minociclina, la quinidina, la carbamazepina y la isoniazida. La afectación renal y los anticuerpos anti-ADN bicatenario son raros en el lupus asociado a fármacos.

Las manifestaciones renales del lupus son variadas. Algunos pacientes no tienen indicios de afectación renal (lupus de clase I); en ellos, la biopsia renal suele mostrar una morfología normal, aunque pueden estar presentes algunos depósitos inmunitarios (tabla 8-1). Por el contrario, otros tienen rastros mínimos de afectación renal, como la presencia de hematuria microscópica, proteinuria de bajo grado (< 2 g/día) y función renal normal. Estos pacientes suelen tener valores de ANA moderadamente elevados y concentraciones séricas normales de complemento. La biopsia renal en estos pacientes, por lo general, muestra un patrón mesangial (nefritis lúpica de clase II) con depósitos de inmunoglobulina (Ig) G y complemento (C3) en un patrón mesangial, con hipercelularidad mesangial con o sin expansión de la matriz mesangial. Las variantes tanto de clase I como de clase II de la enfermedad se asocian a un buen pronóstico renal, aunque, en el curso de la enfermedad, la nefropatía podría progresar a una clase superior con un peor pronóstico.

La presentación más grave de la nefritis lúpica, que se observa en el 40% de los pacientes, incluye hipertensión grave, proteinuria, deterioro de la función renal y sedimento activo. Algunos de estos pacientes son oligúricos, con un aumento diario de la creatinina sérica que se manifiesta como lesión renal aguda. También son frecuentes las complicaciones extrarrenales, como encefalitis, pleuritis o carditis y erupción cutánea. En estos pacientes, el valor de ANA suele ser muy elevado y las concentraciones séricas de C3 y C4 suelen estar disminuidas. Los anticuerpos antifosfolípidos pueden estar presentes y, si son positivos, pueden asociarse a trombosis coexistentes. La biopsia renal muestra una nefritis lúpica de clase III o IV (*véase* tabla 8-1). La clase III se caracteriza por cambios proliferativos focales, mientras que en la IV hay cambios proliferativos difusos que implican tanto una proliferación de células glomerulares endógenas como una infiltración de leucocitos. En los casos graves puede haber necrosis focal, semilunas o ambas. La microscopia de inmunofluorescencia suele mostrar depósitos granulares difusos de IgG y C3, a menudo con IgA, IgM y C4. La microscopia electrónica revela depósitos inmunitarios subendoteliales y mesangiales. Aunque en el pasado las nefritis lúpicas de clase III y IV se consideraban entidades separadas, es evidente que la clase III es quizás una forma más leve de la enfermedad de clase IV; por lo tanto, el tratamiento para ambas clases es el mismo.

También puede haber otra forma de nefritis lúpica que se presenta como síndrome nefrótico, a menudo con una disminución leve de la función renal. Estos pacientes pueden no cumplir completamente con los criterios del LES y a menudo presentan ANA de valor bajo y complementos séricos normales. La biopsia renal en estos pacientes muestra un patrón que concuerda con la nefropatía membranosa con engrosamiento de la membrana basal, presencia de IgG y C3 en un patrón granular en la pared capilar y depósitos inmunitarios subepiteliales observables por microscopia electrónica (lupus de clase V) (*véase* tabla 8-1). A diferencia de los casos de nefropatía membranosa idiopática, suele haber indicios de depósitos inmunitarios mesangiales y estructuras tubulorreticulares en las células endoteliales en la microscopia electrónica, lo que indica un estado con interferón (IFN) elevado, que puede estar presente en ~50% de los pacientes con lupus. Desde un punto de vista crítico, los signos y síntomas clínicos de cada clase de lupus son solo una guía y un paciente con cualquier

TABLA 8-1 Nefritis lúpica según la revisión del 2018 de la International Society of Nephrology y de la Renal Pathology Society del sistema de clasificación de la Organización Mundial de la Salud

	Normal (clase I)	Mesangial (clase II)	Proliferativa segmentaria focal (clase III)	Proliferativa difusa (clase IV)	Membranosa (clase V)	Esclerosante avanzada (clase VI)	Podocitopatía lúpica
Microscopia óptica	Normal	Hipercelularidad mesangial normal o difusa	Focal: < 50% de glomérulos afectados; o difusa > 50% de glomérulos afectados por la hipercelularidad mesangial y endocapilar +/– necrosis segmentaria +/– trombos hialinos		Engrosamiento difuso de la MBG y expansión mesangial	> 90% de glomérulos escleróticos de forma general sin indicios de actividad en curso	Glomérulos normales, glomerulonefritis segmentaria focal +/– hipercelularidad mesangial
Microscopia de inmunofluorescencia	+/– IgG y C3 escasos en el mesangio	Depósitos granulares de IgG y C3 en el mesangio	Depósitos difusos de IgG, C3 y C4 en el mesangio y la pared capilar		Depósitos granulares difusos de IgG y C3 en la pared capilar +/– el mesangio		Depósitos de inmunocomplejos ausentes o limitados al mesangio
Depósitos inmunitarios y otros hallazgos por microscopia electrónica	Negativo	Mesangiales	Subendoteliales, mesangiales		Subepiteliales, borramiento difuso de los pedículos		+/– Mesangiales; borramiento difuso de los pedículos
Notas	Ausencia de cualquier anomalía estructural	+/– Anomalías leves en el análisis de orina	Hematuria y proteinuria en el análisis de orina, hipertensión, insuficiencia renal (en la clase IV)		Síndrome nefrótico	Sin actividad lúpica en curso	Síndrome nefrótico

IgG: inmunoglobulina G; MBG: membrana basal glomerular.

clase de lupus puede presentar un fenotipo clínico más o menos grave. La clase histológica de la nefritis lúpica solo se puede constatar mediante una biopsia renal.

Los pacientes también pueden presentar elevación de la creatinina, con proteinuria e hipertensión, pero sin signos sistémicos de lupus. Una biopsia renal en este punto puede mostrar glomeruloesclerosis sin lesiones activas. Cuando más del 90% de los glomérulos están esclerosados y no hay indicios de actividad lúpica, la lesión se clasifica como nefritis lúpica esclerosante avanzada (lupus de clase VI) (*véase* tabla 8-1).

De manera reciente, se ha encontrado un subgrupo distinto de pacientes con nefritis lúpica: aquellos con LES clínico con datos predominantes de síndrome nefrótico en la presentación y que por biopsia renal tienen podocitopatía lúpica. Histológicamente, estos pacientes presentan cambios mínimos o glomeruloesclerosis segmentaria focal vista mediante microscopia óptica, con nefritis lúpica de clase I o II asociada que se observa por inmunofluorescencia y microscopia electrónica. Serológicamente, los pacientes tienen ANA positivos y una cuarta parte pueden tener ADN bicatenario positivo; la hipocomplementemia es frecuente. En la actualidad, la clasificación de la International Society of Nephrology y de la Renal Pathology Society no incluye la podocitopatía lúpica como una clase de nefritis lúpica. Sin embargo, dado su comportamiento diferenciado, la mayoría de los médicos creen que debería ser un tipo independiente de nefritis lúpica y no solo una lesión histológica coexistente.

II. TRATAMIENTO Y PRONÓSTICO. El tratamiento de aquellos casos con nefritis lúpica debe plantearse en dos fases: inducción y mantenimiento. Los pacientes que presentan una nefritis lúpica leve (clase I y II) no necesitan tratamiento de inducción y se tratan de forma conservadora, por lo general, limitando los corticoides a la dosis mínima que controle las manifestaciones extrarrenales de su enfermedad. Además, deben recibir hidroxicloroquina (200-400 mg/día) para limitar los brotes extrarrenales y renales. Cuando toman hidroxicloroquina, los pacientes se deben someter a un examen oftalmológico completo bianual realizado por un oftalmólogo en busca de signos de toxicidad por este fármaco. Esta toxicidad es reversible al interrumpir el uso de la hidroxicloroquina.

El tratamiento es agresivo para quienes presentan una nefritis lúpica aguda que indica enfermedad de clase III o IV. Si hay evidencia de cambios agudos en la función renal, se hospitaliza al paciente. La presión arterial se controla con restricción de sodio, vasodilatadores, diuréticos y bloqueadores β. Los inhibidores de la enzima convertidora de angiotensina (IECA) y los antagonistas de los receptores de angiotensina (ARA) se suelen evitar en el contexto de una alteración aguda de la función renal, ya que estos fármacos pueden causar una disminución temporal de esta función. En los casos graves, está indicada la diálisis aguda. Tras la biopsia renal diagnóstica, se inicia el tratamiento específico de la enfermedad.

A. Terapia de inducción. La terapia de inducción suele consistir en la administración de dosis altas de succinato sódico de metilprednisolona (500-1000 mg/día por vía intravenosa por 3 días) seguidas de prednisona por vía oral (v.o.) (1 mg/kg al día, máximo 60 mg que se reducen gradualmente a partir de los 30 días). En la actualidad, la práctica consiste en limitar la dosis diaria del primer fármaco a 500 mg. El protocolo de los National Institutes of Health (NIH) incluye el uso de ciclofosfamida (0.5-1.0 g/m^2) mensualmente durante 6 meses, ajustando la dosis en función del recuento leucocitario mínimo en los días 14 a 16. En el protocolo Eurolupus, que es igual de eficaz, se utiliza un régimen de dosis más bajas de ciclofosfamida (500 mg por vía intravenosa cada 2 semanas en 6 dosis). Con este esquema de dosis más bajas se disminuyen considerablemente las preocupaciones tradicionales sobre la toxicidad de la ciclofosfamida, incluyendo la infertilidad, la infección y la oncogenicidad.

Un fármaco de inducción alternativo es el micofenolato de mofetilo (MMF). Su administración a dosis elevadas (2-3 g/día) ha mostrado ser igual de eficaz que el régimen de ciclofosfamida de los NIH para la nefritis lúpica de clases III, IV y V.

B. Terapia de mantenimiento. La terapia de mantenimiento más eficaz es el uso de MMF (1000 v.o. c/12 h) durante un máximo de 3 años tras finalizar el tratamiento de inducción. Aunque la azatioprina es ligeramente menos eficaz, es una alternativa razonable para quienes no toleran el MMF o sus efectos secundarios. Algunas consideraciones especiales para ayudar a elegir entre uno y otro:

1. **Precio:** el MMF suele ser más costoso.
2. **Embarazo:** la azatioprina puede administrarse de forma segura a mujeres que desean concebir.
3. **Hiperuricemia o gota:** el MMF puede usarse con seguridad con inhibidores de la xantina-oxidasa.
4. **Homocigosis para la mutación de la tiopurina-metiltransferasa (< 1% de la población):** aquellos con este padecimiento corren el riesgo de sufrir una mielosupresión grave con la azatioprina, por lo que se debe evitar. Debe comprobarse la actividad de la tiopurina-metiltransferasa antes de utilizar azatioprina.

III. CASOS ESPECIALES. Se sabe que los pacientes con podocitopatía lúpica son muy sensibles al tratamiento exclusivo con glucocorticoides. Se considera que esta afección característica está modulada más por un «entorno de citocinas» tóxico para los podocitos que por un mecanismo mediado por inmunocomplejos. Sin embargo, al igual que ocurre con la forma idiopática, el subtipo de glomeruloesclerosis segmentaria focal de la podocitopatía lúpica es más difícil de tratar, ya que responde con menos frecuencia a los glucocorticoides solos y se necesita más tiempo para alcanzar la remisión.

Para los pacientes con nefritis lúpica de clase V, el momento de empleo de la inmunosupresión es debatible, aunque la mayoría de los nefrólogos esperarían a que la proteinuria se aproxime a 3 g/día a pesar del uso máximo de IECA o ARA junto con estatinas ± antagonistas de los receptores mineralocorticoides. En caso de enfermedad de clase V con proteinuria intensa, los inhibidores de la calcineurina, la ciclofosfamida y el MMF son opciones de tratamiento razonables.

IV. CASOS GRAVES O RESISTENTES Y PERSPECTIVAS A FUTURO. Existe un interés en el tratamiento multidirigido para los casos complicados. En un estudio de pacientes chinos con nefritis lúpica y enfermedad de clase IV o enfermedad combinada de clase IV o V se mostró la eficacia de la prednisona, el MMF (1000 mg v.o. c/12 h) y el tacrólimus (con un objetivo de concentración mínima de 5 a 7 ng/mL en curva de 12 h) frente a la ciclofosfamida mensual para la inducción (6 meses) y el mantenimiento durante 18 meses.

El belimumab es el primer fármaco nuevo aprobado por la Food and Drug Administration de los Estados Unidos para tratar el LES en más de una década. Es un anticuerpo monoclonal IgG1 humano que se une e inhibe a la proteína soluble estimuladora de los linfocitos B (también conocida como *factor activador de los linfocitos B*), una potente citocina que es importante para la maduración de los linfocitos B. Su aprobación se basó en su capacidad para mejorar la evolución de la enfermedad mediante el índice de respuesta al LES. Se trata de un complicado sistema de puntuación que abarca una gran cantidad de órganos afectados por la enfermedad, incluidos los riñones. Recientemente, en un estudio de fase 3 dirigido en específico a pacientes con nefritis lúpica (resultados preliminares), se indicó que con la adición del belimumab al tratamiento habitual se presentaba una mejor respuesta renal en comparación con el placebo.

El rituximab (RTX) es un anticuerpo monoclonal quimérico (ratón/humano) dirigido contra el CD20, un antígeno que se expresa en la superficie de los linfocitos B inmaduros. Los investigadores del estudio *Lupus Nephritis Assessment with RTX* (LUNAR) descubrieron que la adición de RTX (1000 mg los días 1, 15, 168 y 182) a la inducción completa con glucocorticoides y MMF no era superior al placebo en los pacientes con enfermedad de clase III o IV. Por lo tanto, en este momento, el RTX no se considera un fármaco de inducción de primera línea en caso de nefritis lúpica. No obstante, en algunos estudios observacionales se indica que hay eficacia en los pacientes en los que ha fracasado el tratamiento de inducción con otros fármacos.

La falta de eficacia del RTX se ha atribuido a que no agota lo suficiente a los linfocitos B. El obinutuzumab, un anticuerpo monoclonal totalmente humanizado dirigido contra el CD20, ofrece un agotamiento mejorado de los linfocitos B tanto periféricos como del tejido linfático y ha mostrado una eficacia superior a la del RTX en estudios sobre linfomas. En un estudio de fase 2 controlado y aleatorizado, la adición de obinutuzumab además del tratamiento habitual tuvo una mejor respuesta que el placebo en 125 pacientes (en su mayoría hispanos, el 70% con enfermedad de clase IV y el 30% con enfermedad de clase IV o V). El estudio en fase 3 está en curso (NCT 04221477).

Hace 40 años se describieron las concentraciones elevadas de IFN en los pacientes con LES y posteriormente se identificaron como IFN de tipo I. En estudios observacionales se advirtió que los pacientes tratados con IFN-α por neoplasias podían desarrollar una enfermedad similar al lupus. El anifrolumab, un anticuerpo monoclonal contra el receptor 1 del IFN-α, bloquea los efectos del IFN-α. Actualmente se está probando este fármaco en un estudio en fase 2 frente a un placebo como complemento del tratamiento habitual en los pacientes con nefritis lúpica proliferativa.

En las últimas dos décadas, el conocimiento de la vía intracelular anterógrada de los receptores de citocinas ha aumentado enormemente. La inhibición de las cinasas asociadas a los receptores proporciona un abordaje novedoso para la reducción simultánea de diversas citocinas. Ya se dispone de moléculas pequeñas y activas por vía oral que inhiben las cinasas Jano intracelulares; estas se están probando en el tratamiento del LES.

Por último, existe la voclosporina, un derivado más potente de la ciclosporina; es un nuevo inhibidor de la calcineurina con un mejor perfil metabólico, menos efectos adversos y sin la necesidad de realizar una monitorización farmacoterapéutica. En los resultados preliminares de un estudio de fase 3 en el que se añadió voclosporina al tratamiento habitual, se observó una respuesta renal mayor en comparación con el placebo. Es probable que este recurso se añada muy pronto a nuestro armamentario de tratamientos para la nefritis lúpica.

La investigación y el desarrollo de los fármacos para el tratamiento de la nefritis lúpica se encuentran en un momento fascinante. Teniendo en cuenta la edad demográfica de la mayoría de los pacientes con lupus y la alta morbilidad renal que se asocia a esta forma de nefritis, la necesidad de seguir buscando opciones de tratamiento más seguras y eficaces es fundamental.

V. LECTURAS RECOMENDADAS

Appel G, Contreras G, Dooley MA, et al. Mycophenolate vs cyclophosphamide for induction treatment of lupus nephritis. *J Am Soc Nephrol.* 2009;20(5):1103–1112.

Contreras G, Pardo V, Leclercq O, et al. Sequential therapies for proliferative lupus nephritis. *N Engl J Med.* 2004;350(10):971–980.

Houssiau F, Vasconcelos C, D' Cruz D, et al. Immunosuppressive therapy in lupus nephritis: the Euro-lupus Nephritis trial, a randomized trial of low-dose versus high-dose intravenous cyclophosphamide. *Arthritis Rheum.* 2002;46(8):2121–2131.

Liu Z, Zhang H, Liu Z, et al. Multitarget therapy for induction treatment of lupus nephritis: a randomized trial. *Ann Intern Med.* 2015;162(1):18–26.

Rovin B, Furie R, Latinis K, et al. Efficacy and safety of rituximab in patients with active proliferative lupus nephritis: the lupus nephritis assessment with rituximab study. *Arthritis Rheum.* 2012;64(4):1215–1226.

9 Vasculitis renal

Negiin Pourafshar, Michael Choi

La vasculitis se caracteriza por la inflamación y necrosis de los vasos sanguíneos, con la consiguiente isquemia tisular. Prácticamente cualquier tamaño o tipo de vaso sanguíneo, en cualquier órgano, puede verse afectado. Existe un solapamiento considerable dentro del espectro de las vasculitis, pero se reconocen ciertos patrones con base en el tamaño de los vasos y los órganos afectados. En este capítulo se revisará la vasculitis asociada a anticuerpos anticitoplasma de neutrófilos (ANCA, *antineutrophil cytoplasmic antibody*), la vasculitis por inmunocomplejos de la inmunoglobulina (Ig) A y la poliarteritis nodosa (PAN) por vasculitis de vasos medianos.

I. VASCULITIS ASOCIADA A ANTICUERPOS ANTICITOPLASMA DE NEUTRÓFILOS. La vasculitis asociada a ANCA puede dividirse en tres enfermedades clínicas descritas a continuación, pero también puede clasificarse según la serología de los ANCA (proteinasa [PR3]-ANCA frente a mieloperoxidasa [MPO]-ANCA), ya que los resultados clínicos (mayor mortalidad con MPO-ANCA) y las tasas de recaída (mayores con PR3-ANCA) están más estrechamente relacionadas con la especificidad de los ANCA (tabla 9-1). Se cree que la infección y la inflamación ceban a los neutrófilos, lo que produce el traslado de MPO y PR3 desde los gránulos intracelulares de los neutrófilos hasta la superficie celular. Los ANCA se unen a la MPO o la PR3 y activan a los neutrófilos, que liberan especies reactivas de oxígeno, proteasas y, con la muerte celular de los neutrófilos, trampas extracelulares de neutrófilos (TEN). Estas TEN contienen MPO, PR3 y componentes del complemento que causan lesiones endoteliales (fig. 9-1).

A. Granulomatosis con poliangitis. La granulomatosis con poliangitis (GPA) es una vasculitis sistémica primaria que afecta sobre todo a las arterias de pequeño y mediano calibre de las vías respiratorias y los riñones.

1. **Cuadro clínico.** La GPA es más frecuente en las personas caucásicas de 50 a 70 años. Los rasgos distintivos de la enfermedad son la presencia de granulomas necrosantes de las vías respiratorias superiores e inferiores y glomerulonefritis necrosante. Los pacientes suelen presentar epistaxis, hemoptisis o sinusitis, así como nódulos pulmonares que cambian o presentan cavitaciones. También se producen síntomas generales, erupción cutánea, artritis, serositis y neuritis. Se encuentra PR3-ANCA en el 70% al 75% de los pacientes, MPO-ANCA en el 20% y ausencia de ANCA en el 5%. Los valores seriados de la PR3-ANCA a veces son útiles para vigilar la actividad de la enfermedad.
2. **Afectación renal.** La enfermedad renal clínica puede venir precedida de manifestaciones extrarrenales, aunque en la mayoría de los pacientes pueden encontrarse indicios de afectación renal con análisis de orina que muestran hematuria, cilindros eritrocitarios y proteinuria. La función renal puede estar alterada desde el inicio en solo una pequeña parte de los pacientes, pero esta se deteriora de forma característica en la mayoría. La biopsia renal suele mostrar una glomerulonefritis pauciinmunitaria necrosante focal o difusa. La glomerulonefritis rápidamente

TABLA 9-1 Vasculitis asociada a anticuerpos anticitoplasma de neutrófilos (ANCA)

	Granulomatosis con poliangitis (GPA)	Poliangitis microscópica (PAM)	Granulomatosis eosinofílica con poliangitis (GEPA)
Autoanticuerpos dirigidos contra el antígeno	PR3 (C-ANCA): 70% a 75% MPO (P-ANCA): 20% ANCA negativo: 5%	MPO (P-ANCA): 60% PR3 (C-ANCA): 30% ANCA negativo: 10%	MPO (P-ANCA): 50% PR3 (C-ANCA): 10%
Etnia y edad	Caucásicos: quinta a séptima década	Descendientes de europeos del sur o asiáticos: sexta a octava década	
Vías respiratorias/ pulmones	Granulomas necrosantes de las vías respiratorias superiores e inferiores La afectación respiratoria es más frecuente que la PAM Puede presentarse con epistaxis, hemoptisis o sinusitis	Vasculitis necrosante sin inflamación granulomatosa	Inflamación granulomatosa necrosante de las vías respiratorias; asma y eosinofilia
Afectación renal	Glomerulonefritis necrosante pauciinmunitaria focal o difusa; la glomerulonefritis rápidamente progresiva se asocia a semilunas e insuficiencia renal fulminante	Afecta a arterias pequeñas y medianas y suele presentarse como glomerulonefritis rápidamente progresiva, pero la evolución de la nefropatía puede ser más indolente que la de la GPA	Afectación renal menos frecuente
Afectación neurológica	Neuropatía periférica y mononeuritis múltiple	Neuropatía periférica, mononeuritis múltiple menos frecuente	
Recaídas	Mayor riesgo de recaídas	Menor riesgo de recaídas que la GPA	

MPO: mieloperoxidasa; PR3: proteinasa.

progresiva (GNRP) se asocia a las semilunas (glomerulonefritis con «semilunas») y a la insuficiencia renal fulminante. El término «pauciinmunitaria» describe la escasez de depósitos inmunitarios observados en la microscopia de inmunofluorescencia y electrónica. En la biopsia se pueden observar cantidades pequeñas de IgG y complemento (C3). En los casos de GPA, los granulomas patognomónicos son frecuentes en las vías respiratorias, pero suelen estar ausentes en el riñón.

B. Poliangitis microscópica. La poliangitis microscópica (PAM) afecta a las arterias tanto pequeñas como medianas y suele presentarse como GNRP.

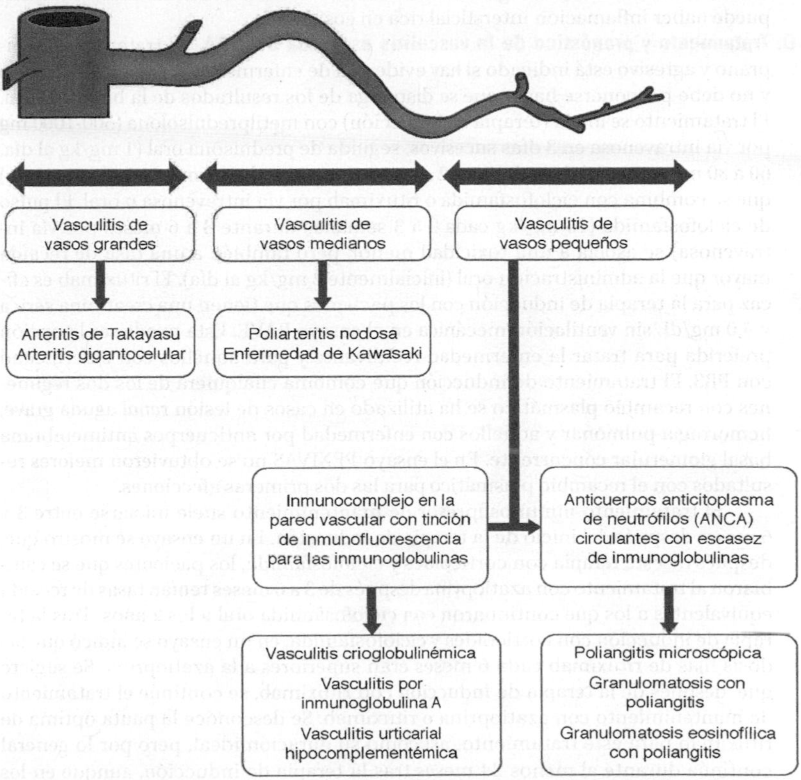

FIGURA 9-1. Vasculitis renal. Distribución predominante de la afectación vascular renal por una variedad de vasculitis. Las alturas de los trapecios representan la frecuencia relativa de la afectación de diferentes porciones de la vasculatura renal por las tres categorías principales de vasculitis (*Comprehensive Clinical Nephrology*, ISBN: 978-1-4557-5838-8 Copyright © 2015, 2010, 2007, 2003, 2000 por Saunders, impreso por Elsevier Inc).

1. **Cuadro clínico y afectación renal.** Los pacientes con PAM se presentan entre los 60 y los 80 años de edad y suelen tener ascendencia europea del sur o asiática. Las personas con esta enfermedad pueden tener afectación multisistémica y la glomerulonefritis es frecuente. El curso de la nefropatía puede ser más indolente que el de la GPA. Los resultados del análisis de orina y de la biopsia renal son similares a los que hay en el caso de la GPA. Los pacientes con PAM pueden ser positivos a MPO (60%), positivos a PR3 (30%) o negativos a ANCA (10%). La presencia de los anticuerpos antimieloperoxidasa es indicativa, pero no diagnóstica, de esta afección.

C. Granulomatosis eosinofílica con poliangitis (GEPA). La GEPA es similar a la GPA, con inflamación granulomatosa necrosante de las vías respiratorias y de los vasos pequeños a medianos, pero se diferencia en que el asma y la eosinofilia se asocian a esta enfermedad. Hay presencia de ANCA solo en el 50% de los pacientes (por lo general, MPO) y afectan al riñón en el 20% de los pacientes. Los pacientes positivos a ANCA pueden desarrollar glomerulonefritis necrosante con semilunas; asimismo, puede haber inflamación intersticial rica en eosinófilos.

D. Tratamiento y pronóstico de la vasculitis asociada a ANCA. El tratamiento temprano y agresivo está indicado si hay evidencia de enfermedad grave en los órganos y no debe posponerse hasta que se disponga de los resultados de la biopsia renal. El tratamiento se inicia (terapia de inducción) con metilprednisolona (500-1000 mg por vía intravenosa en 3 días sucesivos, seguida de prednisona oral (1 mg/kg al día, 60 a 80 mg como máximo durante 2 a 4 semanas, seguido de una dosis decreciente) que se combina con ciclofosfamida o rituximab por vía intravenosa u oral. El pulso de ciclofosfamida (15 mg/kg cada 2 a 3 semanas durante 3 a 6 meses por vía intravenosa) se asocia a una toxicidad menor, pero también a una tasa de recaída mayor que la administración oral (inicialmente 2 mg/kg al día). El rituximab es eficaz para la terapia de inducción con los pacientes que tienen una creatinina sérica < 4.0 mg/dL sin ventilación mecánica en el ensayo RAVE. Esta puede ser la opción preferida para tratar la enfermedad recidivante y para aquellos con enfermedad con PR3. El tratamiento de inducción que combina cualquiera de los dos regímenes con recambio plasmático se ha utilizado en casos de lesión renal aguda grave, hemorragia pulmonar y aquellos con enfermedad por anticuerpos antimembrana basal glomerular concurrente. En el ensayo PEXIVAS no se obtuvieron mejores resultados con el recambio plasmático para las dos primeras afecciones.

El tratamiento inmunosupresor de mantenimiento suele iniciarse entre 3 y 6 meses después del inicio de la terapia de inducción. En un ensayo se mostró que, después de esta terapia con corticoides y ciclofosfamida, los pacientes que se cambiaron al tratamiento con azatioprina después de 3 a 6 meses tenían tasas de recaída equivalentes a los que continuaron con ciclofosfamida oral a los 2 años. Tras la terapia de inducción con corticoides y ciclofosfamida, en un ensayo se indicó que las dosis fijas de rituximab cada 6 meses eran superiores a la azatioprina. Se sugiere que, después de la terapia de inducción con rituximab, se continúe el tratamiento de mantenimiento con azatioprina o rituximab. Se desconoce la pauta óptima de rituximab para este tratamiento, así como su duración ideal, pero por lo general continúa durante al menos 24 meses tras la terapia de inducción, aunque en los ensayos se indica que debería ser prolongado. Los tratamientos complementarios o alternativos incluyen trimetoprima-sulfametoxazol, azatioprina, metotrexato y micofenolato de mofetilo (MMF). La remisión se puede alcanzar en más del 90% de los casos, aunque casi la mitad recae en algún momento. La enfermedad renal en etapa terminal se desarrolla en el 20% al 25% de los pacientes. La toxicidad relacionada con el tratamiento es un problema importante y debe utilizarse profilaxis antimicrobiana y contra la osteoporosis. La recurrencia de la vasculitis después del trasplante se produce en unos 0.01 a 0.02 episodios por paciente por año.

II. VASCULITIS POR INMUNOGLOBULINA A.

La vasculitis por inmunoglobulina A (VIgA), antes denominada *púrpura de Henoch-Schönlein*, afecta a los vasos pequeños y capilares.

Los inmunocomplejos que contienen IgA se depositan en la piel y en los riñones. Las manifestaciones extrarrenales ayudan a diferenciar esta enfermedad de la nefropatía por IgA.

A. Cuadro clínico. La VIgA es relativamente frecuente en los niños que suelen presentar dolor abdominal, diarrea sanguinolenta, edema y poliartralgia. En los adultos, la enfermedad tiende a actuar de forma similar a otras vasculitis de vasos pequeños; los depósitos de IgA son necesarios para hacer el diagnóstico. La afectación cutánea que se observa en todos los pacientes va desde la urticaria hasta la púrpura palpable, distribuida clásicamente por las nalgas y las superficies extensoras declives de las extremidades. La biopsia cutánea revela una vasculitis leucocitoclástica con depósitos de IgA en las lesiones más recientes. Los adultos mayores sin causa identificable del desarrollo de VIgA deben someterse a una detección sistemática de neoplasias malignas adecuada para su edad.

B. Afectación renal. Los indicios de afectación renal no son universales, sino que abarcan desde todos los grados de hematuria hasta la nefritis aguda con lesión renal aguda e hipertensión. La nefropatía surge tras la aparición de los síntomas sistémicos desde unos días hasta 1 mes después. Los niños suelen presentar una afectación leve, pero los adultos son más propensos a desarrollar una enfermedad de moderada a grave. La proteinuria es frecuente, a veces en el rango nefrótico. Histológicamente, se observan cambios idénticos a los de la nefropatía por IgA, con depósitos de IgA en el mesangio glomerular. También pueden detectarse depósitos de IgG y C3, pero las concentraciones séricas del complemento suelen ser normales. La glomerulonefritis segmentaria focal leve es característica de la enfermedad, aunque pueden producirse necrosis y semilunas en los casos graves. La gravedad de la glomerulonefritis no se correlaciona con el alcance de la enfermedad extrarrenal. Los desenlaces renales son significativamente peores en los adultos que en los niños.

C. Tratamiento y pronóstico. La VIgA suele remitir espontáneamente en semanas o meses. Se pueden producir recaídas, por lo general más leves que el episodio inicial. El tratamiento de apoyo con restricción de líquidos y sodio, así como el tratamiento adecuado de la hipertensión, suele ser suficiente en aquellos pacientes con proteinuria < 1 g/día. La glomerulonefritis suele resolverse, aunque con hematuria residual que no tiene por qué repercutir en un futuro deterioro de la función renal. Aunque no hay pruebas de que los corticoides alteren el curso de la enfermedad, se ha tratado a pacientes adultos con proteinuria > 1 g/día, creatinina sérica elevada o glomerulonefritis con semilunas en la biopsia. Se ha sugerido el uso de corticoides intravenosos y orales, ciclofosfamida, rituximab y MMF para el tratamiento de los pacientes con glomerulonefritis grave con semilunas (> 20%-25%), pero no se han realizado ensayos controlados que respalden estas medidas. El alcance de la nefropatía suele determinar el pronóstico a largo plazo. El síndrome nefrótico, la lesión renal aguda y las semilunas en la biopsia son características de un mal pronóstico. Hay recidivas después del trasplante, sobre todo en los aloinjertos de donantes vivos emparentados.

III. POLIARTERITIS NODOSA.

La PAN es una vasculitis primaria, sobre todo de las arterias de tamaño mediano y, ocasionalmente, pequeño que afecta a muchos órganos, en particular los riñones, el sistema nervioso y el corazón. Los aneurismas («nodosa») se forman tras la cicatrización y la fibrosis. Esta enfermedad es poco frecuente.

A. Cuadro clínico. La incidencia de la PAN aumenta entre los 40 y los 60 años y suele presentarse como fiebre, pérdida de peso y dolor tanto muscular como articular. La inflamación de los vasos con proliferación intimal reduce la perfusión de los órganos y causa isquemia y trombosis. La hipertensión dependiente de la renina debida a la isquemia glomerular es muy frecuente. Cerca del 70% de los pacientes desarrollan afecciones cardíacas, incluida la isquemia y la pericarditis, mientras la mitad experimentan dolor abdominal y diarrea sanguinolenta. La mononeuritis múltiple y la polineuropatía son frecuentes. La afectación del sistema nervioso central tiende a producirse tardíamente y puede causar convulsiones y accidentes cerebrovasculares. La PAN se asocia a la antigenemia de la hepatitis B, el abuso de drogas intravenosas y la leucemia de células pilosas. La biopsia de un órgano clínicamente afectado o la arteriografía celíaca o renal pueden servir para el diagnóstico; la arteriografía muestra aneurismas característicos y constricciones irregulares.

B. Afectación renal. Casi todos los pacientes presentan algún indicio de enfermedad renal, desde hallazgos mínimos en el análisis de orina hasta hipertensión macroscópica, hematuria, dolor lumbar y lesión renal aguda. Las arterias arciforme e interlobulillar son las principales afectadas. La isquemia glomerular produce necrosis fibrinoide, esclerosis e infarto renal irregular, pero escasa proliferación celular. La disminución de la tasa de filtración glomerular suele deberse a una reducción de la perfusión glomerular. Aunque hasta un tercio de los pacientes pueden tener también glomerulonefritis, la que presenta semilunas es rara en la PAN y algunas autoridades consideran que la presencia de glomerulonefritis, que significa afectación capilar, es indicativa de vasculitis de vasos pequeños y no de PAN. La cicatrización de la pared vascular deja cambios similares a los de la nefroesclerosis hipertensiva, pero en la PAN la lámina elástica se destruye en lugar de reduplicarse. La nefropatía es la principal causa de muerte.

C. Tratamiento y pronóstico. El tratamiento temprano es esencial y produce tasas de supervivencia a 10 años del 80%. Las recaídas son inusuales. La PAN no asociada a la hepatitis B se trata con ciclofosfamida y corticoides. La plasmaféresis y la terapia antiviral pueden ser eficaces en caso de ser positivos a la hepatitis B. Los pacientes más jóvenes con enfermedad limitada pueden tratarse solo con corticoides.

IV. LECTURAS RECOMENDADAS

Audemard-Verger A, Terrier B, Dechartres A, et al. Characteristics and management of IgA vasculitis (Henoch-Schönlein) in adults: data from 260 patients included in a French Multicenter Retrospective Survey. *Arthritis Rheumatol.* 2017;69(9):1862.

Geetha D, Jefferson JA. ANCA-associated vasculitis: core curriculum 2020. *Am J Kidney Dis.* 2020; 75(1):124–137.

Jennette JC, Falk RJ. Renal and systemic vasculitis. In: Johnson RJ, Feehally J, eds. *Comprehensive Clinical Nephrology.* 3rd ed. Mosby, 2007:275–290.

Jennette JC, Nachman PH. ANCA glomerulonephritis and vasculitis. *Clin J Am Soc Nephrol.* 2017; 12(10):1680–1691.

Mukhtyar C, Flossmann O, Hellmich B, et al. Outcomes from studies of antineutrophil cytoplasm antibody associated vasculitis: a systematic review by the EULAR systemic vasculitis task force. *Ann Rheum Dis.* 2008;67(7):1004–1010.

Rovin BH, Caster DJ, Cattran DC, et al. Management and treatment of glomerular diseases (part 2): conclusions from a kidney disease: improving Global Outcomes (KDIGO) Controversies Conference. *Kidney Int.* 2019;95(2):281–295.

Walsh M, Merkel PA, Peh C-A, et al. Plasma exchange and glucocorticoids in severe ANCA-associated vasculitis. *N Engl J Med.* 2020;383:622–631.

10 Afectación renal en la microangiopatía trombótica y la esclerodermia

Mohammed A. Alshehri, Michael Choi

I. **MICROANGIOPATÍA TROMBÓTICA.** La microangiopatía trombótica (MAT) abarca un grupo de síndromes y enfermedades adquiridos y hereditarios que presentan características patológicas idénticas. Pueden clasificarse en púrpura trombocitopénica trombótica (PTT), síndrome urémico hemolítico (SUH) asociado a la toxina Shiga o SUH típico, SUH atípico (SUHa) y MAT secundaria a fármacos o enfermedades sistémicas. Tener resultados satisfactorios depende de la pronta identificación y tratamiento o eliminación de la causa.

Las MAT se asocian al embarazo, la hipertensión arterial maligna, las infecciones, las enfermedades sistémicas como el síndrome antifosfolípidos, la esclerodermia, el lupus eritematoso sistémico, los trasplantes y los medicamentos (inhibidores del factor de crecimiento endotelial vascular, tacrólimus, mitomicina C, interferón β, ticlopidina y quinina). El evento inicial más habitual es la lesión endotelial que da lugar a microtrombos plaquetarios, consumo de plaquetas, anemia hemolítica y manifestaciones renales y neurológicas variables. La PTT es causada por la actividad de ADAMTS-13 (una desintegrina y metaloproteinasa con motivo trombospondina tipo 1, miembro 13) < 10% por anticuerpos o insuficiencia, que lleva a la acumulación de multímeros inusualmente grandes del factor de von Willebrand (FVW) que desencadenan la agregación plaquetaria y los microtrombos en los vasos. Cerca de la mitad de los pacientes con SUHa presentan una anomalía hereditaria o adquirida subyacente de la vía alterna del complemento que conduce a una activación descontrolada del complemento terminal en las células endoteliales. Las MAT excepcionalmente pueden asociarse a anomalías metabólicas (p. ej., insuficiencia de cobalamina).

A. **Cuadro clínico.** La presentación se correlaciona con la distribución específica de las lesiones microangiopáticas que varían en estas afecciones. Puede haber manifestaciones tanto renales como neurológicas que pueden superponerse. El SUH típico afecta predominantemente a los riñones de los niños pequeños tras una enfermedad diarreica aguda. Las bacterias productoras de la toxina Shiga, por lo general *Escherichia coli* O157:H7, pueden identificarse mediante cultivo de heces. Las pruebas de reacción en cadena de la polimerasa en heces para detectar la toxina Shiga están cada vez más disponibles. Otras causas infecciosas son el virus de la inmunodeficiencia humana, *Shigella dysenteriae* y *Streptococcus pneumoniae*. La incidencia de la PTT alcanza su punto máximo entre la tercera y la cuarta década, y es más frecuente en las mujeres. Los microtrombos de los vasos cerebrales producen síntomas neurológicos fluctuantes que incluyen confusión, convulsiones y paresia. Más del 90% de los pacientes con PTT y SUH tienen púrpura en el momento de la presentación. Son frecuentes la epistaxis, la hematuria, la hemorragia gastrointestinal y la anemia hemolítica con Coombs negativo y con lactato-deshidrogenasa (LDH) elevada y haptoglobina baja. El frotis de sangre periférica muestra equinocitos y esquistocitos. La trombocitopenia es frecuente; sin embargo, puede haber afectación renal sin trombocitopenia. Solo entre el 30% y el 50% de los pacientes con SUHa presentan complemento bajo (C3).

Otras manifestaciones pueden incluir fiebre, mialgias y artralgias. Se supone el diagnóstico de SUHa si la actividad de ADAMTS-13 es > 10%, las pruebas de detección de microorganismos productores de la toxina Shiga son negativas y no hay causas secundarias evidentes de MAT. En la conferencia de Kidney Disease Improving Global Outcomes (KDIGO) sobre el SUHa y la glomerulonefritis por C3 se recomendó realizar pruebas para detectar genes que puedan causar una desregulación del complemento en todos los pacientes con sospecha de SUHa.

B. Afectación renal. La proteinuria y la hematuria micro- o macroscópica son frecuentes. Más de la mitad de los pacientes presentarán lesión renal aguda de gravedad variable en algún momento, pero la afectación renal tiende a ser más frecuente y más grave en caso de SUH y otras MAT en comparación con la PTT. La anuria prolongada, la necesidad de diálisis temprana y la proteinuria que persiste tras la recuperación son factores de riesgo para desarrollar una enfermedad renal crónica.

En la biopsia renal se observa hipertrofia de las células endoteliales glomerulares y expansión del espacio subendotelial. El depósito de trombos plaquetarios y de fibrina ocluye los capilares glomerulares y las arteriolas aferentes; además, causa isquemia y necrosis. La microscopia de inmunofluorescencia suele ser negativa.

C. Tratamiento y pronóstico. El SUH típico a menudo remite de forma espontánea. La terapia de apoyo incluye diálisis y reposo intestinal. En la infección por *E. coli* O157:H7, los antibióticos se suelen suspender a menos que haya bacteriemia, ya que pueden aumentar la liberación de toxina Shiga por las bacterias moribundas.

La PTT no tratada casi siempre es mortal en un plazo de 3 meses. El intercambio de plasma (IP) con plasma fresco congelado para proporcionar ADAMTS-13 y eliminar los posibles anticuerpos ha aumentado la supervivencia al 90%. En los pacientes adultos, el IP debe iniciarse lo antes posible cuando se sospeche la PTT. Los glucocorticoides y el rituximab se han utilizado con IP para tratar la PTT.

En el SUHa, la progresión a enfermedad renal en etapa terminal (ERET) y la mortalidad han disminuido tras la introducción del tratamiento anticomplemento en el 2011. El eculizumab es un anticuerpo monoclonal humanizado que se une al C5 e impide la formación del complejo de ataque de la membrana; está indicado en pacientes con SUHa. Se deben administrar la vacuna meningocócica y antibióticos profilácticos, ya que el riesgo de infección por microorganismos encapsulados aumenta al bloquear el complemento. Los datos relativos a la duración óptima del tratamiento son limitados. Los pacientes requieren seguimiento estrecho, sobre todo en el primer año, cuando la tasa de recidiva es más alta. Algunas mutaciones genéticas se asocian a una mayor tasa de recurrencia. Las pruebas genéticas detalladas pueden ayudar a orientar sobre si conviene continuar el tratamiento a largo plazo. Las mutaciones del complemento pueden tener un papel en las formas secundarias de las MAT (p. ej., embarazo) si la presentación no indica síndrome de hemólisis, elevación de las enzimas hepáticas y trombocitopenia (HELLP, *hemolysis, elevated liver enzymes, low platelets*).

La mejoría del recuento de plaquetas y de la LDH sérica se correlaciona con la respuesta al tratamiento. Las transfusiones de plaquetas pueden ser perjudiciales y solo deben administrarse en caso de hemorragia mortal. En el pasado, la esplenectomía y la nefrectomía se han descrito como tratamientos de rescate en la PTT y el SUH resistentes, respectivamente. En la PTT refractaria se han utilizado caplacizumab (bloquea la interacción FVW-plaquetas), glucocorticoides a dosis altas y rituximab. Por lo general, las secuelas renales y neurológicas son más probables en caso de SUHa, de las formas adultas del SUH y en la PTT. Hay recaídas, pero son menos frecuentes y más leves en el SUH típico. La recurrencia después el trasplante es más común en el SUHa.

II. ESCLEROSIS SISTÉMICA PROGRESIVA (ESP O ESCLERODERMIA). La esclerosis sistémica es una enfermedad de proliferación descontrolada del colágeno asociada a lesiones vasculares obliterantes que afecta principalmente a la piel, los pulmones, el tubo digestivo y los riñones.

A. Cuadro clínico. La ESP es una enfermedad relativamente rara y es más frecuente en las mujeres de mediana edad. Las paredes arteriales se engrosan, lo que causa el estrechamiento y, por último, la obstrucción de la luz. La afectación cutánea se observa en el 90% de los pacientes; pueden aparecer úlceras isquémicas, calcinosis subcutánea, fenómeno de Raynaud, telangiectasia y esclerodactilia. Las manifestaciones extracutáneas pueden predominar en algunos pacientes que experimentan un inicio agudo difuso e incluyen discinesia esofágica, fibrosis intersticial pulmonar, miocardiopatía, polimiositis y artralgias. La mayoría de los pacientes presentan anticuerpos antinucleares, pero su ausencia no puede descartar el diagnóstico. Los anticuerpos anti-ADN-topoisomerasa (Scl-70) son altamente específicos de la ESP, ya que su presencia se asocia a una afección más extensa y a un mayor riesgo de enfermedad pulmonar intersticial. Los anticuerpos anticentrómero suelen relacionarse con una esclerosis sistémica cutánea limitada. La presencia de anticuerpos anti-ARN polimerasa III se asocia a un mayor riesgo de crisis renal de la esclerodermia (CRE).

B. Afectación renal. Cerca de la mitad de los pacientes con ESP presentan signos clínicos de afectación renal. Más de un tercio de todas las muertes se deben a la lesión renal aguda. En la biopsia renal se observan lesiones arteriales obliterantes, sobre todo preglomerulares. Existe una proliferación concéntrica de células musculares lisas en la media que migran hacia la íntima, produciendo un aspecto de «piel de cebolla». Pueden observarse engrosamiento de la membrana basal y necrosis fibrinoide en los glomérulos y el intersticio tubular, junto con depósitos de inmunoglobulina M y C3, atrofia tubular y edema. El análisis de orina suele ser normal, aunque la glomeruloesclerosis isquémica puede causar hematuria. La nefropatía se complica por la CRE en casi el 20% de los pacientes. Es más frecuente en invierno y se caracteriza por la aparición repentina de hipertensión hiperreninémica y la posibilidad de progresar a insuficiencia renal en cuestión de semanas. Es probable que se inicie por vasoconstricción renal debida a un vasoespasmo inducido por el frío, hipovolemia o insuficiencia cardíaca. El uso de dosis elevadas de corticoides y ciclosporina se ha asociado a la CRE. Aunque la hipertensión es un hallazgo típico de esta afección, se han descrito casos de CRE normotensivas, aunque los pacientes pueden tener una presión arterial superior al punto de referencia habitual. En raras ocasiones, la CRE puede ocurrir sin cambios por la esclerodermia en la piel, por lo que el diagnóstico puede ser difícil.

C. Tratamiento y pronóstico. El tratamiento y el pronóstico dependen del patrón de afectación de los órganos. La mortalidad global por insuficiencia renal, cardíaca o respiratoria se aproxima al 65% a los 7 años del diagnóstico. Aproximadamente un tercio de los pacientes con CRE evolucionan a ERET.

El control de la presión arterial es primordial y suele conseguirse con inhibidores de la enzima convertidora de angiotensina. El uso precoz de estos fármacos puede estabilizar y mejorar la función renal. Otros tratamientos son los análogos de la prostaciclina, los inhibidores de la fosfodiesterasa 5 y los antagonistas de la endotelina 1 para la enfermedad vascular pulmonar, los fármacos inmunomoduladores para la enfermedad pulmonar intersticial, los bloqueadores de los canales de calcio para el fenómeno de Raynaud y los inhibidores de la bomba de protones para el reflujo esofágico. Evitar el frío, llevar una buena alimentación y el cuidado de la piel también son importantes. Un acceso vascular deficiente puede causar problemas en la hemodiálisis de mantenimiento. La diálisis peritoneal ambulatoria continua suele tener más éxito, aunque una vasculatura peritoneal alterada puede reducir la eficacia de la diálisis. La ESP se asocia a una escasa supervivencia del injerto tras el trasplante.

III. PROPUESTA DE ABORDAJE PRÁCTICO.

Pacientes adultos con MAT:

- Debe sospecharse una PTT e iniciarse un IP tras realizar pruebas de la actividad de ADAMTS-13. Prescindiendo de los síntomas gastrointestinales, se deben realizar pruebas para detectar la toxina Shiga.
- Si la actividad de ADAMTS-13 es > 10% y no hay indicios de la toxina Shiga, se descartan la PTT y el SUH típico; debe considerarse seriamente la posibilidad de iniciar la administración de eculizumab.
- Se debe continuar con la búsqueda de las causas secundarias de las MAT. Las pruebas genéticas deben ser individualizadas.

IV. LECTURAS RECOMENDADAS

Batal I, Domsic RT, Medsger TA, et al. Scleroderma renal crisis: a pathology perspective. *Int J Rheumatol.* 2010;2010:543704e.

Brocklebank V, Wood KM, Kavanagh D. Thrombotic microangiopathy and the kidney. *Clin J Amer Soc Nephrol.* 2018;13(2):300–317.

Goodship THJ, Cook HT, Fakhouri F, et al. Atypical hemolytic uremic syndrome and C3 glomerulopathy: conclusions from a "Kidney Disease: Improving Global Outcomes" (KDIGO) controversies conference." *Kidney Int.* 2017;91(3):539–551.

Kavanagh D, Sheerin N. Thrombotic microangiopathies. In: Yu A, ed. *Brenner and Rector's The Kidney.* 11th ed. Elsevier; 2020.

Mouthon L, Bussone G, Berezné A, et al. Scleroderma renal crisis. *The J Rheumatol.* 2014;41(6): 1040–1048.

Thurman JM, Frazer-Abel A. Thrombotic microangiopathies. In: Lerma EV, Rosner MH, Perazella MA. eds. *CURRENT Diagnosis & Treatment: Nephrology & Hypertension.* 2nd ed. McGraw-Hill; 2020. https://accessmedicine.mhmedical.com/content.aspx?

11 Nefropatías relacionadas con las gammapatías monoclonales

Michael Choi

I. INTRODUCCIÓN. El mieloma múltiple (MM) y otras gammapatías monoclonales suelen causar nefropatía a través de la inmunoglobulina (Ig) intacta o de sus componentes. Casi el 50% de los pacientes con MM desarrollan nefropatía en algún momento de su enfermedad, y entre el 20% y el 50% de los pacientes con MM recién diagnosticado presentan lesión renal aguda (LRA) o enfermedad renal crónica (ERC) en el momento del diagnóstico. El MM se caracteriza por la presencia de un 10% de células plasmáticas clonales en la médula ósea o un pico de Ig monoclonales intactas (pico M) en el suero > 3 g/dL y al menos una manifestación de daño por mieloma como hiperCalcemia, deterioro Renal por nefropatía por cilindros, Anemia o lesiones óseas (*Bones*) (CRAB). El cociente κ:λ de las cadenas ligeras libres (CLL) en el suero es por lo general de 0.26 a 1.65. La cifra normal aumenta a 0.37 a 3.17 con el deterioro renal. Un cociente de CLL en el suero > 100 entre la cadena ligera implicada y la no implicada, con un valor de la cadena no implicada > 10 mg/dL, > 60% de células plasmáticas y > 1 lesión ósea por resonancia magnética predicen claramente la progresión a MM sintomático. Los pacientes sin ninguno de los acontecimientos definitorios del conjunto CRAB del mieloma, pero que cumplen el requisito de presentar picos M o células plasmáticas clonales, se clasifican como pacientes con MM latente. Los pacientes que no presentan manifestaciones de daño por mieloma, pero que tienen un pico M < 3 g/dL o células plasmáticas clonales < 10%, se clasifican como pacientes con gammapatía monoclonal de significado indeterminado (GMSI). Cerca del 1% de los pacientes con GMSI evolucionan a MM al año. Existe una clasificación más reciente que describe el daño renal relacionado con la gammapatía monoclonal pero sin malignidad manifiesta, conocida como *gammapatía monoclonal de importancia renal* (GMIR). Tales alteraciones hemáticas malignas y premalignas llevan a que la Ig monoclonal o sus fragmentos causen daño renal vía toxicidad directa o indirecta. En este capítulo se tratará la patogenia, la presentación clínica, la evaluación y el tratamiento de diversas nefropatías que se producen debido a las gammapatías monoclonales.

II. NEFROPATÍA POR CILINDROS DE CADENAS LIGERAS. La nefropatía por cilindros de cadenas ligeras produce enfermedad renal por la sobreproducción de cadenas ligeras libres de Ig que causan lesiones tubulares, cilindros obstructivos e inflamación. Es la causa más frecuente de nefropatía en los pacientes con MM. La nefropatía por cilindros de cadenas ligeras suele presentarse con concentraciones séricas elevadas de CLL > 100 mg/dL.

En el MM, la excreción de cadenas ligeras puede oscilar entre 100 mg y > 20 mg/día, lo que es muy superior a la excreción normal de < 30 mg/día. Tras la filtración, estas cadenas ligeras se unen a la uromodulina (también conocida como *mucoproteína de Tamm-Horsfall*), creando cilindros intratubulares densos que llevan a la obstrucción con reacción de células gigantes e inflamación intersticial. Una vez que se produce la lesión renal, suele progresar rápidamente en cuestión de días o semanas. Los factores asociados al empeoramiento de las gammapatías monoclonales incluyen disminución de la volemia por hipercalcemia, infecciones y fármacos nefrotóxicos como los antiinflamatorios no esteroideos.

Las CLL séricas, la electroforesis de proteínas séricas (EFPS) y la inmunofijación (IFE) son las principales pruebas para establecer el diagnóstico de la nefropatía por cadenas ligeras. Las CLL séricas son muy sensibles, pues el 100% de los pacientes presentan > 50 mg/dL, en comparación con la EFPS (85%) y la IFE (95%). En la electroforesis de proteínas en orina (EFPO), las proteínas de Bence Jones (CLL monoclonales) son las que más se excretan, en comparación con la albúmina, que es < 10%. Aunque no es necesario realizar una biopsia renal, es la prueba de referencia para diagnosticar la nefropatía por cilindros. La microscopia óptica (MO) muestra a menudo preservación de los glomérulos con células gigantes e infiltrados intersticiales intensos que rodean cilindros en túbulos distales que pueden tener un aspecto fracturado. La inmunofluorescencia (IF) exhibe tinción de cilindros para una sola cadena ligera, mientras que la microscopia electrónica (ME) puede mostrar características cristalinas.

El objetivo general del tratamiento es revertir la lesión renal lo antes posible debido a la fuerte asociación entre la nefropatía por cilindros y la mortalidad precoz en los casos de MM. El tratamiento consiste en una terapia antimieloma (p. ej., ciclofosfamida, bortezomib y dexametasona) y el mantenimiento del equilibrio hidroelectrolítico. El objetivo del tratamiento es reducir las CLL séricas en al menos un 60% en un plazo de 3 semanas para ayudar a la recuperación renal. En los pacientes sin insuficiencia cardíaca o LRA oligúrica, se administran líquidos por vía intravenosa para alcanzar una diuresis de 3 L/día con el fin de disminuir la concentración de cadenas ligeras en los túbulos y corregir la hipovolemia, la hipercalcemia y la hiperuricemia. No está claro el papel de la eliminación extracorpórea de las cadenas ligeras. Existen resultados contradictorios en los ensayos MYRE y EuLITE sobre los beneficios de las membranas para diálisis de alto punto de corte, que utilizan un tamaño de poro mayor que los filtros de diálisis de alto flujo convencionales para eliminar las CLL. En el ensayo MYRE, se observó una mayor independencia de la hemodiálisis a los 6 meses en comparación con el tratamiento habitual (57% frente al 34%), pero sin diferencias en la mortalidad a los 12 meses. Del mismo modo, la plasmaféresis también puede ser útil para eliminar las CLL, pero los ensayos no han mostrado un beneficio constante.

III. AMILOIDOSIS. La *amiloidosis* es una enfermedad sistémica causada por el mal plegamiento de proteínas que conduce a la autoagregación y formación de fibrillas que suelen causar enfermedad glomerular. Existen más de 30 tipos de amiloide. La amiloidosis relacionada con Ig debida a la discrasia de las células plasmáticas o a enfermedades linfoproliferativas de los linfocitos B incluye el amiloide de cadena ligera (AL) de Ig, que representa el 95% de los casos, seguida de la amiloidosis de cadenas pesadas y ligeras (APL); la amiloidosis de cadena pesada (AP) es la menos frecuente. Los tres subtipos de amiloidosis relacionada con Ig tienen presentaciones clínicas similares, con proteinuria en casi el 75% de los pacientes. La proteinuria es predominantemente por albúmina (casi el 70%) en la EFPO, con concentraciones medias de 5.8 g/día. La mitad de estos pacientes también muestran creatinina sérica elevada y un 20% con concentraciones > 2.0 mg/dL. En un estudio se mostró que el 41.6% de los pacientes con manifestaciones renales requirieron terapia renal sustitutiva. Debido a la naturaleza sistémica de la enfermedad, los pacientes pueden tener insuficiencia cardíaca, neuropatía periférica, hipotensión ortostática, fácil aparición de hematomas o únicamente afectación renal. Una alta sospecha de amiloidosis debe llevar a realizar estudios de forma inmediata.

La amiloidosis mediada por Ig se considera una enfermedad de baja carga tumoral. Menos del 10% de los pacientes con amiloidosis relacionada con Ig cumplen con los criterios del MM y su alteración se clasifica como GMIR. La evaluación inicial debe incluir pruebas de EFPS, EFPO, IFE y CLL séricas. En la amiloidosis relacionada con Ig, con la combinación de EFPS e IFE sérica se detecta la proteína monoclonal en un 66% a 88%, mientras que la combinación de EFPO y electroforesis de inmunofijación en la orina tiene una tasa de detección del 67% al 80%. El análisis de las CLL séricas detecta anomalías en entre el 78% y el 88% de los pacientes. En conjunto, estas pruebas pueden detectar la Ig en la mayoría de los pacientes, pero se requiere una biopsia de tejido para el diagnóstico.

En el riñón, los depósitos de amiloide se encuentran en las paredes vasculares, los glomérulos y el intersticio tubular. Bajo MO, los depósitos amiloides son eosinofílicos. Las tinciones con rojo Congo son positivas para amiloide; este se ve de color verde manzana bajo la luz polarizada. La IF muestra una restricción de la cadena ligera en el AL, una restricción tanto de la cadena ligera como de la pesada en la APL y una restricción de la cadena pesada en la AP. La ME muestra fibrillas amiloides de 7 a 12 nm dispuestas aleatoriamente en el mesangio, el intersticio y las paredes vasculares.

El objetivo del tratamiento es reducir la producción de amiloide, limitar el daño adicional a los órganos y permitir la regresión del amiloide tisular. En la última década, la supervivencia promedio ha aumentado de 18 meses a 5 años. Actualmente, el tratamiento depende de si los pacientes son aptos para un trasplante de células hematopoyéticas (TCH) autólogo. Si cumplen con los requisitos para realizar un TCH, se recomienda que los pacientes reciban una terapia de inducción con un régimen basado en *un inhibidor del proteasoma antiplasmático* (*ciclofosfamida*-bortezomib-dexametasona [CyBorD] o bortezomib-melfalán-dexametasona [BMD]) seguido de un TCH con melfalán. Si no son aptos para un TCH, los pacientes deben ser tratados con CyBorD o BMD. La adición del daratumumab (anticuerpo anti-CD38) al tratamiento con CyBorD parece prometedora para aumentar la respuesta hemática completa y la respuesta renal. La evaluación de la respuesta al tratamiento debe basarse en la EFPS y las CLL séricas. En última instancia, el trasplante renal también puede ser una opción junto con la quimioterapia basada en bortezomib y el TCH, en especial en los pacientes sin afectación cardíaca significativa o MM.

IV. ENFERMEDAD POR DEPÓSITO DE INMUNOGLOBULINA MONOCLONAL. A diferencia de la amiloidosis, los fragmentos de cadenas ligeras o pesadas en la enfermedad por depósito de Ig monoclonal (EDIgM) no forman fibrillas, no se tiñen con rojo Congo y, por lo general, solo afectan al riñón, aunque puede haber afectación cardíaca o hepática (35%). Existen tres tipos de EDIgM con base en la composición de los depósitos, que incluyen la enfermedad por depósito de cadenas ligeras (EDCL), la enfermedad por depósito de cadenas pesadas (EDCP) o la enfermedad por depósito de cadenas ligeras y pesadas (EDCLP). La EDCL es la más frecuente y representa el 80% de los casos de EDIgM comprobados mediante biopsia.

Los pacientes con EDCL suelen presentar proteinuria o síndrome nefrótico con o sin insuficiencia renal. Los pacientes con deterioro renal a menudo evolucionan a una enfermedad renal en etapa terminal en la que se requiere diálisis. Entre el 60% y el 80% de los casos de EDCL se clasifican como GMIR, con un trastorno linfoproliferativo subyacente. El MM está presente en el 20% de los pacientes con EDCL. La evaluación de la EDCL es similar a la de la amiloidosis por AL, con un análisis de las CLL séricas con resultados anómalos en casi todos los pacientes, en contraste con la IFE en suero y orina (64% y 68%, respectivamente). La MO a menudo revela una esclerosis mesangial nodular positiva a la tinción con ácido peryódico de Schiff (PAS, *periodic acid-Schiff*) y engrosamiento de la membrana basal tubular. La IF muestra tinción lineal de la cadena ligera en las membranas basales tubulares y en los glomérulos, con un 80% de κ y un 20% de λ. La ME permite ver depósitos tubulares y subendoteliales con aspecto de polvo. En el tratamiento de la EDCL se utiliza la terapia con inhibidores del proteasoma antiplasmático con regímenes basados en el bortezomib junto con el TCH.

La EDCP es una EDIgM rara con manifestaciones clínicas similares a las de la EDCL pero que implica el depósito de solo cadenas pesadas. Las cadenas pesadas están truncadas debido a la eliminación del dominio constante 1 (CH1) que les impide unirse a la cadena ligera. La cadena pesada implicada de forma más habitual es la IgG. El diagnóstico y el tratamiento, así como los resultados de la biopsia renal, son similares a los de la EDCL. En la MO se observa similar a la EDCL, con glomeruloesclerosis nodular mesangial negativa a la tinción con rojo Congo, positiva al PAS y engrosamiento de la membrana basal tubular. La ME muestra depósitos granulares finos densos en electrones en la superficie interna de la membrana basal glomerular.

La EDCLP es el tipo menos frecuente de EDIgM y consiste en el depósito de cadenas pesadas y ligeras. No se conocen bien las características patogénicas, ya que la eliminación del dominio constante que conduce a la patogenicidad en la EDCP no se ha mostrado en la EDCLP. Esta última tiene manifestaciones clínicas, diagnóstico y tratamiento similares a los de las otras EDIgM. Los hallazgos microscópicos también son similares, con la excepción de que la IF revela tinción tanto para las cadenas pesadas como para las ligeras.

V. GLOMERULONEFRITIS MEMBRANOPROLIFERATIVA, GLOMERULOPATÍA POR C3, GLOMERULONEFRITIS PROLIFERATIVA CON DEPÓSITOS MONOCLONALES DE INMUNOGLOBULINA G. La glomerulonefritis membranoproliferativa (GNMP) representa un patrón histológico de lesión glomerular por infecciones, enfermedades autoinmunitarias y desregulación del complemento. En un estudio retrospectivo de las biopsias renales de 64 pacientes con GNMP no infectados por hepatitis B o C, se advirtió que el 41% tenían gammapatía monoclonal. Clínicamente, los pacientes con GNMP por gammapatías monoclonales se presentan de forma similar a aquellos con otras glomerulonefritis (GN). Los análisis de orina suelen mostrar hematuria con eritrocitos dismórficos, cilindros eritrocitarios ocasionales y proteinuria en cantidad variable. La función renal puede ser normal o estar gravemente alterada. Las pruebas diagnósticas para determinar si la GNMP se debe a una gammapatía monoclonal son similares a las comentadas con otras nefropatías relacionadas con los anticuerpos monoclonales e incluyen la EFPS, la EFPO, la IFE y las CLL séricas. La glomerulopatía por C3 (GPC3) tiene un patrón parecido al de la GNMP, y la glomerulonefritis proliferativa con depósitos de IgG monoclonal (GNPDIgM) suele tenerlo también, aunque esta última puede tener un patrón de tipo GN endocapilar proliferativa o membranosa.

Los pacientes con GNPDIgM suelen presentar síndrome nefrótico, disfunción renal y hematuria de forma similar a otros con distintas glomerulonefritis. La GNPDIgM imita a la glomerulonefritis por inmunocomplejos. En la IF, el 50% de las biopsias se tiñen por el depósito de IgG3 κ en los glomérulos, seguido de IgG3 λ en el 15%. La ME muestra depósitos granulares no organizados densos en electrones que están limitados a los glomérulos. El tratamiento de los pacientes con GNPDIgM depende de la presencia de un clon detectable de linfocitos B o células plasmáticas o de una proteína monoclonal sérica o urinaria. Entre el 70% y el 80% no muestran gammapatía monoclonal detectable en la EFPS, la EFPO, la IFE, las CLL séricas o el aspirado de médula ósea. El análisis de la IF mediante técnicas especiales ha permitido observar el depósito policlonal de Ig en la biopsia. Si hay un clon detectable de células plasmáticas, puede utilizarse un esquema BCD (bortezomib, ciclofosfamida, dexametasona), mientras que el RCD (rituximab, ciclofosfamida, dexametasona) puede servir contra los clones de linfocitos B. Si no se detectan clones en la médula ósea, podría iniciarse una terapia empírica basada en el origen postulado del clon (linfocitos B frente a células plasmáticas). En un estudio en el que se usó esta estrategia en 16 pacientes, se observó una respuesta renal del 88%

y una respuesta renal completa del 38% (proteínas en orina < 0.5 g/día). Si los pacientes evolucionan a una enfermedad renal en etapa terminal, el objetivo ya no es preservar la función renal, sino tratar la afectación extrarrenal. El tratamiento debe continuarse en aquellos que esperan un trasplante de riñón, ya que la tasa de recaída es extremadamente alta, con un 90% en los 6 meses posteriores al trasplante.

La GPC3 tiene un patrón de tipo GNMP y se compone de glomerulonefritis por C3 (GNC3) y enfermedad por depósitos densos debida a la sobreactivación de la vía alterna del complemento. Aunque se desconoce el mecanismo exacto, se postula que la gammapatía monoclonal desempeña un papel central en la activación de la vía alterna del complemento. La presentación clínica es similar a la de otras GNMP descritas anteriormente. Algunos casos de GPC3 en un principio se diagnosticaron por error como GN postinfecciosa, ya que la enfermedad glomerular siguió a una infección de las vías respiratorias superiores que incluía especies de estreptococos. La MO no muestra ninguna característica distintiva y puede parecer una GNMP clásica. La IF ayuda a distinguirlas, ya que se identifican depósitos de C3 a lo largo de la membrana basal glomerular, tubular y de la cápsula de Bowman, con una cantidad mínima o nula de Ig, lo que descarta enfermedades mediadas por inmunocomplejos. La ME puede mostrar depósitos subendoteliales, mesangiales y, de forma menos frecuente, subepiteliales, que son menos fuertes que en otras enfermedades por depósito. Además de la biopsia renal, actualmente existen pruebas séricas especiales que ayudan a diagnosticar la GPC3. Hay pruebas disponibles, además de las de C3 y C4 en el suero, para detectar anticuerpos contra diversos factores nefríticos C3 que son sensibles pero inespecíficos. Algunos de estos factores nefríticos son C3NeF, C3bBb y C5NeF (el más frecuente). El tratamiento se basa en datos de mala calidad, pero el abordaje es similar al de la GNPDIgM, en el que se utiliza quimioterapia mediante clones si se detecta frente a otros fármacos inmunosupresores convencionales.

VI. OTRAS ENFERMEDADES GLOMERULARES ASOCIADAS A LAS GAMMAPATÍAS MONOCLONALES. Las crioglobulinas son Ig que se producen a bajas temperaturas y se disuelven a temperaturas más altas que suelen ser originadas por infecciones, especialmente la hepatitis C, trastornos autoinmunitarios y trastornos linfoproliferativos. La crioglobulinemia de tipo I es causada y se diagnostica por Ig monoclonales séricas, mientras que la crioglobulinemia de tipo II presenta tanto Ig monoclonales como policlonales. Los pacientes con crioglobulinemia por trastornos linfoproliferativos suelen presentar afectación de la piel, las articulaciones y el sistema nervioso. En los casos de crioglobulinemia de tipo I, entre el 20% y el 30% de los pacientes presentan glomerulonefritis que puede causar hematuria (41%), síndrome nefrótico (22%), ERC (13%) y LRA (9%). La glomerulonefritis crioglobulinémica de tipo II por disproteinemia es inusual.

La crioglobulinemia de tipo I se asocia a menudo a la GMSI y el MM, sobre todo con el subtipo IgG, mientras que el tipo II se relaciona por lo regular con los trastornos linfoproliferativos de linfocitos B. En la MO, las manifestaciones son similares a las de la GNMP típica, con glomerulonefritis mesangioproliferativa, endocapilar, membranoproliferativa y con semilunas. Puede haber depósitos eosinofílicos intracapilares denominados *crioplasias*. La IF muestra tinción granular de la Ig monoclonal en las paredes capilares y el mesangio. La ME también presenta resultados similares a los de la GNMP; hay depósitos mesangiales, subendoteliales y subepiteliales densos en los electrones. Los datos para el tratamiento se limitan a informes de casos y series con uso de quimioterapia y terapia inmunosupresora para tratar el proceso de la enfermedad monoclonal subyacente. La plasmaféresis también se ha utilizado en casos graves con una eficacia poco clara.

La glomerulonefritis fibrilar (GNF) y la glomerulopatía inmunotactoide son trastornos poco frecuentes con una prevalencia < 1.4% en series de biopsias renales. El factor principal distintivo entre las dos enfermedades es la presencia de una proteína de choque térmico conocida como «DNAJB9» en los glomérulos de los pacientes con GNF. El papel de la DNAJB9 en la patogenia de la GNF no está claro, pero se propone que participa en la creación de la agregación antígeno-anticuerpo. La presentación clínica es similar a la de la GN típica, con hematuria, proteinuria y deterioro renal variable. La MO muestra las manifestaciones típicas de la GNMP. En la inmunohistoquímica se observa tinción de la proteína única DNAJB9 en las paredes capilares glomerulares y el mesangio de los pacientes con GNF, así como de IgG, C3, κ y λ. La ME muestra depósitos fibrilares aleatorios en el mesangio y paredes capilares glomerulares que son más grandes (13-20 nm) que en la amiloidosis.

La glomerulopatía inmunotactoide se diferencia de la GNF por la ausencia de DNAJB9 y la presencia de microtúbulos organizados en conjuntos paralelos que son más grandes (media: 31 nm) que las fibrillas en la GNF. La GNF y la glomerulopatía inmunotactoide son difíciles de tratar dada la falta de ensayos controlados aleatorizados con un número limitado de casos. Ninguna terapia ha mostrado un beneficio claro, ya que más de la mitad de los pacientes evolucionan a insuficiencia renal. El tratamiento se dirige a la enfermedad subyacente si se identifica (neoplasias malignas como la leucemia linfocítica crónica con glomerulopatía inmunotactoide, gammapatía monoclonal, enfermedad autoinmunitaria) con quimioterapia o inmunosupresión.

VII. PODOCITOPATÍA POR CRISTALES Y TUBULOPATÍA PROXIMAL. La podocitopatía por cristales es una enfermedad extremadamente rara caracterizada por el depósito de cadenas ligeras que se cristalizan dentro de los podocitos dando lugar al síndrome nefrótico. Histológicamente, en la MO se aprecian características de la glomerulonefritis segmentaria focal; la inmunohistoquímica tiñe las cadenas ligeras mientras que la ME muestra las estructuras cristalinas distintivas en los podocitos. Debido a la escasez de datos, el abordaje del tratamiento va desde moderado hasta incluir quimioterapia o fármacos inmunosupresores.

La tubulopatía proximal de cadenas ligeras (TPCL) es muy poco frecuente y es causada por la cristalización de cadenas ligeras dentro de los túbulos proximales. Se cree que la patogenia se debe a las cadenas ligeras patológicas que no pueden degradarse y llevan a la acumulación dentro de los túbulos proximales tras la reabsorción del filtrado. La presentación clínica inicial de la TPCL es única en comparación con otras nefropatías relacionadas con las gammapatías monoclonales, ya que rara vez afecta la tasa de filtración glomerular (TFG) pero sí altera la función tubular. Los pacientes presentarán signos del síndrome de Fanconi con aminoaciduria, glucosuria normoglucémica, acidosis tubular renal (ATR) proximal, hipofosfatemia e hipouricemia. Las cadenas ligeras que se depositan en los túbulos distales debido a la disminución de la reabsorción de cadenas ligeras pueden causar una ATR de tipo 1. La cadena ligera κ está presente en el 95% de los pacientes, concretamente V-κ 1, que bloquea la degradación lisosomal. La TPCL que no es causada por cristales es rara e indica una lesión tubular irregular. La IF tiñe la cadena ligera κ dentro de los cristales. La ME es diagnóstica y muestra inclusiones cristalinas poligonales, rectangulares, cilíndricas o en forma de aguja dentro de las células tubulares proximales. El tratamiento está dirigido a tratar la enfermedad hemática subyacente con terapia antiproteasómica, mientras que las anomalías electrolíticas se controlan de forma moderada. En general, la TPCL puede llevar a una progresión lenta de la enfermedad renal crónica durante varios años con proteinuria de bajo grado. Como en el caso de otras nefropatías raras relacionadas con los anticuerpos monoclonales, se necesitan más ensayos de casos y de tratamiento para construir un abordaje terapéutico más sólido.

VIII. RESUMEN

Diagnóstico		Presentación clínica	Fisiopatología	Biopsia renal
Nefropatía por cilindros de cadenas ligeras		Proteinuria (predominantemente de cadena ligera) por LRA	La cadena ligera se une a la uromodulina, creando cilindros intratubulares que causan obstrucción e inflamación	**MO:** células gigantes en los túbulos distales con infiltrados intensos, glomérulos preservados **IF:** un solo cilindro de cadena ligera **ME:** características cristalinas
Amiloidosis relacionada con inmunoglobulina monoclonal	Amiloidosis de cadena ligera monoclonal (AL) Amiloidosis de cadena pesada monoclonal (AP) Amiloidosis de cadenas ligeras y pesadas monoclonales (APL)	Proteinuria (sobre todo albúmina), deterioro renal	Las proteínas monoclonales se autoagregan para formar fibrillas que se depositan en los glomérulos	**MO:** el amiloide se tiñe con rojo Congo y se ve verde manzana bajo la luz polarizada, hay picos a lo largo de la membrana basal glomerular (MBG) **IF:** restricción de la cadena ligera para AL y APL, restricción de la cadena pesada para AP y APL **ME:** fibrillas amiloides como depósitos sólidos y aleatoriamente dispuestos de 8-12 nm en el mesangio, el intersticio y las paredes vasculares, hay picos a lo largo de la MBG

IF: inmunofluorescencia; ME: microscopia electrónica; MO: microscopia óptica.

(*continúa*)

Diagnóstico		Presentación clínica	Fisiopatología	Biopsia renal
Enfermedad por depósito de inmunoglobulina monoclonal (EDIgM)	Enfermedad por depósito de cadenas ligeras (EDCL)	Síndrome nefrótico con o sin insuficiencia renal	Depósito de cadena ligeras patológicas	**MO:** glomeruloesclerosis nodular negativa a la tinción con rojo Congo, positiva al PAS y engrosamiento de la membrana basal tubular **IF:** cadena ligera lineal en las membranas basales tubulares y en los glomérulos con un 80% de κ y un 20% de λ **ME:** depósitos granulares finos densos en electrones en la superficie interna de la membrana basal glomerular y en la superficie externa de la membrana basal tubular
	Enfermedad por depósito de cadenas pesadas (EDCP)		Depósito de cadenas pesadas truncadas debido a una eliminación del dominio constante 1 (CH1) que les impide unirse a la cadena ligera	**MO, IF y ME:** similares a las de la EDCL
	Enfermedad por depósito de cadenas ligeras y pesadas (EDCLP)		Depósito de cadenas tanto pesadas como ligeras, pero la patogenia no está clara	**MO, IF** y **ME:** similares a las de la EDCL y la EDCP

Glomerulonefritis membrano-proliferativa (GNMP)	GN proliferativa con depósitos monoclonales (GNPDIgM)	Hematuria, proteinuria variable y deterioro renal típicos de la GNMP	Depósito de inmunoglobulina monoclonal con inflamación glomerular	**MO:** glomerulonefritis proliferativa endocapilar de características membranosas, características clásicas de la GNMP **IF:** 50% de tinción para el depósito de IgG3 κ en los glomérulos seguida de IgG3 λ en el 15% **ME:** depósitos granulares no organizados densos en electrones
	Glomerulopatía por C3	GNMP típica, puede ser posterior a una infección de las vías respiratorias superiores	Activación de la vía alterna del complemento	**MO:** características clásicas de la GNMP **IF:** depósitos de C3 a lo largo de la membrana basal glomerular, tubular y de la cápsula de Bowman **ME:** depósitos subendoteliales, mesangiales y, con menor frecuencia, subepiteliales, que son menos fuertes que otras enfermedades por depósito
Gammapatías monoclonales infrecuentes	GN crioglobulinémica de tipo I	Suele presentar síntomas extrarrenales que afectan la piel, las articulaciones y el sistema nervioso; el 20% de los pacientes presentan GN típica (hematuria, síndrome nefrótico, ERC y LRA)	Depósito de inmunoglobulina monoclonal	**MO:** GNMP típica (glomerulonefritis mesangioproliferativa, endocapilar, membranoproliferativa y semilunar); presencia de depósitos intracapilares («crioplasias») **IF:** tinción granular de inmunoglobulina monoclonal en las paredes capilares y el mesangio **ME:** indicios de la GNMP como depósitos densos en electrones de tipo mesangial, subendotelial y subepitelial

(*continúa*)

Diagnóstico		**Presentación clínica**	**Fisiopatología**	**Biopsia renal**
	Glomerulonefritis fibrilar (GNF)	GN típica (hematuria, proteinuria y deterioro renal variable)	La proteína DNAJB9 desempeña un papel central en la patogenia de la GNF a través de un mecanismo poco claro, posiblemente a través de la agregación antígeno-anticuerpo	**MO:** características típicas de la GNMP **IF:** proteína DNAJB9 en las paredes capilares glomerulares y el mesangio **ME:** depósitos fibrilares aleatorios (20 nm) en el mesangio y las paredes capilares glomerulares; son de mayor tamaño que los presentes en la amiloidosis
	Glomerulopatía inmunotactoide		Formación de microtúbulos más grandes que las fibrillas en la GNF	**MO, IF:** similar a la GNF, pero la tinción no muestra DNAJB9 **ME:** microtúbulos organizados en conjuntos paralelos (~30 nm)
Gammapatía monoclonal por cristales	Podocitopatía por cristales	Síndrome nefrótico	Depósito de cadenas ligeras que se cristalizan dentro de los podocitos	**MO:** características típicas de la glomerulonefritis segmentaria focal (GNSF), como glomeruloesclerosis focal y segmentaria y esclerosis mesangial **IF:** tinción de las cadenas ligeras **ME:** estructuras cristalinas en podocitos
	Tubulopatía proximal de cadenas ligeras (TPCL)	Excepcionalmente afecta a la TFG, signos de síndrome de Fanconi (aminoaciduria, glucosuria normoglucémica, acidosis tubular renal [ATR] proximal, hipofosfatemia e hipouricemia)	Cristalización de cadenas ligeras patológicas (V-κ 1) que no pueden degradarse y llevan a la acumulación dentro de los túbulos proximales	**MO:** grado variable de atrofia tubular y fibrosis intersticial **IF:** cadena ligera κ dentro de los cristales **ME:** inclusiones cristalinas poligonales, rectangulares, cilíndricas o en forma de aguja dentro de las células tubulares proximales

IX. LECTURAS RECOMENDADAS

Bridoux F, Leung N, Hutchison CA, et al. Diagnosis of monoclonal gammopathy of renal significance. *Kidney Int.* 2015;87(4):698–711. doi: 10.1038/ki.2014.408

Fernández de Larrea C, Verga L, Morbini P, et al. A practical approach to the diagnosis of systemic amyloidoses. *Blood.* 2015;125(14):2239–2244. doi: 10.1182/blood-2014-11-609883

Hogan JJ, Alexander PA, Leung N. Dysproteinemia and the kidney: core curriculum 2019. *Am J Kidney Dis.* 2019;74:822–836. doi 10.153/j/ajkd.2019.04.029

Hutchison CA, Bradwell AR, Cook M, et al. Treatment of acute renal failure secondary to multiple myeloma with chemotherapy and extended high cut-off hemodialysis. *Clin J Am Soc Nephrol.* 2009;4(4):745–754. doi: 10.2215/CJN.04590908

Leung N, Bridoux F, Nasr SH. Monoclonal gammopathy of renal significance. *N Engl J Med.* 2021;384(20):1931–1941. doi:10.1056/MEJMra181097

Rosenstock JL, Markowitz GS, Valeri AM, et al. Fibrillary and immunotactoid glomerulonephritis: distinct entities with different clinical and pathologic features. *Kidney Int.* 2003;63(4): 1450–1461. doi: 10.1046/j.1523-1755.2003.00853.x

Stokes MB, Valeri AM, Herlitz L, et al. Light chain proximal tubulopathy: clinical and pathologic characteristics in the modern treatment era. *J Am Soc Nephrol.* 2016;27(5):1555–1565. doi: 10.1681/ASN.2015020185

12 Nefritis tubulointersticial

Wen Shen

I. DEFINICIÓN Y DESCRIPCIÓN. La *nefritis tubulointersticial* (NTI) se refiere a la inflamación, la infiltración celular y la fibrosis de los túbulos renales y el intersticio, con preservación relativa de los glomérulos al principio de la enfermedad. Diversas enfermedades infecciosas, alérgicas e infiltrativas pueden causar la NTI. Aunque la inflamación tubulointersticial puede observarse en muchas enfermedades glomerulares, las alteraciones glomerulares son las manifestaciones predominantes o primarias de estas afecciones. El espectro clínico de la NTI abarca desde la nefritis intersticial aguda (NIA), con un inicio repentino de insuficiencia renal aguda que requiere terapia renal sustitutiva, hasta la nefritis intersticial crónica con un curso lento que culmina en la enfermedad renal en etapa terminal (ERET). En la tabla 12-1 se enumeran las causas de las NTI agudas y crónicas.

II. PATOGENIA. La NTI es una respuesta inmunitaria a diversos factores. Los fármacos son una de las causas más frecuentes de la NTI. La forma inducida por fármacos suele ser el resultado de las reacciones de hipersensibilidad mediadas por células y se denomina *nefritis intersticial alérgica.* La inflamación intersticial y el edema, así como el daño a las células tubulares, producen obstrucción tubular y lesión renal aguda. Por lo general, esta inflamación es reversible una vez que se retira el fármaco causal, pero la exposición prolongada conduce a una insuficiencia renal irreversible y progresiva.

La nefritis intersticial crónica tiene un inicio gradual. Se caracteriza por atrofia de las células tubulares, dilatación tubular y fibrosis intersticial. Suele asociarse a disfunción tubular, síndrome de Fanconi, acidosis tubular renal de tipo IV con hipercalemia y proteinuria de proteínas de bajo peso molecular.

El fibroblasto es el tipo celular principal causante de la fibrosis crónica. Las células epiteliales tubulares constituyen la principal fuente de fibroblastos mediante un proceso denominado *transdiferenciación de epitelio a mesénquima* (TEM). Estas células TEM secretan matriz extracelular. La fibrogénesis se ve potenciada por la proteinuria y la hipoxia. La proteinuria promueve la secreción de citocinas por parte de las células epiteliales tubulares, mientras que la hipoxia activa los fibroblastos y desencadena la TEM. El factor de crecimiento transformante β1 (TGF, *transforming growth factor*-β1) actúa como un quimioatrayente de los fibroblastos, induce la proliferación de las células fibroblásticas y aumenta la transcripción de los genes que codifican las proteínas de la matriz extracelular. El TGF-β1 también inhibe la producción de metaloproteinasas que degradan la matriz y aumenta la producción de inhibidores tisulares de las metaloproteinasas, que son sus inhibidores naturales. Estas reacciones dan lugar a la expansión de la matriz tisular, la fibrosis intersticial y la atrofia tubular. La activación del factor nuclear κB por estrés oxidativo o del TGF-β1 causa la transcripción y liberación de otras citocinas proinflamatorias. La activación del sistema renina-angiotensina contribuye a mantener este ciclo de inflamación y fibrosis.

TABLA 12-1 Causas de la nefritis tubulointersticial

Nefritis tubulointersticial aguda	Nefritis tubulointersticial crónica
Reacciones de hipersensibilidad (penicilina, sulfonamidas, antiinflamatorios no esteroideos)	Fármacos (analgésicos, litio, ciclosporina, tacrólimus)
Enfermedad inmunitaria (LES, síndrome de Goodpasture)	Inhibidor de la bomba de protones, antibióticos (betalactámicos, cefalosporinas, sulfonamidas, rifampicina, vancomicina, etambutol, eritromicina), diuréticos, alopurinol
Rechazo agudo del trasplante	
Infecciones	Metales pesados (plomo, cadmio, mercurio)
Bacterianas (asociada a obstrucción crónica o reflujo)	Uropatía obstructiva, nefrolitiasis, enfermedad por reflujo
Virales (poliomavirus BK, citomegalovirus, hantavirus, virus de la inmunodeficiencia humana, hepatitis B)	Enfermedades inmunitarias (LES, síndrome de Sjögren, glomerulopatías primarias, sarcoidosis)
Hongos < histoplasmosis	Vasculitis (antineutrófilos, asociada a anticuerpos citoplasmáticos, granulomatosis de Wegener)
	Nefropatía crónica del aloinjerto
Parasitarias (leishmaniasis, toxoplasmosis)	Nefropatía ateroesclerótica (nefropatía isquémica, colesterol, microémbolos)
	Enfermedades metabólicas (hipercalcemia, cistitis, hiperoxaluria)
	Enfermedades genéticas (síndrome de Alport, riñón quístico medular)
	Varios (nefropatía endémica de los Balcanes, hierba china, nefropatía por *Aristolochia*)

LES: lupus eritematoso sistémico.

III. PRESENTACIÓN CLÍNICA Y DIAGNÓSTICO. La NIA se encuentra en el 2% al 3% de las biopsias renales. La nefritis intersticial crónica representa el 5% de los casos de enfermedad renal en etapa terminal en los Estados Unidos. La exposición a fármacos es la causa de la mayoría de los casos de NIA. Otras son la sarcoidosis, la legionelosis, la leptospirosis, las estreptococosis y las infecciones virales. La biopsia renal no suele mostrar depósitos inmunitarios, pero los infiltrados intersticiales son ricos en linfocitos T. Los principales cambios histológicos son el edema intersticial y los infiltrados intersticiales pronunciados, que pueden incluir eosinófilos, células plasmáticas y neutrófilos. La formación de granulomas es característica de la sarcoidosis, pero no se suele observar en la biopsia y puede producirse en cualquier forma de NIA.

Las manifestaciones clínicas habituales se enumeran en la tabla 12-2. La fiebre, la erupción cutánea, los leucocitos o los cilindros leucocitarios en el análisis de la orina, la eosinofilia y la eosinofiluria suelen estar ausentes en la NIA asociada a los antiinflamatorios no esteroideos (AINE). La eosinofiluria (eosinófilos > 1% de los leucocitos urinarios vistos mediante la tinción de Hansel) tiene una sensibilidad y especificidad del 67% y 83%, respectivamente, para el diagnóstico de la NIA tras descartar las debidas a los AINE. Por lo tanto, la ausencia de eosinofiluria no excluye el diagnóstico de NIA. La leucocituria también es variable; está presente en > 90% de las NIA inducidas por meticilina, pero en < 50% de los casos inducidos por AINE y el 50% en otras causas inducidas por fármacos. Si está relacionada con un fármaco,

TABLA 12-2 Características clínicas de la nefritis tubulointersticial aguda y crónica

Nefritis tubulointersticial aguda	Nefritis tubulointersticial crónica
Comienzo abrupto con insuficiencia renal aguda	Comienzo gradual
Aparición a los pocos días de la exposición al fármaco causal o varios meses después en el caso de los AINE	Se diagnostica a menudo de forma incidental durante la detección sistemática o en la evaluación de la hipertensión
Erupción cutánea, fiebre, eosinofilia, eosinofiluria e inmunoglobulina E elevada	Los pacientes suelen ser asintomáticos
Anomalías de la función tubular ± síndrome de Fanconi	La hipertensión es frecuente
La proteinuria suele estar ausente o ser leve ± hematuria microscópica ± leucocituria estéril	Elevación de la creatinina sérica, disfunción tubular (acidosis tubular renal) o síndrome de Fanconi
La biopsia renal puede ser necesaria para llegar a un diagnóstico definitivo	La proteinuria por lo general es leve (< 1 g/día) y de proteínas de bajo peso molecular
La nefritis tubulointersticial inducida por AINE puede presentarse con proteinuria de rango nefrítico por la enfermedad de cambios mínimos	La biopsia renal muestra fibrosis intersticial, atrofia tubular, esclerosis arteriolar e infiltrado de células mononucleares
	La necrosis papilar con nefropatía analgésica causa hematuria macroscópica, dolor en la región lumbar ± obstrucción

AINE: antiinflamatorio no esteroideo.

la NTI se produce entre 1 y 3 semanas después de la exposición, con una media de 10 días. En la ecografía renal se observa un aumento de la ecogenicidad cortical y riñones agrandados o de tamaño normal. La eosinofilia periférica, la eosinofiluria y la hipocomplementemia son hallazgos frecuentes en la nefropatía ateroembólica observados después de procedimientos intravasculares, traumatismos y tratamiento trombolítico en los pacientes con ateroesclerosis extensa. Por lo general, no se necesita una biopsia renal para establecer el diagnóstico, excepto en los pacientes que presentan insuficiencia renal avanzada o cuando la anamnesis y los hallazgos de laboratorio no conducen a un diagnóstico claro, así como en los casos en los que la función renal no mejora tras la interrupción del fármaco causal.

IV. TRATAMIENTO DE LA NEFRITIS TUBULOINTERSTICIAL AGUDA. En la mayoría de los casos, el cese del fármaco causal produce una recuperación rápida y una resolución completa, aunque algunos pacientes evolucionan hacia una enfermedad renal crónica. Si no se observan signos de mejoría a los pocos días de la interrupción, puede considerarse la biopsia renal o el tratamiento empírico con corticoides. Aunque faltan ensayos controlados, muchos autores indican el uso de prednisona a 1 mg/kg durante 2 a 6 semanas, con una reducción rápida de la dosis. En estudios retrospectivos se ha constatado que el tratamiento con corticoides mejora el tiempo de recuperación de la NTI y reduce el riesgo de recuperación renal incompleta, en especial cuando se inicia de forma temprana. Sin embargo, en los estudios retrospectivos, se observó que la función renal no difirió tras el tratamiento con corticoides y los grupos de cuidados de apoyo.

V. TRATAMIENTO DE LA NEFRITIS TUBULOINTERSTICIAL CRÓNICA. El tratamiento depende de la causa, pero incluye un control adecuado de la presión arterial y el manejo clínico de la anemia. La terapia con corticoides no tiene ningún papel en la NTI crónica. Se están investigando algunas terapias experimentales con inhibidores de la TEM, la proteína morfogénica ósea 7, el factor de crecimiento de los hepatocitos, el TGF-β, así como la transducción de las señales de los fibroblastos para detener la fibrosis tubulointersticial.

A. Nefritis intersticial aguda inducida por fármacos antiinflamatorios no esteroideos con síndrome nefrótico. Todos los AINE no selectivos y los inhibidores de la ciclooxigenasa 2 pueden causar este síndrome que incluye lesión renal aguda, infiltrados intersticiales compuestos por linfocitos T y glomerulonefritis de cambios mínimos. Los pacientes afectados presentan hematuria ± leucocituria ± cilindros leucocitarios, proteinuria y un aumento agudo de la concentración de creatinina plasmática. Las manifestaciones de una reacción alérgica (fiebre, erupción cutánea, eosinofilia y eosinofiluria) suelen estar ausentes. La resolución espontánea suele producirse semanas o meses después de interrumpir el tratamiento. No hay pruebas claras de que el tratamiento con corticoides sea beneficioso en este contexto. No obstante, un tratamiento con prednisona puede estar justificado en los pacientes cuya lesión renal aguda persista más de 1 o 2 semanas después de la interrupción del fármaco causal.

B. Nefropatía por ácido aristolóquico. Este síndrome de NTI crónica se informó por primera vez en Bélgica, donde se notificaron 14 casos de insuficiencia renal avanzada en mujeres que consumían hierbas chinas en una clínica de adelgazamiento. Los hallazgos histológicos incluyen atrofia tubular grave y fibrosis intersticial sin infiltrados inflamatorios ni daño glomerular. La patogenia no se conoce con claridad, pero la nefrotoxicidad del ácido aristolóquico se confirmó en modelos animales. No existe una terapia específica para esta enfermedad, que sigue un curso progresivo hasta llegar a la enfermedad renal en etapa terminal. Debido a la alta incidencia de atipia celular y carcinogénesis, se recomienda una vigilancia frecuente con citología urinaria. El trasplante renal puede ser exitoso en estos pacientes.

C. Nefritis por poliomavirus BK. Este síndrome de lesión renal aguda y nefritis intersticial se observa en hasta el 5% de los receptores de aloinjertos renales después de aproximadamente 1 año desde el trasplante. Su incidencia ha aumentado bastante desde la introducción de los fármacos inmunosupresores más potentes. Las manifestaciones clínicas se parecen a las del rechazo agudo e incluyen disfunción renal, que da lugar a un aumento agudo o lentamente progresivo de la creatinina sérica. Los resultados del análisis de orina son compatibles con la nefritis intersticial. Se necesita hacer una biopsia renal para establecer el diagnóstico y descartar un rechazo celular agudo concomitante. Los indicios específicos abarcan las inclusiones virales intranucleares características, que pueden confirmarse mediante una hibridación inmunohistológica o *in situ* positiva para el virus BK. El tratamiento requiere reducir el grado de inmunosupresión mientras se vigila estrechamente en busca de rechazo celular agudo. La terapia antiviral con cidofovir o leflunomida ha sido eficaz en algunos estudios, pero los resultados son heterogéneos. Estos fármacos no han mostrado tener un efecto superior a solo la reducción de la dosis de inmunosupresores. Por lo tanto, no deben utilizarse de forma sistemática para tratar la nefritis por el virus BK. Deben realizarse pruebas de reacción en cadena de la polimerasa seriadas en orina y sangre en busca del virus del polioma BK, con el fin de dar seguimiento a la respuesta al tratamiento y detectar una recaída.

D. Síndrome de nefritis tubulointersticial y uveítis. El síndrome de nefritis tubulointersticial y uveítis (NTIU) es un trastorno poco frecuente que afecta predominantemente a las mujeres jóvenes y no tiene factores de riesgo identificables. El diagnóstico requiere la presencia tanto de NTI como de uveítis, pero sigue siendo un diagnóstico de exclusión. Los pacientes con uveítis presentan ojos rojos dolorosos bilateralmente asociados a fotofobia y disminución de la visión. Los síntomas generales incluyen fiebre, pérdida de peso, fatiga, malestar, anorexia, astenia, dolor abdominal y lumbar, artralgias, mialgias, cefalea, poliuria y nicturia. Los datos de laboratorio pueden incluir eosinofilia, anemia, pruebas de función hepática anómalas y una velocidad de eritrosedimentación elevada. La nefropatía es autolimitada y no requiere tratamiento específico, excepto en los pacientes con disfunción renal progresiva. El papel de las terapias inmunosupresoras para el tratamiento de la NTIU no está bien establecido, pero la uveítis debe tratarse con corticoides tópicos o sistémicos y debe ser supervisada por un oftalmólogo. Los casos resistentes de uveítis pueden tratarse con azatioprina, metotrexato, ciclosporina o micofenolato de mofetilo. Se ha informado que los alelos DR y DQ del antígeno leucocitario humano están asociados a la NTIU y podrían ser los alelos de riesgo.

E. **Nefritis tubulointersticial asociada a la enfermedad intestinal inflamatoria.** La NTI se ha asociado a la enfermedad intestinal inflamatoria (EII). La aparición de NTI en la EII puede ser secundaria a la inflamación sistémica, la susceptibilidad a la autoinmunidad, la exposición a medicamentos, la predisposición genética, la desnutrición y la infección. Se ha mostrado que la inflamación y la actividad patológica en la EII se correlacionan con la proteinuria de bajo peso molecular. La mesalamina, un fármaco de uso frecuente para tratar la EII, es un medicamento muy conocido asociado a la NTI.

F. **Enfermedad autoinmunitaria multiorgánica asociada a inmunocomplejos de inmunoglobulina G4.** La enfermedad autoinmunitaria multiorgánica se ha relacionado con la NTI. Los pacientes presentan hipocomplementemia por C3 y C4, así como NTI junto con afectación de otros órganos como pancreatitis autoinmunitaria, linfadenopatía, sialoadenitis y fibrosis retroperitoneal. Con frecuencia se observa infiltración intersticial de las células plasmáticas positivas a IgG4 y depósito de C3, además de concentraciones séricas elevadas de IgG e IgE. La NTI asociada a IgG4 suele responder bien a los corticoides.

VI. LECTURAS RECOMENDADAS

Gonzalez E, Gutierrez E, Galeano C, et al. Early steroid treatment improves the recovery of renal function in patients with drug-induced acute interstitial nephritis. *Kidney Int.* 2008;73(8):940–946.

Iwano M, Neilson EG. Mechanisms of tubulointerstitial fibrosis. *Curr Opin Nephrol Hypertens.* 2004;13(3):279–284.

Joyce E, Glasner P, Ranganathan S, et al. Tubulointerstitial nephritis: diagnosis, treatment, and monitoring. *Pediatr Nephrol.* 2017;32(4):577–587.

Rodriguez-Iturbe B, Johnson RJ, Herrera-Acosta J. Tubulointerstitial damage and progression of renal failure. *Kidney Int.* 2005;68(Suppl 99):S82–S86.

Rossert J. Drug-induced acute interstitial nephritis. *Kidney Int.* 2001;60(2):804–817.

Schwarz A, Krause PH, Kunzendorf U, et al. The outcome of acute interstitial nephritis: risk factors for the transition from acute to chronic interstitial nephritis. *Clin Nephrol.* 2000;54(3):179–190.

13 Afectación renal en las infecciones virales y el VIH

Saraswathi Gopal

Los virus causan diversas enfermedades en el riñón y las vías genitourinarias. Los mecanismos patológicos incluyen la lesión citopática a través de la invasión directa de las células, el daño mediado por inmunocomplejos o como parte de la insuficiencia multiorgánica relacionada con la sepsis (síndrome de respuesta inflamatoria sistémica). En este capítulo se revisa el espectro de la afectación renal asociada a diversas infecciones virales.

I. INFECCIÓN POR EL VIRUS DE LA INMUNODEFICIENCIA HUMANA. Los pacientes infectados por el virus de la inmunodeficiencia humana (VIH) pueden desarrollar numerosas complicaciones renales. Presentan riesgo de lesión renal aguda (LRA) y enfermedad renal crónica (ERC) (fig. 13-1). Cualquier alteración que se manifieste como una LRA puede conducir a la ERC si no se trata con prontitud. Además, son frecuentes las alteraciones hidroelectrolíticas. En particular, la hiponatremia se observa con frecuencia y, en la mayoría de los casos, se debe a la hipovolemia con retención de agua por la estimulación adecuada de la hormona antidiurética. Los pacientes con infección por el VIH también corren el riesgo de desarrollar el síndrome de secreción inadecuada de la hormona antidiurética en asociación con la infección o el consumo de drogas. Algunos pacientes manifiestan hiponatremia (a menudo con hipercalemia) como indicio de insuficiencia suprarrenal secundaria a la infección por el VIH. También pueden observarse trastornos del equilibrio de potasio, calcio y magnesio. El tratamiento de estos trastornos se aborda en los capítulos 17 a 20.

A. Lesión renal aguda en el paciente infectado por el virus de la inmunodeficiencia humana. La LRA es una complicación frecuente en los pacientes con infección por el VIH, sobre todo en los que presentan un cuadro clínico de sida. El diagnóstico es esencialmente el mismo que en cualquier paciente que manifieste una concentración elevada de nitrógeno ureico en sangre o de creatinina en suero (*véase* cap. 35). Es fundamental descartar las causas prerrenales, ya que muchos pacientes pueden presentar una hipovolemia secundaria a la diarrea y a una ingesta insuficiente. También son frecuentes las causas habituales de la LRA, como la sepsis y el uso de medios de radiocontraste. Además, puede haber causas posrenales secundarias a la obstrucción por cálculos o tumores o a la disfunción autonómica de la vejiga.

También existen factores específicos de la LRA que deben tenerse en cuenta en el paciente infectado por el VIH. Una categoría importante está relacionada con la nefrotoxicidad de varios fármacos utilizados habitualmente para tratar a los pacientes con infección por el VIH, como los aminoglucósidos, la anfotericina B, el foscarnet y la pentamidina. El aciclovir y el valaciclovir, cuando se utilizan a dosis elevadas y en particular en los pacientes con insuficiencia renal preexistente, pueden dar lugar a concentraciones urinarias elevadas de estos fármacos, llevando a la formación de cristales y la obstrucción tubular aguda (que se ve como cristales en forma de aguja en el análisis del sedimento urinario). Se ha observado que algunos inhibidores de la proteasa, en particular el indinavir y el atazanavir, causan nefrotoxicidad aguda por la formación de cristales intratubulares y la nefrolitiasis que

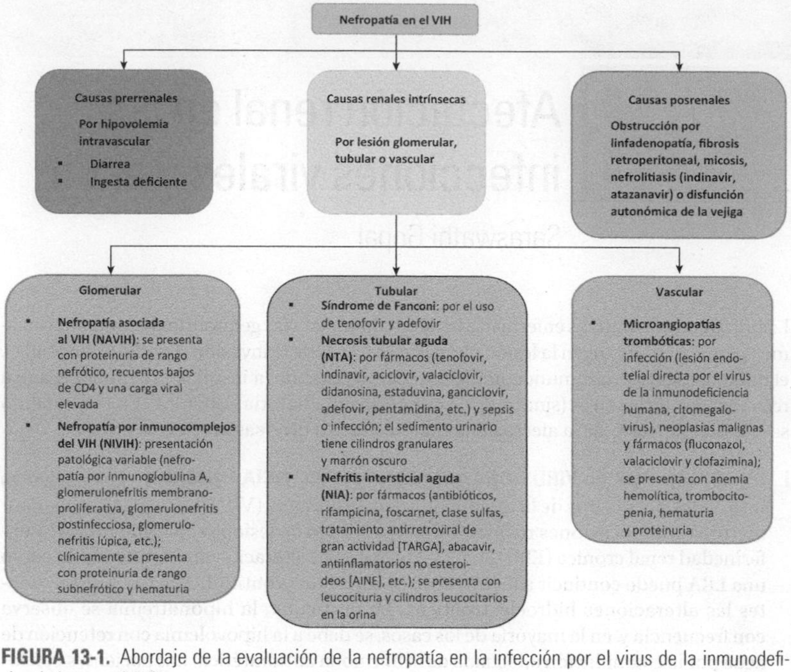

FIGURA 13-1. Abordaje de la evaluación de la nefropatía en la infección por el virus de la inmunodeficiencia humana (VIH).

producen hematuria microscópica y ocasionalmente macroscópica e insuficiencia renal. Los inhibidores nucleosídicos de la transcriptasa inversa, como el abacavir, pueden causar nefritis intersticial aguda, que conduce a la LRA. El uso del fumarato de tenofovir, un inhibidor nucleotídico de la transcriptasa inversa, se ha asociado al desarrollo del síndrome de Fanconi, la LRA por lesión del túbulo proximal y la diabetes insípida nefrogénica. El uso de sulfadiazina a dosis altas para tratar la toxoplasmosis se relaciona con cristaluria (que aparece en forma de «almiares» o gavilla de trigo) en la LRA. También se puede desarrollar una nefritis intersticial aguda secundaria al uso de rifampicina, foscarnet o antibióticos de la clase de las sulfas.

Además de las toxicidades farmacológicas, la infección por el VIH puede asociarse a una microangiopatía trombótica aguda (MAT), que se cree se debe a una lesión de las células endoteliales y es clínicamente similar a la púrpura trombocitopénica trombótica o al síndrome urémico hemolítico. Por último, el VIH se puede vincular a diversas enfermedades glomerulares, algunas de las cuales pueden cursar con un deterioro relativamente agudo de la función renal (*véase* más adelante).

No cabe duda de que la LRA contribuye a la mortalidad y morbilidad de los pacientes infectados por el VIH, aunque la sepsis sigue siendo la principal causa de muerte. Además del abordaje de la LRA, el tratamiento también debe dirigirse a la causa subyacente de la LRA. La decisión de iniciar la terapia renal sustitutiva para la LRA en los pacientes infectados por el VIH debe tomarse utilizando los mismos criterios clínicos que en los pacientes no infectados por este virus.

B. Enfermedad renal crónica en los pacientes infectados por el VIH. La nefropatía asociada al VIH (NAVIH) se presenta con proteinuria de rango nefrótico e insuficiencia renal en los pacientes con una carga viral elevada y recuentos bajos de CD4. La enfermedad suele aparecer en los pacientes con sida que tienen un recuento de células CD4 < 200 × 10^3 células/mL, pero puede surgir en cualquier fase, incluida la presentación aguda de la infección por el VIH. La lesión patológica asociada a la NAVIH es la forma colapsante de la glomerulonefritis segmentaria focal (GNSF). Otros hallazgos incluyen dilatación tubular renal microquística, inflamación intersticial, fibrosis y cuerpos de inclusión tubulorreticulares. Desde la introducción del tratamiento antirretroviral de gran actividad (TARGA), la prevalencia de la NAVIH ha disminuido de forma significativa debido a una inhibición viral adecuada. La NAVIH es desproporcionadamente más frecuente en las personas de ascendencia africana. Esto se ha asociado a la elevada prevalencia de las variantes de riesgo (G1 y G2) específicas del gen *APOL1* (apolipoproteína 1) en esta población. Se plantea que estas variantes de riesgo específicas del gen *APOL1* han evolucionado para proporcionar una resistencia innata contra la infección de la subespecie *Trypanosoma brucei*. La interacción entre los factores ambientales y las variantes G1 y G2 del gen *APOL1* determina la fuerza de la asociación entre estas variantes genéticas y la NAVIH. El uso del TARGA es fundamental para el tratamiento eficaz de la NAVIH. Además, el uso de inhibidores de la enzima convertidora de angiotensina o de antagonistas de los receptores de angiotensina ayudará a controlar la proteinuria y, con el tiempo, puede ralentizar la progresión de la enfermedad. La NAVIH no tratada puede evolucionar con rapidez a enfermedad renal en etapa terminal (ERET).

La infección por VIH conduce a una regulación anómala del sistema inmunitario que da lugar a una gammapatía policlonal y a la formación de inmunocomplejos. Estos inmunocomplejos se depositan en el riñón y producen una nefropatía inmunomediada por el VIH. Histológicamente, se manifiesta con diversos grados de proliferación endocapilar e inflamación, presentándose como nefropatía por inmunoglobulina (Ig) A, glomerulonefritis postinfecciosa, glomerulonefritis lúpica, glomerulonefritis membranoproliferativa, glomerulonefritis proliferativa mesangial o nefropatía membranosa. A falta de pruebas claras sobre cuál es el tratamiento más eficaz para la nefropatía inmunomediada por el VIH, el TARGA se utiliza en los pacientes con esta alteración. El papel del tratamiento inmunosupresor es controvertido.

Un pequeño número de los pacientes infectados por el VIH han desarrollado MAT. Se manifiesta como anemia hemolítica, trombocitopenia, hematuria, proteinuria (con o sin déficit neurológico) y fiebre. El VIH tiene un efecto citotóxico directo sobre las células endoteliales y puede causar la MAT. Otras alteraciones coexistentes, como las neoplasias malignas, las infecciones oportunistas y el uso de medicamentos (fluconazol, valaciclovir y clofazimina), también pueden desempeñar un papel en la patogenia de la MAT en los pacientes con infección por VIH.

En los primeros tratamientos de la ERET debida al VIH, la hemodiálisis ofrecía poca supervivencia a largo plazo, ya que la mayoría de los pacientes morían por las complicaciones infecciosas del VIH. Tras la introducción del TARGA, a muchos pacientes infectados por el virus les favorece la hemodiálisis. No hay diferencia en el beneficio de supervivencia entre la hemodiálisis y la diálisis peritoneal en los pacientes con infección por VIH. Durante la hemodiálisis, se utiliza el protocolo universal habitual y no se requiere aislamiento. El efluente de la diálisis peritoneal debe tratarse como un líquido contaminado, ya que el VIH puede sobrevivir en el tubo durante un tiempo variable. En algunos centros se realizan trasplantes renales en ciertos pacientes infectados por el VIH que han mantenido concentraciones normales de células CD4 y tienen cargas virales indetectables. Se ha informado que la supervivencia del aloinjerto renal se compara favorablemente con la de los pacientes no infectados que reciben un trasplante renal.

II. OTRAS INFECCIONES VIRALES

A. Virus de la hepatitis B. La nefropatía en la infección crónica por el virus de la hepatitis (VH) B se presenta con glomerulonefritis mediada por inmunocomplejos.

Las manifestaciones más típicas son la nefropatía membranosa, la glomerulonefritis membranoproliferativa (GNMP) y la vasculitis relacionada con inmunocomplejos, es decir, la poliarteritis nodosa (PAN). Otras asociaciones incluyen la glomerulonefritis mesangioproliferativa y la nefropatía por IgA. La prevalencia de la nefropatía asociada al VHB depende de la prevalencia geográfica de la infección por dicho virus. La nefropatía membranosa es más frecuente en los niños, mientras que la GNMP es la manifestación predominante en los adultos con infección crónica por el VHB. La nefropatía asociada al VHB se trata con terapia antiviral. La organización Kidney Disease Improving Global Outcomes (KDIGO) recomienda el uso de interferón o de fármacos antivirales orales que consistan en uno de los análogos de nucleótidos (adefovir dipivoxil, fumarato de tenofovir disoproxil, tenofovir alafenamida) o nucleósidos (lamivudina, entecavir y telbivudina). Por lo general, se prefiere el entecavir o tenofovir en función de su perfil de eficacia. Si se utiliza tenofovir, es preferible utilizar tenofovir alafenamida, ya que se asocia a un bajo riesgo de nefrotoxicidad en comparación con el fumarato de tenofovir disoproxil. Los corticoides se pueden administrar durante un período corto (< 6 meses) en los pacientes que presenten una glomerulonefritis rápidamente progresiva (con semilunas). Los pacientes con hepatitis B que se someten a la hemodiálisis se aíslan además de seguir el protocolo universal convencional, ya que el VHB es muy viable en las superficies ambientales.

B. Virus de la hepatitis C. La nefropatía es una de las manifestaciones extrahepáticas más frecuentes en los pacientes con infección crónica por el VHC. La nefropatía relacionada con el VHC más habitual es la GNMP, por lo general en el contexto de una crioglobulinemia mixta. Otras manifestaciones son la nefropatía membranosa y la PAN. Los pacientes infectados por el VHC deben ser evaluados para detectar proteinuria, hematuria, hipertensión y una tasa de filtración glomerular reducida. Los pacientes con anomalías renales deben someterse a pruebas en busca de crioglobulinas, hipocomplementemia y factor reumatoide positivo. En los pacientes con deterioro renal debe considerarse realizar una biopsia renal. El tratamiento consiste en una terapia antiviral; el desarrollo de potentes fármacos antivirales de acción directa (FAVAD) contra el VHC ha permitido erradicarlo con éxito y con efectos secundarios mínimos. También causan la resolución de la crioglobulinemia y de las lesiones glomerulares. Las combinaciones que contienen glecaprevir-pibrentasvir y sofosbuvir son los FAVAD más utilizados. Además de la terapia antiviral, los pacientes con crioglobulinemia grave o PAN se tratan con terapia inmunosupresora.

C. Citomegalovirus (CMV). La infección por el CMV es más frecuente en las personas inmunodeprimidas, como las infectadas por el VIH, las que padecen cáncer y las que han recibido un trasplante de órganos. La infección por el CMV puede causar un síndrome viral (con fiebre, fatiga, mialgias y leucopenia) o una enfermedad invasiva de los tejidos (como gastritis, duodenitis, neumonitis, etc.). La incidencia de la infección por el CMV en los receptores de trasplantes de órganos depende de los perfiles serológicos del CMV del donante y del receptor. Los pacientes presentan LRA en el contexto de una infección sistémica. La infección por CMV se asocia a un riesgo de rechazo agudo en los receptores de un trasplante renal. Las modalidades de diagnóstico incluyen serología, reacción en cadena de la polimerasa (PCR, *polymerase chain reaction*) cualitativa y cuantitativa, antigenemia pp65, cultivo e histopatología. Los hallazgos patológicos en la biopsia renal incluyen nefritis tubulointersticial con linfocitos y células plasmáticas junto con citomegalia (en las células tubulares y endoteliales), así como cuerpos de inclusión virales (cuerpos de inclusión basófilos intranucleares característicos con un halo circundante denominados *inclusiones nucleares en forma de ojo de búho*). El diagnóstico se confirma mediante la tinción inmunohistoquímica en busca de CMV. Los fármacos preferidos para el síndrome del CMV y la enfermedad tisular invasiva del CMV son el valganciclovir o el ganciclovir por vía intravenosa. El tratamiento suele continuarse durante al menos 2 semanas o hasta que los síntomas clínicos se hayan resuelto y el virus sea indetectable en los análisis cuantitativos.

D. Virus del polioma (BK). La nefropatía asociada al virus del polioma (NAVP) es una infección importante en los receptores de aloinjertos renales que ocurre sobre todo en el primer año tras el trasplante renal. La infección por este virus es ubicua, con una tasa de seroprevalencia del 70% al 90% en los adultos. Este virus presenta tropismo por las células tubulares renales y la inmunosupresión conduce a la reactivación de la infección latente que causa disfunción del injerto. Los hallazgos histológicos característicos en la biopsia renal incluyen agrandamiento de las células epiteliales, cariomegalia, cuerpos de inclusión virales intranucleares, así como grados variables de inflamación intersticial. El diagnóstico se confirma mediante inmunohistoquímica (con un anticuerpo contra el antígeno T grande del SV40) o microscopia electrónica que muestra viriones de 40 nm de diámetro. Para la detección temprana de la infección, se recomienda hacer el seguimiento mediante pruebas de ácido nucleico del virus BK en la sangre y la orina. Las células señuelo observadas en la citología urinaria proceden de las células tubulares renales infectadas con núcleos alterados por inclusiones virales. La presencia de células señuelo es una medida sensible (~99%) pero tiene un valor predictivo positivo bajo (29%). El pilar del tratamiento es la reducción de la terapia inmunosupresora. Se han utilizado medicamentos secundarios como el cidofovir, la leflunomida y las fluoroquinolonas para tratar la NAVP, con resultados variables.

E. Parvovirus (B19). El parvovirus se ha asociado a la GNSF colapsante, la glomerulonefritis endocapilar y la glomerulonefritis mesangioproliferativa. La glomerulonefritis proliferativa se presenta con un síndrome nefrótico con hipocomplementemia tras un pródromo de fiebre, erupción cutánea y artritis. Además de la enfermedad glomerular, la infección por el parvovirus también puede causar aplasia pura de eritrocitos en los receptores de trasplante renal y una crisis aplásica transitoria en los pacientes con enfermedad renal en etapa terminal. La serología tiene un valor limitado en el diagnóstico y la PCR se utiliza para confirmar la infección. No existe una terapia específica para la infección por parvovirus. La recuperación espontánea es lo habitual en las personas inmunocompetentes. En los pacientes inmunodeprimidos, la reducción de la inmunosupresión y la administración de inmunoglobulina por vía intravenosa pueden ayudar a la recuperación.

F. Otros virus. La infección por hantavirus se produce por la inhalación de partículas virales aerosolizadas procedentes de las secreciones urinarias o fecales de roedores infectados. Los hantavirus afectan a los pulmones y a los riñones. Es causante de la fiebre hemorrágica con síndrome renal (FHSR). Clínicamente, los pacientes con FHSR presentan un síndrome gripal repentino con fiebre, mialgia y cefalea, seguido de síntomas gastrointestinales y LRA. Los mecanismos patogénicos que conducen a la disfunción renal incluyen el daño directo al endotelio vascular, la activación del complemento y el daño mediado por citocinas en el espacio tubulointersticial. La nefritis tubulointersticial aguda con infiltración de células mononucleares y células $CD8^+$ es el hallazgo más destacado en la histopatología renal. La terapia se limita a los cuidados de apoyo. No existe un tratamiento específico para el hantavirus.

La infección por el virus del dengue se produce por la picadura de la hembra infectada de *Aedes aegypti*. La LRA se produce en entre el 10% y el 30% de los pacientes infectados por el dengue, sobre todo en aquellos con fiebre hemorrágica por dengue o síndrome de choque por dengue. La LRA es resultado de la hipovolemia, la fuga capilar o la rabdomiólisis. También se han descrito casos de glomerulonefritis en las infecciones por dengue, que podrían deberse al depósito de inmunocomplejos o a los daños virales directos en los riñones. El tratamiento incluye medidas de apoyo.

Los pacientes con infección moderada a grave por SARS-CoV2 pueden presentar una LRA. El deterioro renal se ha atribuido a la hipovolemia, la nefritis tubulointersticial, la rabdomiólisis y la insuficiencia multiorgánica. La infección por SARS-CoV2 también se ha asociado a lesiones glomerulares (enfermedad de cambios mínimos, glomerulopatía colapsante y enfermedad glomerular inmunomediada). Nuestro conocimiento sobre la afectación renal en la infección por SARS-CoV2 sigue evolucionando.

III. LECTURAS RECOMENDADAS

Cohen SD, Kopp JB, Kimmel PL. Kidney diseases associated with human immunodeficiency virus infection. *N Engl J Med.* 2017;377(24):2363–2374.

D'Agati V, Appel GB. HIV infection and the kidney. *J Am Soc Nephrol.* 1997;8(1):139–152.

Daugas E, Rougier P, Hill G. HAART-related nephropathies in HIV-infected patients. *Kidney Int.* 2005;67(2):393–403.

Gupta SK, Eustace JA, Winston JA, et al. Guidelines for the management of chronic kidney disease in HIV-infected patients: recommendations of the HIV Medicine Association of the Infectious Disease Society of America. *Clin Infect Dis.* 2005;40(11):1559–1585.

Lai AS, Lai KN. Viral nephropathy. *Nat Clin Pract Nephrol.* 2006;2(5):254–262.

Szczech LA, Gupta SK, Habash R, et al. The clinical epidemiology and course of the spectrum of renal disease associated with HIV infection. *Kidney Int.* 2004;66(3):1145–1152.

SECCIÓN III

Enfermedades hereditarias

14 Nefropatía quística y otros trastornos hereditarios

Wen Shen

Los *quistes renales* son cavidades llenas de líquido con revestimiento epitelial en el riñón. La frecuencia de los quistes renales simples aumenta con la edad, pero tienen poca importancia clínica. El examen ecográfico de los quistes renales simples revela un patrón homogéneo sin ecos internos ni calcio. La tomografía computarizada (TC) muestra un valor de atenuación próximo al del agua, ausencia de realce con el contraste intravenoso, ausencia de engrosamiento o irregularidad de la pared del quiste e interfase lisa con el parénquima renal. Los quistes que no cumplen con estos criterios se denominan *complejos* y requieren una evaluación adicional, ya que algunos pueden ser neoplasias malignas.

Hay tres enfermedades quísticas del adulto que causan complicaciones significativas: la enfermedad renal poliquística autosómica dominante (ERPAD de tipo adulto), la espongiosis medular renal y la nefropatía quística medular (tabla 14-1). La enfermedad renal poliquística autosómica recesiva ocurre predominantemente en los niños. Se presenta con tumoración abdominal y afectación hepática, la cual puede incluir hipertensión portal e insuficiencia renal. La enfermedad quística adquirida se presenta en los pacientes que han recibido tratamiento con diálisis durante varios años.

Los quistes renales se desarrollan a partir de los túbulos, sobre todo en la nefrona distal, con la que mantienen continuidad al inicio. A medida que los quistes acumulan filtrado glomerular, se agrandan y terminan aislándose del glomérulo. Posteriormente, la expansión del quiste depende del transporte transepitelial de los solutos (en especial cloruro) y el líquido. La formación de quistes implica la proliferación de células epiteliales con producción de una membrana basal excesiva, pérdida de polaridad de las células tubulares y producción celular de citocinas con secreción continua de solutos tubulares (pared del quiste), seguida del flujo osmótico de agua. En estudios recientes en modelos animales de la ERPAD, se ha constatado que el monofosfato de adenosina cíclico (cAMP, *cyclic adenosine monophosphate*) activado por agonistas media el transporte de solutos y conduce a la proliferación de quistes y a la secreción de líquidos. Aunque el cAMP del epitelio tubular es estimulado por muchos agonistas, la arginina vasopresina (AVP) desempeña un papel especial, como lo muestra la reducción destacada del crecimiento de quistes en los modelos animales de la nefropatía poliquística tratados con antagonistas de los receptores de vasopresina de tipo 2 (V_2) o en aquellos con una anomalía congénita que impide la acción de la AVP (la rata de Brattleboro).

I. ENFERMEDAD RENAL POLIQUÍSTICA AUTOSÓMICA DOMINANTE

A. Presentación clínica y diagnóstico. La ERPAD es causada por mutaciones en los genes de la policistina 1 y la policistina 2, que codifican grandes proteínas que se expresan en los riñones y los vasos sanguíneos. La policistina se expresa en la base de los cilios que se encuentran en muchas células, incluidas las del epitelio tubular renal, donde determinan la polaridad celular y la afluencia del calcio celular durante

TABLA 14-1 Características clínicas de las principales nefropatías quísticas

Característica	Quistes renales simples	Nefropatía poliquística	Nefropatía quística adquirida	Espongiosis medular renal	Nefropatía quística medular
Incidencia	1:10	1:600	Frecuente en los pacientes tratados con diálisis	1:5000	Infrecuente
Edad típica de la presentación	Edad avanzada	20-40 años	Variable	40-60 años	Variable
Herencia	Ninguna	Autosómica dominante	Ninguna	Autosómica dominante	Principalmente autosómica dominante
Localización del quiste	Variable	Sobre todo túbulos distales	Variable	Túbulo colector	Corticomedular
Dolor lumbar o hematuria	Infrecuente	Frecuente	Infrecuente	Con cálculos o infección	Ninguno
Complicaciones principales	Infrecuentes	Hipertensión Infecciones urinarias Cálculos renales Aneurisma	Carcinoma de células renales	Infecciones urinarias Cálculos renales	Pérdida de sal Poliuria
Insuficiencia renal	Ausente	Probablemente con el tiempo	Asociada a insuficiencia renal preexistente	Infrecuente	Variable

la fuerza de cizallamiento que activa el cAMP y otras vías. La ERPAD afecta a 1 de entre cada 400 a 1000 estadounidenses. Representa el 15% de los casos de enfermedad renal en etapa terminal (ERET). Aproximadamente el 85% de los casos son causados por un gen dominante localizado en el brazo corto del cromosoma 16 (el gen *PKD1*), mientras que entre el 5 y el 10% de los casos son el resultado de un gen anómalo localizado en el brazo largo del cromosoma 4 (el gen *PKD2*), que causa un fenotipo más leve del trastorno. La ERPAD se asocia a la fibrosis hepática congénita, los quistes hepáticos (en el 50% de los pacientes, la frecuencia aumenta con la edad), el síndrome de Budd-Chiari, los quistes pancreáticos y los divertículos colónicos. El colangiocarcinoma y los quistes en las gónadas, el epidídimo y el sistema nervioso central son poco frecuentes. Las valvulopatías cardíacas están presentes en el 25% de los pacientes; las disfunciones tubulares renales se manifiestan como alteraciones de la acidificación y de la capacidad de concentración y disminución de la excreción de citrato, lo que predispone a la formación de cálculos renales en algunos casos. Los adenomas renales están presentes en el 20% de los pacientes, pero rara vez son malignos. La calcificación quística es frecuente. La proteinuria suele ser leve (< 1 g/día). La disfunción endotelial de los vasos sanguíneos contribuye a la hipertensión, que se ve exacerbada por la activación de los sistemas renina-angiotensina y nervioso simpático. La anemia es menos frecuente de lo previsto por el grado de insuficiencia renal debido a la producción persistente de eritropoyetina.

B. Detección sistemática. La prueba preferida para el cribado de la ERPAD es la ecografía renal. Para el diagnóstico se requieren los antecedentes familiares y al menos dos quistes renales antes de los 30 años; como mínimo dos quistes en cada riñón de los 30 a los 59 años y cuatro quistes en cada riñón al superar los 60 años. La TC y la resonancia magnética (RM) son más sensibles y se requieren más quistes para el diagnóstico. Un estudio de imagen no es suficiente para diagnosticar la ERPAD cuando los antecedentes familiares son negativos. Considere las pruebas genéticas cuando se requiera un diagnóstico definitivo, como en el caso de un miembro joven de la familia que está siendo evaluado para donar un riñón. Menos del 25% de los portadores del gen *ADPKD1* presentan quistes renales detectables antes de los 30 años. Hoy en día, no se recomienda el cribado en un paciente presintomático y normotenso nacido de un progenitor afectado, dado que aún no se dispone de un tratamiento eficaz.

C. Clasificación de la progresión de la enfermedad. Predecir el riesgo de progresión de la ERPAD es importante para identificar a los pacientes que pueden beneficiarse de un tratamiento específico y para proyectar su pronóstico. En el sistema de clasificación de Mayo se hace una medición del volumen renal total (VRT) a cualquier edad para dividir a los pacientes en cinco clases pronósticas: 1A, 1B, 1C, 1D y 1E. Las clases 1C a 1E son los grupos de alto riesgo de desarrollar ERET. El VRT puede estimarse con la calculadora del VRT: https://www.mayo.edu/research/documents/pkd-center-adpkd- classification/doc-20094754. Para el cálculo se requiere una TC o RM sin contraste que mida la longitud coronal y sagital. La clasificación de Mayo permite evaluar el riesgo de progresión de la enfermedad en los pacientes con ERPAD típica.

D. Tratamiento. Se ha comprobado que la supresión de la señalización de la vasopresina mediante el tolvaptán (antagonista del receptor V_2 de la vasopresina) ralentiza el crecimiento de los quistes renales y reduce el aumento del VRT. En los ensayos de fase 3 *Tolvaptan in Patients with Autosomal Dominant Polycystic Kidney Disease* (TEMPO) y *Tolvaptan in Later Stage Autosomal Dominant Polycystic Kidney Disease* (REPRISE), se mostró que el tolvaptán desacelera el descenso de la tasa de filtración glomerular estimada (TFGe) en los pacientes con ERPAD. Los efectos adversos asociados al tolvaptán incluyen sed, poliuria, nicturia y polidipsia. Se han informado lesiones hepáticas con elevación de las enzimas hepáticas y posible insuficiencia hepática, por lo que deben vigilarse estrechamente durante el tratamiento. Dado que no hubo diferencias significativas en el descenso de la TFGe entre el tolvaptán y el placebo en los pacientes con un bajo riesgo de progresión de la enfermedad, se recomienda el uso de tolvaptán en los pacientes con riesgo de progresión alto según la clasificación por imágenes de Mayo (VRT > 750 mL) o antecedentes de descenso de la TFGe superior a 5 mL/min/1.73 m^2 en 1 año o al menos 2.5 mL/min/1.73 m^2 al año durante 5 años.

E. Complicaciones y terapéutica. La hipertensión se presenta de forma precoz y es frecuente. Puede deberse a la liberación de renina por la expansión del quiste, que causa isquemia renal focal. La inhibición del sistema renina-angiotensina-aldosterona con un inhibidor de la enzima convertidora de angiotensina o con un antagonista de los receptores de angiotensina es el tratamiento de primera elección. La hipertensión suele reaccionar, pero en ocasiones puede haber insuficiencia renal aguda porque la angiotensina II es necesaria para mantener una presión de ultrafiltración adecuada en los glomérulos situados de forma anterógrada a un quiste que causa obstrucción vascular. Está justificado hacer un tratamiento agresivo de la hipertensión, sobre todo porque el paciente puede tener un aneurisma cerebral no detectado. Según los datos del amplio estudio *Halt Progression of Polycystic Kidney Disease Trial* (HALT-PKD), una presión arterial diana < 110/75 mmHg en los pacientes menores de 50 años con una función renal conservada y TFG > 60 mL/min/1.73 m^2 podría proporcionar beneficios cardíacos y reducir la tasa de crecimiento de los quistes.

El dolor lumbar puede indicar hemorragia del quiste, infección del quiste o nefrolitiasis. La hemorragia quística suele resolverse con el reposo en cama y la analgesia. Algunos pacientes desarrollan cálculos de oxalato cálcico o de ácido úrico (*véase* cap. 21). El carcinoma de células renales (CCR) puede aparecer en la ERPAD, aunque no es frecuente. No se recomienda la nefrectomía a menos que los pacientes padezcan dolor resistente al tratamiento por quistes grandes, infección recurrente y grave, sospecha de CCR, hemorragia descontrolada del quiste que no haya respondido a la embolización intraarterial, hernia ventral debido al gran tamaño del riñón o espacio limitado para el trasplante renal.

La insuficiencia renal evoluciona a ERET a los 60 años de edad en cerca de la mitad de los pacientes. Las mujeres tienen una evolución menos agresiva que los hombres. La ERET se desarrolla antes en los afroamericanos. La hemodiálisis suele ser preferible a la diálisis peritoneal debido al espacio peritoneal limitado como consecuencia del agrandamiento de los riñones. Los parientes donantes de riñón vivos deben someterse a una detección sistemática cuidadosa mediante pruebas genéticas, ya que los portadores del gen pueden no mostrar quistes aunque tengan 30 años.

La cefalea de aparición súbita en la ERPAD puede indicar hemorragia subaracnoidea por la rotura de un aneurisma intracerebral. La prueba inicial es una TC de cráneo sin contraste seguida de una punción lumbar si la TC es negativa y la hemorragia subaracnoidea sigue siendo una posibilidad. La angiografía convencional sirve para localizar un aneurisma intracerebral sangrante. La intervención precoz mediante el pinzado quirúrgico o la embolización con espiral (*coil*) reduce las hemorragias recurrentes.

El aneurisma intracerebral afecta al 5% a 10% de los pacientes con ERPAD, pero en general no se recomienda la detección sistemática. El cribado con angiografía por RM se reserva para los pacientes con antecedentes personales o familiares de hemorragia por rotura de aneurisma o para aquellos con ocupaciones de alto riesgo. Los aneurismas > 5 mm requieren evaluación neuroquirúrgica.

F. Pronóstico. Los pacientes con el gen *PKD2* tienen un mejor pronóstico, ya que los quistes aparecen tardíamente y el descenso de la TFG es más lento. Otros factores de riesgo asociados a la progresión de la ERPAD son la hipertensión, la proteinuria, el comienzo precoz de los síntomas y el sexo masculino. El sistema de clasificación de Mayo puede utilizarse para predecir el pronóstico.

II. NEFROPATÍA QUÍSTICA ADQUIRIDA. Los quistes renales simples son frecuentes y más con la edad. Suelen ser únicos, unilaterales y benignos.

La nefropatía quística adquirida en los pacientes con ERET puede ser benigna, pero a veces se desarrollan quistes malignos. Se recomienda la detección sistemática ecográfica en los pacientes tratados con diálisis durante más de 7 años.

III. ESPONGIOSIS MEDULAR RENAL. Aunque la espongiosis medular renal es un trastorno congénito, no suele presentarse hasta la edad de 40 a 60 años. Los túbulos colectores están notablemente dilatados en sus porciones medular y papilar interna. Alrededor de una cuarta parte de los pacientes presentan hemihipertrofia corporal.

La espongiosis medular renal se asocia a hematuria recurrente, infecciones urinarias, nefrolitiasis, poliuria por incapacidad para concentrar la orina y acidosis tubular renal distal. El diagnóstico se realiza mediante pielografía intravenosa o TC con contraste, que muestran estrías en las papilas o recolecciones quísticas del medio de contraste en los túbulos colectores ectásicos. Los pacientes con acidosis tubular renal requieren un tratamiento con álcalis. Aquellos con cálculos renales deben beber suficientes líquidos para mantener al menos 2 L de diuresis al día. A las personas con hipercalciuria se les debe administrar un diurético tiazídico.

IV. NEFROPATÍA QUÍSTICA MEDULAR. Esta afección adopta varias formas, cada una de ellas infrecuente. La nefronoptisis juvenil es autosómica recesiva. La nefropatía quística medular es una enfermedad autosómica dominante. La *displasia renal-retiniana* se refiere a la enfermedad quística medular asociada a la degeneración retiniana, la retinosis pigmentaria familiar y la atrofia óptica pigmentaria. Los riñones presentan unos pequeños quistes de paredes finas en la unión corticomedular. La forma infantil se presenta con polidipsia, poliuria, anemia, letargia y retraso del crecimiento. Suele evolucionar a ERET antes de los 20 años de edad. En la forma adulta se presenta una nefropatía por pérdida de sal que puede requerir la ingesta de grandes cantidades de sal y líquidos para combatir el ortostatismo.

V. ENFERMEDAD DE VON HIPPEL-LINDAU. La enfermedad de Von Hippel-Lindau es un trastorno autosómico dominante poco frecuente que incluye angiomas retinianos, hemangioblastomas del sistema nervioso central, quistes pancreáticos y renales, así como CCR bilaterales o multicéntricos. Por lo tanto, para el diagnóstico se exige una vigilancia periódica de las neoplasias renales y la derivación precoz a cirugía. Los feocromocitomas aparecen en un tercio de los pacientes.

VI. ESCLEROSIS TUBEROSA. La *esclerosis tuberosa* es un trastorno autosómico dominante poco frecuente que se caracteriza por epilepsia, retraso mental, adenoma sebáceo, máculas en forma de hoja de fresno, angiomiolipoma renal, quistes renales y, en ocasiones, feocromocitomas.

VII. NEFROPATÍA FALCIFORME. Los pacientes con nefropatía falciforme pueden presentar hematuria micro- o macroscópica por congestión medular causada por la falciformación de eritrocitos debida a la hipoxemia en la médula. Esto puede producir necrosis papilar. El tratamiento moderado de una crisis consiste en la infusión de líquido hipotónico y diuréticos. Los pacientes pueden tener defectos tubulares que se manifiestan como un defecto de la concentración, acidosis, hiperfosfatemia, hiperuricemia o hipercalemia. El desarrollo de la glomeruloesclerosis segmentaria focal con fibrosis intersticial se anuncia con proteinuria y evoluciona a insuficiencia renal. El trasplante renal puede tener éxito, pero la nefropatía puede reaparecer.

VIII. El síndrome de Alport, la enfermedad congénita de la membrana delgada y el síndrome uña-rótula se tratan en el capítulo 15.

IX. LECTURAS RECOMENDADAS

Bergmann C, Guay-Woodford LM, Harris PC, et al. Polycystic kidney disease. *Nat Rev Dis Primers.* 2018;4(1):50.

Nobakht N, Hanna RM, Al-Baghdadi M, et al. Advances in autosomal dominant polycystic kidney disease: a clinical review. *Kidney Med.* 2020;2(2):196–208.

Schrier RW, Abebe KZ, Perrone RD, et al. HALT-PKD trial investigators. *N Engl J Med.* 2014; 371(24):2255.

Torres VE, Chapman AB, Devuyst O, et al. Tolvaptan in later-stage autosomal dominant polycystic kidney disease. *New Eng J Med.* 2017;377(20):1930–1942.

15 Trastornos genéticos glomerulares y tubulares

Michael Lipkowitz, Limeng Chen

En la última década se ha producido una explosión de conocimientos sobre las causas genéticas de las enfermedades glomerulares y tubulares. En esta revisión se tratarán solo algunos de los trastornos más destacados.

I. ENFERMEDADES GLOMERULARES

A. Trastornos del podocito y del diafragma de hendidura. La integridad de los pedículos podocíticos y de los diafragmas de hendidura se mantiene gracias a las interacciones de muchas proteínas que componen o regulan el propio diafragma de hendidura o el pedículo, o que interactúan con el citoesqueleto de actina intracelular. Las mutaciones pueden dar lugar a un síndrome nefrótico hereditario (tabla 15-1).

Cuadro clínico. Estos trastornos suelen presentarse como síndrome nefrótico resistente a los corticoides (SNRC) en la infancia, aunque gracias a la mayor disponibilidad de pruebas genéticas, se ha descubierto que muchos de ellos también aparecen en la adolescencia o la edad adulta. La forma autosómica recesiva (AR) del gen causante del síndrome nefrótico congénito de tipo finlandés (*NPHS*) se presenta con una enfermedad grave de aparición temprana con esclerosis mesangial difusa y progresión rápida a la insuficiencia renal.

Diagnóstico. Se requiere biopsia renal y pruebas genéticas; se deben realizar en caso de SNRC en los niños, en los que el 25% tiene una causa genética. Alrededor del 55% de las mutaciones detectadas en los adultos con glomeruloesclerosis focal y segmentaria (GEFS) se han producido en el gen del colágeno IV, por lo general asociado al síndrome de Alport. Hacer un diagnóstico genético tiene ventajas importantes. En primer lugar, puede predecir el pronóstico; en segundo, la mayoría de estos trastornos no responden a la inmunosupresión, por lo que pueden evitarse las complicaciones de esta terapia; además, existen terapias emergentes para algunos genes; en tercero, esto ayuda a predecir el riesgo de recurrencia postrasplante, que suele ser bajo; en cuarto, algunas mutaciones tienen secuelas asociadas, como el nefroblastoma en las mutaciones del tumor de Wilms 1, que requieren detección sistemática y dependen de la mutación; por último, puede planificarse el cribado y el asesoramiento familiar.

Tratamiento. Hoy en día, el tratamiento sigue siendo de apoyo. En el caso de la enfermedad de aparición temprana, como él síndrome nefrótico congénito de tipo finlandés, la infusión de albúmina y nutrientes ha sido necesaria para la terapia de apoyo, el control del edema y la protección frente a infecciones. En los casos neonatales muy graves se ha recurrido a la nefrectomía unilateral con inhibición del sistema renina-angiotensina (SRA) e indometacina o la nefrectomía total seguida de diálisis y trasplante. Se ha recomendado la inhibición del SRA por su toxicidad relativamente baja y sus beneficios generales para la proteinuria, pero los datos son mínimos. No hay un buen sustento para la inmunosupresión. Hay algunas mutaciones para las que se han sugerido terapias específicas.

TABLA 15-1 Genes relacionados con el diafragma de **hendidura** podocítica causantes del síndrome nefrótico resistente a los corticoides

Trastorno	Gen	Herencia	Proteína	Fisiopatología	Manifestaciones clínicas	Pruebas	Tratamiento
Síndrome nefrótico congénito de tipo finlandés	*NPHS1*	AR	Nefrina	Forma el diafragma de hendidura, se ancla al citoesqueleto de actina	GEFS o EMD, aparición precoz en la infancia, inusual en la edad adulta	Genéticas, biopsia renal	Infusión de albúmina, apoyo nutricional, nefrectomía y trasplante, inhibición del SRA
Síndrome nefrótico congénito de tipo 2	*NPHS2*	AR	Podocina	Ancla la nefrina en la membrana plasmática	GEFS o EMD; precoz, adolescencia o edad adulta	Genéticas, biopsia renal	Inhibición del SRA, apoyo nutricional, control del edema
Síndrome nefrótico de tipo 3 congénito	*PLCE1*	AR	Fosfolipasa $C\varepsilon1$	Se encarga de la señalización celular, regula la estructura podocítica	Aparición precoz, EMD o GEFS aislada	Genéticas, biopsia renal	Inhibición del SRA, apoyo nutricional, control del edema
Mutaciones del *CD2AP*	*CD2AP*	AD	CD2AP	Proteína adaptadora que conecta el diafragma de hendidura al citoesqueleto de actina	GEFS de aparición en la infancia		Inhibición del SRA, apoyo nutricional, control del edema
Mutaciones de la actinina 4	*ACTN4*	AD	α-Actinina-4	Entrecruza los filamentos de actina	GEFS de aparición en la edad adulta		Inhibición del SRA
Síndrome de Denys-Drash	*WT1*	AD	Tumor de Wilms 1	Suprime los tumores, se encarga del desarrollo renal	EMD de la infancia, seudohermafroditismo masculino, riesgo de nefroblastoma	Genéticas, biopsia renal	Detección sistémica del nefroblastoma
Mutaciones del *TRPC6*	*TRPC6*	AD	TRPC6	El canal de calcio activado por los receptores regula el complejo citoesqueleto de actina-diafragma de hendidura	GEFS de aparición en la infancia o en la edad adulta	Genéticas, biopsia renal	Inhibición del SRA

AD: autosómica dominante; AR: autosómica recesiva; EMD: esclerosis mesangial difusa; GEFS: glomeruloesclerosis focal y segmentaria; SRA: sistema renina-angiotensina.

B. Trastornos de la membrana basal glomerular (tabla 15-2). Existen varios genes que afectan la estructura y el funcionamiento de la membrana basal glomerular (MBG).

1. **Síndrome de Alport.** Se describió originalmente como un trastorno ligado al cromosoma X, por lo que se consideraba de predominio masculino y de menor gravedad en las mujeres con un cromosoma X sin alteraciones y otro afectado. La identificación posterior de las mutaciones en las cadenas α3, 4 y 5 del colágeno de tipo IV (que por lo general forman un trímero) ha llevado a la conclusión de que también existen formas autosómicas dominantes (AD) y AR del síndrome de Alport, así como formas digénicas en las que los genes de diferentes cadenas están afectados (*véase* tabla 15-2). Algunas familias presentan hipoacusia de alta frecuencia, lenticono anterior, distrofia corneal polimorfa posterior o, excepcionalmente, manchas retinianas. La leiomiomatosis de los genitales femeninos o del esófago se observa en algunas familias. En la biopsia renal se encuentra una MBG engrosada y laminada que contiene gránulos de densidad y tamaño variables con la división de la membrana basal. Hay desprendimiento de células tubulares y fibrosis intersticial. La inmunofluorescencia para la cadena α del colágeno IV puede estar ausente o interrumpida en la MBG y la piel en las variantes AR ligadas al cromosoma X y a α5; asimismo, puede observarse en las mujeres portadoras con mutaciones de la α5. La hematuria congénita benigna (enfermedad por membrana basal delgada) es una variante del síndrome AD de Alport. La enfermedad anti-MBG ocurre en el 3% de los receptores de trasplantes.

   El rasgo de presentación inicial es la hematuria micro- o, rara vez, macroscópica, seguida finalmente de proteinuria y enfermedad renal crónica (ERC) progresiva en las formas más graves. La enfermedad precoz a menudo se pasa por alto si no hay antecedentes familiares, ya que, al principio de la evolución, la biopsia puede ser negativa o mostrar solo membranas basales delgadas. Casi todos los pacientes con alteraciones AR y ligadas al cromosoma X terminan desarrollando la enfermedad renal en etapa terminal (ERET), pero la incidencia y la gravedad son más variables en los pacientes con la forma AD.

   Las pruebas genéticas se recomiendan para el diagnóstico y también son útiles en caso de GEFS, ya que varios pacientes pediátricos y adultos con esta alteración tienen el síndrome de Alport.

   No hay ningún tratamiento aprobado por la Food and Drug Administration para la enfermedad de Alport. En varios estudios observacionales de gran tamaño se ha mostrado un beneficio significativo de la inhibición del SRA. Las recomendaciones actuales son tratar la proteinuria manifiesta en todos los pacientes con inhibición del SRA y atender la hematuria o la microalbuminuria en aquellos cuyas mutaciones indiquen una enfermedad grave. Las mujeres portadoras de la enfermedad ligada al cromosoma X deben ser vigiladas estrechamente y tratadas de forma similar si aparecen indicios de nefropatía.

2. **Síndrome uña-rótula.** Se trata de una enfermedad AD con penetrancia variable causada por mutaciones en el factor de transcripción LIM homeobox 1β (*LMX1*β) que regula la producción podocítica de los colágenos α3 y α4. Esto da lugar a lucencias en la MBG y al borramiento de podocitos. Algunos niños presentan síndrome nefrótico y displasias ungueales.

II. TRASTORNOS DE LOS TÚBULOS (tabla 15-3)

1. **Síndrome de Bartter.** Se define como alcalosis metabólica e hipocalemia con poliuria, polidipsia, calcio urinario normal o aumentado, normo- o hipotensión y, por lo general, retraso mental y del crecimiento. La aparición suele ser prenatal o en la infancia. Las causas son mutaciones que inhiben la captación luminal de Na-K-2CL en la rama ascendente gruesa, impiden el reciclaje de K en la luz a través de los canales de potasio medulares externos renales o impiden el eflujo

(continúa en la p. 97)

TABLA 15-2 Trastornos de la membrana basal glomerular

Trastorno	Gen	Herencia	Proteína	Fisiopatología	Manifestaciones clínicas	Pruebas	Tratamiento
Síndrome Alport ligado al cromosoma X (60%-70% de los casos de Alport)	*COL4A5*	Ligada al cromosoma X	Cadena $\alpha5$ del colágeno de tipo IV	Formación desregulada del trímero $\alpha345$ en la MBG	Hematuria, proteinuria, insuficiencia renal en el 100% de los hombres y el 30% de las mujeres Hipoacusia neurosensorial, lenticono	Genéticas, biopsia renal, biopsia cutánea en busca de mutaciones de $\alpha5$	Inhibición del SRA para tratar la proteinuria manifiesta, la hematuria o la microalbuminuria o para las mutaciones graves
Síndrome de Alport AD (incluye membranas basales delgadas, 25%-30% de los casos de Alport)	*COL4A3, COL4A4*	AD	Cadena $\alpha3$ o $\alpha4$ del colágeno de tipo IV	Forma de manera desregulada el trímero $\alpha345$ en la MBG	Penetrancia variable e indicios que incluyen hematuria, GEFS, fibrosis y ERC	Genéticas, biopsia	Inhibición del SRA para tratar la proteinuria; tratamiento de la ERC
Alport autosómico recesivo (10%-15% de los casos de Alport)	*COL4A3* y/o *COL4A4*	AR	Cadena $\alpha3$ o $\alpha4$ del colágeno de tipo IV	Genera mutaciones en ambos cromosomas (en *trans*), formación desregulada del trímero $\alpha345$ en la MBG	Riesgo cercano al 100% de ERET, resultados similares a los ligados al cromosoma X, mismo riesgo para hombres y mujeres, las mutaciones específicas predicen claramente los resultados	Genéticas, biopsia	Inhibición del SRA; tratamiento de la ERC
Síndrome uña-rótula	*LMX1B*	AD	Factor de transcripción LIM homeobox 1β (LMX1β)	Regula producción podocítica del colágeno $\alpha3$ y $\alpha4$	Síndrome nefrótico en el 40%, uñas displásicas, rótula hipoplásica	Genéticas, biopsia	Inhibición del SRA; tratamiento de la ERC

AD: autosómica dominante; AR: autosómica recesiva; ERC: enfermedad renal crónica; ERET: enfermedad renal en etapa terminal; MBG: membrana basal glomerular; SRA: sistema renina-angiotensina.

TABLA 15-3 Genes relacionados con los túbulos renales

Trastorno	Gen	Herencia	Proteína	Fisiopatología	Manifestaciones clínicas	Pruebas	Aparición
Síndrome de Bartter, tipos I-IV	*SLC12A1; KCNJ1; CLCNKB; BSND (IVa) CLCNKA* y *CLCNKB (IVb)*	AR; AR o autosómico digénico; digénico	NKCC2; ROMK; CLC-Kb; barttina (subunidad β de CLC-Ka y CLC-Kb, IVa) CLC-Ka y CLC-Kb (IVb)	Inhibición de la reabsorción de sodio de la RAG debido a la pérdida de captación luminal de Na-K-2Cl, el reciclaje luminal de K o el eflujo basolateral de Cl	Hidramnios materno, poliuria, deshidratación Retraso del crecimiento, presión arterial normal baja, hipocalemia, alcalosis metabólica, activación del SRA	Electrólitos en suero y orina, concentraciones de renina y aldosterona, pruebas genéticas	Período neonatal, lactancia, infancia
Síndrome de Bartter, tipo V	*MAGED2*	Ligado al cromosoma X	Antígeno D2 asociado al melanoma	Las mutaciones impicen la función chaperona para el Na-K-2Cl en la membrana luminal	Aparición muy precoz de polihidramnios, prematuridad, pérdida masiva y persistente de sal y poliuria con elevada mortalidad	Electrólitos en suero y orina, concentraciones de renina y aldosterona, pruebas genéticas	Período neonatal
Hipocalcemia autosómica dominante con síndrome de Bartter	*CASR*	AD	Receptor sensible al calcio	La mutación activadora del receptor sensor de calcio de la RAG causa una disminución del eflujo de potasio del ROMK y de la captación de Na-K-2Cl	Hipercalcemia hipocalciúrica congénita con síndrome de Bartter	Electrólitos en suero y orina, concentraciones de renina y aldosterona, pruebas genéticas	Lactancia

(continúa)

TABLA 15-3 Genes relacionados con los túbulos renales *(continuación)*

Trastorno	Gen	Herencia	Proteína	Fisiopatología	Manifestaciones clínicas	Pruebas	Aparición
Síndrome de Gitelman	*SLC12A3, CLCNKB*	AR	Cotransportador de cloruro de sodio sensible a la tiazida; canal de cloruro CLCNKB	Disminución de la captación de Na en el TCD debido a la pérdida del cotransporte de NaCl en la luz o a la salida de Cl de forma basolateral	Presión arterial normal baja, hipocalemia, alcalosis metabólica, activación del SRA, magnesio sérico bajo, hipocalciuria	Electrólitos en suero y orina, concentraciones de renina y aldosterona, pruebas genéticas	Infancia, juventud
Enfermedad de Dent, tipo 1, tipo 2	*CLCN5* *OCRL*	Ligada al cromosoma X, AR	Canal de cloruro ClC-5 5-fosfatasa, OCRL	Regulación de los endosomas tempranos y la reabsorción de proteínas en el túbulo proximal	Proteinuria de bajo peso molecular, hipercalciuria, nefrolitiasis, nefrocalcinosis, raquitismo e insuficiencia renal	Electrólitos en suero y orina, pruebas renales de imagen, pruebas genéticas	Lactancia, infancia
Síndrome oculocerebrorrenal de Lowe (cataratas congénitas y retraso mental)	*OCRL*	Ligada al cromosoma X, AR	Proteína OCRL	5-fosfatasa, regulación de los endosomas tempranos	Glaucoma, retraso mental, hipotonía, síndrome de Fanconi, retraso del crecimiento, retraso del desarrollo		Período neonatal, lactancia

AD: autosómica dominante; AR: autosómica recesiva; KMER: canal de potasio medular externo renal; RAG: rama ascendente gruesa; SRA: sistema renina-angiotensina; TCD: túbulo contorneado distal.

de Cl a través de los canales de Cl de la membrana celular basolateral. Se han encontrado mutaciones en los canales específicos o en las proteínas que regulan la expresión de estos canales (barrtina, receptor sensible al calcio, CaSr). La pérdida de Na activa el sistema renina-angiotensina-aldosterona, lo que produce una secreción compensatoria de K y H. El diagnóstico se realiza mediante la medición de electrólitos, renina y aldosterona en el suero y la orina, así como pruebas genéticas.

El tratamiento consiste en la reposición de electrólitos. Si la hipocalemia es grave, puede utilizarse un tratamiento con inhibidores de la secreción distal de K^+ como la amilorida, la espironolactona o la indometacina. La inhibición del SRA también se ha empleado con éxito, pero puede causar hipotensión. El trasplante renal se ha realizado ocasionalmente en los casos resistentes.

2. **Síndrome de Gitelman.** Se define como alcalosis metabólica e hipocalemia con normotensión, hipocalciuria e hipomagnesemia. La causa son mutaciones inactivadoras en el cotransportador de NaCl sensible a la tiazida del túbulo contorneado distal. La hipocalemia puede causar poliuria y nicturia; además, con la hipomagnesemia puede causar calambres musculares.

   El diagnóstico y el tratamiento son similares a los del síndrome de Bartter. Las principales características diferenciadoras son la aparición tardía, la hipocalciuria y la hipomagnesemia, aunque puede haber un solapamiento significativo que requiere pruebas genéticas para ser esclarecido.

3. **Enfermedad de Dent.** Se trata de un síndrome de proteinuria de bajo peso molecular, hipercalciuria, nefrolitiasis, nefrocalcinosis, raquitismo e insuficiencia renal. Es causado por mutaciones de los genes *CLCN5* u *ORCL*, que regulan la acidificación de los lisosomas y la reabsorción de las proteínas. El tratamiento consiste en disminuir el calcio urinario mediante la restricción de Na y el uso de diuréticos tiazídicos. A los pacientes con insuficiencia renal se les puede hacer un trasplante exitosamente sin que reaparezca la enfermedad.

III. TRASTORNOS CAUSANTES DE ENFERMEDAD RENAL CRÓNICA

A. Nefropatía falciforme. Puede presentarse con hematuria micro- o macroscópica por congestión medular causada por la falciformación de eritrocitos debida a la hipoxemia en la médula y puede llevar a la necrosis papilar. La anemia drepanocítica o rasgo drepanocítico puede interactuar con el genotipo de riesgo de la apolipoproteína L1 (*APOL1*) para acelerar la progresión de la enfermedad. El tratamiento moderado de una crisis consiste en la infusión de líquido hipotónico y el uso de diuréticos. Los pacientes pueden presentar afectación tubular que se manifiesta como un defecto de concentración, acidosis tubular renal, hiperfosfatemia, hiperuricemia o hipercalemia. El desarrollo de la glomeruloesclerosis segmentaria focal con fibrosis intersticial se manifiesta con proteinuria y evoluciona a insuficiencia renal. El trasplante renal puede ser exitoso, pero la nefropatía puede reaparecer.

B. Enfermedad de Fabry. Se trata de una enfermedad ligada al cromosoma X de almacenamiento lisosómico por inactivación del gen de la galactosidasa α que conduce a la acumulación de globotriaosilceramida (GB3), insuficiencia renal y, finalmente, a la muerte por disfunción cardiovascular o cerebral. Los primeros síntomas son dolor (acroparestesias), angioqueratomas o telangiectasias y problemas digestivos. Hay opacificaciones corneales particulares. El diagnóstico suele ser insospechado. La nefropatía a menudo aparece en la cuarta década de vida e incluye proteinuria, isostenuria, síndrome de Fanconi y ERC progresiva. La nefropatía es menos frecuente en las mujeres. El diagnóstico se realiza mediante la biopsia que, en la microscopia electrónica, muestra los característicos «cuerpos con aspecto de cebra», que son lisosomas llenos de GB3 en un patrón de piel de cebolla. La microscopia óptica exhibe vacuolización de los podocitos y las células endoteliales. El tratamiento consiste en la sustitución de la galactosidasa α mediante la infusión regular que se ofrece a todos los hombres con una afección clásica ligada al cromosoma X y a las mujeres que presentan signos y síntomas de la enfermedad. El tratamiento ralentiza la progresión de la nefropatía, sobre todo si se inicia precozmente, y reduce el dolor, pero no previene la enfermedad cardiovascular ni neurológica.

C. Nefropatía relacionada con *APOL1*. El gen *APOL1* se expresa en los humanos y primates; confiere resistencia a los tripanosomas causantes de la enfermedad del sueño. Recientemente se han detectado dos mutaciones que potencian la función tripanolítica a altas frecuencias en las personas africanas de las zonas endémicas de los tripanosomas. Los afroamericanos con dos copias del gen mutante tienen un mayor riesgo de desarrollar una nefropatía. Esto se mostró por primera vez en el caso de la GEFS, que presenta un riesgo 17 veces mayor, mientras que el riesgo de desarrollar nefropatía asociada al VIH (NAVIH) es de 29 a 89 veces, la ERET hipertensiva es de 7 a 11 veces, la ERC no diabética es de 3 a 4 veces y la nefritis lúpica es de 2.5 a 3 veces. Curiosamente, aumenta la progresión pero no la incidencia de la nefropatía diabética. Existe un mayor riesgo de pérdida de los riñones trasplantados con el genotipo de riesgo, pero ningún efecto de pérdida de los riñones en función del genotipo del receptor. Estas mutaciones de *APOL1* son responsables de casi la mitad del riesgo adicional de desarrollar nefropatía en los afroamericanos en comparación con los caucásicos y pueden duplicar el riesgo de ERET a lo largo de la vida del 8% al 15%. Los genes mutantes están presentes en alrededor del 50% de los pacientes afroamericanos con ERET atribuida a la hipertensión y en aproximadamente el 75% de los afroamericanos con GEFS.

Aún no se ha definido el mecanismo de la nefropatía por *APOL1*. La expresión del gen se incrementa por el interferón, lo que puede explicar su relación con la GEFS en la NAVIH y ahora en la nefropatía relacionada con la COVID-19. No existe una terapia específica para la nefropatía relacionada con el *APOL1*. La inhibición del SRA y los inhibidores del cotransportador de sodio-glucosa 2 siguen siendo los tratamientos recomendados. No hay recomendaciones para la aplicación de pruebas genéticas.

IV. LECTURAS RECOMENDADAS

Devuyst O, Knoers NV, Remuzzi G. Rare inherited kidney diseases: challenges, opportunities, and perspectives. *Lancet.* 2014;383(9931):1844–1859.

Downie ML, Lopez Garcia SC, Kleta R, et al. Inherited tubulopathies of the kidney: insights from genetics. *Clin J Am Soc Nephrol.* 2021;16(4):620–630. doi: 10.2215/CJN.14481119

Kashtan CE, Ding J, Garosi G. Alport syndrome: a unified classification of genetic disorders of collagen IV α345: a position paper of the Alport syndrome classification working group. *Kidney Int.* 2018;93(5):1045–1051.

Mrad FCC, Soares SBM, de Menezes Silva LAW, et al. Bartter's syndrome: clinical findings, genetic causes and therapeutic approach. *World J Pediatr.* 2021;17(1):31–39. doi: 10.1007/s12519-020-00370-4

16 Formas genéticas de hipertensión

Gajapathiraju Chamarthi, Rajesh Mohandas, Limeng Chen

La presión arterial es un rasgo poligénico en el que influyen el estilo de vida y los factores ambientales. Así, la mayoría de los pacientes con hipertensión no tienen elementos genéticos que propicien el aumento de la presión arterial. Sin embargo, se han identificado mutaciones monogénicas inusuales que pueden causar hipertensión. En este capítulo se analizan algunos síndromes importantes para la práctica de la nefrología.

I. HIPERTENSIÓN REMEDIABLE CON GLUCOCORTICOIDES (HRG).

La HRG o hiperaldosteronismo familiar de tipo 1 es un trastorno autosómico dominante causado por un gen quimérico resultante de un cruce desigual de los genes *CYP11β1* y *CYP11β2*, que conduce a una síntesis excesiva de aldosterona bajo la influencia de la hormona adrenocorticotrópica (ACTH, *adrenocorticotropic hormone*).

A. Patogenia. En un estado fisiológico normal, la síntesis de aldosterona aumenta por el angiotensinógeno II o la hipercalemia y requiere de la enzima CYP11β2 (aldosterona-sintasa), que se expresa únicamente en la zona glomerulosa de las glándulas suprarrenales. Del mismo modo, la síntesis de cortisol está regulada por la ACTH y requiere de la enzima CYP11β1 (11β-hidroxilasa), que solo se expresa en la zona fascicular de las glándulas suprarrenales. En la HRG, el entrecruzamiento desigual de los genes da lugar a un gen quimérico formado por la región reguladora del gen de la 11β-hidroxilasa y la secuencia codificante de CYP11β2, lo que produce la síntesis de aldosterona-sintasa en la zona fascicular bajo la regulación de la ACTH. La producción excesiva de aldosterona causa hipertensión en estos pacientes.

B. Cuadro clínico, diagnóstico y tratamiento. La aparición precoz de hipertensión grave, los antecedentes familiares relevantes de hipertensión y los accidentes cerebrovasculares hemorrágicos secundarios a la rotura de aneurismas cerebrales son indicios para diagnosticar este trastorno. Aumenta la cantidad de aldosterona y se suprime la renina. Puede haber hipocalemia, pero suele ser menos frecuente que en los pacientes con hiperaldosteronismo primario. La inhibición persistente de la aldosterona durante la prueba de supresión con dexametasona o el aumento de la excreción urinaria de los metabolitos 18-hidroxicortisol y 18-oxocortisol, que se producen por la presencia anómala de aldosterona-sintasa en la zona fascicular, señalan el diagnóstico. El análisis genético puede ayudar a establecer el diagnóstico y es el método preferido con dicho fin para esta enfermedad. La administración de dosis bajas de glucocorticoides para suprimir la liberación de ACTH es el tratamiento de elección y puede mejorar el control de la presión arterial. Pueden añadirse bloqueadores del receptor de mineralocorticoides (RM), como la espironolactona, para lograr un mayor control de la hipertensión.

II. SEUDOHIPOALDOSTERONISMO DE TIPO II (SÍNDROME DE GORDON).

El *síndrome de Gordon* es un trastorno autosómico dominante causado por anomalías de la familia de las cinasas sin lisina (WNK, *with-no-lysine*), que produce un aumento de la activación del cotransportador Na-Cl (CNC) sensible a las tiazidas que lleva a hipertensión, hipercalemia y acidosis metabólica hiperclorémica.

A. Patogenia. La familia WNK está formada por las cinasas WNK1, WNK2, WNK3 y WNK4, que regulan la fosforilación de la cinasa rica en prolina-alanina relacionada con estéril 20 (SPAK, *sterile 20-related proline-alanine-rich kinase*), que a su vez fosforila y activa el CNC. Las mutaciones en las cinasas WNK1 y WNK4 causan un aumento de la actividad del CNC, lo que conduce a una mayor reabsorción de sodio y cloruro, aumento del volumen e hipertensión. El incremento de la captación de sodio en el túbulo contorneado distal produce una disminución del aporte sódico al túbulo colector. La disminución de la actividad del canal epitelial de sodio y la posterior disminución de la negatividad luminal tienen como resultado la inhibición de la actividad de los canales de potasio medulares externos renales y de la ATPasa H-K, lo que da lugar a hipercalemia y acidosis. Las cinasas WNK también regulan los canales de potasio medulares externos renales. Las mutaciones de las cinasas WNK pueden reducir directamente la expresión de los canales de potasio, con lo que se limita el transporte de este de las células a la luz tubular y se contribuye a la hipercalemia. Además, las mutaciones en Cullin 3 y Kelch 3, que son dos proteínas que regulan a WNK1 y WNK4, se han identificado como causa del síndrome de Gordon.

B. Cuadro clínico, diagnóstico y tratamiento. La hipercalemia con función renal normal suele ser el rasgo de presentación inicial y a menudo precede a la hipertensión, que se manifiesta en la segunda década de la vida. Además de hipercalemia, los pacientes suelen presentar acidosis metabólica hiperclorémica, baja excreción fraccionada de sodio y reducción de la renina plasmática. Las concentraciones de aldosterona son variables y por lo general no se reducen a pesar de la sobrecarga de volumen debida a la estimulación por la hipercalemia. En las formas graves del síndrome de Gordon, los pacientes pueden presentar deterioro intelectual, retraso del crecimiento y baja estatura. Los diuréticos tiazídicos que bloquean el CNC y la dieta baja en sal son eficaces para controlar la hipertensión y corregir las anomalías bioquímicas.

III. SÍNDROME DE LIDDLE. Trastorno autosómico dominante poco frecuente caracterizado por un aumento constitutivo de la actividad del canal epitelial de sodio (ENaC, *epithelial sodium channel*), lo que produce un incremento de la reabsorción de sodio independiente de la activación del mineralocorticoide (RM).

A. Patogenia. El ENaC se compone de cadenas α, β y γ. La Nedd4 se une a las subunidades β o γ del ENaC, facilitando la degradación endosomal y el reciclaje del ENaC. En el síndrome de Liddle, las mutaciones en los genes que codifican las subunidades β o γ del ENaC (*SCNN1B* o *SCNN1G*) dan lugar a la eliminación de las regiones ricas en prolina que facilitan la unión de Nedd4. La incapacidad para recuperar el ENaC de la membrana apical causa la expresión constitutiva del ENaC en la superficie apical de las células principales, lo que aumenta la reabsorción de sodio y conduce al aumento de volumen. La reabsorción excesiva de sodio por el ENaC acentúa el gradiente eléctrico negativo a la luz, promoviendo la secreción de iones de potasio e hidrógeno hacia la luz, lo que causa hipocalemia y alcalosis metabólica.

B. Cuadro clínico, diagnóstico y tratamiento. Los pacientes presentan hipertensión grave en la adolescencia, acompañada de hipocalemia y alcalosis metabólica. Suele haber antecedentes de otros miembros de la familia con hipertensión grave a una edad temprana. Las pruebas de laboratorio revelan una disminución de las concentraciones plasmáticas de renina y aldosterona secundaria al aumento de volumen. Las tasas de excreción urinaria de aldosterona son bajas. Para hacer el diagnóstico definitivo, se requieren pruebas genéticas en busca de mutaciones del ENaC. El bloqueo del ENaC con diuréticos ahorradores de potasio, como la amilorida o el triamtereno, y una dieta baja en sal reducirán la presión arterial y normalizarán las concentraciones de potasio. La espironolactona no es eficaz para el síndrome de Liddle, ya que el aumento de la actividad del ENaC es independiente de la activación del RM mediada por la aldosterona.

IV. SÍNDROME DE EXCESO APARENTE DE MINERALOCORTICOIDES (EAM). El EAM es un trastorno autosómico recesivo causado por mutaciones inactivadoras de la enzima 11β-hidroxiesteroide-deshidrogenasa de tipo 2 (11β-HSD2), que dan lugar a la activación del RM por el cortisol.

A. Patogenia. La aldosterona, al igual que el cortisol, puede unirse al RM y activarlo. En el estado fisiológico sin alteraciones, la concentración de cortisol es varias veces mayor que las concentraciones de aldosterona. La especificidad de la respuesta de la nefrona distal a la aldosterona se consigue gracias a la enzima 11β-HSD2, que metaboliza el cortisol en cortisona, por lo que es incapaz de unirse o activar el RM. La insuficiencia de 11β-HSD2 debida a mutaciones genéticas o a inhibidores adquiridos, como el ácido glicirricínico que se encuentra en el regaliz, puede llevar a la activación del RM por el cortisol, causando hipertensión e hipocalemia.

B. Cuadro clínico, diagnóstico y tratamiento. La aparición precoz de hipertensión grave en la infancia, hipocalemia y alcalosis metabólica, junto con concentraciones disminuidas de renina y aldosterona, indican un posible diagnóstico de EAM. Pueden presentarse otras manifestaciones clínicas, como peso bajo al nacer, retraso del crecimiento, hipercalciuria y poliuria. El aumento del cociente de metabolitos del cortisol (tetrahidrocortisol [THF] y alotetrahidrocortisol [aTHF]) en comparación con los metabolitos de la cortisona (tetrahidrocortisona [THE]) o un aumento del cociente cortisol libre:cortisona libre en la recolección de orina de 24 h indica EAM. Es importante descartar la ingesta de regaliz, que tiene una presentación similar a la de la EAM. Existen pruebas genéticas para confirmarlo. Los bloqueadores del RM, como la espironolactona y la eplerenona, son los fármacos de primera línea para controlar la hipertensión. Puede ser necesario un bloqueo adicional del ENaC con amilorida o triamtereno para controlar la hipertensión, así como la administración de suplementos de potasio para corregir la hipocalemia.

V. HIPERPLASIA SUPRARRENAL CONGÉNITA. Se trata de un grupo de trastornos autosómicos recesivos causados por anomalías hereditarias de las enzimas que regulan la biosíntesis de los esteroides suprarrenales. Los defectos en las enzimas 11β-hidroxilasa o 17α-hidroxilasa dan lugar a un aumento de los metabolitos del desoxicortisol y la desoxicorticosterona. Tienen actividad mineralocorticoide, lo que produce hipertensión.

A. Patogenia. Por lo general, la 11β-hidroxilasa convierte la desoxicorticosterona y el desoxicortisol en corticosterona y cortisol, respectivamente. La 17α-hidroxilasa convierte la progesterona y la pregnenolona en 17-OH-progesterona y 17-OH pregnenolona, por separado, que son precursores del cortisol y de la síntesis androgénica suprarrenal. La insuficiencia de cualquiera de estas enzimas causa una disminución de la producción de cortisol, lo que lleva a un aumento de la secreción de ACTH. La ACTH incrementa la producción de hormonas suprarrenales, lo que lleva a la acumulación de precursores esteroideos como el desoxicortisol y la desoxicorticosterona, que tienen una actividad mineralocorticoide potente, causando así la hipertensión.

B. Cuadro clínico, diagnóstico y tratamiento. La aparición precoz de hipertensión, hipocalemia y alcalosis metabólica con la disminución de las concentraciones de renina y aldosterona son manifestaciones habituales de estos dos últimos trastornos. La presencia o ausencia de hiperandrogenismo puede ayudar a distinguir entre estas dos deficiencias enzimáticas. En la hiperplasia suprarrenal congénita (HSC) de tipo IV (insuficiencia de 11β-hidroxilasa), los defectos enzimáticos generan una producción excesiva de andrógenos suprarrenales que conduce a una pubertad precoz en

TABLA 16-1 Panorama general de las causas, las manifestaciones clínicas y el tratamiento de las formas monogénicas de la hipertensión

Trastorno	Herencia	Fisiopatología	Manifestaciones clínicas	Renina	Aldo	Pruebas	Tratamiento
HRG	AD	Gen quimérico *CYP11β1*/*CYP11β2* que lleva a un exceso de aldosterona bajo la regulación de la ACTH	Inicio precoz de la HTN, antecedentes familiares importantes de inicio precoz de la HTN y accidentes cerebrovasculares hemorrágicos	↓	↑	Prueba genética	Dosis bajas de glucocorticoides, espironolactona, amilorida o triamtereno
Síndrome de Gordon	AD	Mutaciones en WNK 1 o 4, CUL3 y KLHL3, que causan la sobreactivación del CNC	Hipercalemia con función renal normal, acidosis metabólica e HTN	↓	Variable	Prueba genética	Dieta baja en sodio y potasio, diuréticos tiazídicos
Síndrome de Liddle	AD	ENaC constitutivamente hiperactivo	Aparición precoz de la HTN, hipocalemia y alcalosis metabólica	↓	↓	Prueba genética	Dieta baja en sal, amilorida o triamtereno
EAM	AR	Mutación inactivadora de la 11β-HSD2 que permite que el cortisol actúe sobre el RM	Aparición precoz de la HTN, peso bajo al nacer, hipocalemia, alcalosis metabólica, poliuria y retraso del crecimiento	↓	↓	Aumento de (THF + aTHF)/(THE) Cortisol/cortisona libre Prueba genética	Dieta baja en sal, espironolactona, amilorida o triamtereno

HSC	AR	Defecto de las enzimas suprarrenales: 11β-hidroxilasa, 17α-hidroxilasa que da lugar a la acumulación de precursores que tienen acción mineralocorticoide	HTN, hipocalemia, alcalosis metabólica *Defectos de la 11β-hidroxilasa*: virilización en las mujeres y pubertad precoz en los hombres *Defectos de la 17α-hidroxilasa:* amenorrea primaria en las mujeres y genitales ambiguos en los hombres	↓	↓	Perfil esteroideo tras la prueba de estimulación con la ACTH Prueba genética	Glucocorticoides, espironolactona
Síndrome de Geller	AD	Mutaciones en el RM que permiten su activación por la progesterona	Hipertensión grave durante el embarazo	↓	↓	Prueba genética	Dieta baja en sal, parto del feto

ACTH: hormona adrenocorticotrópica; AD: autosómica dominante; Aldo: aldosterona; AR: autosómica recesiva; aTHF: alotetrahidrocortisol; CNC: cotransportador del cloruro de sodio; EAM: exceso aparente de mineralocorticoides; ENaC: canal epitelial de sodio; HRG: hipertensión remediable con glucocorticoides; HSC: hiperplasia suprarrenal congénita; 11β-HSD2: 11β-hidroxiesteroide-deshidrogenasa de tipo 2; HTN: hipertensión; RM: receptor de mineralocorticoides; THE: tetrahidrocortisona; THF: tetrahidrocortisol; WNK: cinasas sin lisina; ↑: aumentada; ↓: disminuida.

los hombres y a la virilización en las mujeres. En la HSC de tipo V (insuficiencia de 17α-hidroxilasa), la incapacidad para sintetizar las hormonas sexuales suprarrenales hace que los hombres presenten genitales ambiguos, mientras las mujeres manifiestan amenorrea y retraso en el desarrollo sexual. La evaluación del perfil esteroideo tras la estimulación con la ACTH puede llevar a un diagnóstico adecuado; pueden realizarse pruebas genéticas para su confirmación. Los corticoides a dosis adecuadas para bloquear la secreción de la ACTH son el pilar del tratamiento de estos trastornos. La hipertensión se puede controlar con antagonistas del RM como la espironolactona.

VI. SÍNDROME DE GELLER. Trastorno autosómico dominante extremadamente inusual causado por mutaciones del RM; suele presentarse con hipertensión intensa que complica el embarazo.

A. Patogenia. En un estado sano, las hormonas que carecen de los grupos 21-hidroxilo, como la progesterona y la cortisona, son incapaces de activar el RM, mientras que en el síndrome de Geller, las mutaciones en el RM dan lugar a una reconfiguración del sitio de unión hormonal, lo que permite su activación por la progesterona, además de la aldosterona.

B. Cuadro clínico, diagnóstico y tratamiento. El inicio de la hipertensión suele producirse en la segunda o tercera década de la vida. Las pacientes presentan una exacerbación grave de la hipertensión durante el embarazo cuando las concentraciones de progesterona se multiplican por 100. La disminución de las concentraciones de renina y aldosterona suele volverse evidente mediante una evaluación de laboratorio. Las pacientes no suelen tener proteinuria ni edema, lo que la diferencia de la preeclampsia. El diagnóstico se puede confirmar mediante pruebas genéticas. El parto del feto produce una disminución de la progesterona y es el pilar del tratamiento para la hipertensión. No se ha establecido el tratamiento para las mujeres no embarazadas y los hombres. La espironolactona suele ser ineficaz para el bloqueo del RM mutado.

VII. CONCLUSIÓN. Las formas monogénicas de la hipertensión deben sospecharse en las pacientes jóvenes con hipertensión grave, anomalías bioquímicas características o antecedentes familiares de hipertensión a edad temprana. Las manifestaciones clínicas y bioquímicas se resumen en la tabla 16-1. El diagnóstico se puede confirmar con las pruebas genéticas. Conocer el defecto genético subyacente es esencial para elegir los métodos terapéuticos específicos para controlar eficazmente la hipertensión en estos pacientes.

VIII. LECTURAS RECOMENDADAS

Ehret G. Genetic factors in the pathogenesis of hypertension. In: Post TW, ed. *UpToDate*. UpToDate Inc; 2020. Accessed July 15. https://www.uptodate.com/contents/genetic-factors-in-the-pathogenesis-of-hypertension

Freehally J, Floege J, Tonelli M, et al. *Comprehensive Clinical Nephrology*. 6th ed. Elsevier; 2019.

Garovic VD, Hilliard AA, Turner ST. Monogenic forms of low-renin hypertension. *Nat Clin Pract Nephrol.* 2006;2(11):624–630.

Levanovich PE, Diaczok A, Rossi NF. Clinical and molecular perspectives of monogenic hypertension. *Curr Hypertens Rev*. 2020;16(2):91–107.

Raina R, Krishnappa V, Das A, et al. Overview of monogenic or mendelian forms of hypertension. *Front Pediatr*. 2019;7:263.

SECCIÓN IV

Trastornos hídricos, electrolíticos y de la regulación ácido-básica

17 Disnatremia y trastornos del equilibrio hídrico

Charles S. Wingo, Mark S. Segal

En las afecciones fisiológicas, la osmolalidad de todos los líquidos corporales está estrechamente regulada y se mantiene dentro de un intervalo limitado (285-295 mOsm/kg H_2O) por alteraciones en la ingesta y la excreción del agua. La homeostasis del agua depende de: *1*) el acceso al agua y un mecanismo de la sed sano; *2*) la regulación renal adecuada de los solutos y el agua; *3*) la magnitud de las pérdidas extrarrenales de los solutos y el agua; y *4*) la biosíntesis, liberación y acción íntegras de la hormona antidiurética o vasopresina (ADH, *antidiuretic hormone*) ante los cambios en la osmolalidad sérica y el volumen plasmático intravascular. Los trastornos del equilibrio hídrico se reflejan como cambios en la osmolalidad sérica (S_{osm}), que en gran medida son el resultado de los cambios en la concentración sérica del sodio (S_{Na}).

I. EQUILIBRIO HÍDRICO NORMAL. El agua corporal total (ACT) constituye ~60% de la masa magra corporal (MMC) en los hombres y ~50% en las mujeres. El ACT se distribuye entre el compartimento intracelular (dos tercios) y el compartimento extracelular (un tercio). Tres cuartas partes del volumen del líquido extracelular (LEC) es líquido linfático intersticial y una cuarta parte es intravascular. El equilibrio osmótico se mantiene entre los compartimentos intracelular y extracelular mediante desplazamientos de los líquidos a través de las membranas celulares que son permeables al agua de forma libre.

Las sales de potasio son los osmoles intracelulares predominantes y las sales de sodio son los osmoles extracelulares principales. Dado que la mayoría de las membranas celulares son permeables al agua, la S_{osm} es la misma que la osmolalidad del LEC y la del líquido intracelular (LIC). Ya que el S_{Na} suele ser un componente primordial de la osmolalidad del LEC, el S_{Na} se correlaciona directamente con la S_{osm}. Las alteraciones de las concentraciones del nitrógeno ureico en sangre (BUN, *blood urea nitrogen*) o de la glucosa también pueden alterar la S_{osm} y se incluyen en el cálculo de este parámetro:

$$S_{osm}\ (\text{mOsm/kg } H_2O) = 2S_{Na}\ (\text{mEq/L}) + (\text{glucosa [mg/dL]}/18) + (\text{BUN [mg/dL]}/2.8)$$

Este cálculo debería correlacionarse con un margen de 10 mOsm/kg H_2O de la S_{osm} medida. Las disparidades mayores (un «anión osmolar») pueden deberse a un error de medición, a una seudohiponatremia o a la presencia de otro soluto osmóticamente activo, como el manitol o el etilenglicol. Por lo tanto, la confirmación de alteraciones graves en el S_{Na} mediante la medición de la S_{osm} es importante y ofrece información de diagnóstico adicional. Los «osmoles no efectivos», como la urea y el etanol, pueden alterar la S_{osm}, pero no afectan la distribución del agua entre los compartimentos intracelular y extracelular porque son permeables a la membrana. Los «osmoles efectivos», como el sodio, el manitol y la glucosa (en ausencia de la insulina), se distribuyen sobre todo de forma extracelular y pueden producir desplazamientos de líquidos a través de la membrana celular.

Los aumentos relativamente pequeños en la S_{osm} son percibidos por el hipotálamo y estimulan la sed y la secreción de ADH. La hipotensión y la hipovolemia (> 10% de reducción del volumen del plasma circulante) también pueden estimular la sed y la secreción de ADH a través de mecanismos no osmóticos. La sed es la defensa principal contra la hiperosmolalidad, mientras que la excreción renal de agua es la última defensa contra la hipoosmolalidad. La ADH se une al receptor 2 de la arginina vasopresina (AVP) (receptores V_2) en el túbulo colector para causar un aumento de la permeabilidad hídrica que favorece la reabsorción neta de agua al intersticio. La acción máxima de la ADH reduce el volumen urinario a ~500 mL/día y aumenta la osmolalidad urinaria (U_{osm}) de 800 a 1400 mOsm/kg H_2O. La ausencia completa de ADH da lugar a una diuresis notable de hasta 15 a 20 L/día con una U_{osm} de 40 a 80 mOSm/kg H_2O, dependiendo de la ingesta de líquidos. Cualquier factor que altere la liberación de ADH, la respuesta tubular a la ADH o la hipertonicidad medular también limitará la capacidad de concentración urinaria.

El S_{Na} es una medida que refleja el equilibrio del sodio y el agua corporales. Los cambios en el sodio corporal total alteran el volumen circulante efectivo, mientras que los cambios en el S_{Na} suelen reflejar cambios en el balance hídrico. Por lo tanto, el S_{Na} no se correlaciona necesariamente ni con el volumen circulante efectivo ni con la excreción renal de sodio.

II. HIPONATREMIA (S_{NA} < 135 mEq/L). Se trata de la anomalía electrolítica más frecuente en los pacientes hospitalizados, con una incidencia del 1% al 2%.

A. Fisiopatología. La hiponatremia se produce por *a)* una ingesta excesiva de agua (intoxicación hídrica) con una función renal normal, lo que ocurre excepcionalmente, o *b)* una ingesta continua de agua (sin solutos)[1] con una capacidad de dilución renal disminuida. La excreción oportuna de una carga de agua requiere lo siguiente:

1) Filtración glomerular adecuada sin reabsorción proximal excesiva para llevar el líquido tubular a los segmentos diluyentes de la nefrona (rama ascendente de Henle y túbulo contorneado distal inicial); por lo tanto, la azoemia por cualquier causa (prerrenal, renal u obstrucción) reduce la excreción de agua.
2) Función normal de los segmentos de dilución de la nefrona; por ello, los diuréticos de asa y los tiazídicos pueden alterar esta función.
3) Inhibición de la ADH para evitar la reabsorción de agua en los túbulos colectores; así, una producción o administración inadecuada de ADH puede producir hiponatremia.

B. Clasificación. En la figura 17-1 se presenta un árbol de decisión para el diagnóstico. La evaluación inicial de la hiponatremia incluye la medición simultánea de la S_{osm} y el S_{Na}, así como una valoración del volumen circulante efectivo (como un índice del sodio corporal total). Los registros seriados precisos del peso corporal y los registros del balance hídrico pueden ser valiosos. Los signos de hipovolemia incluyen escasa turgencia cutánea, sequedad de las mucosas, sequedad de las axilas, venas del cuello planas, taquicardia y cambios posturales en las constantes vitales (hipotensión o taquicardia relativa). Las manifestaciones de laboratorio habituales de la hipovolemia incluyen la hemoconcentración (elevación del hematócrito y de las proteínas séricas), un aumento del cociente BUN:creatinina, un incremento del ácido úrico y un U_{Na} < 20 mEq/L. La hipervolemia suele manifestarse con una presión venosa

---

[1] El término «agua libre» es utilizado con frecuencia por los nefrólogos y se remonta a los conceptos formulados durante la época en la que los experimentos de depuración eran el medio principal para deducir la función renal. Este término es una forma breve de referirse al «agua sin solutos», que equivale solo a «agua», término ampliamente utilizado en este capítulo.

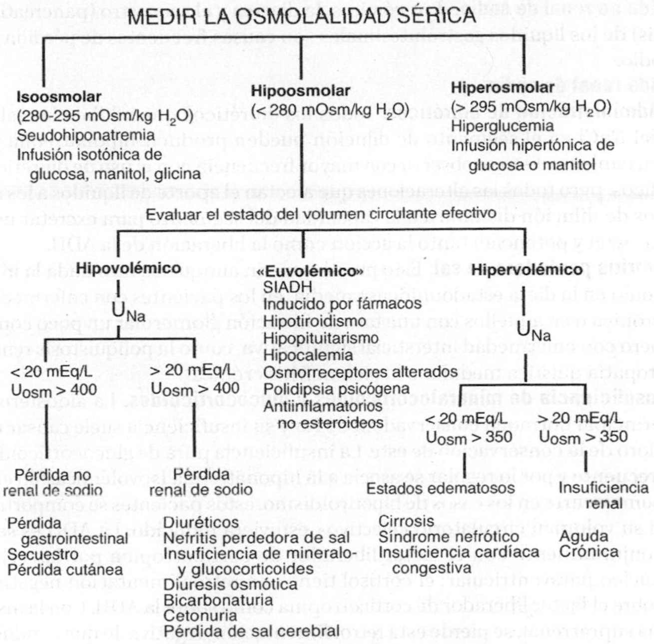

FIGURA 17-1. Evaluación de la hiponatremia.

yugular elevada y edema periférico o presacro. A menudo se observa hemodilución (disminución del hematócrito y de las proteínas séricas) y disminución del cociente BUN:creatinina, mientras que el U_{Na} es menos útil, ya que puede ser bajo ($U_{Na} < 20$) en los pacientes con insuficiencia cardíaca congestiva o cirrosis, o bien, puede ser alto ($U_{Na} > 20$) en estas mismas condiciones cuando el paciente toma un diurético.

III. HIPONATREMIA ISOOSMOLAR.

La seudohiponatremia (depresión artificial del S_{Na}) puede producirse cuando la parte del plasma que es agua (por lo general, del 92% al 94%) disminuye por la presencia de cantidades excesivas de lípidos o proteínas. Esto puede ocurrir en los casos de hiperlipidemias graves (por lo regular, trigliceridemia > 1500 mg/dL) o hiperproteinemias como la macroglobulinemia de Waldenström o el mieloma múltiple (proteína sérica > 10 g/dL). En estos casos, la S_{osm} medida será normal, pero el anión osmolar sérico estará aumentado. La seudohiponatremia debe distinguirse de la hiponatremia verdadera, potencialmente grave, con una S_{osm} normal, también con un anión osmolar sérico elevado, que puede ocurrir con las infusiones de soluciones isoosmóticas y libres de sodio, como la glicina, usadas en ciertos procedimientos urológicos.

IV. HIPONATREMIA HIPOOSMOLAR

A. Hiponatremia hipovolémica. En esta alteración, existe una carencia del sodio corporal total superior a las pérdidas de agua. Las pérdidas renales o no renales de sodio producen una contracción del volumen circulante efectivo que favorece la reabsorción isoosmótica de líquido en el túbulo proximal. Esto limita el suministro de líquido a los segmentos de dilución distales y, con una hipovolemia importante, la estimulación no osmótica de la sed y la liberación no osmolar de la ADH; ambos mecanismos agravan la hiponatremia.

B. Pérdida no renal de sodio. Los vómitos, la diarrea y el secuestro (pancreatitis, peritonitis) de los líquidos gastrointestinales son causas frecuentes de pérdida no renal de sodio.

C. Pérdida renal de sodio

1. **Administración de diuréticos.** Todos los diuréticos que inhiben la reabsorción del NaCl en el segmento de dilución pueden producir hiponatremia por este mecanismo. Esto se observa con mayor frecuencia con el uso de diuréticos tiazídicos, pero todas las alteraciones que afectan el aporte de líquidos a los segmentos de dilución disminuyen la capacidad del segmento para excretar una carga de agua y potencian tanto la acción como la liberación de la ADH.
2. **Nefritis perdedora de sal.** Esto puede ocurrir, aunque es raro dada la ingesta de sodio en la dieta estadounidense media, en los pacientes con enfermedad renal crónica o en aquellos con una tasa de filtración glomerular un poco conservada pero con enfermedad intersticial significativa, como la poliquistosis renal, la nefropatía quística medular o la pielonefritis crónica.
3. **Insuficiencia de mineralocorticoides y glucocorticoides.** La aldosterona es la principal hormona conservadora de Na y su insuficiencia suele causar un deterioro de la conservación de este. La insuficiencia pura de glucocorticoides es infrecuente y por lo regular se asocia a la hiponatremia isovolémica. Sin embargo, como ocurre en los casos de hipotiroidismo, estos pacientes se comportan como si su volumen circulatorio «efectivo» estuviera reducido. La ADH es secretada conjuntamente con el factor liberador de corticotropina por las células del núcleo paraventricular; el cortisol tiene una retroalimentación negativa tanto sobre el factor liberador de corticotropina como sobre la ADH. Con la insuficiencia suprarrenal, se pierde esta retroalimentación negativa, lo que conduce a una liberación inadecuada de ADH.
4. **Síndrome de la pérdida de sal cerebral.** Se trata de una afección controvertida que aparece en los pacientes con enfermedades del sistema nervioso central (SNC), especialmente en aquellos con hemorragia subaracnoidea. El síndrome de la secreción inadecuada de ADH (SIADH) y la insuficiencia de glucocorticoides deben descartarse antes de considerar este diagnóstico.

V. HIPONATREMIA EUVOLÉMICA. Estos pacientes son clínicamente euvolémicos y no presentan edema. Este tipo de trastornos son el resultado de la secreción no fisiológica, la potenciación o la acción inadecuada de la ADH.

A. Síndrome de la secreción inadecuada de hormona antidiurética. Esto se asocia por lo general a:

1) *Neoplasias malignas.* Carcinoma microcítico de pulmón, linfomas de Hodgkin y no hodgkinianos, timoma y otros carcinomas (duodeno, páncreas).
2) *Trastornos pulmonares.* Tuberculosis, neumonía, abscesos, asma e insuficiencia respiratoria aguda.
3) *Trastornos del SNC.* Tumores, traumatismos craneoencefálicos, hemorragias subaracnoideas o subdurales, meningitis, encefalitis, abscesos, convulsiones, psicosis y *delirium tremens.*
4) *Fármacos.* Existen tres mecanismos diferentes por los que los medicamentos pueden causar el SIADH:
   a) *Potencian la acción de la ADH.* Clofibrato, ciclofosfamida, antiinflamatorios no esteroideos y análogos de la ADH.
   b) *Estimulan la liberación de la ADH.* Vincristina, carbamazepina, opiáceos, barbitúricos y antidepresivos.
   c) *Potencian la acción de la ADH y estimulan su liberación.* Diuréticos tiazídicos, clorpropamida, análogos de la ADH y, excepcionalmente, antiinflamatorios no esteroideos.

5) *Otros.* Incluye causas transitorias como la anestesia general, las náuseas, el dolor y el estrés, así como causas hereditarias como las mutaciones de ganancia funcional en el receptor V_2 de la ADH (vasopresina). La 3,4-metilendioximetanfetamina (MDMA), por lo regular conocida como *éxtasis* (E) o *molly*, es una droga psicoactiva de uso recreativo que resulta un potente estimulante de la ADH.

El SIADH es un diagnóstico de exclusión. El paciente no debe tener ninguna otra causa de disminución de la capacidad de dilución (enfermedad tiroidea, renal, suprarrenal, cardíaca o hepática). La orina es típicamente hipertónica con respecto al plasma, pero siempre menos que la máxima dilución (> 100 mOsm/kg H_2O) a pesar de la S_{osm} baja; el U_{Na} suele ser abundante, siempre > 20 mEq/L. La hipouricemia (< 4 mg/dL) es un indicio diagnóstico útil. El diagnóstico viene sugerido por una orina menos diluida que el máximo en presencia de hipoosmolalidad plasmática y se confirma por una cantidad elevada de ADH.

B. Hipotiroidismo. Aunque el mecanismo por el que el hipotiroidismo causa hiponatremia no se conoce del todo, es fundamental descartar el hipotiroidismo como causa de la hiponatremia.

C. «Potomanía del bebedor de cerveza» o «síndrome del té y las tostadas». Estas afecciones se observan en los pacientes que siguen una dieta escasa en solutos y rica en hidratos de carbono. Tales alteraciones limitan la capacidad para excretar el agua procedente de la ingesta o del metabolismo debido a la insuficiencia de osmoles en la dieta, lo que lleva a la retención de agua y a la hiponatremia. La ingesta adecuada de proteínas y la administración de urea permiten corregir esta afectación.

D. Alteración de los osmorreceptores. Es más frecuente en las mujeres embarazadas y se debe a una regulación baja de los osmorreceptores centrales. La liberación de la ADH varía de acuerdo con los cambios de la S_{osm}, pero el umbral de la S_{osm} para la liberación de la ADH está por debajo de lo habitual. El S_{Na}, aunque reducido, permanece estable porque la excreción de agua es normal.

E. Polidipsia psicógena. Los pacientes con psicosis pueden beber cantidades de líquido suficientes para superar su capacidad de excreción del agua ingerida, pero esto es infrecuente si la función renal es normal. En caso de insuficiencia renal leve (enfermedad renal crónica 1 a 2), estos pacientes tendrán un deterioro de la capacidad de dilución.

F. Síndrome nefrogénico de antidiuresis inadecuada. El síndrome nefrogénico de antidiuresis inadecuada fue descrito por primera vez en lactantes que presentaban manifestaciones del SIADH pero con cantidades inexistentes de ADH. La anomalía es una mutación puntual en el receptor de la vasopresina, lo cual produce una activación del receptor en ausencia de la ADH. Posteriormente se informó esta afectación en una familia de adultos. El receptor de la vasopresina está ligado al cromosoma X, por lo que las mujeres pueden verse afectadas de forma variable debido a la inactivación de dicho cromosoma.

VI. HIPONATREMIA HIPERVOLÉMICA. Los pacientes con edema debido a la insuficiencia cardíaca congestiva, el síndrome nefrótico o la cirrosis con ascitis pueden presentar un aumento del ACT superior al aumento del sodio corporal total. En dichos pacientes, la reducción del volumen circulante efectivo (por disminución del gasto cardíaco o vasodilatación arterial periférica) disminuye el suministro del filtrado al segmento de dilución y estimula la liberación de la ADH. Sin el uso concomitante de diuréticos o una nefropatía, el U_{Na} suele ser < 15 mEq/L y la U_{osm} es > 350 mOsm/kg H2O. La insuficiencia renal aguda o crónica puede causar hiponatremia porque la capacidad de dilución renal está reducida.

VII. CUADRO CLÍNICO. La mayoría de los pacientes con hiponatremia son asintomáticos. En general, los síntomas aparecen cuando la hiponatremia pronunciada (S_{Na} < 125 mEq/L) ha evolucionado en < 24 h (hiponatremia aguda). Los síntomas más frecuentes son náuseas, vómitos y cefalea, pero la evolución clínica puede deteriorarse rápidamente y llegar a convulsiones, coma y paro respiratorio. La hiponatremia aguda grave (S_{Na} < 120 mEq/L) que se desarrolla en < 24 h tiene una mortalidad de hasta el 50%, debida sobre todo a complicaciones del edema cerebral.

VIII. TRATAMIENTO

A. Hiponatremia aguda frente a la crónica. La corrección de la hiponatremia en los pacientes asintomáticos o que presentan solo una disfunción neurológica sutil (y, por lo tanto, es probable que tengan hiponatremia crónica) tiene que ser gradual. La hiponatremia crónica en ausencia de signos neurológicos debe tratarse principalmente con restricción hídrica. No obstante, si hay indicios de deterioro neurológico o edema cerebral, en especial si hay indicios de que la hiponatremia se desarrolló con rapidez, puede ser necesaria la administración de una solución de cloruro sódico o de un fármaco acuarético (ambos descritos más adelante), junto con el ingreso en una unidad de cuidados intensivos y mediciones frecuentes del S_{Na}. La corrección excesiva del S_{Na} en las personas con hiponatremia crónica se ha asociado al síndrome de desmielinización osmótica, que puede producir parálisis flácida y la muerte. Aunque las razones no están claras, parece que la susceptibilidad individual a la desmielinización osmótica puede variar entre las poblaciones de pacientes. Las mujeres posmenopáusicas parecen tener un mayor riesgo de lesión neurológica residual.

1. Hiponatremia euvolémica sintomática. Se recomienda una corrección más rápida de la hiponatremia si los riesgos de presentar complicaciones por edema cerebral superan el riesgo de un tratamiento intensivo. Los síntomas atribuibles a la hiponatremia grave aguda (< 24 a 48 h) pueden ser sutiles (letargia, náuseas, vómitos, agitación, alucinaciones, debilidad, cefalea) o graves (convulsiones, coma, respiración de Cheyne-Stokes, parálisis seudobulbar). Un régimen de tratamiento bien diseñado para tratar la hiponatremia sintomática o grave (S_{Na} < 125) debe incluir:

1) Ingreso a una unidad de cuidados intensivos para vigilar los electrólitos, la presión arterial, el estado neurológico, la función renal y medir frecuentemente, cada 1 o 2 h, el S_{Na} durante su corrección.
2) Para la hiponatremia grave y sintomática (coma o convulsiones), la administración de 100 mL de NaCl al 3% en una infusión durante 10 min, repetida solo hasta tres veces según la necesidad para disminuir los síntomas.
3) Una vez que los síntomas se hayan estabilizado (por lo general, después de una corrección de 4 a 6 mmol/L), se deben retener todos los líquidos de reposición, volver a medir tanto el S_{Na} como la S_{osm} y calcular una nueva tasa de líquidos de reposición. Para la hiponatremia aguda, el objetivo es corregir el S_{Na} en no más de 8 mEq/24 h. Para la hiponatremia crónica, el objetivo para la corrección del S_{Na} es de 4 a 6 mEq/24 h.
4) En los pacientes que presentan un S_{Na} < 120 y cuya tasa de corrección del S_{Na} en 24 h es superior a 12 mEq, o superior a 8 mEq en aquellos con alto riesgo de desarrollar el síndrome de desmielinización osmótica, puede ser necesaria la administración de agua sin solutos para evitar un aumento demasiado rápido del sodio sérico.
5) Una vez que el S_{Na} ha aumentado por encima de 125 mEq/L, la corrección puede llevarse a cabo mediante la restricción de agua o con un fármaco acuarético.

Es crucial asegurarse que, durante el tratamiento de la hiponatremia, el S_{Na} se incremente solo hasta el rango normal. El síndrome de desmielinización osmótica se ha correlacionado tanto con una corrección demasiado rápida del S_{Na} como con su corrección excesiva.

2. **Hiponatremia euvolémica leve.** La hiponatremia leve debida al SIADH por lo general se puede tratar con una restricción hídrica de 1 L/día. El volumen excedente de agua que debe excretarse para normalizar el S_{Na} puede calcularse de la siguiente forma:

   Excedente de agua (L) = ACT actual − ACT normal

   ACT actual (hombres) = 0.6 × MMC actual; ACT actual (mujeres) = 0.5 × MMC actual

   ACT normal = ([0.6 × MMC actual] × S_{Na} actual)/S_{Na} normal

   Cuando la causa del SIADH no es reversible, pueden utilizarse los fármacos acuaréticos o la carga de urea.

3. **Urea.** La urea, aunque se sabe que es eficaz como parte del tratamiento de la hiponatremia desde hace décadas, no se utilizaba mucho debido a su sabor amargo. Recientemente, se ha comercializado una forma más apetecible de la urea (Ure-Na®) como alimento médico de venta libre para tratar la hiponatremia: 15 g de Ure-Na® equivalen a 250 mOsm y la carga osmótica induciría una pérdida de excedente de agua en el SIADH. Sin embargo, la urea también puede mejorar la hiponatremia del SIADH por otro mecanismo: al aumentar la concentración de urea medular interna, puede facilitar un aumento de la reabsorción de cloruro de sodio en el asa ascendente de Henle.

4. **Fármacos acuaréticos.** Existen dos fármacos de este tipo aprobados por la Food and Drug Administration de los Estados Unidos: el conivaptán y el tolvaptán. El conivaptán es un antagonista dual de los receptores V_1 y V_2 de la AVP que solo está disponible de forma intravenosa. El tolvaptán es un antagonista selectivo, oral y competitivo del receptor V_2 de la AVP. Estos fármacos llevan a una diuresis de agua pura que disminuye la osmolalidad de la orina sin afectar el U_{Na} ni el U_K, lo que conduce a un aumento del S_{Na}. Debe tenerse precaución con el conivaptán, ya que es metabolizado por el CYP450 y se presentan diversas interacciones farmacológicas.

5. **Hiponatremia hipovolémica.** La terapia inicial debe incluir:
   1) Interrupción de los diuréticos.
   2) Corrección de la pérdida de los líquidos no renales.
   3) Expansión del volumen circulante efectivo con NaCl al 0.9% para reponer un tercio del déficit de sodio en 6 h y el resto en las siguientes 24 a 48 h.

   La estimación general del déficit de sodio corporal total puede calcularse de la siguiente manera:

   Déficit de sodio (mEq) = 0.6 × MMC (kg) × (140 − S_{Na})

6. **Hiponatremia hipervolémica.** El tratamiento inicial debe incluir la restricción de sal y líquidos si la hiponatremia es secundaria a una perfusión renal reducida en los estados de insuficiencia cardíaca congestiva y cirrosis. Se debe efectuar un tratamiento para mejorar la enfermedad subyacente (p. ej., mejorar y optimizar el gasto cardíaco en los pacientes con insuficiencia cardíaca congestiva). Aunque los fármacos acuaréticos parecen ser seguros para el tratamiento de la hiponatremia hipervolémica y euvolémica graves, no se recomienda su uso de forma rutinaria.

IX. HIPONATREMIA HIPEROSMOLAR. Las infusiones hipertónicas de glucosa, manitol o glicina pueden causar desplazamientos del LIC al compartimento extracelular con la reducción respectiva del S_{Na}. En el caso de la hiperglucemia, por cada 100 mg/dL de glucosa superior a 100 mg/dL, el S_{Na} disminuirá 1.6 mEq/L.

X. HIPERNATREMIA (S_{NA} >145 mEq/L). La hipernatremia es menos frecuente que la hiponatremia, pero se produce en aproximadamente el 1% de los adultos mayores hospitalizados.

A. Fisiopatología. La hipernatremia implica una insuficiencia relativa de ACT en comparación con el sodio corporal total, es decir, una deshidratación celular. La pérdida excesiva de agua (libre de solutos) o la retención excesiva de sodio, como ocurre con la administración de NaCl hipertónico o $NaHCO_3$, pueden producir este síndrome. Cabe destacar que incluso los pacientes con insuficiencia de ADH (diabetes insípida [DI] central) pueden mantener su S_{osm} si tienen acceso al agua y pueden beberla, ya que incluso una hipertonicidad leve estimula la sed de forma potente. Por lo tanto, la hipernatremia requiere un mecanismo de la sed alterado o la falta de acceso al agua (ya sea debido a cambios en el estado mental, restricciones o intubación).

B. Etiología. La hipernatremia puede clasificarse en función del contenido del sodio corporal total y del estado de hidratación.

1. **Disminución del sodio corporal total.** La pérdida de líquidos corporales hipotónicos causa la disminución del volumen circulante efectivo e hipernatremia. Los signos habituales de hipovolemia están presentes: poca turgencia cutánea, hipotensión postural, taquicardia, sequedad de las mucosas y venas del cuello planas. Las pérdidas de los líquidos hipotónicos pueden producirse por:
   1) *Fuentes extrarrenales.* Son frecuentes las pérdidas cutáneas o gastrointestinales (vómitos, aspiración nasogástrica, diarrea osmótica). La respuesta renal conduce a una U_{osm} elevada (> 800 mOsm/kg H_2O) y a un U_{Na} y un U_{Cl} bajos (ambos < 10 mEq/L).
   2) *Fuentes renales.* La poliuria hipotónica puede ser producida por: *a*) diuréticos; *b*) diuresis osmótica causada por glucosa, manitol o urea (diuresis postobstructiva); o *c*) necrosis tubular aguda no oligúrica. La orina puede ser hipotónica o isotónica y el U_{Na} suele ser > 20 mEq/L. Lo más frecuente es que losfármacos osmóticos desplacen el líquido al compartimento extracelular, lo que produce *hipo*natremia.
2. **Sodio corporal total normal.** La pérdida de agua (libre de solutos) puede causar hipernatremia. No hay indicios de contracción del volumen a menos que las pérdidas de agua sean extremas. Las causas habituales son:
   1) *Pérdida extrarrenal de agua.* Las pérdidas de agua tanto cutáneas como pulmonares pueden producir hipernatremia. Además, el agua puede pasar del compartimento extracelular a las células dañadas (rabdomiólisis) con consecuencias similares. La U_{osm} es elevada y el U_{Na} depende de la ingesta de sodio.
   2) *Pérdida renal de agua.* Esta causa más frecuente de la pérdida excesiva de agua suele deberse a la insuficiencia parcial o completa en la síntesis o secreción de la ADH (DI central) o a una respuesta renal a su acción disminuida o ausente (DI nefrogénica). Estos trastornos se caracterizan por la incapacidad para concentrar la orina al máximo, resultado tanto de la insuficiencia de ADH (o resistencia a ella) como de la reducción del gradiente osmótico medular por poliuria crónica. Aproximadamente la mitad de los casos de DI central son idiopáticos y suelen diagnosticarse en la infancia. Otras causas son los traumatismos craneoencefálicos, la encefalopatía hipóxica o isquémica y las neoplasias del SNC. Los pacientes con DI nefrogénica tienen una capacidad de concentración urinaria alterada a pesar de la síntesis y liberación máximas de la ADH. La DI nefrogénica es el resultado de *a*) una insuficiencia del mecanismo de contracorriente que le impide generar un intersticio medular y papilar hipertónico o *b*) una insuficiencia de la ADH que evita el aumento de la permeabilidad del agua del túbulo colector. La DI nefrogénica puede ser congénita, pero lo más habitual es que sea adquirida. Las enfermedades crónicas de la médula renal (enfermedad quística medular, pielonefritis), la ingesta insuficiente de proteínas o sal, la hipercalcemia, la hipocalemia, diversas enfermedades sistémicas (amiloidosis, mieloma múltiple) y numerosos

TABLA 17-1 Prueba de privación de líquidos

(1) Durante la prueba, deben vigilarse de cerca la diuresis, el peso y los signos vitales para evitar una contracción grave del volumen; la pérdida de peso no debe superar el 3% a 5%.
(2) A los pacientes con poliuria leve (< 6 L/día) se les debe privar de líquidos la noche anterior a la prueba (p. ej., a las 18 H); a los pacientes con poliuria grave (> 6 L/día) se les debe privar de líquidos solo durante el día (p. ej., a las 6 H) para permitir una observación minuciosa; el tiempo para alcanzar la U_{osm} máxima varía de 4 a 18 h.
(3) La S_{osm} debe aproximarse a 295 mOsm/kg H_2O después de la privación de líquidos y antes de la administración de la ADH.
(4) La U_{osm} se mide al inicio y cada hora hasta que dos valores varíen < 30 mOsm/kg H_2O o se pierda entre el 3% y 5% del peso corporal.
(5) Se administran cinco unidades de vasopresina acuosa subcutánea o 10 µg de DDAVP intranasal y 1 h después se mide la U_{osm} final.

medicamentos (demeclociclina, litio, gliburida) se han señalado como causas de la DI nefrogénica.

3. **Aumento del sodio corporal total.** Suele ser iatrógeno como consecuencia de la administración de soluciones hipertónicas que contienen sodio ($NaHCO_3$ administrado a los pacientes con acidosis metabólica) o de la reposición inadecuada de las pérdidas de líquidos insensibles hipotónicos con solución salina al 0.9% en los pacientes con enfermedades críticas.

XI. CUADRO CLÍNICO Y DIAGNÓSTICO.

Los signos y síntomas de la hipernatremia incluyen letargia, inquietud, hiperreflexia, espasticidad y convulsiones, que pueden progresar hasta el coma y la muerte. Los pacientes con DI central o nefrogénica pueden presentar poliuria y polidipsia profundas. La deshidratación cerebral produce congestión capilar y venosa, desgarros cerebrovasculares, trombosis de los senos venosos y hemorragias subcorticales subaracnoideas. La mortalidad en los lactantes y niños es del 43% en caso de hipernatremia aguda y del 7% al 29% con la forma crónica, mientras que los adultos con hipernatremia aguda presentan tasas de mortalidad de hasta el 60%.

La DI central puede distinguirse de la nefrogénica mediante la prueba de privación de líquidos (tabla 17-1), seguida de la administración de ADH exógena. Los pacientes con DI central grave tienen S_{osm} y S_{Na} basales muy normales y su capacidad de concentración urinaria mejora tras la administración de ADH, pero no tras la privación de agua. En los pacientes con DI nefrogénica grave, la S_{osm} basal también está aumentada, pero no responden al tratamiento con ADH ni a la privación de agua. Un abordaje más directo para distinguir la DI central es medir las concentraciones de ADH en el plasma o la orina simultáneamente junto con la S_{osm} tras la restricción de líquidos o la infusión de solución salina hipertónica. Los pacientes con DI central tendrán concentraciones de ADH por debajo de lo normal en relación con la S_{osm}, mientras que los pacientes con DI nefrogénica mostrarán cocientes normales o elevados.

XII. TRATAMIENTO

A. Disminución del sodio corporal total. Al inicio, los pacientes deben recibir NaCl isotónico hasta que se haya restablecido el volumen circulante efectivo. Después de esto, pueden utilizarse soluciones hipotónicas (solución glucosada al 5% o de NaCl al 0.45%).

B. Sodio corporal total normal. La pérdida de agua pura debe reemplazarse con agua enteral o sin solutos por vía intravenosa (p. ej., solución glucosada al 5% cuando la metabolización esté completa). El déficit de agua (DA) puede calcularse del siguiente modo:

$$DA (L) = (0.6 \times MMC\ actual) \times ([S_{Na}\ actual - 140]/140)$$

Por lo general, el DA debe sustituirse a lo largo de 48 h con un control frecuente del S_{Na} y la S_{osm}. El S_{Na} no debe disminuir más de 12 mEq en 24 h. Un ritmo de corrección más rápido puede producir convulsiones.

El tratamiento preferido para la DI central es la administración de deamino-8-D-arginina vasopresina (DDAVP), un análogo sintético de la ADH, de 10 a 20 µg por vía intranasal c/12 h. La terapia para la DI nefrogénica adquirida debe dirigirse al trastorno primario. Los diuréticos tiazídicos y una ingesta baja en sal disminuirán la poliuria.

C. Aumento del sodio corporal total. Deben suspenderse las soluciones hipertónicas que contengan sodio y administrarse diuréticos para favorecer la excreción del exceso de sal y agua.

XIII. LECTURAS RECOMENDADAS

Arieff AI. Hyponatremia associated with permanent brain damage. *Adv Intern Med.* 1987;32: 325–344.

Ayus JC, Wheeler JM, Arieff AI. Postoperative hyponatremic encephalopathy in menstruant women. *Ann Intern Med.* 1992;117(11):891–897.

Decaux G, Vandergheynst F, Bouko Y, et al. Nephrogenic syndrome of inappropriate antidiuresis in adults: high phenotypic variability in men and women from a large pedigree. *J Am Soc Nephrol.* 2007;18(2):606–612.

Ellison DH, Berl T. Clinical practice. The syndrome of inappropriate antidiuresis. *N Engl J Med.* 2007;356(20):2064–2072.

Feldman BJ, Rosenthal SM, Vargas GA, et al. Nephrogenic syndrome of inappropriate antidiuresis. *N Engl J Med.* 2005;352(18):1884–1890.

Marsden PA, Halperin ML. Pathophysiological approach to patients presenting with hypernatremia. *Am J Nephrol.* 1985;5(4):229–235.

Palmer BF. Hyponatraemia in a neurosurgical patient: syndrome of inappropriate antidiuretic hormone secretion versus cerebral salt wasting. *Nephrol Dial Transplant.* 2000;15(2):262–268.

Schrier RW, Gross P, Gheorghiade M, et al. Tolvaptan, a selective oral vasopressin V2-receptor antagonist, for hyponatremia. *N Engl J Med.* 2006;355(20):2099–2112.

Sterns RH. Treatment of severe hyponatremia. *Clin J Am Soc Nephrol.* 2018;13(4):641–649.

Verbalis JG, Berl T. Disorders of water balance. In: Brenner BM, ed. *The Kidney.* Saunders; 2008: 459–504.

18 Alteraciones del potasio

Charles S. Wingo, I. David Weiner

En las personas sanas, la concentración de potasio sérico (S_K) es regulada delicadamente por varias hormonas y transportadores para mantenerla entre 3.5 y 5 mEq/L. Sin embargo, los trastornos del S_K son frecuentes; pueden presentarse sin síntomas y ser letales. La hipocalemia ($S_K < 3.5$ mEq/L) y la hipercalemia ($S_K > 5.0$ mEq/L) pueden producirse por fármacos o anomalías dietéticas, hormonales, renales o digestivas. Ambas afecciones se asocian a una mayor mortalidad que las personas con un S_K normal.

I. FISIOLOGÍA. El S_K está determinado por el equilibrio entre la ingesta, la excreción y los desplazamientos transcelulares del K^+. El K^+ está presente en casi todos los alimentos, pero su concentración es mayor en las frutas y vegetales. En general, los alimentos con mayor contenido de NaCl tienden a tener menor contenido de K^+ y viceversa. El K^+ en la dieta se absorbe casi completamente en el tubo digestivo no alterado. Aproximadamente el 90% del potasio ingerido se elimina por la orina y el resto por las heces. La excreción renal de K^+ suele determinar el equilibrio del electrólito a largo plazo. No obstante, cuando hay diarrea, las pérdidas entéricas de potasio pueden ser importantes y producir hipocalemia. Dado que el potasio es principalmente un catión intracelular (solo el 2% de las reservas totales de potasio del organismo se encuentran en el líquido extracelular), los pequeños cambios en el equilibrio entre los compartimentos intracelular y extracelular pueden producir grandes cambios en el S_K.

A. Regulación renal del potasio. La excreción renal de potasio refleja el equilibrio entre la filtración glomerular, la reabsorción tubular y la secreción tubular. A diferencia de casi todos los demás solutos excretados por los riñones, el transporte de potasio en el túbulo proximal y el asa de Henle no es el principal mecanismo regulador. En cambio, el principal mecanismo que determina la excreción de K^+ es la secreción de la nefrona distal sensible a la aldosterona (NDSA). La NDSA comprende el segmento conector, el túbulo colector inicial y el túbulo colector.

La secreción de K^+ en la NDSA está vinculada a la reabsorción de Na^+. La reabsorción de Na^+ implica la captación luminal de sodio a través del canal epitelial de Na^+ (ENaC, *epithelial sodium channel*) apical, que se acopla a la salida basolateral de K^+ a través de la Na^+-K^+-ATPasa. El potasio que entra en la célula a través de la Na^+-K^+-ATPasa puede ser secretado hacia la membrana luminal, ya sea acoplado a la secreción de cloruro o a través de los canales de potasio apicales. El magnesio es necesario para la regulación normal de los canales de K^+ apicales, y la hipomagnesemia crónica puede conducir a una secreción excesiva de K^+. Durante la alcalosis metabólica por la disminución de Cl^-, se produce una importante secreción pasiva de K^+-Cl^- acoplados, lo que produce una reducción de potasio.

Varios factores físicos regulan la secreción de K^+ de la NDSA. El aumento del flujo de líquido tubular, el aporte distal de sodio, el pH luminal y la reducción de la concentración luminal de cloruro estimulan la excreción de potasio. La mayoría de los diuréticos, excepto los ahorradores de K^+, aumentan la secreción de potasio al incrementar el flujo luminal de la nefrona distal y el aporte de sodio. Los diuréticos tiazídicos, cuando se dosifican para obtener los mismos efectos en la secreción de Na^+, aumentan la excreción de K^+ en mayor medida que los diuréticos de asa; actualmente no se conoce bien el mecanismo. Tanto la carga de potasio en la dieta como el hiperaldosteronismo crónico estimulan la secreción de potasio en la NDSA. La acción primaria de la aldosterona es promover la retención de Na^+, pero la estimulación de la aldosterona a largo plazo reduce el S_K a través de mecanismos renales y extrarrenales. Además, la ingesta de K^+ en la dieta estimula su secreción a través de sensores gastrointestinales de potasio que no están totalmente definidos.

El riñón conserva el potasio en respuesta a la hipocalemia, con lo que disminuye la secreción de potasio y se estimula su absorción. La reabsorción activa de potasio se produce en el túbulo colector mediante las bombas luminales de protones y potasio (H^+-K^+-ATPasas).

B. Efectos de los trastornos ácido-básicos. La alcalosis metabólica frecuentemente lleva a la hipocalemia. Esto se debe, en parte, a un aumento de la excreción de bicarbonato, lo que incrementa la excreción de K^+ para compensar la carga negativa del bicarbonato (HCO_3^-). La alcalosis metabólica también se asocia a afecciones que producen hipocalemia, como el aldosteronismo primario y secundario. Hay controversia sobre si la acidosis causa hipercalemia, pero la explicación más sencilla es que algunas afecciones que producen acidosis metabólica, como la cetoacidosis diabética (CAD) y la acidosis láctica asociada a la isquemia tisular, dan lugar a la hipercalemia como efecto directo de la alteración subyacente y no como resultado de la acidosis. Las alteraciones ácido-básicas respiratorias suelen tener un efecto escaso o nulo sobre el K^+ sérico.

C. Hormonas clave. Varias hormonas afectan directamente el S_K. Las más importantes desde el punto de vista clínico son la insulina, las catecolaminas y la aldosterona. La insulina, los bloqueadores de los receptores adrenérgicos β y la aldosterona estimulan la Na^+-K^+-ATPasa presente en casi todas las células. Esto lleva a una redistribución de los compartimentos extracelulares a los intracelulares y disminuye el K^+ sérico. El efecto de la insulina y de los bloqueadores de los receptores adrenérgicos β es rápido, en cuestión de minutos, mientras que el efecto de la aldosterona es más lento y requiere horas. La aldosterona también tiene efectos crónicos sobre los mecanismos de transporte extrarrenal y renal que reducen el S_K. Muchas otras hormonas pueden alterar la homeostasis del K^+, entre ellas la hormona tiroidea, la hormona paratiroidea y la dopamina, pero su efecto no suele tener el alcance ni frecuencia suficientes como para dar lugar a trastornos clínicos frecuentes del K^+.

II. HIPOCALEMIA

A. Patogenia. La hipocalemia se desarrolla por desplazamientos transcelulares agudos del K^+, de los compartimentos extracelular al intracelular, o bien por pérdidas prolongadas de K^+ del compartimento extracelular. Las pérdidas prolongadas de K^+ pueden deberse a una excreción renal de K^+ inadecuadamente elevada o a una pérdida fecal excesiva de K^+. La pérdida urinaria excesiva de K^+ se asocia con mayor frecuencia al uso de diuréticos de asa o tiazídicos, pero puede ser consecuencia de otros trastornos electrolíticos, endocrinos o, muy excepcionalmente, genéticos. Cada uno de ellos se ve agravado por una dieta alta en NaCl. Con la pérdida del K^+ corporal total, se produce un desplazamiento del K^+ de los compartimentos intracelulares a los extracelulares, sobre todo en el músculo esquelético, lo que disminuye la magnitud del cambio en el K^+ sérico. Con la pérdida crónica de K^+, esto puede dar lugar a disminuciones del déficit de K^+ corporal total de 100 a 500 mmol o más.

B. Efectos adversos. Los síntomas de la hipocalemia no son habituales (< 5% de los pacientes), pero su frecuencia aumenta con el S_K < 2.5 mEq/L y con las disminuciones rápidas del S_K. El síntoma más frecuente según los pacientes es la debilidad muscular, que puede evolucionar a insuficiencia respiratoria con hipocalemia grave.

TABLA 18-1 Manifestaciones clínicas de la hipocalemia

Cardíacas
Predisposición a la intoxicación por glucósidos digitálicos
Hiperexcitabilidad ventricular
Electrocardiograma anómalo (ondas T aplanadas, ondas U, depresión del segmento ST)
Espasmo de la arteria coronaria
Neuromusculares
Esqueléticas (debilidad, calambres, tetania, parálisis y rabdomiólisis)
Digestivas
Estreñimiento
Oclusión intestinal
Encefalopatía hiperamonémica
Renales
Poliuria
Incremento de la amoniogénesis
Aumento de la resistencia vascular renal
Hipertensión
Aumento de la sensibilidad de la presión arterial a la ingesta de NaCl en la dieta
Endocrinas
Disminución de la sensibilidad a la insulina

La hipocalemia crónica puede producir, incluso si no hay síntomas evidentes, hipertensión sensible a la sal y nefropatía. La hipocalemia también suele causar alcalosis metabólica, poliuria y alteraciones de la liberación de la insulina. En los pacientes con hepatopatías, la hipocalemia puede producir encefalopatía hiperamonémica. Por último, la hipocalemia se asocia a un aumento de la mortalidad, probablemente debido a un mayor desarrollo de arritmias ventriculares letales. En la tabla 18-1 se muestran más síntomas.

C. Cuadro clínico. Dado que los síntomas asociados a la hipocalemia son bastante inespecíficos, esta suele identificarse a partir de la medición de los electrólitos séricos en las poblaciones de pacientes con riesgo de hipocalemia. Estas poblaciones incluyen a las personas con debilidad o insuficiencia respiratoria de nueva aparición, aquellos con hipertensión o nefropatía, así como a quienes utilizan diuréticos. Dado que la hipocalemia puede presentarse hasta en un 20% de los pacientes hospitalizados, la medición de los electrólitos séricos debe ser un componente sistemático de la evaluación de los pacientes hospitalizados.

D. Evaluación. La evaluación debe centrarse en los antecedentes farmacológicos, la medición del Mg^{2+} sérico, el estado de volumen y la presión arterial. El uso subrepticio de laxantes y diuréticos y los vómitos autoinducidos pueden no ser evidentes. En la figura 18-1 se ofrece un abordaje diagnóstico recomendado y, en la tabla 18-2, un diagnóstico diferencial. Los desplazamientos transcelulares deben considerarse cuando el inicio es agudo y se asocia frecuentemente a la administración de bloqueadores de los adrenérgicos β, es decir, terbutalina en los pacientes asmáticos o embarazadas, o la insulina en la diabetes, o la hipocalemia súbita puede tener una causa genética, como la parálisis hipocalémica periódica. Los desplazamientos transcelulares se asocian a menudo a una baja excreción urinaria de K^+ si las muestras se obtienen cuando el paciente está hipocalémico.

La hipocalemia por una disminución del K^+ corporal total puede deberse a mecanismos renales o extrarrenales. Estos pueden diferenciarse evaluando la

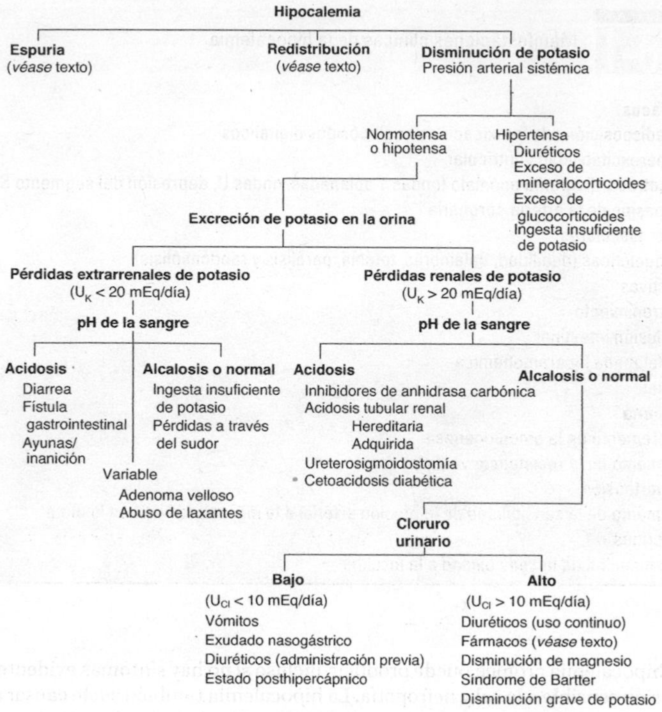

FIGURA 18-1. Abordaje diagnóstico en los pacientes con hipocalemia. U_{Cl}: cloruro urinario; U_K: potasio urinario.

excreción urinaria de K^+, que estará reducida cuando se deba a causas extrarrenales (típicamente < 20 mEq/día o < 20 mEq/g de creatinina). Los mecanismos extrarrenales suelen implicar pérdidas gastrointestinales de K^+, como la diarrea crónica o la aspiración nasogástrica u ocasionalmente por diaforesis grave y prolongada que lleva a la pérdida de K^+ a través del sudor.

La hipocalemia en el paciente hipertenso se debe con mayor frecuencia a los diuréticos, a una ingesta baja de potasio en la dieta, sobre todo si se asocia a una ingesta elevada de NaCl o a un exceso de mineralocorticoides (p. ej., aldosteronismo primario y estenosis de la arteria renal). El síndrome de Cushing se relaciona con menor frecuencia con la hipocalemia. Las tiazidas y los diuréticos de asa suelen causar hipocalemia, pero rara vez son suficientes para producir hipocalemia grave (S_K < 3.0 mEq/L) en ausencia de factores concomitantes. En los pacientes hipertensos con hipocalemia debe considerarse la evaluación de la actividad matutina de la aldosterona y de la renina plasmática, en particular si tienen hipertensión verdaderamente resistente.

La hipocalemia no asociada a los diuréticos, las pérdidas extrarrenales y el exceso de aldosterona suelen deberse a la hipomagnesemia. Esto es cierto sobre todo en los pacientes tratados con inhibidores de la bomba de protones, que con frecuencia producen hipomagnesemia. La hipomagnesemia puede llevar a la hipocalemia al alterar la regulación de los canales de K^+ de la NDSA, lo que ocasiona una secreción excesiva de K^+ y pérdidas renales continuas de este electrólito. La identificación y el tratamiento de la hipomagnesemia pueden ser suficientes para corregir la hipocalemia.

TABLA **18-2** Diagnóstico diferencial de la hipocalemia

Por artefactos (recuento elevado de leucocitos)
Redistribución (desplazamiento celular)
Bloqueadores de los adrenérgicos β (epinefrina, terbutalina)
Toxicidad de la teofilina
Alimentación reiterada (sobrealimentación)
Administración aguda de insulina
Parálisis periódica (familiar, tirotóxica, adquirida)
Intoxicación por bario
Exceso de mineralocorticoides (efectos tanto renales como extrarrenales, *véase* más adelante)
Intestinal
Ingesta dietética insuficiente
Pérdidas gastrointestinales
Diarrea y abuso crónico de laxantes
Ureterosigmoidostomía (derivación urinaria)
Adenoma velloso
Fístulas gastrointestinales
Pérdidas renales
Alcalosis metabólica (vómitos, exudado nasogástrico)
Diuréticos
Hipomagnesemia
Fármacos antibióticos, antimicóticos o quimioterápicos
Penicilinas (p. ej., carbenicilina)
Anfotericina B (acidosis tubular renal)
Toxicidad del tolueno (aspiración de pegamento)
Aminoglucósidos
Cisplatino
Glucocorticoides (aumento de la pérdida celular de potasio y aumento de la excreción)
Exceso de mineralocorticoides
Adenoma suprarrenal o hiperplasia suprarrenal bilateral
Intoxicación por ácido glicirricínico (ingesta natural de regaliz)
Síndromes de insuficiencia de enzimas suprarrenales
Acidosis tubular renal
Acidosis tubular renal proximal (tipo II)
Acidosis tubular renal distal (tipo I)
Síndromes de insuficiencia renal aguda (especialmente con recuperación de la función renal y fase diurética de la necrosis tubular aguda)
Diuresis postobstructiva
Nefritis intersticial
Síndrome de Bartter, síndrome de Liddle, síndrome de Gitelman
Leucemia aguda (lisozimuria)

La hipocalemia no se suele asociar a la debilidad muscular. Cuando hay debilidad crónica, la hipocalemia se asocia típicamente a una reducción del K^+ corporal total. Cuando la debilidad es aguda, deben tenerse en cuenta los desplazamientos transcelulares del K^+ y se debe plantear la posibilidad de parálisis periódica hipocalémica.

E. Tratamiento. El tratamiento de la hipocalemia implica considerar la urgencia de la terapia necesaria y la magnitud de la sustitución de K^+ que se requiere. La hipocalemia asociada a arritmias ventriculares y la hipocalemia grave relacionada con la necesidad de una intervención quirúrgica urgente deben tratarse de forma intensiva y pueden requerir un tratamiento intravenoso. En ausencia de estas alteraciones, por lo general se prefiere el tratamiento oral, y la terapia intravenosa debe utilizarse solo si no puede emplearse la primera.

El S_K no es un buen indicador del déficit de K^+ corporal total debido a la dificultad para cuantificar la magnitud de la pérdida intracelular de K^+. En general, cuanto más prolongada es la hipocalemia, mayor es el déficit de K^+ corporal total.

La sustitución del potasio con KCl es la base del tratamiento de la hipocalemia y puede realizarse por vía oral o intravenosa. La sustitución oral durante varios días es segura y rara vez causa hipercalemia en los pacientes con función renal bien conservada cuando se administra a dosis de hasta 120 mEq/día.

La vía intravenosa debe reservarse para aquellos pacientes incapaces de tomar potasio de forma oral que presenten afecciones potencialmente mortales (p. ej., taquicardia ventricular recurrente, fibrilación ventricular o insuficiencia respiratoria con hipocalemia grave, parálisis o intoxicación por digitálicos con arritmias), o para quienes necesiten corregir la hipocalemia antes de una intervención quirúrgica urgente. Las tasas de hasta 10 mEq/h por lo general son seguras; las dosis de 20 a 40 mEq/h deben acompañarse de una supervisión continua del electrocardiograma (ECG) porque las tasas variables de captación celular del K^+ aumentan el riesgo de desarrollar hipercalemia iatrógena. Se deben administrar dosis de hasta 40 mEq/h a través de un catéter venoso central debido al riesgo de necrosis tisular si se produce extravasación; sin embargo, estas dosis rara vez son necesarias. El S_K debe revisarse al menos cada 2 a 4 h durante la sustitución con dosis altas.

El tratamiento de la enfermedad subyacente que causa la hipocalemia es fundamental para la terapia. Si se debe al uso de diuréticos, puede considerarse la adición de un diurético ahorrador de K^+, por ejemplo, amilorida, triamtereno o espironolactona. La restricción del NaCl en la dieta suele disminuir la magnitud de la hipocalemia inducida por diuréticos, y la adición de medicamentos que inhiben el sistema renina-angiotensina-aldosterona (SRAA) puede ser beneficiosa. Los pacientes con hipertensión e hipocalemia deben someterse a un cribado en busca de aldosteronismo primario o secundario y recibir el tratamiento adecuado si se detecta. Las modificaciones en la dieta para aumentar la ingesta de alimentos ricos en K^+ y disminuir la ingesta de NaCl suelen ser beneficiosas. La hipomagnesemia, si está presente, debe tratarse; asimismo, se deben suspender los inhibidores de la bomba de protones a menos que exista una indicación absoluta para seguir utilizándolos. Si hay diarrea, debe identificarse la causa e iniciarse el tratamiento adecuado. Con las causas genéticas de hipocalemia (p. ej., síndrome de Gitelman o de Bartter), puede ser necesaria una terapia multimodal que incluya KCl oral, diuréticos ahorradores de K^+ e inhibidores del SRAA. No obstante, puede ser difícil conseguir la normalización del S_K en los casos genéticos. En tales casos, la hipocalemia probablemente refleje una depuración renal abundante anómala de K^+ más que una disminución del K^+ corporal.

III. HIPERCALEMIA

A. Patogenia. La hipercalemia se desarrolla ya sea por una excreción renal de potasio que impide mantener un S_K normal, o bien, en respuesta a los desplazamientos transcelulares de potasio. En presencia de una función renal normal, los riñones tienen la capacidad suficiente para excretar K^+ como para evitar la hipercalemia crónica inducida por la dieta. En cambio, un componente importante de esta capacidad implica a los sensores de K^+ del tubo digestivo; esto significa que el K^+ intravenoso, que no activa estos sensores, puede llevar fácilmente a una hipercalemia posiblemente letal. La otra causa principal de la hipercalemia implica los desplazamientos transcelulares del K^+ de las reservas intracelulares al compartimento extracelular. Las causas habituales de la hipercalemia pueden ser un artefacto de la extracción sanguínea, como la hemólisis, que puede producirse durante el procedimiento de la flebotomía o durante la manipulación extracorpórea de la muestra de sangre; la hemólisis intravascular no suele producir hipercalemia a menos que sea masiva. Otras causas frecuentes de los desplazamientos transcelulares del K^+ son la hiperosmolaridad, es decir, la hiperglucemia en la CAD, la insuficiencia de insulina y el bloqueo del SRAA. Aunque a menudo se dice que la acidosis metabólica produce hipercalemia, la acidosis aguda por sí misma no suele causar desplazamientos transcelulares agudos del K^+. En cambio, la hipercalemia suele deberse a la causa subyacente de la acidosis. Por ejemplo, en la CAD, la hiperosmolaridad debida a la hiperglucemia y la insuficiencia de insulina asociada son las causas principales de hipercalemia, y el tratamiento de la CAD la corrige. Del mismo modo, en la acidosis láctica por isquemia tisular, la hipercalemia es el resultado de la isquemia tisular y de la pérdida de K^+ celular. Sin embargo, la hipercalemia puede ser la causa de la acidosis, como en la acidosis tubular renal (ATR) de tipo IV, a través de sus efectos sobre el metabolismo del amoníaco. En este caso, la corrección de la hipercalemia corrige la acidosis.

Aunque no es habitual, la seudohipercalemia también debe tenerse en cuenta en la evaluación de la hipercalemia. La hemólisis de la muestra, comentada anteriormente, es la causa más frecuente de seudohipercalemia. En la tabla 18-3 se muestran otras causas.

TABLA 18-3 Causas de la hipercalemia

Frecuentes
Técnica de extracción sanguínea adulterada e inadecuada
Ejercicio y extracción sanguínea isquémica
Seudohipercalemia
Hemólisis
Leucocitosis
Trombocitosis
Hipercalemia inducida por fármacos (*véase* tabla 18-5)
Nefropatía aguda o crónica
Acidosis y acidosis tubular renal hipercalémica
Aumento de la liberación celular o de la carga de potasio
Necrosis o traumatismo tisular (rabdomiólisis, lisis tisular, hematoma)
Hiperosmolalidad
Administración de potasio exógeno
Disminución de la captación celular de potasio
Insuficiencia de insulina (p. ej., cetoacidosis diabética)
Insuficiencia o bloqueo de aldosterona (*véase* tabla 18-5) (formas adquiridas y hereditarias)
Bloqueadores de los adrenérgicos β (p. ej., propranolol)
Intoxicación por digitálicos
Por redistribución y poco frecuentes
Parálisis periódica hipercalémica, succinilcolina
Hipercalemia congénita
Administración de arginina y lisina
Intoxicación por flúor
Síndromes hipertensivos hipercalémicos (seudohipoaldosteronismo de tipo 2)

TABLA 18-4 **Hallazgos electrocardiográficos en la hipercalemia**

Ondas T puntiagudas o en forma de tienda de campaña
Aplanamiento de las ondas P
Prolongación del intervalo PR
Bradicardia, ritmo nodal
Ensanchamiento del complejo QRS (a onda senoidal)
Fibrilación ventricular, asistolia o ambas

B. Efectos adversos. La consecuencia principal de la hipercalemia se debe a sus efectos sobre el sistema de conducción cardíaco. La hipercalemia disminuye la arritmogenicidad del nódulo sinoauricular, ralentiza la conducción y altera la repolarización. La repolarización ventricular alterada conduce al desarrollo de ondas T «puntiagudas»; esto debe implicar cambios en todas las derivaciones y, si está presente en las derivaciones aisladas de un ECG de 12 derivaciones, no se debe malinterpretar como indicios de efectos cardíacos de la hipercalemia. La combinación de estos efectos cardíacos puede producir bradicardia progresiva, bloqueo del nódulo auriculoventricular, prolongación del complejo QRS y desarrollo de fibrilación ventricular.

La hipercalemia crónica tiene su principal efecto adverso en la homeostasis ácido-básica sistémica, al producir acidosis metabólica. Esto ocurre porque la hipercalemia altera diversos elementos del metabolismo del amoníaco, el componente principal de la excreción neta de ácido. Dado que la acidosis metabólica crónica puede acelerar la progresión de la enfermedad renal crónica (ERC), inducir la atrofia muscular, perjudicar la sensibilidad a la glucosa y alterar la mineralización ósea, además de que se asocia a un aumento de la mortalidad, está indicada la corrección de la hipercalemia y de la acidosis metabólica resultante.

C. Cuadro clínico. En general, los síntomas de la hipercalemia son inespecíficos. En su lugar, la identificación de este trastorno se basa en reconocer su asociación a la disminución de la función renal, es decir, la ERC, a fármacos específicos y a circunstancias clínicas concretas, como la CAD. El diagnóstico depende de la medición adecuada del S_K. Es fundamental reconocer que la hipercalemia potencialmente mortal puede ser asintomática, por lo que los indicios de cambios en el ECG (tabla 18-4) deben tratarse con urgencia, ya que la evolución a la fibrilación ventricular puede ser rápida y su cronología puede ser impredecible.

D. Evaluación. Si la hipercalemia es grave, como con un $S_K \geq 6.5$ mmol/L, es urgente obtener un ECG de 12 derivaciones en busca de indicios de los déficits de conducción cardíaca descritos anteriormente, mientras se obtiene el K sanguíneo o plasmático total confirmatorio. Si está presente, debe iniciarse una terapia de urgencia (*véase* más adelante). La comparación con ECG anteriores cuando el paciente era normocalémico es muy útil.

A continuación, se debe eliminar la falsa hipercalemia. La hemólisis extracorpórea debe anotarse explícitamente en el informe de laboratorio. Si se identifica hemólisis, la muestra debe extraerse de nuevo, de preferencia a través de una aguja de gran calibre (para evitar la hemólisis) y sin un tiempo prolongado con el torniquete para repetir el análisis antes de cualquier terapia específica. Para las pruebas de confirmación se prefiere el potasio plasmático (tubo heparinizado) o el potasio sanguíneo total (instrumento de gasometría arterial).

En segundo lugar, se debe considerar la posibilidad de seudohipercalemia. Debe evaluarse el recuento de linfocitos y plaquetas. La seudohipercalemia se produce con frecuencia por el potasio liberado durante la coagulación cuando el recuento de plaquetas es > 1 000 000/mm^3 o el de linfocitos es > 200 000/mm^3. Incluso

TABLA **18-5** Hipercalemia inducida por fármacos

Frecuentes	
	Diuréticos ahorradores de potasio (amilorida, triamtereno)
	Antiinflamatorios no esteroideos
	Ciclosporina y tacrólimus
	Bloqueadores de los receptores de mineralocorticoides
	Heparina
	Inhibidores de la enzima convertidora de angiotensina y antagonistas de los receptores de angiotensina II
	Pentamidina
	Trimetoprima-sulfametoxazol (dosis altas)
Poco frecuentes	
	Bloqueadores de los adrenérgicos β
	Succinilcolina
	Intoxicación por digitálicos

los recuentos plaquetarios de entre 500 000/mm^3 y 1 000 000/mm^3 se asocian a una incidencia considerable de hipercalemia. En tales casos, la discrepancia entre los valores del S_K y el plasmático puede superar 1.0 mEq/L. En raras ocasiones, la seudohipercalemia también puede deberse a eritrocitos «permeables» de causa adquirida (mononucleosis infecciosa) o hereditaria.

En ausencia de seudohipercalemia o de redistribución de potasio (*véase* tabla 18-3), un S_K por encima del intervalo normal (5.0-5.3 mEq/L en la mayoría de los laboratorios) por lo general se debe a fármacos (tabla 18-5), nefropatía o acidosis metabólica. La hipercalemia se observa con frecuencia cuando la función renal está gravemente afectada, es decir, en la ERC en estadio IV, pero puede detectarse en la ERC en estadio III, sobre todo en los pacientes tratados con múltiples inhibidores del SRAA. La diabetes mellitus, sobre todo en caso de ERC concomitante, aumenta el riesgo de hipercalemia. Otras causas menos frecuentes de disminución de la depuración renal de potasio son la producción suprarrenal insuficiente de mineralocorticoides y las causas genéticas raras como el síndrome hipertensivo hipercalémico (seudohipoaldosteronismo de tipo II o síndrome de Gordon).

Los pacientes con insuficiencia cortical suprarrenal con falta combinada de glucocorticoides y mineralocorticoides, es decir, la enfermedad de Addison, pueden presentar grados leves de hipercalemia, pero el deterioro de la conservación renal del sodio suele ser el hallazgo clínico predominante. Por el contrario, el hipoaldosteronismo hiporreninémico con función glucocorticoidea preservada es frecuente en los pacientes con ERC, en especial con diabetes mellitus concomitante. El hipoaldosteronismo hiporreninémico refleja una expansión subyacente de volumen. Debe evitarse el tratamiento con análogos de los mineralocorticoides, porque pueden acelerar la progresión de la ERC subyacente y empeorar la expansión de volumen.

En la tabla 18-6 se enumeran las pruebas de laboratorio y diagnósticas que son útiles para establecer la causa de la hipercalemia.

E. Tratamiento. La hipercalemia puede poner en peligro la vida debido a sus efectos sobre la conducción cardíaca. Si se observan cambios por hipercalemia en el ECG, debe instaurarse un tratamiento de urgencia. Los fármacos para el tratamiento agudo de la hipercalemia se enumeran en la tabla 18-7. El uso simultáneo de varias o todas estas medidas puede estar indicado si se observan anomalías en el de ECG. Es importante reconocer que solo las resinas fijadoras del K$^+$ y la diálisis eliminan el potasio del organismo; los demás tratamientos deben considerarse medidas temporales.

TABLA 18-6 Pruebas de laboratorio y diagnósticas para evaluar la hipercalemia

Análisis de orina
Sondaje vesical o ecografía
Ecografía renal
Electrocardiograma
Electrólitos en orina y suero
Creatinina sérica y nitrógeno ureico en sangre
Gasometría arterial y pH
Recuento de leucocitos
Recuento de plaquetas
Hematócrito (si es bajo, puede indicar enfermedad renal crónica)

El calcio i.v. es la forma más rápida de revertir los efectos cardíacos de la hipercalemia. Tiene un inicio de acción rápido (~0.5-2 min), pero es posible que sus efectos cardioprotectores duren solo de 30 a 60 min. Puede administrarse una segunda dosis si no se observa una resolución de los cambios en el ECG. Deben administrarse infusiones más lentas con supervisión por ECG en los pacientes que reciben digitálicos, a fin de prevenir tanto los síntomas de la hipercalcemia como la toxicidad miocárdica por digitálicos.

La insulina estimula la captación celular de potasio y es la segunda forma más rápida de tratar la hipercalemia (inicio de acción en 15-30 min). Diez unidades de insulina convencional administradas i.v. disminuirán de forma fiable el S_K en 10 a 20 min y deben acompañarse de glucosa (solución glucosada al 50%, 1 ampolleta), excepto en los pacientes hiperglucémicos. Los efectos de la insulina y la glucosa duran de 4 a 6 h y su administración se puede repetir cada 20 min según la necesidad para revertir los cambios en el ECG. Por otro lado, estos efectos dependen de la acción sostenida de la insulina y la hipercalemia reaparece con frecuencia si no se aplican otras medidas.

Los bloqueadores de los receptores adrenérgicos β pueden reducir el S_K al estimular la captación celular de K^+. El albuterol nebulizado, de 10 a 20 mg (de dos a ocho veces la dosis nebulizada habitual), tiene un inicio de acción en 30 min y puede disminuir hasta 1 mEq/L del S_K. Las limitaciones principales del tratamiento con bloqueadores β son la taquicardia y las arritmias.

El uso de $NaHCO_3$ (1 a 2 ampolletas i.v.) debe reservarse para los pacientes con acidosis verdadera que tengan función renal preservada, ya que es probable que su efecto se limite únicamente a aumentar la excreción renal de K^+. Dada su hipertonicidad, el $NaHCO_3$ puede causar sobrecarga de volumen o hiperosmolaridad, que a su vez puede empeorar la hipercalemia. Cabe destacar que las soluciones intravenosas que contienen $NaHCO_3$ no deben administrarse en la misma vía intravenosa que el calcio para evitar la precipitación del carbonato cálcico.

El tratamiento definitivo de la hipercalemia suele consistir en la eliminación del K^+ del organismo. Esto puede lograrse mediante la terapia diurética si la función renal está preservada, con resinas entéricas fijadoras del K^+ o con diálisis.

Los diuréticos suelen ser eficaces en el tratamiento a largo plazo de la hipercalemia, pero no debe confiarse en ellos en caso de hipercalemia aguda o potencialmente mortal. Los diuréticos tiazídicos, cuando se dosifican para lograr un efecto sobre la excreción de Na^+ equivalente al de los diuréticos de asa, producen mayor excreción urinaria de K^+ y a menudo son la primera línea de tratamiento diurético. Dado que la eficacia de los diuréticos tanto de asa como tiazídicos disminuye a medida que se reduce la tasa de filtración glomerular, se necesitan dosis más altas en los pacientes con ERC.

Las resinas entéricas fijadoras de K^+ son eficaces para eliminar el electrólito en muchos pacientes. Las opciones de tratamiento incluyen el sulfato de poliestireno

TABLA **18-7** Tratamiento farmacológico de la hipercalemia

Fármaco	Dosis	Inicio de acción	Duración de la acción	Comentarios
Gluconato de calcio o cloruro	10-30 mL i.v. (solución al 10%)	1-3 min	30-60 min	Debe ser la terapia inicial para la hipercalemia potencialmente mortal con cambios en el ECG; puede necesitar la repetición de los tratamientos
Insulina/glucosa	5-10 U de insulina convencional con 25 g de glucosa (repetir cada 40-60 min)	15-30 min	4-6 h	La glucosa puede no ser necesaria en caso de hiperglucemia grave; si hay enfermedad renal grave, vigilar las concentraciones de glucosa debido a una posible respuesta hipoglucémica
Albuterol	10 mg nebulizado	30 min	2-4 h	Puede causar taquicardia o arritmias ventriculares
Patirómero	8.4-25.2 g/día v.o.	4-6 h	12-24 h	No debe utilizarse para la hipercalemia potencialmente mortal, debido al retraso en el inicio de la acción
Ciclosilicato de sodio y circonio	10 g c/8 h por hasta 48 h Intervalo de dosis: 5 g v.o. en días alternos	4-6 h	12-24 h	No debe utilizarse para la hipercalemia potencialmente mortal debido al retraso en el inicio de la acción
Sulfonato de poliestireno sódico	30-60 g v.o. con sorbitol al 70%, o 60-120 g en un enema	4-6 h	6-12 h	Su uso se asocia de forma infrecuente a lesiones colónicas y necrosis intestinal

de sodio (SPS), el patirómero y el ciclosilicato de sodio y circonio. Todos son eficaces para el tratamiento de la hipercalemia crónica, y en la actualidad no existen datos suficientes para comparar su eficacia relativa. No obstante, el patirómero y el ciclosilicato de sodio y circonio no producen la diarrea de los preparados orales de SPS o sorbitol y pueden tolerarse mejor. Estos medicamentos dependen de la unión de K^+ en el tubo digestivo y el efecto puede retrasarse varias horas. No deben utilizarse para el tratamiento de la hipercalemia aguda con efectos cardíacos.

La hemodiálisis es un método eficaz para eliminar el potasio cuando la hipercalemia se complica por sobrecarga de volumen, acidosis e insuficiencia renal. El potasio puede depurarse a un ritmo de 25 a 30 mEq/h con la hemodiálisis, mientras que la diálisis peritoneal puede hacerlo a una tasa de 10 a 15 mEq/h. La eliminación rápida puede ser problemática en los casos de intoxicación por digitálicos, porque la reducción acelerada de S_K puede provocar los efectos de la toxicidad digitálica. En general, se debe evitar el uso de un baño de diálisis inferior a 2 mEq/L, ya que la tasa de eliminación del potasio es solo marginalmente mejor que la del K^+ en un baño de diálisis de 2 mEq/L y tiene el riesgo real de producir hipocalemia mortal si no se vigila con rigurosidad. La terapia renal sustitutiva continua no elimina rápidamente el K^+ y no debe utilizarse para la hipercalemia mortal; sin embargo, es eficaz en caso de hipercalemia crónica sin efectos cardíacos.

Algunos pacientes hipercalémicos tratados con hemodiálisis, en particular los diabéticos, presentan aumentos rápidos del S_K hasta llegar a valores hipercalémicos, incluso sin administración exógena de K^+ o lisis celular aguda (como ocurre con la rabdomiólisis o los síndromes de lisis tumoral). Estas personas representan un reto particular y su hipercalemia quizás se refleje en defectos en la homeostasis extrarrenal del K^+. La atención al control de la glucosa, el equilibrio ácido-básico, su medicación (*véase* tabla 18-5), así como la ingesta de K^+ en la dieta, puede permitir la mejoría o corrección de la hipercalemia.

IV. LECTURAS RECOMENDADAS

Allon M, Copkney C. Albuterol and insulin for treatment of hyperkalemia in hemodialysis patients. *Kidney Int.* 1990;38(5):869–872.

Blumberg A, Roser HW, Zehnder C, et al. Plasma potassium in patients with terminal renal failure during and after haemodialysis; relationship with dialytic potassium removal and total body potassium. *Nephrol Dial Transplant.* 1997;12(8):1629–1634.

Blumberg A, Weidmann P, Ferrari P. Effect of prolonged bicarbonate administration on plasma potassium in terminal renal failure. *Kidney Int.* 1992;41(2):369–374.

Mount DB, Zandi-Nejad K. Disorders of potassium balance. In: Taal MW, Chertow GM, Marsden PA, et al., eds. *The Kidney*. 9th ed. Elsevier; 2012:640–688.

Weiner ID, Linas SL, Wingo CS. Disorders of potassium metabolism. In: Freehally J, Johnson RJ, Floege J, eds. *Comprehensive Clinical Nephrology*. 5th ed. Saunders; 2014:118.

Wingo CS, Weiner ID. Approach to the patient with hypo-/hyperkalaemia. In: Turner N, ed. *Oxford Textbook of Clinical Nephrology*. 4th ed. Oxford University Press; 2015:p1–p44.

19 Alteraciones ácido-básicas

I. David Weiner, Charles S. Wingo

INTRODUCCIÓN

Un trastorno ácido-básico implica que la cantidad de ácido y base en el líquido extracelular está alterada. La aparición de un trastorno ácido-básico siempre indica la existencia de uno o varios procesos patológicos subyacentes cuya identificación y tratamiento pueden llevar a un beneficio clínico importante.

I. DEFINICIONES

A. Acidemia y alcalemia. La *acidemia* es la presencia de un pH sanguíneo anormalmente bajo, es decir, < 7.36, mientras que la *alcalemia* es la presencia de un pH sanguíneo inadecuadamente alto, es decir, > 7.44. Cualquiera de los dos indica un trastorno ácido-básico.

El pH de la sangre se determina mediante las concentraciones sanguíneas de HCO_3^- y presión parcial de CO_2 (pCO_2), como se muestra a continuación:

$$pH = 6.1 + log \frac{[HCO_3^-]}{0.03 \times pCO_2} \quad (1)$$

Todas las alteraciones ácido-básicas presentan una anomalía en cuanto al HCO_3^- o la pCO_2 en la sangre y a veces en ambos. Si cambian de forma paralela, es decir, si ambos aumentan o disminuyen, estos efectos se compensan parcial o totalmente y dan lugar a un menor cambio de pH. Cuando cambian en direcciones opuestas, el efecto es un cambio de pH mayor que el que se daría por cualquiera de ellos por sí solo.

B. Acidosis y alcalosis. La *acidosis* es un proceso que disminuye el pH. Implica una reducción del HCO_3^- o un aumento de la pCO_2 en la sangre. La *alcalosis* es un proceso que eleva el pH. Implica un incremento del HCO_3^- o un descenso de la pCO_2 en la sangre.

Tanto la acidosis como la alcalosis se definen además en función de si son consecuencia de trastornos metabólicos o respiratorios. Los trastornos metabólicos conducen a un HCO_3^- sanguíneo anómalo, mientras que los trastornos respiratorios llevan a una pCO_2 alterada. Así, la acidemia es el resultado de una acidosis metabólica (↓ HCO_3^-) o de una acidosis respiratoria (↑ pCO_2), y la alcalemia es el resultado de una alcalosis metabólica (↑ HCO_3^-) o de una alcalosis respiratoria (↓ pCO_2).

C. Respuesta compensadora. La homeostasis ácido-básica es tan crítica para la salud que los sistemas de reserva compensan, por lo general de forma incompleta, cualquier alteración ácido-básica. Por ejemplo, la acidemia estimula los centros respiratorios del tronco encefálico, que aumentan la ventilación y eliminación del CO_2, disminuyendo así la pCO_2, que reduce la acidemia. Esta respuesta se produce en cuestión de segundos. Los trastornos ácido-básicos también alteran la excreción renal neta de ácido que modifica el HCO_3^- sanguíneo, pero esto requiere de 4 a 5 días para completarse.

D. Trastornos ácido-básicos primarios. Esta combinación de trastornos ácido-básicos y sus respuestas compensadoras dan lugar a seis tipos de dichas alteraciones, las cuales se muestran en la tabla 19-1.

TABLA 19-1 Trastornos ácido-básicos primarios

Nombre	Anomalía primaria	Compensación	Magnitud de la compensación
Acidosis metabólica	HCO_3^- ↓	Alcalosis respiratoria secundaria	ΔpCO_2 ~0.7 mmHg por cada 1 mmol/L de ΔHCO_3^- pCO_2 mínima: 8-12 mmHg
Alcalosis metabólica	HCO_3^- ↑	Acidosis respiratoria secundaria	ΔpCO_2 ~1.0-1.5 mmHg por cada 1 mmol/L de ΔHCO_3^- pCO_2 máxima: ~55 mmHg
Acidosis respiratoria aguda	pCO_2 ↑	Cambios mínimos en el HCO_3^- sanguíneo	ΔHCO_3^- ~1 mM por cada 10 mmHg de ΔpCO_2
Acidosis respiratoria crónica	pCO_2 ↑	Alcalosis metabólica secundaria	ΔHCO_3^- ~4 mM por cada 10 mmHg de ΔpCO_2
Alcalosis respiratoria aguda	pCO_2 ↓	Cambios mínimos en el HCO_3^- sanguíneo	ΔHCO_3^- ~2 mM por cada 10 mmHg de ΔpCO_2
Alcalosis respiratoria crónica	pCO_2 ↓	Acidosis metabólica secundaria	ΔHCO_3^- ~ 4-5 mM por cada 10 mmHg de Δ pCO_2

II. EVALUACIÓN DEL PACIENTE CON UN TRASTORNO ÁCIDO-BÁSICO. La evaluación de un trastorno ácido-básico requiere la valoración tanto de la química sanguínea como de las mediciones de los gases en la sangre. En la gasometría sanguínea se deben utilizar muestras arteriales pero, si no resulta práctico, puede sustituirse por una gasometría venosa, de preferencia utilizando una muestra de arteria pulmonar a partir de un catéter venoso central. Si se toman muestras de sangre venosa periférica, el torniquete debe soltarse ~1 min antes de la toma de muestras para disminuir los artefactos causados por la isquemia tisular inducida por el torniquete. La producción tisular de CO_2 a partir de muestras de sangre venosa aumenta la pCO_2 entre 4 y 5 mmHg, y disminuye el pH entre 0.03 y 0.05 unidades de pH, pero el HCO_3^- suele mantenerse igual. Las mediciones arteriales son el método de referencia.

III. ACIDOSIS METABÓLICA

A. Fisiopatología. Existen cuatro mecanismos fundamentales que pueden causar acidosis metabólica:

1) Aumento de las cargas de ácido exógeno o la producción de ácido endógeno.
2) Dilución del líquido extracelular mediante la administración rápida de soluciones intravenosas que no contienen álcalis ni sus precursores (p. ej., solución salina al 0.9%).
3) Deterioro de la excreción renal neta de ácido que impide el emparejamiento con la producción endógena de ácido (p. ej., enfermedad renal crónica [ERC] y acidosis tubular renal [ATR]).
4) Pérdida de bicarbonato a través del tubo digestivo (p. ej., diarrea, fístula).

B. Cuadro clínico. La acidosis metabólica aguda suele venir asociada a los síntomas de la enfermedad subyacente. Por lo tanto, las náuseas, los vómitos y el dolor abdominal son frecuentes en la cetoacidosis diabética (CAD), mientras que el abuso de alcohol, las náuseas y los vómitos son habituales en la intoxicación por metanol o etilenglicol. En cambio, la acidosis metabólica crónica suele asociarse a signos y síntomas inespecíficos, como cálculos renales recurrentes, hipoalbuminemia, osteomalacia u osteoporosis en los adultos y retraso del desarrollo en los niños. La compensación respiratoria de la acidosis metabólica aumenta la profundidad y la frecuencia de la respiración (respiración de Kussmaul).

La acidosis metabólica debe tenerse en cuenta en todos los pacientes con ERC, ya que la disminución de la excreción neta de ácido produce acidosis metabólica y su corrección puede ralentizar la progresión de la ERC.

C. Análisis de laboratorio. La evaluación de la «brecha aniónica» (AG, *anion gap*) permite distinguir (1) y (2) de (3) y (4), según se revisó más arriba. La AG se calcula mediante la siguiente fórmula:

$$AG = [Na^+] - ([Cl^-] + [HCO_3^-]) \quad (2)$$

La AG sin alteraciones suele ser de 3 a 11 mM, pero varía según el laboratorio.

La albúmina funciona como un anión no medido que contribuye a la AG. De la misma forma, la hipoalbuminemia disminuye la AG esperada. En caso de hipoalbuminemia, la fórmula para calcular la «brecha aniónica corregida» (AG_{Corr}) es la siguiente:

$$AGCorr = AG + 2.5 \times \left(4.0 - \left[Albúmina(\tfrac{g}{dL})\right]\right) \quad (3)$$

D. Acidosis metabólica sin brecha aniónica. La acidosis metabólica con AG en el intervalo normal se denomina *acidosis metabólica sin AG.* Las causas más frecuentes son la diarrea, la ERC y la ATR. Con la diarrea crónica, el bicarbonato y los precursores metabólicos de los álcalis, como los aniones orgánicos, se pierden en las heces y disminuyen las concentraciones séricas de bicarbonato. Aunque los riñones intentarán corregir la acidosis metabólica resultante al aumentar la excreción neta de ácido, este proceso es insuficiente para restablecer completamente el bicarbonato sérico. Con la ERC y la ATR, la incapacidad de los riñones para generar una excreción ácida neta suficiente conduce a una acidosis metabólica sin AG.

Esta diferencia en la respuesta de la excreción neta de ácido facilita la distinción de la causa de la acidosis metabólica. El amoníaco urinario es el componente predominante de la excreción ácida neta. Aumenta con la diarrea crónica, pero no con la ERC ni la ATR. Lamentablemente, la mayoría de los laboratorios clínicos solo miden el amoníaco urinario en las recolecciones de orina de 24 h. Para una evaluación semicuantitativa rápida, la excreción de amoníaco puede calcularse como la «brecha aniónica urinaria» (BAU) o como la «brecha osmolal urinaria» (BOU). A continuación se muestran las fórmulas utilizadas:

$$BAU = [Na^+]_U + [K^+]_U - [Cl^-]_U \quad (4)$$

$$BOU = Osm_U - (2 \times \{[Na^+]_U + [K^+]_U\}) + \frac{UUN\,(\frac{mg}{dL})}{2.8} + \frac{[Glucosa]_U}{18} \quad (5)$$

Estas fórmulas se basan en que el amonio (NH_4^+) está presente en cantidades suficientes en los casos con causas no renales de la acidosis metabólica crónica como la diarrea, usualmente > 100 mmol/L, lo que es identificable como un catión no medido y un osmol no medido (tabla 19-2).

1. **Acidosis tubular renal.** La ATR se divide en tres formas: ATR de tipo I o distal, ATR de tipo II o proximal y ATR de tipo IV o hipercalémica (tabla 19-3). La frecuencia relativa es tipo IV > tipo I > tipo II.
   - *ATR de tipo IV*

Por lo general, se presenta como acidosis metabólica leve con hipercalemia. Dado que los riñones poseen mecanismos sólidos de excreción de K^+, casi todos los pacientes con ATR de tipo IV tienen una función renal disminuida, ya sea por ERC o lesión renal aguda (LRA) o porque están siendo tratados con medicamentos que producen hipercalemia (*véase* cap. 18). La hipercalemia causa acidosis metabólica al disminuir la excreción neta de ácido dependiente del amoníaco. En raras ocasiones,

TABLA 19-2 Evaluación de la brecha aniónica urinaria y la brecha osmolal urinaria

Brecha aniónica urinaria (BAU)

Medida (mmol/L)	Interpretación	Diagnóstico
> 20	La excreción neta de ácido no aumenta	Enfermedad renal crónica o acidosis tubular renal
−20 a +20	No es suficientemente predictiva de la excreción ácida neta real	No debe interpretarse
< −20	Aumento de la excreción neta de ácido	Diarrea

Limitaciones: es menos precisa en presencia de enfermedad renal crónica, cetoacidosis, aspiración de pegamento, acidosis tubular renal de tipo II parcialmente tratada, acidosis D-láctica y toxicidad por 5-oxoprolina.

Brecha osmolal urinaria (BOU)

Medida (mOsm/kg H_2O)	Interpretación	Diagnóstico
< 150	La excreción neta de ácido no aumenta	Enfermedad renal crónica o acidosis tubular renal
150-200	No es suficientemente predictiva de la excreción ácida neta real	No se puede interpretar
> 200	Aumento de la excreción neta de ácido	Diarrea

Limitaciones: es inadecuadamente elevada en presencia de intoxicación por metanol o etilenglicol o si se ha administrado fomepizol o manitol. Puede disminuir en la orina muy concentrada o muy diluida.

la causa subyacente de la hipercalemia es una insuficiencia suprarrenal primaria que requiere tratamiento con glucocorticoides y mineralocorticoides. Sin embargo, en los pacientes con hipercalemia y ERC, debe evitarse tratar la insuficiencia de mineralocorticoides, si está presente, con mineralocorticoides, ya que esto suele causar hipertensión, lo que acelera la evolución de la ERC. La corrección de la hipercalemia, junto con una combinación de modificación de la dieta, terapia alcalina, diuréticos y resinas entéricas fijadoras del K^+, probablemente solucionará la acidosis metabólica. La acidosis metabólica persistente en los pacientes con ERC tras la corrección de la hipercalemia puede indicar una acidosis metabólica concomitante dependiente de la ERC.

TABLA 19-3 Características frecuentes de las diferentes formas de acidosis tubular renal

Tipo	[K^+]	[HCO_3^-], mmol/L	pH de la orina (sin tratar)	pH de la orina (paciente tratado con álcalis)	Nefrolitiasis
I (distal)	Bajo	5-20	≥ 6.5	≥ 6.5	Frecuente
II	Bajo o bajo dentro de lo normal	15-20	≤ 6	≥ 6.5	Inusual
IV	Alto o alto dentro de lo normal	15-22	6	6	Inusual

■ *ATR de tipo I*

Se presenta con hipocalemia, acidosis metabólica sin AG y un pH urinario espontáneamente alcalino (≥ 7). En los adultos, suele ser un trastorno adquirido, mientras que en los niños puede tener una causa genética. Una enfermedad de origen adquirido más frecuente es la autoinmunitaria, sobre todo el síndrome de Sjögren. Son menos habituales los estados hipercalciúricos que conducen a una nefrocalcinosis medular y a una ATR de tipo I resultante. Entre las causas adquiridas frecuentes se incluyen los inhibidores de la anhidrasa carbónica o los medicamentos que inhiben la anhidrasa carbónica, como el topiramato. En los niños, las causas genéticas de la ATR distal pueden ser autosómicas dominantes o recesivas. Los niños con ATR genética de tipo I suelen presentar un retraso del crecimiento.

■ *ATR de tipo II (proximal)*

Es la ATR menos frecuente. Cuando se asocia a glucosuria, aminoaciduria e hipofosfatemia con hiperfosfaturia, se denomina *síndrome de Fanconi*. La ATR de tipo II sin síndrome de Fanconi se conoce como *ATR de tipo II aislada*. En los adultos, la ATR de tipo II suele ser una enfermedad adquirida; las causas más habituales son la enfermedad monoclonal de cadenas ligeras y fármacos. Entre los medicamentos se incluyen la acetazolamida y el topiramato, que pueden causar una ATR aislada de tipo II, y el tenofovir y la ifosfamida, que pueden producir el síndrome de Fanconi. La cistinosis es una enfermedad genética que lleva a la acumulación intrarrenal de cisteína y a la ATR de tipo II.

■ *Tratamiento*

El tratamiento de la ATR implica atender el proceso de la enfermedad subyacente, cuando sea posible, seguido de la administración de álcalis, si es necesario. La dosis de la terapia alcalina oral depende del tipo de ATR, pero suele ser de 0.5 a 1.5 mmol/kg al día para la ATR de tipo I y IV, y de hasta 15 mmol/kg al día para la ATR de tipo II. Para la de tipo IV se utilizan sales alcalinas de Na^+, mientras que para la de tipo I y II, que se asocian con hipocalemia, se opta por una combinación de sales de Na^+ y K^+. Las sales de Na^+ incluyen el $NaHCO_3$, mientras el citrato de sodio y las sales de K^+ comprenden el citrato de potasio. Para los pacientes que requieran la administración de álcalis tanto de Na^+ como de K^+, puede utilizarse el citrato de Na^+ y K^+.

2. **Diarrea y pérdida de líquido entérico.** Ya que los líquidos entéricos suelen contener HCO_3^-, la pérdida prolongada de estos puede causar acidosis metabólica. La falta de antecedentes no descarta este diagnóstico porque algunos pacientes tienen un uso catártico subrepticio. La demostración de un aumento de la excreción neta de ácido, utilizando las pruebas de orina descritas con anterioridad, en un paciente con acidosis metabólica sin AG debe sugerir fuertemente este diagnóstico. El tratamiento se basa en tratar la causa subyacente.
3. **Aspiración de pegamento.** Esta es una causa inusual de acidosis metabólica sin AG. Aunque en un principio se pensó que esto producía la ATR de tipo I, la acidosis metabólica puede deberse más bien a que el tolueno inhalado se metaboliza en ácido hipúrico, lo cual causa la acidosis metabólica.

E. Acidosis metabólica con brecha aniónica. El diagnóstico de la acidosis metabólica con AG indica un exceso de ácidos distintos al HCl en el líquido extracelular. Los más frecuentes son el ácido láctico, los cetoácidos, así como los fosfatos y sulfatos retenidos en la ERC. La acidosis láctica se produce con la isquemia tisular, pero puede ser un efecto secundario del tratamiento con metformina. La cetoacidosis diabética (CAD) puede producirse con la hiperglucemia descontrolada, la inanición, el abuso crónico de etanol o como complicación de los inhibidores de cotransportador de sodio-glucosa 2. Entre los ácidos exógenos que pueden causar acidosis metabólica con AG se encuentran los metabolitos del metanol y del etilenglicol, la 2-oxoprolina y el ácido acetilsalicílico en sobredosis. En la tabla 19-4 se muestra una mnemotecnia (GOLD MARK) para el diagnóstico diferencial de la acidosis metabólica con AG.

TABLA 19-4 Mnemotecnia para evaluar la acidosis metabólica con brecha aniónica

GOLD MARK

Letra	Nombre	Información
G	Glicoles	Etilenglicol (anticongelante) y propilenglicol (utilizado como aditivo alimentario y como disolvente en soluciones intravenosas). Se puede necesitar terapia de urgencia.
O	5-Oxoprolina	Metabolito del paracetamol. Puede acumularse con el uso crónico de paracetamol.
L	Ácido L-láctico	Isquemia tisular o toxicidad por metformina (acidosis láctica asociada a la metformina).
D	Ácido D-láctico	Síndrome del intestino corto, especialmente después de recibir cargas orales de hidratos de carbono; en ocasiones con las ingestas de propilenglicol y en la cetoacidosis diabética.
M	Metanol	Presente en el «alcohol de madera». Los metabolitos (ácido fórmico) pueden causar ceguera. Se puede necesitar terapia de urgencia.
A	Ácido acetilsalicílico	Ingesta excesiva.
R	Insuficiencia renal	Acumulación de aniones, como fosfatos y sulfatos, entre otros.
K	Cetoacidosis (de *Ketoacidosis*)	Cetoacidosis diabética, inanición o cetoacidosis alcohólica, y como complicación del tratamiento con inhibidores del cotransportador de sodio-glucosa 2.

La acidosis metabólica con AG puede poner en peligro la vida, por lo que la evaluación expedita es fundamental. La acidosis láctica debe motivar una investigación rápida de las causas de la isquemia tisular, incluida la sepsis, y una optimización agresiva del volumen sanguíneo y la presión arterial. La acidosis láctica asociada a la metformina puede ser mortal y posiblemente se requiera una hemodiálisis urgente para eliminar la metformina retenida. La intoxicación por metanol y etilenglicol puede evolucionar rápidamente a complicaciones irreversibles. Se requiere una consulta inmediata con un centro de toxicología y con un nefrólogo.

F. **Terapia alcalina para la acidosis metabólica.** El papel de la terapia alcalina para la acidosis metabólica es controvertido. Se recomienda seguir el paradigma de tratamiento para la acidosis metabólica aguda del reciente ensayo BICAR-ICU, en el que se informó que la terapia alcalina aguda mejora la mortalidad en los pacientes con acidosis metabólica grave (pH < 7.20 con HCO_3^- < 20 mmol/L), siempre que también presenten LRA en estadio 2 o 3. El tratamiento utilizado fue $NaHCO_3$ i.v., 500 mmol/L, a dosis de hasta 1000 mL/24 h, para obtener un pH > 7.30.

La acidosis metabólica crónica aumenta la tasa de evolución de la ERC e induce la atrofia muscular, la desmineralización ósea y la resistencia a la insulina que, en ensayos clínicos controlados aleatorizados, pueden revertirse con terapia alcalina. Es importante destacar que los efectos secundarios asociados a la ingesta de NaCl, como el aumento de la presión arterial, la sobrecarga de volumen y la proteinuria, no se producen con la administración de $NaHCO_3$. Por ello, se puede justificar un tratamiento intensivo de la acidosis metabólica crónica, sobre todo en los pacientes con ERC, con una concentración de bicarbonato diana de 23 a 27 mmol/L.

IV. ACIDOSIS RESPIRATORIA

A. Fisiopatología. La acidosis respiratoria refleja un deterioro de la excreción respiratoria de CO_2. Suele ser consecuencia de una alteración de la ventilación alveolar, pero puede producirse cuando el aumento de la acumulación de líquido alveolar dificulta el movimiento del CO_2 desde los capilares pulmonares hasta los alvéolos.

B. Cuadro clínico. La acidosis respiratoria aguda se asocia con frecuencia a la sensación de falta de aire, lo que refleja un deterioro agudo subyacente de la ventilación alveolar. Sin embargo, cuando la alteración del impulso respiratorio se debe a la debilidad de los músculos respiratorios o a la sedación del sistema nervioso central, posiblemente relacionada con fármacos, el paciente puede estar asintomático o incluso somnoliento. En la acidosis respiratoria grave, el CO_2 acumulado puede producir la supresión del sistema nervioso central, denominada *narcosis por CO_2*. En la acidosis respiratoria crónica, por el contrario, se suelen presentar pocos o ningún síntoma específico hasta que la pCO_2 aumenta hasta ~80 mmHg o más, momento en el que puede causar narcosis por CO_2.

C. Diferenciación de la acidosis respiratoria aguda de la crónica. La acidosis respiratoria aguda no tratada puede evolucionar rápidamente hacia la insuficiencia respiratoria completa y la muerte del paciente, mientras que la acidosis respiratoria crónica no suele ser una preocupación inmediata. Esta diferenciación se basa en la anamnesis y el grado de compensación (*véase* tabla 19-1).

D. Acidosis respiratoria aguda. Las causas más frecuentes de la acidosis respiratoria aguda son el asma y las reagudizaciones de la enfermedad pulmonar obstructiva crónica (EPOC). Otras causas menos frecuentes son la acumulación grave de líquido alveolar, ya sea por edema pulmonar o por neumonía multilobular. Excepcionalmente, puede deberse a la debilidad muscular por alteraciones electrolíticas, como la hipocalemia y la hipofosfatemia, o a un neumotórax a tensión. No obstante, la supresión del impulso respiratorio inducida por fármacos, como los analgésicos opiáceos, es una causa frecuente. Debe instaurarse un tratamiento de urgencia de las causas subyacentes y, si no es eficaz rápidamente, o si hay hipoxemia, debe considerarse la intubación urgente y la ventilación mecánica.

E. Acidosis respiratoria crónica. La acidosis respiratoria crónica refleja una alteración de larga duración de la eliminación respiratoria de CO_2, que suele deberse a la disminución de la superficie alveolar, como ocurre en la EPOC, la enfermedad pulmonar intersticial o el enfisema, o a trastornos neurológicos o mecánicos crónicos, como el síndrome de Guillain-Barré, la esclerosis lateral amiotrófica o el síndrome de hipoventilación por obesidad. La identificación de la acidosis respiratoria crónica debe motivar la investigación y el tratamiento de la alteración subyacente. La intubación y la ventilación mecánica deben evitarse en la medida de lo posible, a menos que pueda tratarse la causa subyacente.

V. ALCALOSIS METABÓLICA

A. Fisiopatología. La alcalosis metabólica indica una pérdida de ácido superior a la que los riñones pueden equilibrar mediante la excreción urinaria de HCO_3^-, o una excreción renal de HCO_3^- alterada. Existen dos mecanismos principales de pérdida de ácido. La primera es la pérdida de líquido gástrico, que tiene un pH mínimo de 2. Esto puede deberse a vómitos recurrentes o a la aspiración nasogástrica, sobre todo si no se están utilizando medicamentos para inhibir la secreción de ácido gástrico, como los inhibidores de la bomba de protones. La hipovolemia intravascular simultánea puede contribuir a esta situación. La orina es la segunda forma de pérdida de ácido, en forma de excreción neta de ácido. La hipocalemia y el hiperaldosteronismo, ya sean primarios o secundarios, aumentan la excreción neta de ácido y pueden abonar a la alcalosis metabólica.

Los riñones tienen una gran capacidad para excretar álcalis. Por lo tanto, una alcalosis metabólica con frecuencia indica una excreción renal alterada de álcalis. Una causa frecuente de la alteración de la excreción renal de álcalis es el deterioro de la función renal, ya sea por LRA o por ERC. Si la tasa de filtración glomerular (TFG) está intacta, la excreción renal de álcalis requiere Cl^- para el intercambio con HCO_3^- en los conductos colectores. Por lo tanto, las afecciones que alteran el suministro distal de Cl^-, como la hipovolemia intravascular o la insuficiencia cardíaca congestiva, también deterioran la capacidad de los riñones para excretar HCO_3^- y contribuyen a la alcalosis metabólica.

B. Análisis de laboratorio. La evaluación de laboratorio de la alcalosis metabólica comienza con una valoración de la TFG y del Cl^- en la orina. Una TFG reducida disminuye la capacidad para excretar álcalis. Un Cl^- urinario por debajo de 20 mmol/L es inadecuado para que el túbulo colector de Cl^- sustente la excreción urinaria de HCO_3^-; esta alteración se denomina *alcalosis metabólica sensible al cloruro.* El tratamiento con solución salina al 0.9% suele ser eficaz. Cuando el Cl^- en la orina no se reduce, se denomina *alcalosis metabólica no sensible al cloruro.*

C. Alcalosis metabólica sensible al Cl^-. La alcalosis metabólica sensible al Cl^- implica una alcalosis metabólica con insuficiencia de Cl^- corporal total o una estimulación máxima de la reabsorción «proximal» de Cl^-. En la fase de evolución suele haber pérdida de ácido gástrico por vómitos o aspiración nasogástrica. En cambio, la hipovolemia puede causar alcalosis metabólica al concentrar el HCO_3^- extracelular en un volumen menor de líquido, como en la terapia diurética. Esto se denomina *alcalosis por contracción.*

La alcalosis metabólica sensible al Cl^- se «mantiene» cuando el aporte de Cl^- del túbulo colector es lo suficientemente bajo como para impedir el intercambio de Cl^- por HCO_3^- por secreción urinaria de HCO_3^- como en la hipovolemia corporal total o en la insuficiencia cardíaca congestiva grave, donde hay una estimulación suficiente de la reabsorción de NaCl del túbulo proximal, el asa de Henle y el túbulo contorneado distal con un aporte escaso o nulo al conducto colector. El tratamiento de la causa subyacente es adecuado.

D. Alcalosis metabólica no sensible al Cl^-. Esto implica una pérdida continua de ácido superior a la capacidad excretora renal de álcalis, ya sea por pérdidas de líquido gástrico o por excreción renal de ácido. Tanto la hipocalemia como el hiperaldosteronismo, primario o secundario, estimulan la excreción renal neta de ácido. El tratamiento consiste en tratar la enfermedad subyacente.

E. Terapia ácida de la alcalosis metabólica. En general, no se recomienda tratar la alcalosis metabólica con la administración de ácido. De manera infrecuente, puede utilizarse la acetazolamida, pero la pérdida de potasio resultante requiere una vigilancia cuidadosa.

VI. ALCALOSIS RESPIRATORIA

A. Fisiopatología. La alcalosis respiratoria ocurre cuando la hiperventilación incrementa la excreción de CO_2, lo que causa una disminución de la pCO_2 y un aumento del pH. Las variaciones en la producción endógena de CO_2 llevan a cambios paralelos en la eliminación respiratoria de CO_2 y no causan alteraciones respiratorias ácido-básicas.

B. Cuadro clínico. La alcalosis aguda puede disminuir el calcio ionizado lo suficiente como para producir parestesias orales o de las extremidades o espasmo carpopedio. El aumento de la reactividad vascular puede causar mareos y aturdimiento, dolor torácico y disnea, y en raras ocasiones convulsiones o confusión mental. En cambio, la alcalosis respiratoria crónica no suele provocar síntomas específicos.

C. Análisis de laboratorio. La compensación metabólica por la alcalosis respiratoria crónica conduce a la reducción de la concentración sanguínea de HCO_3^- que reduce al mínimo el cambio de pH, mientras que la descompensación por la alcalosis respiratoria aguda es mucho menor. Estas diferencias se resumen en la tabla 19-1.

D. Alcalosis respiratoria aguda. La alcalosis respiratoria aguda es el resultado de una hiperventilación aguda como la que se produce durante la ansiedad, el pánico y el dolor. La hipoxemia aguda, ya sea por un émbolo pulmonar, un empeoramiento del asma o un ascenso agudo a una altura elevada, también puede estimular la ventilación. En general, es adecuado llevar a cabo la identificación y el tratamiento de las causas subyacentes.

El mal de altura, que va desde formas leves con cefalea, malestar y anorexia hasta edema pulmonar o cerebral potencialmente mortal, puede deberse en parte a una alcalosis respiratoria aguda. El tratamiento con acetazolamida, que aumenta la excreción renal de álcalis y reduce así la alcalemia, puede ser útil en los casos leves. Sin embargo, el tratamiento del mal de altura requiere medidas adicionales.

E. Alcalosis respiratoria crónica. La alcalosis respiratoria crónica indica un aumento crónico de la ventilación que conduce a un incremento de la eliminación de CO_2 por embarazo, enfermedad hepática aguda o crónica y por vivir a gran altitud. El tratamiento no es necesario. No obstante, la alcalosis respiratoria crónica se asocia a una acidosis metabólica compensatoria. Por lo tanto, es importante establecer que el trastorno ácido-básico primario es la alcalosis respiratoria crónica.

VII. RECONOCIMIENTO DE DIVERSOS TRASTORNOS PRIMARIOS ÁCIDO-BÁSICOS SIMULTÁNEOS.

Muchos pacientes pueden tener más de un trastorno ácido-básico primario. Para analizar esta posibilidad, conviene utilizar dos abordajes.

En primer lugar, la respuesta respiratoria adecuada a cualquier acidosis o alcalosis metabólica implica una compensación que contrarreste la alteración metabólica. La falta de esta compensación respiratoria (*véase* tabla 19-1) indica que también existe un trastorno respiratorio ácido-básico primario.

En segundo lugar, la presencia de una AG indica la presencia de acidosis metabólica con AG, incluso si el HCO_3^- sanguíneo es normal. Si los cambios en el HCO_3^- sanguíneo no son paralelos a la magnitud del cambio de la AG, el paciente puede tener acidosis metabólica con AG y acidosis metabólica sin AG o alcalosis metabólica simultánea. Un ejemplo es la acidosis respiratoria crónica y la alcalosis metabólica compensatoria crónica, en la que se desarrolla acidosis metabólica con AG por acidosis láctica, que puede haber resultado de una isquemia mesentérica aguda. Las mediciones previas de HCO_3^- en la sangre pueden ser útiles si se dispone de ellas.

VIII. LECTURAS RECOMENDADAS

Jaber S, Paugam C, Futier E, et al. Sodium bicarbonate therapy for patients with severe metabolic acidaemia in the intensive care unit (BICAR-ICU): a multicentre, open-label, randomised controlled, phase 3 trial. *Lancet.* 2018;392(10141):31–40.

Mehta AN, Emmett JB, Emmett M. GOLD MARK: an anion gap mnemonic for the 21st century. *Lancet.* 2008;372(9642):892.

Raphael KL. Metabolic acidosis in CKD: core curriculum 2019. *Am J Kidney Dis.* 2019;74(2):263–275.

20 Alteraciones del calcio, el fósforo y el magnesio

Jogiraju V. Tantravahi

I. HOMEOSTASIS NORMAL DEL CALCIO

A. Introducción. El calcio funciona como cofactor en varios procesos intracelulares y extracelulares importantes. La contracción del músculo esquelético y la excitación-contracción del miocito cardíaco necesitan el calcio como cofactor. Entre otros procesos, la generación de la cascada de coagulación requiere calcio. Los huesos son el mayor reservorio de calcio, y el calcio óseo y el extracelular existen en equilibrio. Debido a la importancia del calcio en tantas funciones homeostáticas, el equilibrio del calcio está estrechamente regulado por las acciones coordinadas del riñón, el sistema digestivo y el sistema endocrino. Esta sección incluye una revisión de las reservas de calcio, así como su absorción en el intestino, la regulación endocrina de su equilibrio y su regulación renal.

B. Reservas de calcio y fuentes en la dieta. El cuerpo humano contiene entre 1000 y 1200 mg de calcio. Más del 99% de las reservas corporales totales de calcio están secuestradas en el hueso. Del 1% restante, la mayor parte es extracelular. Las reservas intracelulares o citoplasmáticas de calcio libre oscilan entre 50 y 100 nmol/L. Las reservas extracelulares de calcio oscilan entre 2.25 y 2.65 mmol/L, o 9.0 y 10.6 mg/dL. Aproximadamente el 55% del calcio extracelular está unido a proteínas (principalmente albúmina) o en complejos con otras macromoléculas y el ~45% restante está libre y ionizado.

Aunque la reabsorción ósea regulada hormonalmente puede mantener las concentraciones de calcio, las reservas corporales se pueden reponer solo mediante la ingesta en la dieta. Por cada 1000 mg de calcio ingeridos, se absorben 400 mg a través del tubo digestivo. El calcio absorbido a través del tubo digestivo está en equilibrio con varias reservas corporales del elemento, incluidos los huesos y el líquido extracelular. Hasta 200 mg de calcio se excretan de nuevo al tubo digestivo y hasta 200 mg se excretan en la orina. La absorción intestinal del calcio se produce a través de vías paracelulares y transcelulares. La forma activa de la vitamina D, el 1,25-dihidroxicolecalciferol o calcitriol, facilita de forma directa el transporte transcelular de calcio e indirectamente por la vía paracelular. Tras unirse al receptor de la vitamina D, el calcitriol induce la expresión del canal de calcio TRPV6, la calbindina D y la Ca^{2+}-ATPasa, lo que lleva a un aumento del transporte activo de calcio a través de la membrana basolateral del enterocito.

C. Regulación endocrina del equilibrio del calcio. El calcitriol y la hormona paratiroidea o paratirina (PTH, *parathyroid hormone*) son los reguladores endocrinos más importantes del equilibrio del calcio. La síntesis del calcitriol comienza con la conversión fotoquímica, dentro de la piel, del 7-dehidrocolesterol a colecalciferol, también conocido como «vitamina D_3». A continuación, el colecalciferol experimenta dos pasos secuenciales de hidroxilación. El primero de ellos, la 25-hidroxilación, se produce en el hígado y carece de una tasa limitante, por lo que la medición de las concentraciones de 25-hidroxicolecalciferol se ha aceptado como

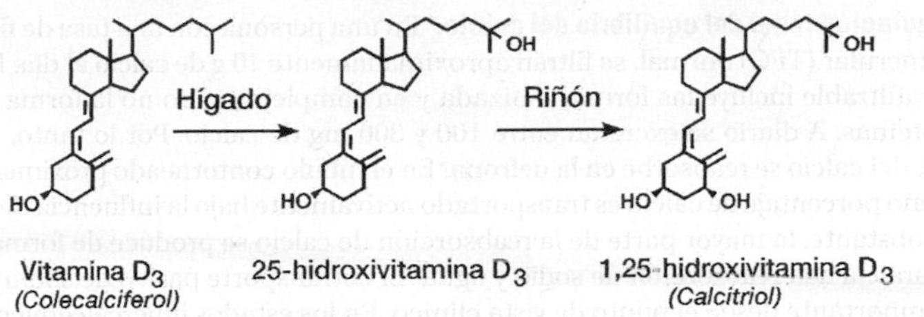

FIGURA 20-1. Biosíntesis de la vitamina D.

un marcador indirecto de las reservas totales de vitamina D en el organismo. La segunda hidroxilación, con etapa enzimática limitante, se produce en el riñón, donde el 25-hidroxicolecalciferol se modifica para convertirse en 1,25-dihidroxicolecalciferol o calcitriol. El calcitriol ejerce la mayor parte de su influencia sobre la homeostasis del calcio en el tubo digestivo y los huesos. Sin embargo, dentro del riñón, el calcitriol facilita la reabsorción del calcio en la nefrona distal. El calcitriol también regula su propia síntesis al suprimir la 1-α-hidroxilasa y producir una estimulación de la enzima 24-hidroxilasa, que convierte el 25-hidroxicolecalciferol en el 24,25-dihidroxicolecalciferol inactivo (fig. 20-1).

La PTH es una hormona polipeptídica sintetizada y secretada por las células principales de las glándulas paratiroides. La síntesis y liberación de la PTH se controla a nivel de transcripción y postranscripción. La hipocalcemia es un estímulo profundo para la liberación de PTH. El receptor sensible al calcio (RSCa) responde a las variaciones del calcio sérico, lo que causa cambios en la secreción de la hormona. En respuesta a la hipocalcemia, la PTH se libera dc sus reservas y aumenta la transcripción del gen de la PTH. La hormona afecta la regulación del calcio de varias maneras: estimula directamente la reabsorción ósea y aumenta la síntesis de calcitriol al inducir la expresión de 1-α-hidroxilasa; además, como el calcitriol, facilita la reabsorción de calcio en la nefrona distal (fig. 20-2).

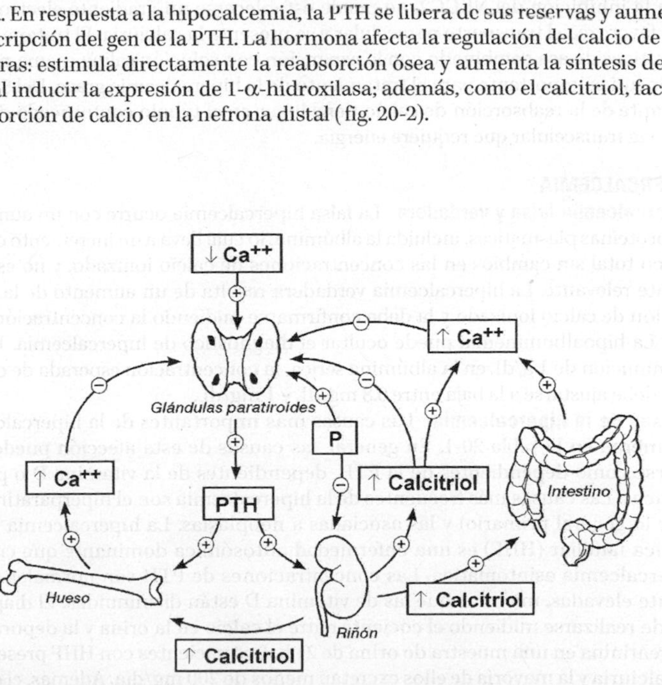

FIGURA 20-2. Ciclo de retroalimentación de la hormona paratiroidea. PTH: hormona paratiroidea.

D. Regulación renal del equilibrio del calcio. En una persona con una tasa de filtración glomerular (TFG) normal, se filtran aproximadamente 10 g de calcio al día. El calcio ultrafiltrable incluye las formas ionizada y en complejos, pero no la forma unida a proteínas. A diario se excretan entre 100 y 300 mg de calcio. Por lo tanto, hasta el 99% del calcio se reabsorbe en la nefrona. En el túbulo contorneado proximal, un pequeño porcentaje de calcio es transportado activamente bajo la influencia de la PTH. No obstante, la mayor parte de la reabsorción de calcio se produce de forma pasiva y paralela a la reabsorción de sodio y agua. El cotransporte pasivo de sodio y calcio es importante desde el punto de vista clínico. En los estados hipercalcémicos, la expansión del volumen con solución salina corrige la carencia de líquido extracelular, que es causada por la diuresis osmótica inducida por la hipercalcemia, y facilita la excreción de calcio y la corrección de la hipercalcemia. Sin embargo, entre las personas predispuestas a la nefrolitiasis, la ingesta elevada de sodio con la hipercalciuria resultante puede aumentar la frecuencia de la formación de cálculos renales.

Aunque no hay transporte de calcio en la asa ascendente de Henle delgada, hasta el 20% de la carga de calcio filtrado se reabsorbe en el asa ascendente de Henle gruesa. Esta reabsorción de calcio se produce principalmente a través de una vía paracelular, aunque hay cierta reabsorción transcelular. Dos transportadores de iones, el cotransportador apical de Na^+-K^+-$2Cl^-$ (NKCC2) y el canal de potasio (K^+) medular externo renal (ROMK, *renal outer medullary potassium channel*), generan el gradiente electroquímico necesario para el transporte paracelular. La PTH intensifica el transporte de calcio al aumentar la permeabilidad paracelular. Los estados de calcio elevado activan el RSCa, lo que produce disminución de la permeabilidad paracelular y calciuria. El transporte paracelular del calcio puede inhibirse mediante la administración de un diurético de asa, ya que estos inhiben la acción del NKCC2. Con la inhibición del NKCC2, no puede establecerse un gradiente electroquímico que favorezca el transporte paracelular y se presenta la calciuria. El tratamiento con diuréticos de asa combinado con la expansión con solución salina es una maniobra terapéutica importante para el tratamiento de la hipercalcemia grave. Del 5% al 10% restante de la reabsorción de calcio tiene lugar en el túbulo contorneado distal por una vía transcelular que requiere energía.

II. HIPERCALCEMIA

A. Hipercalcemia falsa y verdadera. La falsa hipercalcemia ocurre con un aumento de las proteínas plasmáticas, incluida la albúmina, lo cual lleva a un incremento del calcio sérico total sin cambios en las concentraciones de calcio ionizado, y no es clínicamente relevante. La hipercalcemia verdadera resulta de un aumento de la concentración de calcio ionizado y la debe confirmarse midiendo la concentración de este ion. La hipoalbuminemia puede ocultar el diagnóstico de hipercalcemia. Por cada disminución de 1 g/dL en la albúmina sérica, la concentración esperada de calcio sérico debe ajustarse a la baja entre 0.8 mg/dL y 1 mg/dL.

B. Causas de la hipercalcemia. Las causas más importantes de la hipercalcemia se enumeran en la tabla 20-1. En general, las causas de esta afección pueden clasificarse como dependientes de la PTH, dependientes de la vitamina D o paraneoplásicas. Las causas más frecuentes de la hipercalcemia son el hiperparatiroidismo (por lo general primario) y las asociadas a neoplasias. La hipercalcemia hipocalciúrica familiar (HHF) es una enfermedad autosómica dominante que cursa con hipercalcemia asintomática. Las concentraciones de PTH son normales o ligeramente elevadas, mientras que las de vitamina D están disminuidas. El diagnóstico puede realizarse midiendo el cociente entre el calcio en la orina y la depuración de la creatinina en una muestra de orina de 24 h. Los pacientes con HHF presentan hipocalciuria y la mayoría de ellos excretan menos de 200 mg/día. Además, el cociente calcio:creatinina en la orina es inferior a 0.01. Por el contrario, los pacientes con

TABLA 20-1 Causas de la hipercalcemia

Hiperparatiroidismo
Hiperparatiroidismo primario
Hiperparatiroidismo terciario
Enfermedades neoplásicas
Neoplasias hematopoyéticas como el mieloma múltiple (factor activador de los osteoclastos que causa la liberación de calcio) y el linfoma (producción no renal de calcitriol)
Tumores sólidos como el cáncer de mama y el de próstata (factor de activación de los osteoclastos que causa la liberación de calcio), así como tumores sólidos que elaboran péptido relacionado con la PTH
Enfermedades granulomatosas
Enfermedades granulomatosas como la sarcoidosis, las infecciones micobacterianas y las micosis (producción no renal de calcitriol)
Endocrinopatías
Feocromocitoma, hipertiroidismo
Intoxicación por vitaminas
Hipervitaminosis D, hipervitaminosis A
Genéticas
Hipercalcemia hipocalciúrica familiar, síndrome de Gitelman
Varias
Inmovilización
Tratamiento farmacológico (litio, diuréticos tiazídicos)
Síndrome de leche y alcalinos (ingesta de sales de calcio)

hiperparatiroidismo primario presentan un cociente de calcio en la orina:depuración de la creatinina superior a 0.02.

C. Tratamiento de la hipercalcemia sintomática. La hipercalcemia sintomática se presenta de varias formas. La gravedad de los síntomas empeora si la hipercalcemia evoluciona con rapidez. Las manifestaciones renales incluyen lesión renal aguda, poliuria y nefrolitiasis, y los digestivos, náuseas y vómitos. Otros síntomas sistémicos comprenden dolor óseo y anomalías del sistema de conducción cardíaco. Los síntomas más preocupantes son los neurológicos y abarcan letargia, encefalopatía y coma. En la tabla 20-2 se enumeran los síntomas más importantes causados por la hipercalcemia.

El tratamiento de la hipercalcemia sintomática debe basarse en la causa subyacente. No obstante, en casi todos los casos, el tratamiento debe comenzar con la expansión del volumen con solución salina isotónica. Una vez tratada la hipovolemia del paciente, se puede conseguir una calciuresis rápida con una dosis alta de un diurético de asa. La hipercalcemia sintomática grave puede tratarse con mitramicina o calcitonina. La mitramicina produce trombocitopenia y anomalías de la función hepática, por lo que su toxicidad limita su uso. La calcitonina reduce de forma eficaz el calcio sérico, pero la taquifilaxia se presenta con rapidez. La terapia con bisfosfonatos, incluso en los pacientes con enfermedad renal crónica (ERC), es el tratamiento habitual para mantener una concentración normal de calcio terminado el uso de los otros fármacos. Como se observa en la tabla 20-1, la hipervitaminosis D puede aparecer debido a una intoxicación por vitamina D, enfermedades granulomatosas como la sarcoidosis y la tuberculosis, y por neoplasias malignas. Los pacientes que desarrollan hipercalcemia por hipervitaminosis D responden bien al tratamiento con glucocorticoides o ketoconazol (un inhibidor de la síntesis renal y extrarrenal

TABLA 20-2 Signos y síntomas de la hipercalcemia y la hipocalcemia

Hipercalcemia leve
Asintomática que evoluciona a náuseas, vómitos, estreñimiento, polidipsia, poliuria e hipovolemia
Hipercalcemia moderada
Dolor óseo, seudogota, lesión renal aguda, nefrolitiasis (si es crónica), deterioro de la conducción cardíaca y arritmia, depresión, psicosis
Hipercalcemia grave
Calcificación de los tejidos blandos (si es crónica), lesión renal aguda, síntomas neuropsiquiátricos como somnolencia, encefalopatía, amnesia, estupor y coma
Hipocalcemia aguda
Parestesias, hipotensión, prolongación del intervalo QT, bloqueo auriculoventricular, fibrilación ventricular, tetania, convulsiones
Hipocalcemia crónica
Depresión, cataratas, uñas quebradizas, piel seca

de calcitriol). En los casos resistentes a toda terapia médica, la hemodiálisis puede reducir eficazmente el calcio sérico. La terapia con bisfosfonatos y calcimiméticos disminuye con eficacia la concentración de calcio en los pacientes con hipercalcemia asintomática y, en particular, en aquellos con hiperparatiroidismo primario.

III. HIPOCALCEMIA

A. Hipocalcemia falsa y verdadera. Al igual que la hipercalcemia, la hipocalcemia puede presentarse como falsa o verdadera. La hipoalbuminemia es la causante de casi todos los casos de hipocalcemia falsa. La hipocalcemia verdadera es el resultado de una disminución de la concentración sérica de calcio ionizado, cuya medición confirma el diagnóstico.

B. Causas de la hipocalcemia. Las causas más importantes de la hipocalcemia se enumeran en la tabla 20-3. Al igual que con la hipercalcemia, las principales causas de la hipocalcemia son las dependientes de la PTH (falta de PTH) y las dependientes de

TABLA 20-3 Causas de la hipocalcemia

Insuficiencia de vitamina D
Insuficiencia de vitamina D por privación de luz solar, disminución de la ingesta o disminución de la absorción
Disminución de la formación de calcitriol (enfermedad renal crónica, raquitismo dependiente de la vitamina D de tipo 1)
Resistencia a la acción del calcitriol (raquitismo dependiente de la vitamina D de tipo 2)
Insuficiencia de vitamina D por hipoparatiroidismo
Varias
Pancreatitis aguda
Hipomagnesemia
Síndrome del hueso hambriento

la vitamina D (falta de vitamina D). Además, la hipocalcemia puede ser consecuencia de un secuestro, como ocurre en la pancreatitis, el síndrome de lisis tumoral, la enfermedad del hueso hambriento o la rabdomiólisis. La hipocalcemia por hipoparatiroidismo se acompaña de hiperfosfatemia. La hipocalcemia por insuficiencia de vitamina D se presenta junto con concentraciones de fósforo bajas o normales.

C. Tratamiento de la hipocalcemia sintomática. De forma similar a la hipercalcemia, los síntomas de la hipocalcemia dependen de la rapidez de su evolución y de la gravedad de la insuficiencia. No hay manifestaciones renales de la hipocalcemia. Los síntomas más frecuentes, que se enumeran en la tabla 20-2, son neurológicos y musculoesqueléticos. Las manifestaciones clínicas familiares incluyen las fasciculaciones faciales en respuesta a la punción del nervio facial (signo de Chvostek) y el espasmo carpiano causado por la isquemia del antebrazo al inflar un manguito de esfigmomanómetro (signo de Trousseau).

En el caso excepcional de la hipocalcemia inducida por alcalosis respiratoria, debe utilizarse una estrategia para retener el dióxido de carbono. La hipocalcemia grave que se manifiesta con tetania o convulsiones debe tratarse con gluconato de calcio en bolo (preferible al cloruro de calcio, ya que la sal de cloruro puede causar necrosis cutánea con extravasación). Para mantener la concentración de calcio durante un período prolongado, se debe utilizar una infusión continua de calcio. Pueden mezclarse hasta 24 g de gluconato de calcio en 1 L de solución glucosada al 5% o solución salina al 0.9% y administrarse en infusión continua. La hipomagnesemia produce hipocalcemia al inducir resistencia a la acción de la PTH y disminuir su secreción. Por lo tanto, la hipomagnesemia debe corregirse al mismo tiempo que se administra la terapia con calcio. La hipocalcemia crónica, que suele ser asintomática, puede tratarse con suplementos orales de calcio y vitamina D.

IV. HOMEOSTASIS NORMAL DEL FÓSFORO

A. Reservas de fósforo e ingesta de fósforo en la dieta. El cuerpo humano contiene entre 560 y 850 mg de fósforo, es decir, entre el 1% y el 1.5% de la masa magra. El fósforo se encuentra en equilibrio entre varios compartimentos, como el hueso, el líquido extracelular, los ácidos nucleicos, los fosfolípidos y otros espacios intracelulares. Hasta el 85% del fósforo está en complejos con el calcio en los huesos. Hasta el 14% del fósforo es intracelular, con una concentración de fosfato libre intracelular de aproximadamente 4.3 mg/dL. Las especies de fósforo sérico constituyen como máximo el 1% de las reservas totales de fósforo corporal. Aún así, la concentración sérica de fosfato se mantiene en un intervalo de entre 2.5 mg/dL y 4.5 mg/dL. La ingesta de fósforo en la dieta varía entre 700 y 2000 mg diarios. Entre el 60% y el 75% del fósforo en la dieta se absorbe en el intestino delgado.

B. Regulación endocrina del equilibrio del fósforo. La mayor parte de la regulación endocrina del equilibrio del fósforo se produce en el riñón. La insulina facilita el transporte del fósforo a través de las membranas celulares mediante transportadores ubicuos de fosfato. Dentro del tubo digestivo, el fósforo se absorbe por vía transepitelial y paracelular. En el intestino delgado, el transportador de sodio-fósforo (Na-Pi) de tipo 2 (NPT2a, *sodium-phosphorus transporter*) media el transporte transepitelial de este elemento. Se cree que varias hormonas influyen en la absorción tanto paracelular como transepitelial del fósforo, entre ellas el factor insulínico de crecimiento 1, la hormona del crecimiento, la insulina, la hormona tiroidea y el calcitriol. Se ha comprobado que el calcitriol aumenta la expresión del NPT2a, mejorando la absorción intestinal de fósforo.

C. Regulación renal del equilibrio del fósforo. El mantenimiento de la homeostasis extracelular del fosfato depende casi por completo del riñón. Como se tratará en otra sección, la ERC causa alteraciones importantes en la homeostasis normal del fósforo. El fósforo se filtra libremente en el glomérulo. En las personas con función renal normal, se filtran entre 3700 y 6100 mg/día. La excreción renal neta varía entre 600 y 1500 mg diarios, lo que muestra una reabsorción tubular de entre el 75% y el 85% de la carga diaria filtrada. Alrededor del 85% de la reabsorción tubular sucede proximalmente. La reabsorción es un proceso dependiente de la energía que requiere sodio. Tres transportadores de Na-Pi (NPT2a, NPT2c y PiT-2) se expresan en la membrana apical de las células tubulares proximales. Utilizando la energía electroquímica derivada del transporte de sodio, los transportadores de fosfato trasladan el fósforo del líquido luminal a la célula y, finalmente, a los capilares peritubulares. El asa de Henle, el túbulo contorneado distal y el túbulo colector reabsorben una cantidad muy baja de fósforo.

Los aportes metabólicos y hormonales afectan la absorción renal de fósforo. La ingesta de una dieta rica en fósforo da lugar a la eliminación de los transportadores de Na-Pi. La restricción del fósforo en la dieta conduce a la inserción de transportadores de Na-Pi, lo que favorece la reabsorción de dicho elemento. La PTH disminuye la reabsorción renal de fósforo y aumenta la fosfaturia al reducir el número de los transportadores de Na-Pi. Los glucocorticoides y los estrógenos inducen la fosfaturia por sus efectos sobre la cantidad de transportadores de Na-Pi. La hormona tiroidea aumenta la abundancia de estos transportadores y facilita una mayor reabsorción de fósforo. El calcitriol incrementa la reabsorción tubular proximal de fósforo, aunque el impacto del calcitriol sobre la PTH y el calcio puede tener efectos indirectos sobre la reabsorción del fósforo.

Se ha propuesto que el factor de crecimiento fibroblástico 23 (FGF-23, *fibroblast growth factor-23*) es un controlador fundamental del metabolismo del fósforo. El factor es producido por los osteoblastos como respuesta a la hiperfosfatemia. El FGF-23, junto con la proteína Klotho producida en el riñón, se une al receptor 1 del FGF. Estas interacciones llevan a una disminución dirigida por el FGF-23 de la actividad transportadora de Na-Pi y a una menor expresión de la 1-α-hidroxilasa, el paso que limita la tasa de formación del calcitriol. La eliminación del gen del FGF-23 o del gen del Klotho produce hiperfosfatemia, toxicidad por calcitriol y calcificación vascular.

D. Causas de la hiperfosfatemia. En la figura 20-3 se presenta un algoritmo para la evaluación de la hiper- y la hipofosfatemia. Las causas de la hiperfosfatemia se indican en la tabla 20-4. Las causas más frecuentes son la ERC, los estados líticos como el síndrome de lisis tumoral o la rabdomiólisis, el hipoparatiroidismo o aquellas inducidas por los tratamientos. La hiperfosfatemia aguda puede inducir

TABLA 20-4 Causas de la hiperfosfatemia

Reducción de la excreción renal de fósforo
Lesión renal aguda
Enfermedad renal crónica
Síndromes de hipoparatiroidismo
Hipoparatiroidismo (idiopático, iatrógeno)
Seudohipoparatiroidismo de tipo 1 y 2
Aumento del suministro de fósforo
Intoxicación por vitamina D, ingesta excesiva de sales de fósforo por vía oral, intravenosa o rectal
Desplazamiento celular
Hemólisis, rabdomiólisis, hipertermia maligna, lisis tumoral

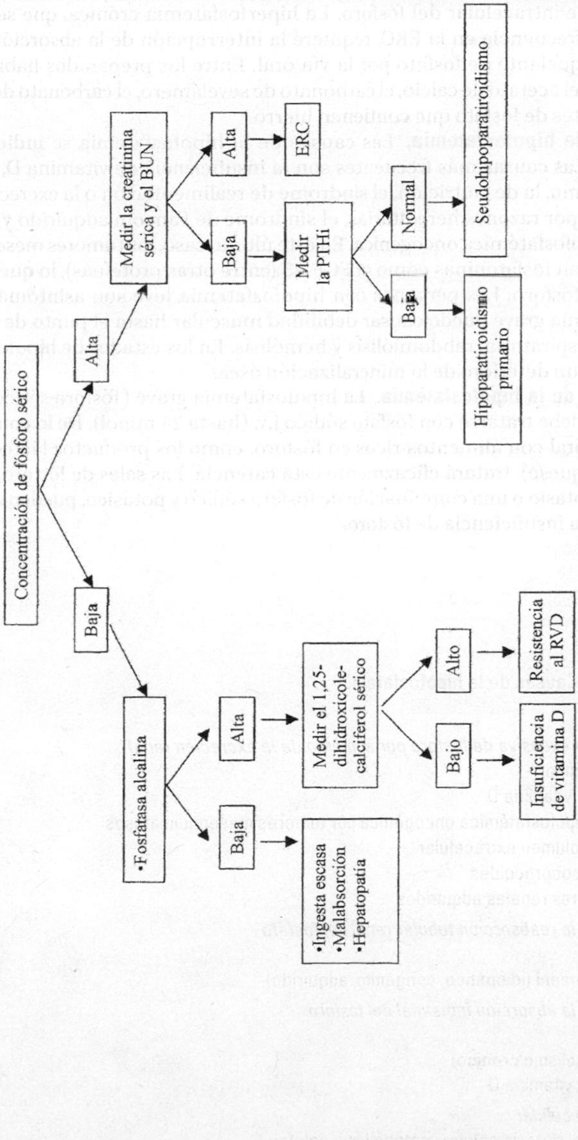

FIGURA 20-3. Estudio de la hiper- e hipofosfatemia. BUN: ntrógeno ureico en sange; ERC: enfermedad renal crónica; PTHi: hormona paratiroidea intacta; RVD: receptor de la vitamina D.

hipocalcemia. La hiperfosfatemia crónica, sobre todo en la ERC, produce prurito, calcificación vascular, calcificación de los tejidos blandos y arteriolopatía urémica calcificante.

E. Tratamiento de la hiperfosfatemia. La hiperfosfatemia aguda debe tratarse aumentando la excreción urinaria de fósforo con expansión del volumen. Si no se puede incrementar la excreción renal debido a una lesión renal aguda (como en el caso de la rabdomiólisis profunda o el síndrome de lisis tumoral), la hemodiálisis prolongada de alto flujo elimina eficazmente el fósforo. La dextrosa y la insulina favorecen el transporte intracelular del fósforo. La hiperfosfatemia crónica, que se observa con mayor frecuencia en la ERC, requiere la interrupción de la absorción intestinal con un quelante de fosfato por la vía oral. Entre los preparados habituales se encuentran el acetato de calcio, el carbonato de sevelámero, el carbonato de lantano y los quelantes de fosfato que contienen hierro.

F. Causas de la hipofosfatemia. Las causas de la hipofosfatemia se indican en la tabla 20-5. Las causas más frecuentes son la insuficiencia de vitamina D, el hiperparatiroidismo, la desnutrición, el síndrome de realimentación o la excreción renal exacerbada por razones hereditarias, el síndrome de Fanconi adquirido y la osteomalacia hipofosfatémica oncogénica. En este último caso, los tumores mesenquimatosos secretan fosfatoninas como el FGF-23 (entre otras proteínas), lo que produce pérdida de fósforo. Las personas con hipofosfatemia leve son asintomáticas. La hipofosfatemia grave puede causar debilidad muscular hasta el punto de producir dificultad respiratoria, rabdomiólisis y hemólisis. En los estados de hipofosfatemia crónica hay un deterioro de la mineralización ósea.

G. Tratamiento de la hipofosfatemia. La hipofosfatemia grave (fósforo sérico inferior a 1 mg/dL) debe tratarse con fosfato sódico i.v. (hasta 24 mmol). De lo contrario, la reposición oral con alimentos ricos en fósforo, como los productos lácteos (leche desnatada, queso), tratará eficazmente esta carencia. Las sales de fósforo, como el fosfato de potasio o una combinación de fosfato sódico y potásico, pueden utilizarse para tratar la insuficiencia de fósforo.

TABLA 20-5 Causas de la hipofosfatemia

Pérdida urinaria excesiva de fósforo por aumento de la excreción renal
Hiperparatiroidismo
Insuficiencia de vitamina D
Osteomalacia hipofosfatémica oncogénica por tumores mesenquimatosos
Expansión del volumen extracelular
Terapia con glucocorticoides
Defectos tubulares renales adquiridos
Disminución de la reabsorción tubular renal del fosfato
Raquitismo
Síndrome de Fanconi (idiopático, congénito, adquirido)
Disminución de la absorción intestinal del fósforo
Desnutrición
Inanición (alcoholismo crónico)
Insuficiencia de vitamina D
Desplazamiento celular
Hiperventilación, síntesis celular, metabolismo celular

V. DESREGULACIÓN DEL CALCIO Y EL FÓSFORO EN LA ENFERMEDAD RENAL CRÓNICA

A. Mecanismos de adaptación para preservar la homeostasis del calcio y el fósforo en la ERC. Incluso una reducción moderada de la TFG produce varias anomalías electrolíticas, como hipocalcemia e hiperfosfatemia. Las alteraciones de las concentraciones séricas de calcio y fósforo causan hiperparatiroidismo, un aumento de la cantidad de FGF-23 y una reducción de las concentraciones de calcitriol. Los cambios en las hormonas homeostáticas del calcio y el fósforo facilitan principalmente la excreción de fósforo en la ERC temprana. Las concentraciones de calcio se mantienen gracias al aumento del recambio óseo.

B. Homeostasis inadaptada del calcio y el fósforo en la ERC avanzada. A medida que disminuye la TFG, hay varios procesos concurrentes. A pesar del desarrollo de hipocalcemia, la producción de calcitriol disminuye debido al aumento de las concentraciones de PTH. El incremento de las concentraciones de FGF-23 inhibe la 1-α-hidroxilación del 25-hidroxicolecalciferol. Por lo tanto, el restablecimiento del equilibrio del calcio no se produce a través de la absorción intestinal o renal, sino a través de la reabsorción ósea. La hiperfosfatemia estimula la producción de PTH y FGF-23. En los primeros estadios de la ERC, la PTH y el FGF-23-Klotho funcionan como fosfatoninas potentes. Como ya se indicó, la disminución de las concentraciones de calcitriol también reducirá la absorción renal de calcio. A medida que la TFG sigue disminuyendo, el riñón responde menos a las fosfatoninas. El empeoramiento de la hiperfosfatemia da lugar a concentraciones de PTH aún más elevadas. La combinación del hiperparatiroidismo con la disminución de la acción del calcitriol da lugar a la osteítis fibrosa, una afección que implica el aumento del recambio óseo y la disminución de la masa ósea. Las concentraciones de FGF-23 siguen aumentando a medida que desciende la TFG. Aún no se ha determinado el papel patogénico del FGF-23 en la osteopatía renal en los pacientes con ERC avanzada.

C. Tratamiento de la homeostasis desregulada del calcio y el fósforo en la ERC. A medida que empeora la TFG, la excreción de fósforo disminuye a pesar de las concentraciones altas de fosfatoninas. Por lo tanto, el tratamiento con quelantes del fósforo es necesario para reducir la concentración de fósforo sérico. Con una disminución del fósforo, la concentración de PTH descenderá, lo que producirá una reducción del recambio óseo. Sin embargo, al disminuir el recambio óseo y las concentraciones de calcitriol, se producirá hipocalcemia. Por ello, los pacientes con ERC avanzada necesitarán algún tipo de tratamiento farmacológico con vitamina D. La terapia con calcimiméticos se ha convertido en una herramienta importante para tratar el hiperparatiroidismo grave. Los calcimiméticos corrigen la hiperfosfatemia pero pueden causar hipocalcemia. La hipocalcemia puede corregirse con suplementos de calcio, una terapia farmacológica con vitamina D, o ambos. Dado que el papel patogénico del FGF-23 en la osteodistrofia renal sigue sin estar claro, no existen terapias dirigidas al metabolismo renal del FGF-23 en la práctica clínica.

VI. HOMEOSTASIS NORMAL DEL MAGNESIO

A. Reservas de magnesio e ingesta de magnesio en la dieta. El magnesio es el segundo catión intracelular más abundante. Varios procesos celulares, como la replicación del ADN, la síntesis de proteínas y la excitabilidad cardíaca, necesitan del magnesio como cofactor. El adulto promedio tiene 24 g de magnesio, de los cuales el 99% es intracelular. Dentro del compartimento intracelular, el 90% está unido y el 10% está libre. La concentración sérica del magnesio se sitúa entre 1.8 y 2.4 mg/dL. Hasta el 30% de la parte extracelular está unida a la albúmina. Entre el 10% y el 15% del magnesio extracelular está en complejos en aniones, lo que deja hasta un 55% de la parte extracelular ionizada y libre. Al igual que con el calcio y el fósforo, el magnesio se encuentra en equilibrio entre el hueso, el tubo digestivo, el riñón y el espacio extracelular. Los adultos ingieren una media de 300 mg de magnesio al día. La absorción de magnesio en el tubo digestivo varía en función de la ingesta del elemento, con una absorción intestinal que desciende hasta el 25% de la carga diaria ingerida en dietas ricas en magnesio y aumenta hasta el 70% de la carga diaria ingerida en dietas reducidas en el mineral. En el intestino delgado y el colon, el magnesio se absorbe por vía transcelular y paracelular. Los canales catiónicos TRPM6 y TRPM7 del receptor de potencial transitorio de tipo melastatina (TRPM, *transient receptor potential melastatin*) facilitan el transporte transcelular. Este último se intensifica en los estados de magnesio bajo. La vitamina D favorece la absorción de este elemento.

B. Regulación renal del equilibrio del magnesio. En los estados de función renal sin anomalías, el magnesio filtrado diario varía entre 2000 y 2500 mg. Los riñones sin alteraciones excretan aproximadamente 100 mg de magnesio al día. Solo entre el 10% y el 30% del magnesio se reabsorbe en el túbulo proximal por una vía paracelular posiblemente relacionada con el transporte de agua impulsado por el gradiente de sodio. Entre el 40% y el 70% del magnesio se reabsorbe en el asa gruesa ascendente de Henle por vía paracelular. El transporte paracelular necesita la generación de un voltaje transepitelial positivo al lumen generado por el NKCC2, el canal de ROMK y el transporte selectivo paracelular de cationes divalentes por la claudina 16 y la 19. Dado que la acción del NKCC2 es necesaria para facilitar el transporte paracelular, los diuréticos de asa producen una pérdida urinaria de magnesio. Una cantidad muy baja de magnesio se reabsorbe en la nefrona distal a través del canal TRMP6. La restricción del magnesio, la PTH, la aldosterona y la amilorida aumentan la absorción del magnesio. Varios medicamentos, incluidos los diuréticos de asa, los diuréticos tiazídicos, los aminoglucósidos, el tacrólimus y los fármacos quimioterápicos, causan pérdida urinaria de magnesio. Varias enfermedades congénitas, como el síndrome de Bartter y el síndrome de Gitelman, también producen pérdida de magnesio.

C. Causas, síntomas y tratamiento de la hipermagnesemia. Las causas de la hipermagnesemia se indican en la tabla 20-6. La hipermagnesemia es causada principalmente por una disminución de la excreción urinaria o un incremento de la absorción intestinal de medicamentos que contienen magnesio, como los laxantes o antiácidos. La terapia continua con dosis altas de magnesio administrada para el tratamiento de la preeclampsia produce hipermagnesemia iatrógena. Con las concentraciones de magnesio superiores a 3.0 mg/dL, se pierden los reflejos tendinosos profundos. A medida que aumentan las concentraciones, puede producirse una conducción cardíaca anómala, hipotensión y parálisis respiratoria. El tratamiento de la hipermagnesemia consiste en la retirada del magnesio exógeno y la administración intravenosa de gluconato de calcio.

TABLA 20-6 Causas de la hipermagnesemia

Aumento de la carga de magnesio
Tratamiento farmacológico con magnesio, incluida la infusión intravenosa de magnesio a dosis altas en las mujeres con preeclampsia
Uso excesivo de medicamentos que contengan magnesio, como los antiácidos, laxantes orales o enemas
Disminución de la excreción renal
Lesión renal aguda, enfermedad renal crónica
Diversas
Hipercalcemia hipocalciúrica familiar
Insuficiencia suprarrenal

TABLA 20-7 Causas de la hipomagnesemia

Aumento de las pérdidas urinarias no relacionado con el tratamiento farmacológico
Síndrome de Bartter
Síndrome de Gitelman
Hipercalcemia
Expansión isotónica del volumen
Glucosuria y cetoacidosis diabética
Estados de diuresis elevada no relacionados con la terapia diurética, como en el caso de la fase poliúrica de la lesión renal aguda
Aumento de las pérdidas urinarias relacionadas con el tratamiento farmacológico
Diuréticos de asa y tiazídicos
Aminoglucósidos
Anfotericina B
Fosfonoformato trisódico (foscarnet)
Fármacos antineoplásicos, en particular el cisplatino
Inhibidores de la calcineurina, incluyendo la ciclosporina y el tacrólimus
Disminución de la absorción intestinal
Síndromes de malabsorción
Síndrome del intestino corto
Uso de laxantes
Uso prolongado de inhibidores de la bomba de protones
Disminución de la ingesta
Desnutrición, como con el consumo crónico de alcohol
Varias
Pancreatitis aguda

D. Causas, síntomas y tratamiento de la hipomagnesemia. Las causas de la hipomagnesemia se indican en la tabla 20-7. Las causas más frecuentes incluyen la malabsorción por enfermedades digestivas o por desnutrición, motivos diversos como la pancreatitis aguda, el aumento de las pérdidas renales por fármacos o razones congénitas. Dado que la hipomagnesemia suele cursar con hipocalemia e hipocalcemia, los síntomas atribuibles únicamente a la insuficiencia de magnesio son difíciles de discernir. Muchos de los síntomas que se observan en los casos de hipocalcemia, como el espasmo carpopedio, la tetania, las convulsiones, el temblor y la debilidad, se observan en la hipomagnesemia. La hipomagnesemia sintomática debe tratarse con sulfato de magnesio i.v. La hipomagnesemia crónica asintomática puede tratarse con sales de magnesio. Por desgracia, estos preparados se toleran poco porque producen diarrea.

VII. LECTURAS RECOMENDADAS

Blaine J, Chonchol M, Levi M. Renal control of calcium, phosphate, and magnesium homeostasis. *Clin J Am Soc Nephrol.* 2015;10:1257–1272.

Kestenbaum B, Houllier P. Disorders of calcium, phosphate, and magnesium metabolism. In: Feehally J, Floege J, Tonelli M, et al. eds. *Comprehensive Clinical Nephrology*. 6th ed. Elsevier; 2019.

SECCIÓN V

Enfermedad del sistema colector urinario

21 Nefrolitiasis

Muna T. Canales, Benjamin K. Canales

La nefrolitiasis afecta a millones de personas en todo el mundo y se asocia a una morbilidad importante. Los costos atribuidos al tratamiento y atención de los pacientes con nefrolitiasis en los Estados Unidos superaron los diez mil millones de dólares en el 2006. Existen varias opciones terapéuticas quirúrgicas y médicas para el tratamiento de la litiasis, como la litotricia extracorpórea por ondas de choque (LEOC), la ureteroscopia, la extracción percutánea endoscópica y la terapia médica expulsiva (TME). Aunque estas terapias han mejorado nuestra capacidad para tratar la eliminación aguda de los cálculos renales, muchas personas sacan provecho de una terapia preventiva dada la naturaleza crónica y recurrente de la nefrolitiasis.

I. EPIDEMIOLOGÍA. La nefrolitiasis produce más de un millón de consultas anuales a urgencias. Casi 1 de cada 11 estadounidenses tiene antecedentes de litiasis. La incidencia máxima en los hombres se sitúa entre los 40 y los 60 años y, en las mujeres, entre los 20 y los 50 años. En general, el sexo masculino, la raza blanca, la edad avanzada, la obesidad y la diabetes mellitus se asocian a una prevalencia mayor de nefrolitiasis. Además, en el sureste de los Estados Unidos, la prevalencia de nefrolitiasis es aproximadamente el doble que en el resto del país. Se cree que esto está relacionado con el clima más cálido, que puede inducir un aumento de la pérdida insensible de líquidos y una reducción de la diuresis.

La nefrolitiasis recurrente es frecuente. En ausencia de tratamiento preventivo, la tasa de recurrencia tras el episodio inicial es superior al 60% a los 5 años. La prevención puede reducir considerablemente la morbilidad y el costo de esta enfermedad, ya que la gran mayoría de estos pacientes tienen una causa metabólica identificable que produce sus cálculos.

II. FISIOPATOLOGÍA DE LA FORMACIÓN DE LOS CÁLCULOS

A. Composición de los cálculos. Los cálculos renales están compuestos casi en su totalidad por minerales (> 95%). Los cristales minerales pueden encontrarse en la orina de casi todos los seres humanos. Se cree que la cristaluria es una respuesta natural y fisiológica a la conservación del agua y la homeostasis mineral. En lugar de unirse y excretarse en la orina sin daño alguno, como ocurre en quienes no se producen los cálculos, los cristales se nuclean y aglomeran en las personas en las que sí se forman los cálculos, con lo que se inicia una serie de acontecimientos que culminan en su formación. Dado que los cristaloides formadores de cálculos más frecuentes contienen calcio, no es sorprendente que casi el 80% de los cálculos renales estén formados por calcio unido a oxalato (~35%), fosfato (~8%) o una mezcla de oxalato de calcio y fosfato de calcio (~35%). Los cálculos de ácido úrico puros representan el 10% del total, mientras que los de estruvita (o «cálculos infecciosos»), compuestos por cristales de fosfato amónico magnésico, representan casi el 9% (tabla 21-1). Los cálculos de cistina, que son resultado de un trastorno autosómico recesivo que

TABLA **21-1** Frecuencia, morfología y puntos clave por tipo de cálculo

Tipo de mineral	Frecuencia[a]	Morfología de los cristales	Factores de riesgo y asociaciones urinarios	¿Visibles por rayos X?
Oxalato cálcico (monohidrato)	35%-70%	«Mancuerna» 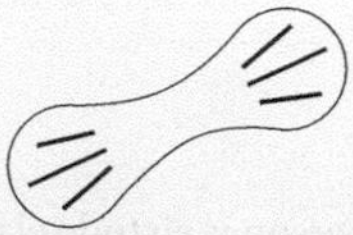	Hiperoxaluria > Hipercalciuria	Sí
Oxalato cálcico (dihidrato)		«Sobre» 	Hipercalciuria > Hiperoxaluria	Sí
Fosfato de calcio	8%-20%	Agujas o prismas con punta roma, a menudo en grupos 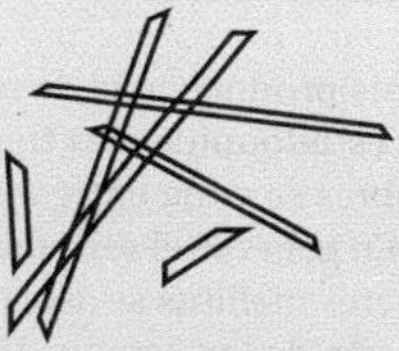	Hipercalciuria Hipocitraturia (pH urinario > 7)	Sí
Ácido úrico	10%	Romboide o en forma de limón, a veces amarillo o marrón rojizo 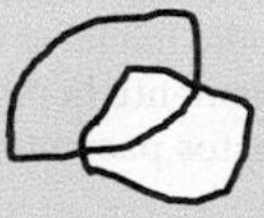	pH urinario < 5.5 Síndrome metabólico	No
Estruvita	9%	«Tapas de ataúd» 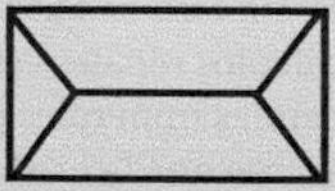	Infección urinaria recurrente con bacterias que desdoblan la urea; pH > 7	Sí
Cistina	1%	Hexagonal 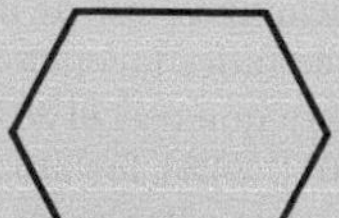	Cistinuria: gen homocigoto recesivo para el transporte de la cistina	Sí

[a]Frecuencia de un cálculo renal. Esta puede encontrarse en combinación con otros tipos de cálculo.

conduce a una alteración de la reabsorción tubular proximal de los aminoácidos dibásicos, son una causa infrecuente (1%) pero relevante de nefrolitiasis.

B. Entorno urinario. Hay varios factores que interactúan para que estos cristaloides formadores de cálculos se disuelvan en la orina. Los más importantes incluyen: *a*) la sobresaturación de los cristaloides en la orina, lo que significa que los cristaloides se encuentran en una concentración demasiado alta para que se disuelvan; *b*) la presencia de activadores definidos como estímulos físicos o químicos que promueven la formación de cálculos; y *c*) la insuficiencia de los inhibidores de la formación de cálculos en la orina. La presencia de solo uno de estos factores puede no ser suficiente para causar la formación de cálculos. En su lugar, puede ser necesario que haya una combinación de factores para que finalmente se formen los cálculos.

Teniendo en cuenta el principio de sobresaturación y el efecto de los activadores e inhibidores, los principales factores de riesgo para la formación de cálculos pueden clasificarse en tres categorías:

1. *Factores que aumentan la sobresaturación:*
   - Volumen urinario bajo
   - Excreción urinaria elevada de minerales formadores de cálculos (es decir, calcio, ácido úrico, oxalato)
2. *Activadores de la formación de cálculos:*
   - pH urinario alterado (es decir, los cálculos de ácido úrico y cistina son más propensos a formarse en la orina ácida, mientras que los de estruvita y fosfato de calcio son más propensos a producirse en la orina alcalina)
   - Un foco infeccioso para la precipitación de los cristales (es decir, la cristalización del urato de sodio favorece el depósito de oxalato de calcio en los cristales de urato de sodio y acelera el ritmo de la formación de cálculos)
3. *Falta de inhibidores:*
   - Deficiencia de los inhibidores de la formación de cálculos, como el citrato y el Mg^{2+} (el citrato se une al Ca^{2+} y el Mg^{2+} al oxalato)

C. Causas identificables de la formación de cálculos. Aproximadamente el 97% de todos los pacientes con cálculos renales tendrán una o más causas identificables de formación de cálculos. Además de los volúmenes bajos de orina, los factores contribuyentes más frecuentes son la hipercalciuria, la hiperoxaluria, la hipocitraturia, la hiperuricosuria y la infección.

La hipercalciuria es la alteración metabólica más frecuente entre quienes forman cálculos renales. La excreción urinaria excesiva de calcio induce la sobresaturación del calcio en la orina y el desarrollo posterior de cálculos de oxalato de calcio (con más frecuencia en forma de dihidrato) o fosfato cálcico (si la orina es alcalina). En la mayoría de los casos, la hipercalciuria es idiopática, familiar y se ve afectada por la dieta. La hipercalciuria idiopática puede clasificarse en los subtipos absortiva (es decir, el intestino absorbe el exceso de calcio), reabsortiva (es decir, el aumento del recambio óseo produce un incremento de la carga renal de calcio) o «fuga» renal (es decir, disminución de la reabsorción renal de calcio). Sin embargo, la distinción entre los mecanismos tiene poca relación con el tratamiento. La ingesta excesiva de sodio en la dieta puede contribuir a aumentar la excreción urinaria de calcio. La expansión de volumen asociada reduce la reabsorción de sodio en el asa de Henle, lo que, a su vez, disminuye la reabsorción de calcio en este segmento y da lugar a un aumento de la excreción urinaria de calcio. Las causas secundarias de la hipercalciuria son menos frecuentes e incluyen el hiperparatiroidismo primario y los trastornos por exceso de vitamina D, como la sarcoidosis.

La *hiperoxaluria* es un poco más frecuente entre las personas formadoras de cálculos que entre las que no los forman. De hecho, la mayoría de los pacientes con cálculos de oxalato de calcio excretan cantidades normales del mineral en la orina. Las concentraciones urinarias altas de oxalato se combinan con el calcio urinario para aumentar la sobresaturación del oxalato de calcio en la orina y, por lo tanto, intensificar la formación de cálculos de oxalato de calcio (con más frecuencia en forma de monohidrato). Las fuentes de oxalato en el organismo incluyen la absorción intestinal (~30%) y la producción endógena a través del metabolismo hepático de la glicina, el glicolato, la hidroxiprolina, la vitamina C y otras sustancias (~70%). Una causa poco habitual de hiperoxaluria es la forma primaria, un error congénito del metabolismo del glioxilato que lleva a una producción excesiva de oxalato. Los pacientes suelen presentarla a una edad temprana, aunque en un pequeño subgrupo se identifica en la edad adulta tras la aparición de la litiasis o las pruebas genéticas de un familiar afectado. No obstante, las causas genéticas de la hiperoxaluria son poco frecuentes. Por lo general, la hiperoxaluria se debe a un aumento de la absorción intestinal. Esto puede ocurrir en relación con la ingesta de alimentos con alto contenido de oxalato, como espinacas, cacahuetes (manís) y chocolate. Además, los trastornos digestivos asociados a la malabsorción de grasas, como la enfermedad de Crohn, la enteropatía sensible al gluten o la cirugía de derivación gastrointestinal, pueden producir hiperoxaluria, lo que se denomina *hiperoxaluria entérica*. El oxalato suele excretarse en las heces cuando está unido a un catión divalente como el Ca^{2+}. En su forma libre, el oxalato se absorbe principalmente en el colon y se elimina por la orina. En la hiperoxaluria entérica, la menor disponibilidad de Ca^{2+} por la quelación de los cationes divalentes por el alto contenido de grasa en las heces deja al oxalato sin unirse y libre para ser absorbido.

La hipocitraturia es un factor de riesgo para la formación de cálculos de calcio. El citrato es un inhibidor importante de la formación de cálculos debido a su capacidad para formar complejos de calcio urinario, con lo que en teoría se impide su incorporación a los cálculos de calcio. La hipocitraturia puede deberse a alteraciones que aumentan la producción endógena de ácido, como la ingesta excesiva de proteínas en la dieta, o que intensifican la pérdida de bases, como lo hace la diarrea crónica. Recientemente, los inhibidores de la anhidrasa carbónica topiramato y zonisamida, medicamentos utilizados para tratar las migrañas, se han asociado a un mayor riesgo de desarrollar cálculos de fosfato de calcio, en parte debido a la generación de una acidosis tubular renal leve que produce hipocitraturia y orina alcalina.

La hiperuricosuria es, irónicamente, un factor de riesgo más importante para la formación de cálculos de oxalato de calcio que de ácido úrico. Con respecto al riesgo de formar cálculos de oxalato de calcio, los cristales de ácido úrico pueden servir de foco infeccioso en el que se depositan los cristales de oxalato, lo que conduce a un mayor crecimiento de estos cálculos. En el caso de los cálculos de ácido úrico puros, el impacto de la hiperuricosuria en su formación queda atenuado por el papel del pH de la orina. La solubilidad del ácido úrico depende en gran medida del pH, ya que los cristales del ácido se forman en un pH bajo (orina ácida). Así, incluso con concentraciones muy bajas de ácido úrico en la orina pero con un pH bajo, pueden formarse cristales de ácido úrico. Por el contrario, incluso con excreciones muy elevadas de ácido úrico en la orina, pero con un pH urinario lo suficientemente alto (orina alcalina), no se formarán cristales de ácido úrico.

La infección por bacterias que desdoblan la urea, como *Proteus*, algunas especies de *Klebsiella* y otras, puede producir un aumento de la formación de cálculos de fosfato amónico magnésico, también conocidos como *cálculos de estruvita*. La ureasa bacteriana hidroliza la urea urinaria a amoníaco en una reacción que consume un protón, aumentando así tanto el amoníaco urinario como el pH. Cuando el pH de la orina es elevado, el magnesio, el fosfato y el amonio forman estruvita, que es insoluble y puede aumentar rápidamente de tamaño hasta llenar el sistema colector, formando el clásico cálculo coraliforme. Con frecuencia, las bacterias se incorporan al cálculo de estruvita en crecimiento, lo que dificulta la esterilización de la orina.

III. CUARO CLÍNICO

A. Nefrolitiasis sintomática. El dolor intenso y grave es la forma más frecuente de presentación de la nefrolitiasis. El dolor es de aparición repentina, aunque en algunas personas puede aumentar a lo largo de ciertas horas hasta alcanzar el punto máximo. Puede ser constante o cólico y los pacientes suelen retorcerse al ser incapaces de encontrar una postura cómoda. El dolor a menudo aparece cuando el cálculo ha salido de la pelvis renal y se desplaza por el uréter, con lo que permanece en las vías urinarias. Un cálculo obstructivo o parcialmente obstructivo en la pelvis renal o el uréter superior se asocia de forma característica a dolor abdominal y lumbar. Los cálculos en el tercio medio o inferior del uréter suelen causar dolor que se irradia hacia abajo en dirección al ligamento inguinal y hasta la uretra o los testículos y el pene. Cuando los cálculos se encuentran en la parte del uréter situada dentro de la pared de la vejiga, pueden causar disuria y polaquiuria. Las náuseas y vómitos se presentan con el dolor y pueden contribuir a la deshidratación. Muchas personas afectadas califican el dolor como el peor que han experimentado en su vida.

La hematuria, macro- y microscópica, puede producirse como resultado de un traumatismo local en el epitelio de la pelvis renal o la vejiga debido a los cálculos.

La infección dentro del cálculo puede causar infecciones urinarias recurrentes y, si cursa con obstrucción u obstrucción parcial, se necesita una descompresión urgente.

Puede producirse obstrucción de la pelvis renal o del uréter. Una obstrucción no tratada, aunque sea parcial, puede causar una pérdida irreversible de la función renal, sobre todo si dura más de 4 semanas.

B. Nefrolitiasis asintomática. Los cálculos encontrados incidentalmente pueden descubrirse en una radiografía abdominal, una tomografía computarizada (TC) o durante un seguimiento por imágenes en las personas en las que ya se han formado cálculos.

La hematuria microscópica puede ser la única manifestación de la litiasis y, en el paciente asintomático, suele estar asociada a cálculos en la pelvis renal o en el parénquima.

IV. DIAGNÓSTICO.

Los pasos diagnósticos clave en el contexto de una alteración litiásica aguda deben incluir lo siguiente:

En la *anamnesis* se debe hacer hincapié en la dieta, los factores relacionados con el estilo de vida, el consumo de fármacos, los trastornos familiares y la presencia o ausencia de cálculos renales previos.

El *análisis de orina* suele revelar hematuria macroscópica o microscópica. Si hay piuria, debe descartarse una infección mediante el urocultivo y el cuadro clínico. La cristaluria puede permitir una identificación diagnóstica del tipo de cálculo (*véase* tabla 21-1). Sin embargo, para los exámenes solo debe utilizarse orina caliente recién vaciada. Cuando la orina se enfría, la solubilidad de los cristaloides disueltos disminuye, lo que puede llevar a su precipitación y un diagnóstico incorrecto.

Los *estudios radiológicos* son clave para la evaluación del paciente sintomático en el que se forman cálculos. La TC helicoidal sin contraste del abdomen y la pelvis es el método de referencia para diagnosticar los cálculos de las vías urinarias, ya que identifica tanto los cálculos radiopacos como los radiotransparentes con una sensibilidad y especificidad superiores al 96%. La radiografía abdominal simple puede mostrar los cálculos radiopacos (80% de todos los cálculos) que contengan calcio, estruvita o cisteína, pero puede pasar por alto los cálculos radiotransparentes de ácido úrico. La ecografía es útil para identificar la hidronefrosis, pero tiene poca sensibilidad para la detección de cálculos.

Análisis de los cálculos por cristalografía. Los pacientes deben colar la orina a través de un tamiz hasta que se elimine el cálculo, a fin de obtenerlo para el análisis cristalográfico de su composición.

V. TRATAMIENTO. El tratamiento de la nefrolitiasis debe dividirse en dos componentes: la *eliminación aguda del cálculo* y el *tratamiento crónico* después de atender el dolor, la obstrucción y la infección.

A. Tratamiento agudo. Una vez descartadas otras afecciones como apendicitis, colecistitis y pielonefritis como causa de los síntomas del paciente, es fundamental controlar el dolor. El control rápido del dolor se consigue de mejor forma con ketorolaco trometamina u opiáceos por vía parenteral. La reposición intravenosa del volumen ayudará tanto a disminuir los síntomas relacionados con la reducción de la volemia como a incrementar la diuresis, lo que puede contribuir a la expulsión de los cálculos renales. Si se sospecha una infección, ya sea por la presencia de fiebre y leucocitosis o de piuria y bacteriuria en el análisis de orina, se debe empezar un tratamiento provisional con antibióticos. En general, todos los pacientes deben someterse a un cultivo de orina.

En la mayoría de las personas, el cólico renal agudo puede tratarse de forma ambulatoria. Las indicaciones para el ingreso y la intervención quirúrgica incluyen *a)* cualquier grado de obstrucción urinaria bilateral; *b)* tener un solo riñón; *c)* fiebre o infección urinaria con obstrucción; *d)* náuseas y vómitos intratables; *e)* dolor no controlado con analgésicos por vía oral, y *f)* un cálculo con pocas probabilidades de ser expulsado espontáneamente en función de su tamaño y localización. Un cálculo en el uréter distal tiene más probabilidades de ser expulsado que un cálculo en el uréter proximal. Como una guía aproximada para el porcentaje de probabilidad de eliminación espontánea de los cálculos con base en el tamaño hasta 10 mm, utilice la siguiente fórmula: ([10 – tamaño del cálculo en milímetros] × 10%).

La mayoría de los cálculos renales se expulsan de forma espontánea. Aunque su utilidad se ha cuestionado en ensayos aleatorizados recientes, la TME (0.4 mg de tamsulosina por vía oral diarios hasta la expulsión del cálculo o el tratamiento definitivo) debe utilizarse en todos los pacientes con cálculos localizados en el uréter distal. Se cree que la tamsulosina, un bloqueador α selectivo, actúa relajando el músculo liso ureteral y facilitando el paso de los cálculos, sobre todo los mayores de 5 mm. Los cálculos que no se expulsan espontáneamente o que requieren intervención pueden abordarse con una variedad de técnicas que incluyen la LEOC, la ureteroscopia con manipulación de la cesta para recolectar cálculos o litotricia con láser, y la extracción percutánea endoscópica. En los países industrializados, la cirugía abierta o laparoscópica para retirar los cálculos se reserva para los casos con procedimientos endoscópicos fallidos, cargas de cálculos excesivamente grandes o en situaciones de ectopia renal o sistema colector complejo.

B. Tratamiento crónico. El tratamiento crónico de la nefrolitiasis se basa en dos hallazgos. En primer lugar, la nefrolitiasis puede ser la presentación inicial de una enfermedad sistémica subyacente que, si no se identifica, puede causar morbilidad o mortalidad no relacionadas con la litiasis. En segundo, más del 60% de los pacientes con nefrolitiasis tendrán al menos una recurrencia. De ellos, muchos desarrollarán recurrencias frecuentes que pueden convertirse en una carga económica, reducir considerablemente la calidad de vida y aumentar el riesgo de enfermedad renal crónica.

Descartar una enfermedad sistémica subyacente. El primer objetivo del tratamiento crónico de la nefrolitiasis es descartar una enfermedad sistémica subyacente que pueda predisponer a la formación de cálculos. Esta evaluación comienza con la anamnesis detallada. En cuanto a los datos de laboratorio, a los pacientes con hipercalcemia, ya sea manifiesta o limítrofe, se les debe medir el calcio ionizado y la concentración de la hormona paratiroidea o paratirina (PTH, *parathyroid hormone*) para excluir la presencia del hiperparatiroidismo primario. Si la PTH está disminuida, debe considerarse una causa de hipercalcemia no mediada por la PTH, como la sarcoidosis. A los pacientes con acidosis metabólica hipocalémica sin brecha aniónica se les debe medir el pH urinario y la brecha aniónica urinaria para determinar si tienen acidosis tubular renal distal. La enfermedad intestinal inflamatoria y la gota suelen sospecharse con base en los antecedentes típicos, a pesar de que la presencia de hiperuricemia puede ser útil (aunque no necesaria) para el diagnóstico de la gota. Los errores congénitos del metabolismo que producen cálculos renales son causas frecuentes de formación de cálculos en los niños. Entre ellos se incluyen los cálculos de cistina en la cistinosis, los de glicina en la hiperglicinuria, los de ácido úrico en el síndrome de Lesch-Nyhan y los de oxalato en la hiperoxaluria primaria. La acidosis tubular renal distal congénita también puede estar presente en los niños y se asocia con frecuencia a un retraso del crecimiento.

Prevención de las recurrencias. El segundo componente del tratamiento crónico de la nefrolitiasis es la prevención de las recurrencias. Recuerde que > 60% de los pacientes con cálculos iniciales tendrán una recurrencia a los 5 años y que se puede encontrar una causa metabólica en casi el 97% de este grupo. En el caso de quienes presentan cálculos por primera vez, en particular los que no tienen antecedentes familiares de litiasis, es suficiente una anamnesis detallada para descartar la ingesta de medicamentos, una dieta o estilo de vida que puedan predisponer a la formación de cálculos (p. ej., dieta rica en sodio, suplementos de calcio, inhibidores de la anhidrasa carbónica), así como una evaluación metabólica limitada del calcio sérico, fósforo y ácido úrico, un perfil metabólico básico y un análisis de orina con medición de la cistina urinaria. En el caso de las personas con cálculos recurrentes o de quienes los forman por primera vez y presentan un alto riesgo de complicaciones en caso de recurrencia, el tratamiento específico debe basarse en el análisis sistemático de calcio, oxalato, ácido úrico, citrato, pH, volumen total, creatinina, sodio, magnesio y fósforo en una muestra de orina de 24 h. La recolección de la orina de 24 h debe realizarse al menos entre 4 y 6 semanas después del episodio agudo de formación de cálculos con el único fin de permitir que el paciente vuelva a su vida cotidiana, lo que proporciona el panorama más preciso de los hábitos dietéticos. La información de la orina de 24 h puede servir para identificar los factores que deben abordarse con la dieta y la terapia médica, y para controlar el cumplimiento terapéutico (tabla 21-2).

- El *volumen urinario bajo* debe aumentarse a más de 2 L/día. Los volúmenes de orina mayores previenen las recurrencias al disminuir la concentración de cristaloides. La mayoría de las bebidas son aceptables para lograr este objetivo, aunque deben evitarse las bebidas azucaradas.
- La *hipercalciuria* debe tratarse con medidas que disminuyan la excreción urinaria de calcio. En primer lugar, deben investigarse y tratarse las causas subyacentes de la hipercalcemia, como el hiperparatiroidismo primario u otras. Si no hay hipercalcemia, debe aconsejarse una modificación de la dieta que incluya una restricción del sodio (< 2300 mg/día de sodio) y que se evite una ingesta elevada de proteínas animales. Los diuréticos tiazídicos y similares a las tiazidas también pueden utilizarse para disminuir la excreción urinaria de calcio y reducir las tasas de recurrencia de los cálculos. Puede añadirse citrato de potasio a este régimen si se produce hipocalemia o hipocitraturia relacionada con las tiazidas. El citrato de sodio suele evitarse porque su contenido sódico puede aumentar la excreción urinaria de calcio.
- La *hiperoxaluria* se trata abordando la causa subyacente siempre que sea posible. En general, la hiperoxaluria se controla con una dieta baja en oxalatos. La malabsorción de las grasas, lo que aumenta la permeabilidad entérica al oxalato, debe tratarse de forma intensiva con una dieta baja en grasas, suplementos de citrato de calcio a dosis altas (2 g/día), secuestrantes de los ácidos biliares y dieta baja en oxalato. Si se identifica una hiperoxaluria acentuada superior a 5 a 10 veces el límite superior de la normalidad, debe realizarse una evaluación de la hiperoxaluria primaria relacionada con defectos genéticos en el metabolismo del oxalato.

TABLA 21-2 Resumen de los factores urinarios que contribuyen a la formación de los cálculos renales y abordaje del tratamiento

Anomalía	Cálculos formados	Factores contribuyentes dietéticos y ambientales	Tratamiento
Hipercalciuria	A base de calcio	Dieta rica en sodio Dieta rica en proteínas animales	Restricción del sodio Proteína animal en cantidades moderadas Diuréticos tiazídicos
Hipocitraturia	Cualquiera	Diarrea (pérdida gastrointestinal de álcalis) Hipocalemia Acidosis tubular renal	Citrato de potasio
Volumen bajo de orina	Cualquiera	Ingesta baja Pérdidas gastrointestinales' ocupacionales	Objetivo de diuresis > 2 L/día
Hiperuricosuria	Oxalato de calcio >> ácido úrico	Hiperuricemia Dieta rica en purinas	Dieta baja en purinas Alopurinol
Hiperoxaluria	Oxalato de calcio	Dieta rica en oxalatos Dieta baja en calcio Estado de malabsorción (como en los casos de derivación gástrica)	Dieta baja en oxalato Calcio en la dieta Abordar la malabsorción: secuestrantes de ácidos biliares, dieta baja en grasas, dosis altas de calcio con los alimentos

- La *hiperuricosuria* puede tratarse con medidas que aumenten la solubilidad del ácido úrico o disminuyan su producción. La alcalinización de la orina (objetivo de pH > 6.0) aumenta notablemente la solubilidad del ácido úrico y debería ser el tratamiento de primera línea para atender los cálculos de ácido úrico. El citrato de potasio es eficaz porque el citrato por vía oral puede producir una alcalosis metabólica leve y la alcalinización posterior de la orina. En los pacientes con cálculos de oxalato de calcio con hiperuricosuria y normocalciuria documentadas, 300 mg de alopurinol diarios disminuyen la producción de ácido úrico y pueden reducir la recurrencia de los cálculos de oxalato de calcio hasta en un 50%.
- La *hipocitraturia* se trata con citrato de potasio por vía oral. Como se ha señalado, la ingesta de citrato produce una alcalosis metabólica leve, aumentando así la excreción urinaria de citrato. A menudo se necesitan hasta 40 a 60 mEq/día, en dosis divididas, de citrato de potasio, pero las molestias digestivas a veces complican su cumplimiento. Las fórmulas líquidas y cristalinas que pueden añadirse a una bebida favorita pueden mejorar el cumplimiento terapéutico.

En el caso de los cálculos relacionados con las infecciones, la orina de 24 h es menos útil. El tratamiento de la infección subyacente es clave y, en última instancia, se necesita una intervención quirúrgica como terapia definitiva. Deben administrarse los antibióticos adecuados en función de los resultados del urocultivo y el antibiograma, junto con una remisión a urología para su extirpación. Dado que las bacterias infecciosas pueden incorporarse a la matriz del cálculo, puede ser necesario un tratamiento antibiótico prolongado (incluso en presencia de un urocultivo negativo) si no es posible la extirpación quirúrgica completa. El ácido acetohidroxámico, un inhibidor de la ureasa, puede ser útil para ralentizar el crecimiento de los cálculos.

VI. LECTURAS RECOMENDADAS

Borghi L, Meschi T, Amato F, et al. Urinary volume, water and recurrences in idiopathic calcium nephrolithiasis: a 5-year randomized prospective study. *J Urol.* 1996;155(3):839–843.

Borghi L, Schianchi T, Meschi T, et al. Comparison of two diets for the prevention of recurrent stones in idiopathic hypercalciuria. *N Engl J Med.* 2002;346(2):77–84.

Chandhoke PS. Evaluation of the recurrent stone former. *Urol Clin North Am.* 2007;34(3):315–322.

Curhan GC. Epidemiology of stone disease. *Urol Clin North Am.* 2007;34(3):287–293.

Ettinger B, Tang A, Citron JT, et al. Randomized trial of allopurinol in the prevention of calcium oxalate calculi. *N Engl J Med.* 1986;315(22):1386–1389.

Moe OW. Kidney stones: pathophysiology and medical management. *Lancet.* 2006:367(9507): 333–344.

Park S, Pearle MS. Pathophysiology and management of calcium stones. *Urol Clin North Am.* 2007;34(3):323–334.

Rule AD, Lieske JC, Pais VM. Management of kidney stones in 2020. *JAMA.* 2020;323(19):1961–1962.

Scales CD, Smith AC, Hanley JM, et al. Urologic Diseases in America Project. Prevalence of kidney stones in the United States. *Eur Urol.* 2012;62(1):160–165.

22 Infecciones urinarias

Michael Lipkowitz

Las infecciones urinarias (IU) son un problema clínico frecuente. La IU es *complicada* si se asocia a un mayor riesgo de complicaciones graves o al fracaso terapéutico (p. ej., malformaciones congénitas, obstrucción, cálculos, presencia de un cuerpo extraño o estados de inmunodeficiencia). El que una IU sea complicada o no determina la terapia y el seguimiento.

I. EPIDEMIOLOGÍA. En los Estados Unidos se producen al menos 250 000 episodios de pielonefritis aguda al año. La cistitis aguda es la causante de más de 10 millones de consultas ambulatorias al año y se repite en aproximadamente el 30% de las mujeres sanas con vías urinarias sin alteraciones. Hay una incidencia máxima en las mujeres de 14 a 24 años, y después esta incidencia aumenta con la edad. La incidencia de la IU sintomática en los hombres adultos < 50 años es mucho menor. Las IU complicadas afectan a entre 2 y 3 millones de pacientes al año, de las cuales > 80% están asociadas al uso de sondas.

II. FACTORES DE RIESGO. Las IU son más frecuentes en las mujeres. Las excepciones son las que están asociadas a las deformidades congénitas en la infancia temprana y a la obstrucción, que se observa con mayor frecuencia en los hombres.

III. PATOGENIA.

A. Factores bacterianos. Más del 95% de las IU son consecuencia del ascenso de uropatógenos desde los genitales externos. El resto se debe a la diseminación hematógena de microorganismos como *Staphylococcus aureus, Pseudomonas aeruginosa* y *Salmonella typhi* (tabla 22-1). Las IU en las mujeres suelen deberse a la colonización del introito vaginal y la zona periuretral. Una vez dentro de la vejiga, las bacterias pueden multiplicarse y ascender a los uréteres, sobre todo si hay reflujo vesicoureteral hacia los riñones. La mayoría de las IU se deben a *Escherichia coli*, especialmente a los serogrupos (denominados *cepas uropatógenas*) 01, 02, 04, 06, 07, 075 y 0150, los cuales poseen factores de virulencia que facilitan su adhesión al uroepitelio.

B. Factores del hospedero. La presencia de lactobacilos en la flora vaginal natural impide la colonización. Este entorno se ve alterado por el uso de espermicidas y la menopausia, lo que aumenta el riesgo de IU recurrentes. La actividad sexual introduce patógenos en la vejiga, donde se adhieren a las células uroepiteliales y causan infección. El vaciado incompleto de la vejiga predispone a las IU. Dentro del riñón, la médula es la más susceptible a la infección.

IV. CUADRO CLÍNICO Y DIAGNÓSTICO. Los síndromes de la IU van desde la bacteriuria asintomática (BA) hasta las infecciones tisulares potencialmente mortales asociadas a choque y a insuficiencia multiorgánica. Los síntomas no están estrechamente relacionados ni con la presencia de bacteriuria ni con el lugar de la infección. La piuria indica IU. La actividad de la esterasa leucocitaria urinaria y el nitrito urinario pueden

TABLA 22-1 Causas bacterianas de las infecciones urinarias

	Frecuencia de las infecciones urinarias (%)	
Microorganismos	**No complicadas**	**Complicadas**
Microorganismos gramnegativos		
Escherichia coli	70-80	50-65
Klebsiella spp.	1-2	5-10
Proteus mirabilis	1-2	2-17
Citrobacter spp.	< 1	5
Enterobacter spp.	< 1	2-10
Pseudomonas aeruginosa	< 1	2-19
Otros (incluida *Candida* spp.)	< 1	6-20
Microorganismos grampositivos		
Enterococos	5-10	7-11
Estafilococos coagulasa negativos (*Staphylococcus saprophyticus*)	5-10	2-5
Estreptococos del grupo B	< 1	1-4
Staphylococcus aureus	< 1	1-2
Otros	< 1	2

utilizarse como pruebas para la detección sistemática, pero tener > 10 leucocitos/mm^3 en la orina no centrifugada guarda una correlación más fuerte con la infección. Por el contrario, el análisis de la orina centrifugada en busca de leucocitos presenta muchos resultados positivos falsos y negativos falsos. Una tinción de Gram de orina sin centrifugar que muestre uno o más microorganismos por campo de inmersión con aceite se correlaciona con la presencia de > 10^5 bacterias/mL.

La piedra angular del diagnóstico es el urocultivo cuantitativo. Por bacteriuria importante se entiende > 10^5 unidades formadoras de colonias (UFC)/mL de un solo uropatógeno. Sin embargo, entre el 20% y el 30% de las IU bacterianas verdaderas y sintomáticas en las mujeres que responden a un tratamiento adecuado presentan recuentos menores. Por lo tanto, en una mujer sintomática, un valor de corte más bajo mejora la sensibilidad de la prueba.

V. PRINCIPALES SÍNDROMES DE LAS INFECCIONES URINARIAS

A. Bacteriuria asintomática. La «BA» se define en términos generales como la existencia de un urocultivo positivo en un paciente asintomático. En las mujeres asintomáticas, la presencia de dos cultivos consecutivos con > 10^5 UFC/mL de la misma especie bacteriana en muestras de orina limpia establece este diagnóstico. En los hombres, basta con una sola muestra positiva. En cualquier paciente asintomático, una sola muestra de orina por sonda que muestre > 10^2 UFC/mL de una especie bacteriana es suficiente para establecer el diagnóstico de BA. La BA es frecuente y por lo regular benigna. La BA puede asociarse a la piuria en los pacientes de edad avanzada. Por lo general, el tratamiento no está justificado, excepto en los grupos de pacientes de alto riesgo que incluyen a las pacientes embarazadas, los receptores de trasplante renal, aquellos sometidos a procedimientos genitourinarios y los pacientes neutropénicos.

B. Cistitis aguda no complicada o infección urinaria en las mujeres. La cistitis aguda no complicada o IU en las mujeres se caracteriza por ardor al orinar, disuria, polaquiuria o dolor suprapúbico sin presentar fiebre ni dolorimiento costovertebral. La disuria aguda en una mujer joven sexualmente activa suele ser causada por

TABLA 22-2 Tratamientos orales de uso frecuente para la cistitis aguda no complicada

Fármaco y dosis	Intervalo	Duración (días)
Primera línea		
Nitrofurantoína, 100 mg	C/12 h	5
Trimetoprima-sulfametoxazol, 160 mg/800 mg	C/12 h	3
Fosfomicina, 3 g	Una vez	1
Segunda línea (betalactámicos)		
Amoxicilina y ácido clavulánico, 500 mg	C/12 h	5-7
Cefpodoxima proxetil, 100 mg	C/12 h	5-7
Cefixima, 400 mg	C/24 h	5-7
Tercera línea (fluoroquinolona)		
Ciprofloxacino, 250 mg	C/12 h	3
Ciprofloxacino, 500 mg liberación prolongada	C/24 h	3
Levofloxacino, 250 mg	C/24 h	3

cistitis aguda, uretritis aguda por *Chlamydia trachomatis*, *Neisseria gonorrhoeae* o herpes simple, o bien, vaginitis causada por especies de *Candida* o *Trichomonas vaginalis*. La presencia de la piuria favorece la cistitis aguda y la uretritis. No obstante, el diagnóstico definitivo requiere el hallazgo de una bacteriuria considerable en una muestra de orina de chorro medio. En estas circunstancias, deben utilizarse $> 10^3$ UFC/mL porque esto aumenta la sensibilidad del 50% al 80% y mantiene una especificidad del 90%. Sin embargo, los urocultivos no suelen ser necesarios en los casos de cistitis aguda no complicados.

El tratamiento depende de la evaluación del riesgo de los microorganismos multifarmacorresistentes (MFR). El riesgo de este tipo de bacterias es alto si en los últimos 3 meses se ha dado alguno de los siguientes casos:

- Crecimiento de una bacteria MFR en un urocultivo
- Uso de trimetoprima-sulfametoxazol (TMP-SMX), fluoroquinolona (FQ) o cefalosporina de tercera generación
- Hospitalización en un centro sanitario (p. ej., hospital, atención de larga duración)
- Viaje a una región con una alta tasa de microorganismos MFR

Para el tratamiento de la cistitis aguda no complicada, se prefieren los regímenes de 3 días (tabla 22-2). Los tratamientos de dosis única son menos eficaces. La nitrofurantoína debe administrarse durante al menos 5 días. Las recomendaciones actuales sugieren la nitrofurantoína o la TMP-SMX (aunque las tasas de resistencia están aumentando) y la fosfomicina (a menudo se reserva para las cepas MFR). La terapia de segunda línea son ahora los antibióticos betalactámicos, con las FQ como tercera línea dada la creciente resistencia y el riesgo de rotura de tendones o aneurismas, etcétera. Los cultivos de seguimiento sistemático solo se realizan cuando la infección persiste o reaparece en un plazo de 2 semanas, momento en el que debe recetarse un tratamiento más prolongado (10-14 días) con un fármaco basado en las sensibilidades. Una recurrencia después de 2 semanas debe tratarse como un nuevo episodio de IU.

C. Cistitis recurrente, aguda y no complicada en las mujeres. La mayoría de los episodios recurrentes de cistitis aguda no complicada en las mujeres se deben a una reinfección por el mismo uropatógeno. La primera medida de prevención debe ser la micción poscoital, evitar los espermicidas y la sustitución local o sistémica de estrógenos en las mujeres posmenopáusicas. El siguiente paso debe ser realizar estudios de imagen para detectar un foco de infección secuestrado o un trastorno estructural o funcional que complique la enfermedad. Puede ser necesario tratar los trastornos estructurales (estenosis, etc.) para acelerar la mejoría o evitar la recidiva. Pueden que respondan a un tratamiento prolongado (de 4 a 6 semanas) con TMP-SMX o una FQ. Debe considerarse la profilaxis para las mujeres que experimenten dos o más infecciones sintomáticas en 6 meses o tres o más en 12 meses. A las mujeres con episodios menos frecuentes también se les debe ofrecer profilaxis si estos causan discapacidad o molestias importantes. A continuación se enumeran algunas de las estrategias eficaces:

- Profilaxis a largo plazo en dosis bajas con TMP-SMX (40 mg/200 mg: medio comprimido de potencia única al día o 3 veces por semana) o nitrofurantoína (50 mg c/12 h o 100 mg/día).
- Una dosis única de los fármacos mencionados administrada después del coito y una dosis única al inicio de los síntomas de la IU.

La eficacia de otras maniobras tales como el jugo (zumo) de arándanos, los probióticos y la D-manosa no se ha comprobado claramente.

D. Síndrome uretral agudo en las mujeres. El síndrome uretral agudo en las mujeres es similar a la IU aguda no complicada, pero presenta un número menor (10^2 a 10^4 UFC/mL) de uropatógenos habituales o infección por *Chlamydia trachomatis*. Casi siempre hay piuria. Dado que la vaginitis puede presentarse de forma similar, se deben realizar análisis y cultivos vaginales y administrar el tratamiento adecuado. Las pacientes con disuria que no presenten piuria o no respondan a los antimicrobianos deben ser tratadas sintomáticamente.

E. Pielonefritis aguda no complicada en las mujeres. Los síntomas de la pielonefritis aguda no complicada en las mujeres van desde una enfermedad leve hasta el choque séptico e insuficiencia renal. Estas pacientes pueden tener fiebre, escalofríos, dolor lumbar, náuseas y vómitos y dolorimiento costovertebral. Los síntomas de la cistitis son variables. La tinción de Gram del sedimento urinario debe guiar el tratamiento provisional. Siempre debe realizarse un urocultivo: > 10^4 UFC/mL de uropatógenos es positivo en > 95% de las pacientes.

La terapia ambulatoria (fig. 22-1) con fármacos orales, por lo general una FQ, es segura y eficaz en ciertas pacientes, pero en las regiones geográficas con alta resistencia a la FQ, esta debe ir precedida de una infusión i.v. de un betalactámico de acción prolongada. Puede instaurarse tras la estabilización inicial en el servicio de urgencias (tabla 22-3). Las indicaciones para la hospitalización incluyen la incapacidad para mantener la hidratación por vía oral o para tomar medicamentos, la enfermedad grave con fiebres altas, el dolor intenso y la debilidad, la falta de cumplimiento del tratamiento y la incertidumbre sobre el diagnóstico. En el caso de los microorganismos grampositivos, es adecuado el tratamiento con ampicilina o amoxicilina y ácido clavulánico, o vancomicina en las pacientes alérgicas a la penicilina. Sin embargo, estas infecciones suelen ser causadas por bacilos gramnegativos. Una FQ, la combinación de un betalactámico y un aminoglucósido o un betalactámico de amplio espectro (p. ej., imipenem, ceftazidima, ceftriaxona o piperacilina-tazobactam) son adecuados (tabla 22-4). Una vez que la sepsis está controlada y la paciente está afebril, se debe administrar terapia oral con una FQ o TMP-SMX u otro fármaco (dependiendo de los resultados del cultivo) durante 14 días. Si no se obtiene una respuesta en 72 h, debe buscarse el problema que complica la situación, como un cálculo, una obstrucción o un vaciado deficiente de la vejiga. La nitrofurantoína no debe utilizarse para tratar la pielonefritis, ya que no alcanza las concentraciones tisulares terapéuticas. Solo deben realizarse cultivos de seguimiento si reaparecen los síntomas.

F. Infección de las vías urinarias en el embarazo. Las IU en el embarazo se asocian a parto prematuro, aumento de las pérdidas fetales y prematuridad. La detección

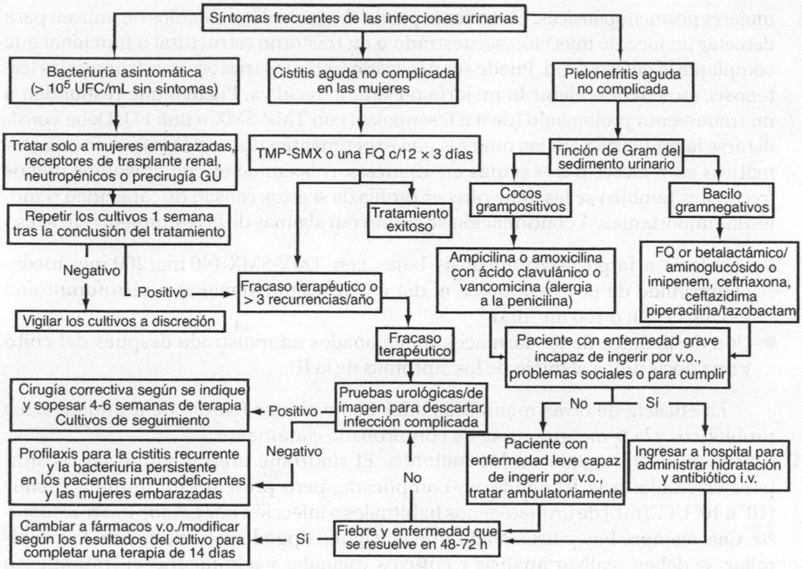

FIGURA 22-1. Abordajes terapéuticos de la infección urinaria. C/S: cultivo y sensibilidad; dx: diagnóstico; FQ: fluoroquinolona; GU: genitourinario; IU: infección urinaria; TMP-SMX: trimetoprima-sulfametoxazol; UFC: unidad formadora de colonias.

sistemática y el tratamiento de la BA son una práctica habitual en la primera consulta prenatal. Es necesario realizar cribados adicionales en las mujeres con alto riesgo de infección (p. ej., presencia de anomalías de las vías urinarias, hemoglobina S o parto prematuro). El tratamiento es similar al de las mujeres no embarazadas con IU aguda no complicada de corta duración. Sin embargo, las sulfonamidas deben evitarse en el primer trimestre y cerca del término debido al riesgo de kernícterus en el recién nacido. Las FQ afectan el desarrollo del cartílago fetal. La nitrofurantoína, la ampicilina y la cefalexina son inocuas. Las mujeres embarazadas con pielonefritis manifiesta deben ser hospitalizadas para recibir terapia parenteral con betalactámicos y aminoglucósidos. Se recomienda administrar una terapia supresora a las mujeres con bacteriuria persistente (> 2 urocultivos positivos). Puede utilizarse la nitrofurantoína (50-100 mg por vía oral antes de acostarse) durante todo el

TABLA 22-3 Fármacos orales de uso frecuente para la pielonefritis no complicada

Fármaco y dosis	Intervalo	Duración (días)
Fluoroquinolonas	C/12 h	7-10
Ciprofloxacino, 500 mg	C/12 h	7-10
Gatifloxacino, 400 mg	C/12 h	7-10
Levofloxacino, 500 mg	C/12 h	7-10
Trimetoprima-sulfametoxazol, 160 mg/800 mg	C/12 h	10-14
Amoxicilina y ácido clavulánico, 875/125 mg	C/12 h	10-14

TABLA 22-4 Tratamientos parenterales de uso frecuente para la pielonefritis aguda no complicada

Fármaco y dosis	Intervalo
Ceftriaxona, 1-2 g	C/24 h
Cefepima, 1 g	C/12 h
Ciprofloxacino, 200-400 mg	C/12 h
Gatifloxacino, 400 mg	C/24 h
Levofloxacino, 250-500 mg	C/24 h
Gentamicina, 3-5 mg/kg (± ampicilina)	C/24 h
Gentamicina, 1 mg/kg (± ampicilina)	C/8 h
Ampicilina, 1 g (+ gentamicina)	C/6 h
Trimetoprima-sulfametoxazol, 160 mg/800 mg	C/12 h
Aztreonam, 1 g	C/8-12 h
Ampicilina/sulbactam, 1.5 g	C/6 h
Piperacilina/tazobactam, 3.375 g	C/6-8 h

Nota: *véase* el texto para consultar la duración.

embarazo o cefalexina (250-500 mg por vía oral antes de acostarse). Debe obtenerse un cultivo 1 semana después de finalizar la terapia y repetirse mensualmente.

G. Infección urinaria en los hombres. Las IU en los hombres suelen asociarse a la obstrucción por trastornos congénitos en los jóvenes y adquiridos en los mayores. En los hombres < 50 años, el coito anal, la falta de circuncisión, el coito con una mujer colonizada por uropatógenos y el síndrome de inmunodeficiencia adquirida con un recuento de CD4 < 200/mm^3 son factores de riesgo importantes. Los hombres que no presentan ninguno de estos factores de riesgo, sobre todo los que tienen infecciones recurrentes, deben someterse a una evaluación urológica y a un tratamiento intensivo (mínimo de 4 a 6 semanas). La IU en los hombres suele significar una invasión tisular de la próstata o el riñón, o ambos, y debe tratarse durante al menos 14 días. La infección recurrente suele indicar un foco secuestrado dentro de la próstata que es difícil de erradicar debido a la escasa penetración de los antimicrobianos, la presencia de cálculos prostáticos o el agrandamiento prostático que causa obstrucción del cuello vesical.

H. Infecciones urinarias complicadas. Las IU complicadas implican una gran variedad de defectos estructurales y funcionales del aparato urinario con una amplia gama de microorganismos. La resistencia a los antibióticos es frecuente y exige un abordaje terapéutico individualizado. Los pacientes con sepsis aguda deben recibir combinaciones de antibióticos de amplio espectro hasta que se disponga de datos bacteriológicos definitivos. Si es posible corregir un defecto estructural subyacente, debe utilizarse un tratamiento más corto de antibióticos (de 7 a 14 días) para controlar los síntomas y uno prolongado de 4 a 6 semanas si dicha corrección no es posible. La infección relacionada con el uso de sondas es la causa más frecuente de IU complicada. La prevención debe incluir evitar el sondaje cuando sea posible, la inserción estéril, la retirada rápida y el uso de un sistema recolector cerrado; el cumplimiento intensivo de estos principios mediante los protocolos dirigidos por el personal de enfermería puede reducir drásticamente la incidencia. Los antimicrobianos sistémicos profilácticos no están indicados excepto en las mujeres embarazadas o los pacientes sometidos a procedimientos urológicos que requieran sondaje a corto plazo. Si se produce una infección, deben retirarse las sondas si es posible y obtenerse un urocultivo posterior antes del tratamiento, el cual debe ajustarse en función de los resultados del cultivo. Cuando la sonda no pueda retirarse, debe cambiarse y obtenerse un cultivo de la nueva sonda seguido de terapia antibiótica.

Los pacientes con lesiones de la médula espinal que requieran drenaje vesical por sonda están predispuestos a padecer IU recurrentes. Suele haber piuria y bacteriuria importante (> 10^5 UFC/mL) y la resistencia frecuente a los antibióticos hace necesarios los antibióticos parenterales. Se recomienda el sondaje intermitente, pero no el tratamiento de la BA con antibióticos profilácticos.

La pielonefritis enfisematosa es una infección necrosante por *E. coli*, *Klebsiella pneumoniae*, *P. aeruginosa* o *Proteus mirabilis* que forman gas. La mayoría de los casos ocurren en pacientes con diabetes y se asocian a obstrucción. La tomografía computarizada (TC) muestra gas dentro del parénquima renal. La nefrectomía de urgencia y los antibióticos de amplio espectro reducen la mortalidad del 75% al 20%.

En los pacientes con nefropatía poliquística del adulto, el diagnóstico diferencial clínico de la IU suele ser la pielonefritis aguda o la infección de quistes y puede ser difícil de establecer. La mayoría de los antibióticos no penetran en el quiste, por lo que se utilizan fármacos liposolubles como el ciprofloxacino o la TMP-SMX. Si los cultivos de orina son negativos, lo más probable es que se trate de una infección de quistes, en cuyo caso debe continuarse el tratamiento durante 4 a 6 semanas. En el caso de quistes > 3 cm de diámetro en la TC, se recomienda el drenaje.

Otra afección infrecuente que se observa en los pacientes con IU recurrentes, sobre todo en caso de nefrolitiasis, es la pielonefritis xantogranulomatosa. Los pacientes presentan los síntomas típicos de la pielonefritis, así como anorexia, pérdida de peso y una masa palpable en la exploración, la cual que se confirma fácilmente mediante TC. Se asemeja mucho al cáncer renal, pero el análisis patológico revela una masa inflamatoria y necrótica. El tratamiento consiste en antibióticos y nefrectomía.

I. Infecciones candidiásicas de las vías urinarias. Las infecciones candidiásicas de las vías urinarias son frecuentes en los pacientes con diabetes, con sondas permanentes o en aquellos que reciben corticoides o antibióticos de amplio espectro. El primer paso es corregir estos factores en la medida de lo posible. Si la candiduria persiste, se recomienda un tratamiento antimicótico sistémico. El fluconazol (200-400 mg/día) es eficaz contra *Candida albicans* y *Candida tropicalis*, pero no contra *Candida krusei* ni *Candida glabrata*, que deben tratarse con dosis bajas de anfotericina (10 mg/día) más flucitosina (100 mg/kg al día) en dosis fraccionadas durante 14 días. Los pacientes que necesitan una sonda permanente pueden recibir enjuagues vesicales de anfotericina o nistatina a través de un catéter de tres vías. Sin embargo, su eficacia es solo del 50%, aproximadamente.

J. Infección urinaria en el trasplante renal. La IU es frecuente después de un trasplante en más del 25% de los pacientes y se asocia al rechazo agudo mediado por linfocitos T, la disfunción o la pérdida del aloinjerto y la muerte. La mayoría de los centros realizan la detección sistemática de la bacteriuria asintomática mediante el cultivo durante los primeros 3 meses y, si está presente, la tratan como en el caso de la cistitis no complicada, aunque no existen pruebas concretas para definir la duración del período de cribado y tratamiento. La cistitis aguda sin síntomas de enfermedad complicada como dolor e hipersensibilidad en el aloinjerto, fiebre, presencia de endoprótesis, etcétera, se trata de forma similar a la IU no complicada mencionada anteriormente, aunque por lo general se realizan cultivos. La IU complicada se trata con antibióticos parenterales de amplio espectro que actúan contra los microorganismos tanto grampositivos como gramnegativos hasta que se disponga de los resultados del cultivo para orientar el tratamiento.

VI. LECTURAS RECOMENDADAS

Anger J, Lee U, Ackerman AL, et al. Recurrent uncomplicated urinary tract infections in women: AUA/CUA/SUFU guideline. *J Urol.* 2019;202(2):282–289. doi:10.1097/JU.0000000000000296

Ariza-Heredia EJ, Beam EN, Lesnick TG. Urinary tract infections in kidney transplant recipients: role of gender, urologic abnormalities, and antimicrobial prophylaxis. *Ann Transplant.* 2013:18:195–204. doi:10.12659/AOT.883901

Carreno JJ, Tam IM, Meyers JL, et al. Longitudinal, nationwide, cohort study to assess incidence, outcomes, and costs associated with complicated urinary tract infection. *Open Forum Infect Dis.* 2019;6(11):ofz446. doi:10.1093/ofid/ofz446

Chu CM, Lowder JL. Diagnosis and treatment of urinary tract infections across age groups. *Am J Obstet Gynecol.* 2018;219(1):40–51. doi:10.1016/j.ajog.2017.12.231

Flores-Mireles AL, Walker JN, Caparon M, et al. Urinary tract infections: epidemiology, mechanisms of infection and treatment options. *Nat Rev Microbiol.* 2015;13(5):269–284. doi:10.1038/nrmicro3432

Gupta K, Hooton TM, Naber KG, et al. International clinical practice guidelines for the treatment of acute uncomplicated cystitis and pyelonephritis in women: a 2010 update by the Infectious Diseases Society of America and the European Society for Microbiology and Infectious Diseases. *Clin Infect Dis.* 2011;52(5):e103–e120. doi:10.1093/cid/ciq257

SECCIÓN VI

Hipertensión

23

Abordaje del paciente con hipertensión

Christopher S. Wilcox

La *hipertensión* es un nivel de presión arterial (PA) que, cuando se reduce mediante tratamiento antihipertensivo, se predice un beneficio neto para el paciente en cuanto a la protección frente a enfermedades cardiovasculares, cerebrovasculares o renales. Antes se consideraba que una PA superior a 140/90 mmHg era suficiente para diagnosticar la hipertensión. Sin embargo, los estudios epidemiológicos señalan un mayor desarrollo de enfermedades cardiovasculares (ECV) y accidentes cerebrovasculares (ACV) ante valores de PA superiores a 120/80 mmHg y el riesgo aumenta de forma semilogarítmica con la presión arterial sistólica (PAS) por encima de 120 mmHg. Además, los resultados de los ensayos SPRINT y ACCORD que se describen a continuación han motivado la reevaluación (tabla 23-1). Aunque el riesgo absoluto de ECV aumenta con la edad y la ECV, la enfermedad renal crónica (ERC) y la diabetes mellitus (DM) asociadas, las directrices actuales basadas en los resultados concretos de ensayos controlados aleatorizados han llevado a tener un conjunto de objetivos de la PA independientemente del riesgo asociado. Es importante medir la PA de manera correcta (tabla 23-2).

I. INCIDENCIA.

La incidencia de la hipertensión es de aproximadamente el 5% en los adultos jóvenes, del 50% a los 50 años y del 80% a los 80 años. Aumenta en las personas con DM o ERC.

II. RIESGOS.

La hipertensión incrementa el riesgo de tener muchas enfermedades frecuentes (tabla 23-3). Es uno de los muchos factores que aumentan el riesgo de ECV y ACV (tabla 23-4). La hipertensión acelera el deterioro de la función renal en los pacientes con nefropatía diabética y en aquellos con ERC y proteinuria > 1 g/día. Estos pacientes, por lo general, deben recibir un inhibidor de la enzima convertidora de angiotensina (IECA) o un antagonista de los receptores de angiotensina (ARA).

La hipertensión acelera el deterioro de la función cognitiva en los pacientes con demencia, el deterioro de la función cardíaca en los que padecen insuficiencia cardíaca congestiva (ICC) y la progresión de la hipertrofia ventricular izquierda (HVI) en los afectados por esta y el deterioro de la función renal en los que padecen nefropatía diabética o ERC proteinúrica, pero los objetivos tensionales óptimos no se modifican en estos casos.

III. CLASIFICACIÓN.

Cada paciente con hipertensión debe clasificarse según la gravedad (*véase* tabla 23-3), el tipo patológico (tabla 23-5) y la causa (*véase* cap. 20).

El tratamiento de la hipertensión limítrofe no suele ser farmacológico. El tratamiento en el estadio 1 puede retrasarse con frecuencia durante la evaluación, pero en el estadio 2 se requiere tratamiento en cuestión de días.

La hipertensión sistólica aislada en los jóvenes implica un gasto cardíaco elevado y una eyección ventricular izquierda rápida. Responde bien al bloqueo del adrenorreceptor β. La hipertensión sistólica aislada es frecuente en los adultos mayores, en quienes es consecuencia de la pérdida de elasticidad de las arterias y

TABLA 23-1 Clasificación de la presión arterial para el diagnóstico de la hipertensión y su gravedad en los Estados Unidos

Categoría de presión arterial	Presión arterial sistólica (mmHg)	Presión arterial diastólica (mmHg)
Normal	< 120	< 80
Elevada	120-129	< 80
Hipertensión		
• Estadio 1	130-139	80-89
• Estadio 2	140-159	90-99
• Estadio 3	> 160	> 100

Si la presión arterial sistólica y la diastólica corresponden a dos categorías distintas, se utilizará la categoría más alta.
Véase JNC8: Whelton PK, Carey RM, Aronow WS, et al. 2017 ACC/AHA/AAPA/ABC/ACPM/AGS/APhA/ASH/ASPC/NMA/PCNA Guideline for the prevention, detection, evaluation, and management of high blood pressure in adults: executive summary: a report of the American College of Cardiology/American Heart Association Task Force on Clinical Practice Guidelines. *Hypertension*. 2018;71(6):1269–1324.

TABLA 23-2 Medición de la presión arterial en la consulta

1. Paciente en reposo, sentado durante 3-5 min con los pies en el suelo
2. Mantener un entorno silencioso y tranquilo
3. Seleccionar un manguito cuya longitud de la cámara cubra > 80% del brazo
4. Colocar el brazo a la altura del corazón
5. Tomar dos o más lecturas y promediarlas
6. Medir la tensión en ambos brazos. Informar el valor más alto
7. En la auscultación, utilizar las fases I (aparición) y V (desaparición) de Korotkoff para la presión arterial sistólica y la diastólica
8. La velocidad de desinflado debe ser de 2-3 mmHg por segundo

Después del JNC8 (*véase* epígrafe de tabla 23-1).

TABLA 23-3 Riesgos de la hipertensión no tratada

Aneurisma aórtico
Accidente cerebrovascular
Enfermedad arterial coronaria
Insuficiencia renal crónica (especialmente nefroesclerosis)
Insuficiencia cardíaca congestiva
Demencia
Infarto de miocardio
Enfermedad vascular periférica

TABLA 23-4 Factores que aumentan el riesgo de tener enfermedad cardiovascular

Ascendencia afroamericana
Edad[a]
Ateroesclerosis en cualquier localización
Insuficiencia renal crónica
Enfermedad arterial coincidente
Diabetes mellitus[a]
Dislipidemia (lipoproteínas de baja densidad o triglicéridos elevados, lipoproteínas de alta densidad disminuidas)[a]
Disfunción endotelial
Antecedentes familiares de infarto de miocardio antes de los 50 años[a]
Hipertensión[a]
Hiperhomocisteinemia
Hiperuricemia
Inflamación (proteína C reactiva elevada)
Hipertrofia ventricular izquierda[a]
Microalbuminuria
Obesidad o falta de actividad
Lesión previa de órgano diana[a]
Aumento de las concentraciones plasmáticas de dimetilarginina asimétrica
Hábito tabáquico[a]

[a]Factor de riesgo independiente importante.

arteriolas y de la ateroesclerosis aórtica. Esto da lugar a una progresión rápida de la onda de presión de eyección del ventrículo izquierdo por la aorta y a una rápida onda de choque de «rebote» de las arteriolas rígidas. Esta onda de retorno se transmite de nuevo a la aorta ascendente, donde puede sumarse a la contracción cardíaca y producir un aumento brusco de la PAS.

La hipertensión en los adultos mayores conlleva un pronóstico desfavorable de infarto de miocardio y, sobre todo, de ACV. Responde bien a los diuréticos. La hipertensión se clasifica por patología y causas:

A. Tipo patológico. La hipertensión benigna suele ser asintomática y progresar lentamente (*véase* tabla 23-5). La hipertensión maligna representa < 1% de todas las hipertensiones. Las características distintivas son la hipertensión en estadio 2 o 3 (*véase* tabla 23-1) con cambios oftalmoscópicos de grado IV de papiledema, hemorragias retinianas y exudados (tabla 23-6), que cursan con cefalea y a menudo con signos neurológicos fluctuantes causados por el aumento de la presión intracraneal y la isquemia cerebral en parches. Sin tratamiento, la hipertensión maligna puede evolucionar a convulsiones, déficits neurológicos fijos, coma y muerte. Los pacientes suelen presentar proteinuria, hematuria y sedimento urinario activo. Pueden evolucionar durante semanas o meses hasta la insuficiencia renal. Algunos presentan anemia hemolítica microangiopática, esquistocitos circulantes y disfunción de otros órganos.

B. Etiología. La hipertensión idiopática abarca aproximadamente el 95% de los pacientes que no tienen una causa discernible. La mayoría (70%) tiene antecedentes familiares de hipertensión que suele presentarse entre los 20 y los 55 años de edad. La hipertensión secundaria se describe en el capítulo 24.

IV. FACTORES CAUSANTES DE LA HIPERTENSIÓN IDIOPÁTICA

A. Factores genéticos. La probabilidad de que se presente la hipertensión aumenta si uno de los progenitores es hipertenso. Numerosos genes son responsables, pero

TABLA 23-5 Tipos patológicos de hipertensión

	Benigna	Maligna
Inicio	Gradual, edades 20-55	Repentino
Evolución	Lenta, por años	Rápida, en semanas
Patología vascular	Hipertrofia medial	Proliferación miointimal y necrosis fibrinoide
Patología renal	Nefroesclerosis y atrofia	Isquemia y microinfarto hemorrágico
Cambios oftalmoscópicos	Estrechamiento y tortuosidad arterial	Hemorragias y exudados, por lo general papiledema
Insuficiencia renal	Ausente o lentamente progresiva	Rápidamente progresiva, a menudo con proteinuria o sedimento urinario activo

cada uno solo conlleva un pequeño aumento del riesgo, excepto los que regulan el transporte de sodio o la secreción de aldosterona (*véase* cap. 16).

B. Dieta. La ingesta excesiva de los siguientes componentes de la dieta se asocia a un aumento de la PA: cloruro de sodio, cafeína y alcohol (más de dos copas al día). La disminución de la PA se asocia a una ingesta elevada de calcio y potasio.

La dieta *Dietary Approaches to Stop Hypertension* (DASH) reduce la PA. Tiene un alto contenido de calcio, magnesio y potasio; se basa en frutas, frutos secos, cereales, vegetales, productos lácteos bajos en grasa, carne blanca y pescado.

C. Sistema renina-angiotensina-aldosterona. Aproximadamente el 40% de los pacientes hipertensos presentan concentraciones bajas de renina. Esto incluye a muchos afroamericanos, a los adultos mayores y a las personas con insuficiencia

TABLA 23-6 Cambios oftalmoscópicos en la hipertensión

Clase	Cociente arterial: venoso[a]	Espasmo arteriolar focal[b]	Hemorragias y exudados	Papiledema	Reflejo fotomotor arteriolar
Normal	3:4	Ninguno	0	0	Línea amarilla fina, columna de sangre
Grado I	1:2	Ninguno	0	0	Línea amarilla ancha, columna de sangre
Grado II	1:3	2:3	0	0	Línea ancha con apariencia de «hilo de cobre», sin sangre
Grado III	1:4	1:3	+	0	Línea ancha con apariencia de «hilo de plata», sin sangre
Grado IV	Sutil	Obstrucción	+	+	Cuerdas fibrosas, sin sangre

[a]Cociente entre los diámetros arterial y venoso.

[b]Cociente entre el diámetro de las regiones de espasmo y los segmentos más proximales.

renal crónica. Suelen padecer hipertensión sensible a la sal. Alrededor del 10% de los hipertensos presentan valores elevados de renina. Suelen ser pacientes jóvenes y de tez blanca. La eficacia notable de los IECA, los ARA y los antagonistas de los receptores de mineralocorticoides confirma la importancia del sistema renina-angiotensina-aldosterona en la hipertensión. No obstante, para ser plenamente eficaces, sobre todo en los pacientes con hipertensión con renina baja, estos fármacos deben combinarse con una dieta con restricción de sal y un diurético.

D. Sistema nervioso simpático. Las noradrenalina y adrenalina plasmáticas son normales o ligeramente elevadas en la mayoría de los pacientes hipertensos. Sin embargo, un subgrupo presenta un incremento del tono simpático (circulación hiperdinámica, frecuencia cardíaca elevada, catecolaminas altas). La función barorreceptora está alterada en los adultos mayores y en las personas con ateroesclerosis extensa que presentan catecolaminas elevadas y fluctuaciones más amplias de la PA.

E. Función renal. Al principio de la hipertensión, el flujo sanguíneo renal se reduce, mientras que la tasa de filtración glomerular se mantiene. El consiguiente aumento de la fracción de filtración favorece la retención renal de sal por el túbulo proximal. La función renal se deteriora en una minoría de los pacientes hipertensos y crea un círculo vicioso en el que el deterioro de la función renal afecta la excreción de sal, lo que eleva la PA y perpetúa el daño renal. Los afroamericanos tienen más daño orgánico para un cierto nivel de hipertensión y son mucho más propensos a desarrollar nefroesclerosis e insuficiencia renal. Esto se ha asociado a una mutación en el gen de la apolipoproteína A1, la cual solo es frecuente en las personas de ascendencia africana (*véase* cap. 6).

F. Estilo de vida. La PA aumenta con el dolor, las emociones, la ansiedad, la obesidad y el hábito tabáquico, pero se reduce con el ejercicio.

V. PRESENTACIÓN CLÍNICA DE LA HIPERTENSIÓN.

No existen síntomas específicos asociados a la hipertensión. La cefalea se produce ante la hipertensión grave o maligna. Suele ser occipital, pulsátil y estar presente al despertar. La exploración inicial de todos los pacientes hipertensos debe incluir mediciones de la PA y el pulso mientras el paciente está recostado y después de 2 min de estar de pie. Un descenso ortostático de la PA implica el bloqueo de los reflejos cardiovasculares (p. ej., por fármacos como los bloqueadores de los receptores α, neuropatía autonómica o feocromocitoma, en los que la frecuencia cardíaca no aumenta al ponerse de pie) o hipovolemia. Inicialmente, debe medirse la PA en ambos brazos y correlacionar el tiempo de los pulsos femoral y radial (las diferencias importantes en la presión diferencial o un pulso femoral retrasado indican ateroesclerosis aórtica grave o coartación). La PA de los niños y adolescentes debe medirse en el brazo y la pierna para descartar la coartación aórtica. Debe examinarse el fondo de ojo (*véase* tabla 23-6) en busca de alteraciones hipertensivas o ateroescleróticas. Los cambios más graves implican una duración prolongada y un pronóstico peor.

VI. PREGUNTAS PARA RESPONDER CON CADA PACIENTE HIPERTENSO.

Deben abordarse preguntas clave con cada paciente con sospecha de hipertensión (tabla 23-7).

1. ¿El paciente tiene hipertensión? Es necesario hacer varias mediciones de la PA porque los pacientes suelen estar ansiosos en la primera consulta (*véase* tabla 23-2). Debe medirse la PA regularmente en casa con un dispositivo automático. Los registros de la PA deben anotarse y llevarse a cada consulta clínica. La PA registrada por el paciente debe compararse con una medición clínica para garantizar su exactitud. La hipertensión «de bata blanca» o «de consultorio» es una PA elevada en la clínica pero no en el domicilio. Se observa en el 30% de los pacientes hipertensos. Se asocia a una mayor probabilidad de

TABLA 23-7 Preguntas para responder con cada paciente hipertenso

¿El paciente tiene hipertensión?
¿Cuál es la gravedad de la hipertensión?
¿La hipertensión es benigna o maligna?
¿Existe una causa secundaria?
¿Hay daño orgánico?
¿Existen factores dietéticos o del estilo de vida modificables?
¿Cuáles son los factores de riesgo coincidentes para la enfermedad cardiovascular?
¿Existen indicaciones o contraindicaciones farmacológicas específicas?

hipertensión posterior y a un aumento moderado de la HVI. No requiere tratamiento urgente, pero sí el control constante de la PA. Un diagnóstico más preciso de la hipertensión de bata blanca y una definición más exacta de la carga verdadera de la PA y de la respuesta al tratamiento requieren un monitor de PA ambulatorio de 24 h. De este modo se puede evaluar si la PA desciende durante el sueño nocturno. La hipertensión sin depresión matutina se asocia a lesiones de los órganos diana y es un hallazgo adverso que debe motivar un tratamiento y un seguimiento más intensivos. Los siguientes factores pueden llevar a sobreestimar la PA: miedo, dolor, ansiedad, pared arterial rígida (se comprueba palpando la muñeca durante la medición de la PA) o brazo grande (utilice un manguito grande) (*véase* tabla 23-2).

2. ¿Cuál es la gravedad de la hipertensión? *Véase* la tabla 23-1.
3. ¿La hipertensión es benigna o maligna? *Véase* la tabla 23-5.
4. ¿Existe una causa secundaria? *Véase* el capítulo 24.
5. ¿Hay daño orgánico? Es necesario evaluar los efectos en el corazón (insuficiencia cardíaca, hipertrofia, ruidos cardíacos adicionales, estertores pulmonares, presión venosa yugular elevada), el riñón (proteinuria, microalbuminuria, hematuria, azoemia, depuración de la creatinina reducida), los vasos (pulsos y soplos periféricos, aneurismas abdominales) y el fondo de ojo (*véase* tabla 23-6).
6. ¿Existen factores dietéticos o del estilo de vida modificables? Evaluar la cantidad de ingesta de sal a partir de las mediciones de la excreción renal de sodio en 24 h (medir la excreción de creatinina, que debe ser de 15 a 25 mg/kg, para evaluar que la recolección haya sido adecuada). Los pacientes que siguen una dieta «sin sal añadida» deben alcanzar una excreción diaria de sodio de 120 a 150 mmol (equivalente a 120 a 150 mEq) o inferior. La ingesta de más de dos bebidas alcohólicas diarias eleva la PA. El ejercicio aeróbico moderado más de 30 min cinco veces por semana reduce la PA y el riesgo cardiovascular. La dieta DASH reduce la PA independientemente de la disminución del peso.
7. ¿Cuáles son los factores de riesgo coincidentes para la ECV? *Véase* la tabla 23-4.
8. ¿Existen indicaciones o contraindicaciones farmacológicas específicas? *Véanse* los capítulos dedicados a cada fármaco.

VII. ANÁLISIS DE LABORATORIO SISTEMÁTICOS (*VÉASE* CAP. 1). La evaluación de la función de órganos específicos y las causas secundarias se detallan en la tabla 23-8.

VIII. PRUEBAS ESPECIALES. Las siguientes pruebas son valiosas para ciertos pacientes.

A. Tomografía computarizada o ecografía renal. La tomografía computarizada y la ecografía renal están indicadas cuando se palpan los riñones en la exploración (lo que indica poliquistosis o tumor renal) o se sospechan anomalías anatómicas del sistema recolector (pacientes con infección urinaria recurrente, piuria o hematuria

TABLA 23-8 Pruebas para realizar a los pacientes diagnosticados como hipertensos

Análisis de orina (proteínas, glucosa y sangre, microscopia si la tira reactiva es anómala)
Electrólitos, calcio, nitrógeno ureico en la sangre y creatinina sérica
Glucemia y lipidograma (repetir el ayuno si es anómalo con la glucohemoglobina)
Electrocardiograma (ecocardiograma si es anómalo)
Excreción de sodio en orina de 24 h, depuración de la creatinina y excreción de microalbúmina
Para los casos de hipertensión más grave o con antecedentes familiares de enfermedad cardiovascular precoz:
Actividad de la renina plasmática y concentración sérica de la aldosterona
Metanefrinas plasmáticas
Ecocardiograma

Nota: estas pruebas sistemáticas pueden no detectar algunas causas secundarias como la hipertensión renovascular.

inexplicables, síntomas de prostatismo o nefrolitiasis previa). La ecografía renal se utiliza para medir el tamaño del riñón (disminuido en la enfermedad del parénquima renal) y detectar casos de obstrucción de vías urinarias o nefropatía quística.

B. *Exploración con radionúclidos.* La exploración con radionúclidos se describe en los capítulos 2 y 24.

C. Arteriografía renal. La aortografía y la arteriografía renal selectiva son los procedimientos definitivos para visualizar la estenosis de la arteria renal (*véanse* caps. 2 y 24). También son valiosos para el estudio de la poliarteritis nodosa de tipo clásico (a fin de detectar aneurismas renales) y para el diagnóstico de infartos o tumores renales. La arteriografía por sustracción digital disminuye la carga de colorante y el riesgo de nefropatía inducida por contraste en los pacientes con función renal alterada o con DM.

IX. LECTURAS RECOMENDADAS

Whelton PK, Carey RM, Aronow WS, et al. 2017 ACC/AHA/AAPA/ABC/ACPM/AGS/APhA/ASH/ASPC/NMA/PCNA Guideline for the prevention, detection, evaluation, and management of high blood pressure in adults: executive summary: a report of the American College of Cardiology/American Heart Association Task Force on Clinical Practice Guidelines. *Hypertension.* 2018;71(6):1269–1324.

24 Formas urgentes, emergentes, resistentes y secundarias de hipertensión

Christopher S. Wilcox

I. DEFINICIONES. Una *crisis hipertensiva* es el punto en el que el control de la presión arterial (PA) con elevación aguda es decisivo para el resultado. El valor de la PA es menos importante que el alcance del daño en los órganos específicos. La *urgencia hipertensiva* denota un aumento brusco de la PA sin un deterioro agudo de la función de un órgano imprescindible. Por lo general, la PA puede reducirse en la unidad o en la clínica con antihipertensores orales durante unas horas o unos días, con la disposición a un seguimiento clínico. La *emergencia hipertensiva* indica un aumento repentino de la PA con un deterioro agudo de la función de un órgano diana imprescindible. La PA debe bajar (no al rango normal) en minutos u horas bajo vigilancia estrecha en una unidad de cuidados intensivos. Los trastornos clínicos de las emergencias hipertensivas y su tratamiento inicial se muestran en las tablas 24-1 y 24-2. La *hipertensión grave* se refiere a una PA > 160/110 mmHg, pero el paciente es asintomático, el aumento de la PA es gradual y no hay hemorragias retinianas ni papiledema. La hipertensión grave puede tratarse en la clínica bajo supervisión. La *hipertensión resistente* indica un fracaso para alcanzar el objetivo tensional a pesar del cumplimiento de las dosis adecuadas de un tratamiento con tres fármacos que incluye un diurético. La *hipertensión secundaria* denota la hipertensión con una causa específica.

II. EMERGENCIAS Y URGENCIAS HIPERTENSIVAS

A. Epidemiología, etiología y patogenia. La hipertensión idiopática y todas las formas secundarias pueden dar lugar a una crisis hipertensiva. Muchos pacientes presentan enfermedad del parénquima renal o renovascular.

La fisiopatología de una emergencia hipertensiva sigue sin conocerse del todo. Un aumento abrupto de la resistencia vascular y la activación del sistema renina-angiotensina-aldosterona (SRAA) son manifestaciones clave. El daño endotelial producido por una elevación grave y repentina de la PA disminuye las respuestas autorreguladoras y favorece la vasoconstricción y la isquemia renal, mientras que la natriuresis súbita causa hipovolemia inducida por la presión, lo que activa aún más el SRAA. Un círculo vicioso puede convertirse en hipertensión maligna cuando un aumento repentino de la PA produce daño endotelial y necrosis fibrinoide de las arteriolas y los capilares, lo que lleva al empeoramiento de la isquemia renal, la liberación de renina y la hipertensión. Se puede necesitar infusión salina y el cese de la terapia diurética.

La autorregulación de los vasos renales y cerebrales usualmente mantiene un flujo sanguíneo estable durante las variaciones de la presión arterial media (PAM) dentro del intervalo fisiológico alrededor de 75 a 120 mmHg (que por lo general equivale a una presión arterial sistólica [PAS] de 90 a 180 mmHg). Si la PAM supera de forma repentina este límite, aumentan las presiones y los flujos capilares.

TABLA 24-1 Emergencias hipertensivas: tratamientos y objetivos tensionales

Urgencia	Fármaco preferido	Objetivo de presión arterial (mmHg)
Disección aórtica	Bloqueador β más nitroprusiato	Presión arterial sistólica 120 en 20 min[a]
Infarto de miocardio	Nitroglicerina, nitroprusiato	
Insuficiencia ventricular izquierda	Nitroglicerina, nitroprusiato	
Encefalopatía hipertensiva	Nitroprusiato	Reducción del 25% en 2-3 h[a]
Exceso de catecolaminas:		
• Feocromocitoma	Fentolamina	Para controlar el paroxismo
• Abstinencia de clonidina	Clonidina	10%-20% en 1-2 h
Eclampsia o preeclampsia	$MgSO_4$, hidralazina, metildopa	Por lo general, presión arterial diastólica < 90
Accidente cerebrovascular isquémico		No reducir la presión arterial en la fase inicial
Accidente cerebrovascular hemorrágico	Nitroprusiato, labetalol	Presión arterial sistólica: 140-160 en 1 h[a]

[a]Si se tolera.

En el cerebro, esto produce hipertensión capilar, hiperemia, alteración de la barrera hematoencefálica, edema cerebral y microhemorragias. En el riñón, hay isquemia en parches y necrosis en los capilares glomerulares, lo que lleva a la salida de eritrocitos al líquido tubular, la aparición de cilindros eritrocitarios y una hipertensión capilar generalizada que conduce a la proteinuria. Los pacientes con hipertensión de larga duración desarrollan hipertrofia vascular compensatoria y variación en la curva de autorregulación hacia niveles más elevados de la PAM. Esto puede proteger de la encefalopatía hipertensiva, incluso cuando la PA supera los 220/110 mmHg, pero puede hacer propensos a los pacientes a la isquemia cerebral y al síncope durante

TABLA 24-2 Fármacos parenterales utilizados para tratar las emergencias hipertensivas

Fármaco	Dosis (intravenosa)	Inicio (min)	Pico (min)	Duración	Comentarios
Hidralazina	0.5-1.0 mg/min	1-5	10-80	3-6 h	
Nitroglicerina	5-100 µg/min	1-2	2-5	5 min	Reduce la pre- y la poscarga
Nitroprusiato[a]	0.25-10 µg/kg por min	1	1-2	5 min	Nitrovasodilatador
Esmolol	250-500 µg/min en bolo, después 50-100 µg/kg por min	1	5	15 min	Bloqueador β_1
Labetalol	20 mg y luego 0.5-2 mg/min	5	10	3-6 h	Bloqueador α_1/β
Nicardipino	5-15 mg/h	5-10	45	50 h	BCC
Fentolamina	0.5-1 mg/min	1	5	10 min	Bloqueador α

[a]El tiocianato se acumula durante 2 días o antes en los pacientes con tasa de filtración glomerular reducida y puede causar reacciones tóxicas graves. Sensible a la luz. BCC: bloqueador de los canales de calcio.

las reducciones moderadas de la PA. Por el contrario, la autorregulación cerebral puede sobrepasarse en un paciente previamente normotenso, incluso con una PA de 160/100 mmHg, como puede ocurrir en la glomerulonefritis aguda o en la eclampsia. Así, el contexto y la velocidad de aumento de la PA pueden ser más importantes que el nivel alcanzado.

B. Cuadro clínico de la crisis hipertensiva y evaluación del paciente. Las manifestaciones de la crisis hipertensiva son las de una disfunción de los órganos específicos. La *hipertensión maligna* se caracteriza por una PA > 160/100 mmHg, hemorragias retinianas y papiledema. Puede producirse azoemia, proteinuria, esquistocitos circulantes y anemia hemolítica microangiopática. La *encefalopatía hipertensiva*, que se produce durante la hipertensión maligna, se caracteriza por una alteración reversible del estado de consciencia, con cefalea, cambios en la visión (incluida la ceguera) y convulsiones. Si no se trata, puede evolucionar a hemorragia cerebral, coma y muerte.

Se debe interrogar a los pacientes sobre el uso de fármacos, incluidos los inhibidores de la monoaminooxidasa, la cocaína, las anfetaminas y la abstinencia reciente de clonidina. Es obligatorio realizar una exploración oftalmoscópica cuidadosa para detectar la presencia de hemorragias arteriales y papiledema (*véase* tabla 23-5). Las exploraciones complementarias deben incluir un hemograma completo, electrólitos séricos, nitrógeno ureico en sangre, creatinina, análisis de orina, electrocardiograma y radiografía de tórax para evaluar el daño en los órganos específicos. Un frotis de sangre periférica puede ayudar a encontrar esquistocitos, que implican daño endotelial. Debe considerarse la posibilidad de realizar una detección sistemática adecuada en busca de fármacos. La tomografía computarizada (TC) o la resonancia magnética (RM) son necesarias en los casos de aparición abrupta de signos neurológicos focales o disminución del estado de consciencia. La RM de los pacientes con encefalopatía hipertensiva muestra edema de la sustancia blanca parietooccipital, lo que se denomina *leucoencefalopatía posterior*. Las pruebas complementarias en busca de causas secundarias de la hipertensión suelen aplazarse hasta que se resuelve la crisis.

C. Tratamiento. El objetivo del tratamiento de una emergencia hipertensiva es disminuir la PA lo suficiente para prevenir o limitar el daño de los órganos específicos. Esto debe sopesarse con los peligros de hipoperfusión e isquemia de los órganos vitales. La PA debe reducirse en cuestión de minutos en los pacientes con emergencias hipertensivas mediante el uso de fármacos parenterales. Sin embargo, la PAM usualmente no debe reducirse > 25%, ni la presión arterial diastólica (PAD) < 100 a 110 mmHg, en las primeras 2 h. Excepcionalmente, el objetivo debe alcanzar una PA normal en cuestión de horas. Se debe tener especial precaución con los pacientes con disfunción neurológica o cardíaca preexistente y con los adultos mayores. La elección de un fármaco para reducir la PA de forma controlada y predecible depende del estado clínico y de la lesión orgánica específica (*véase* tabla 24-1). El control de la presión arterial y otros parámetros en la unidad de cuidados intensivos son necesarios para los pacientes con una emergencia hipertensiva. El nitroprusiato de sodio es fiable e inocuo en muchos contextos y proporciona un control óptimo minuto a minuto de la PA, pero requiere vigilancia intraarterial. Conlleva un riesgo de toxicidad por tiocianato cuando se infunde a tasas altas durante > 24 a 48 h, sobre todo en los pacientes con deterioro renal o hepático. Otro fármaco intravenoso (i.v.) que tiene tiempos de inicio y compensación ligeramente más lentos es el labetalol (un bloqueador combinado de los receptores adrenérgicos α y β). Debe anticiparse la hipovolemia en los pacientes con hipertensión maligna o crisis adrenérgica, que pueden requerir infusión salina. Los diuréticos deben utilizarse, si acaso, con precaución en los pacientes con emergencia hipertensiva, excepto en aquellos con edema pulmonar o insuficiencia renal. Los fármacos usados para tratar las emergencias hipertensivas se describen en la tabla 24-2.

La PA de los pacientes con una urgencia hipertensiva puede reducirse hasta los valores objetivo durante varias horas o días con fármacos orales como los inhibidores de la enzima convertidora de angiotensina (IECA), los antagonistas de los receptores de angiotensina (ARA), la clonidina, el labetalol o los bloqueadores de los canales de calcio (BCC). No obstante, las dihidropiridinas de acción corta, como el nifedipino, han causado un descenso repentino o grave de la PA, lo que ha producido daños neurológicos permanentes en algunos pacientes. Por lo tanto, se deben evitar estos fármacos. Los pacientes deben someterse a un seguimiento clínico tras alcanzar el objetivo tensional. A partir de entonces, deben recibir instrucciones cuidadosas para la medición de la PA y el tratamiento farmacológico, que suele incluir un diurético.

D. Tratamiento en contextos específicos

1. **Encefalopatía hipertensiva.** Se prefiere el nitroprusiato de sodio porque permite el inicio rápido y el control estrecho de la PA. Aunque es un vasodilatador, el descenso súbito de la PA suele ser suficiente para reducir la presión capilar cerebral y mejorar el edema cerebral. Los diuréticos de asa activan el SRAA y pueden inducir hipovolemia e hipotensión, por lo que deben usarse con precaución. Se requiere vigilancia intraarterial. La PA debe disminuir durante la primera hora un máximo del 25% o hasta una PAD de 100 a 110 mmHg. Conviene tener un objetivo más elevado en los pacientes con déficits neurológicos fijos preexistentes o en evolución. Cualquier deterioro neurológico debe motivar la búsqueda de causas alternativas o adicionales, como un nuevo accidente cerebrovascular (ACV) y la consideración de permitir que la PA aumente algo para determinar si eso mejora la función neurológica. La clonidina debe evitarse debido a su acción depresora central.
2. **Hemorragia cerebral hipertensiva.** Se desconoce el tratamiento óptimo. Se ha mostrado que la reducción de la PA disminuye la hemorragia posterior, pero puede producir isquemia, especialmente en los pacientes con hemorragia subaracnoidea complicada con vasoespasmo. El tratamiento con nitroprusiato de sodio o labetalol i.v. suele ser necesario en el caso de la hemorragia intracerebral aguda con PAS > 170 mmHg. El objetivo precoz de la PAS suele ser de 140 a 160 mmHg. Por el contrario, el tratamiento antihipertensor intravenoso suele suspenderse en los pacientes con hemorragia subaracnoidea en los estados iniciales debido a preocupaciones por el empeoramiento de la isquemia cerebral zonal, a menos que la hipertensión sea grave (PAD > 130 mmHg). El nimodipino es un BCC parenteral que disminuye el vasoespasmo y mejora el pronóstico en las personas con hemorragia subaracnoidea. Se debe utilizar con precaución para evitar la hipotensión, especialmente en quienes reciben diuréticos.
3. **Hipertensión e isquemia cerebral.** Muchos pacientes presentan un aumento transitorio de la PA tras un ACV trombótico agudo. Dado que la autorregulación cerebral está alterada en la penumbra isquémica, por lo general no debe instaurarse un tratamiento antihipertensor en la fase aguda tras un ACV isquémico, a menos que la PA sea demasiado alta y se requiera un tratamiento trombolítico.
4. **Disección aórtica aguda.** La disección aórtica aguda requiere un bloqueo inicial completo de los receptores adrenérgicos (β_1) cardíacos para reducir la frecuencia y la contractilidad cardíacas y, de este modo, reducir la fuerza de cizallamiento en la pared aórtica. El esmolol i.v. es una buena opción. El verapamilo es una alternativa para los pacientes con broncoespasmo. Los vasodilatadores, como el nitroprusiato de sodio, deben utilizarse únicamente tras un bloqueo β completo, ya que, si se administran solos, aumentan la frecuencia cardíaca y la contractilidad y se intensifica la fuerza de cizallamiento sobre la pared aórtica, lo que puede extender la disección a pesar de una disminución de la PA.
5. **Hipertensión con isquemia miocárdica.** La nitroglicerina es el fármaco preferido; mejora la perfusión coronaria, reduce el estiramiento miocárdico y el metabolismo

energético y disminuye la precarga. El labetalol parenteral o los bloqueadores β son útiles. El nitroprusiato de sodio y los vasodilatadores directos producen taquicardia refleja y pueden empeorar la isquemia, por lo que deben evitarse.

6. **Hipertensión con insuficiencia ventricular izquierda.** La hipertensión con insuficiencia ventricular izquierda debe tratarse con nitroglicerina y furosemida i.v., que pueden combinarse con nitroprusiato de sodio para controlar la hipertensión. Cuando se administran por vía parenteral, los diuréticos de asa pueden causar una venodilatación que, junto con la diuresis, reduce la precarga cardíaca. En cambio, no se observa venodilatación en los pacientes que están recibiendo tratamiento con diuréticos de asa orales o en los que reciben IECA o antiinflamatorios no esteroideos. Los IECA suelen ser útiles, pero los bloqueadores de los adrenérgicos β deben evitarse en la fase aguda por el riesgo de empeorar el broncoespasmo o reducir el gasto cardíaco.
7. **Preeclampsia y eclampsia.** La terapia parenteral se reserva para las pacientes con PAS > 180 mmHg o PAD > 110 mmHg. El parto a tiempo es la única cura. Antes de esto, la PAD no debe bajar demasiado, < 90 mmHg, porque el flujo sanguíneo uteroplacentario no se autorregula. De hecho, cualquier reducción de la PA materna puede provocar sufrimiento fetal. La hidralazina es la alternativa típica, pero el labetalol y el nicardipino también son opciones. El sulfato de magnesio se utiliza como medio para la profilaxis de las convulsiones. El nitroprusiato de sodio puede ser tóxico para el feto y los IECA causan nefrotoxicidad al recién nacido. Estos fármacos deben evitarse (*véase* cap. 25).
8. **Hipertensión perioperatoria.** La hipertensión perioperatoria aumenta el riesgo de hemorragia, especialmente en los pacientes con anastomosis arteriales, isquemia miocárdica y ACV. El nitroprusiato de sodio proporciona un excelente control de la PA. El esmolol y el labetalol se utilizan para reducir aún más la PA y limitar la taquicardia refleja.
9. **Crisis simpáticas.** El feocromocitoma, los fármacos simpaticomiméticos (p. ej., cocaína, anfetaminas, fenciclidina), la combinación de un inhibidor de la monoaminooxidasa con alimentos que contienen tiramina o la interrupción súbita del tratamiento con un fármaco simpaticolítico central de acción corta (p. ej., clonidina): todo lo anterior puede causar una hipertensión repentina, grave y mediada de forma adrenérgica. El primer paso es reintroducir la clonidina si esta es la culpable. Un antagonista de los adrenérgicos α, como la fentolamina, es una opción racional. La monoterapia con bloqueadores de los adrenérgicos β produce una vasoconstricción adrenérgica α sin oposición y, paradójicamente, puede empeorar la hipertensión. Por lo tanto, los bloqueadores de los adrenérgicos β no deben utilizarse hasta que se consiga el bloqueo adrenérgico α. Como alternativa, el labetalol o el carvedilol proporcionan un bloqueo α y β combinado.
10. **Insuficiencia renal.** La insuficiencia renal puede ser causa o consecuencia de una hipertensión acelerada o maligna. El labetalol y el nitroprusiato de sodio pueden utilizarse en combinación con diuréticos para controlar la hipertensión en los pacientes con sobrecarga de volumen, edema pulmonar o hipertensión resistente. Los IECA son los fármacos preferidos para los pacientes con crisis renal esclerodérmica o hipertensión maligna. Sin embargo, los IECA y los ARA deben utilizarse con precaución para el tratamiento de las personas con estenosis de la arteria renal (EAR) bilateral o estenosis de un único riñón funcional (p. ej., trasplantado), ya que pueden causar una caída aguda de la tasa de filtración glomerular (TFG). Dado que la autorregulación está alterada o ausente en los pacientes con hipertensión maligna o insuficiencia renal, cualquier fármaco que disminuya la PA puede reducir la TFG, al menos a corto plazo, y aumentar la concentración de creatinina sérica hasta un 20%. Con el restablecimiento de

TABLA 24-3 Causas de la hipertensión resistente a los fármacos

Seudorresistencia:
Hipertensión «de bata blanca» o «de consultorio»
Uso inadecuado del manguito de tamaño normal en las personas con obesidad
Falta de cumplimiento del tratamiento farmacológico o de la dieta
Dosis o combinación de fármacos inadecuadas
Terapia diurética ausente o inadecuada
Ingesta excesiva de sal
Nefropatía
Inducida por fármacos:
Antiinflamatorios no esteroideos (AINE)
Inhibidores de la ciclooxigenasa 2
Cocaína, anfetaminas y otras drogas
Simpaticomiméticos (descongestionantes, anorexígenos)
Anticonceptivos orales, corticoides suprarrenales
Ciclosporina y tacrólimus
Eritropoyetina
Regaliz y algunos tabacos masticables
Algunos suplementos de venta libre (p. ej., efedra)
Trastornos asociados:
Obesidad y apnea del sueño
Ingesta excesiva de alcohol
Hipertensión secundaria

una PA normal, la autorregulación renal y la hemodinámica mejoran; además, la creatinina sérica elevada suele volver al valor basal.

Los fármacos parenterales utilizados para las emergencias hipertensivas se revisan en la tabla 24-2.

III. HIPERTENSIÓN RESISTENTE. Tras confirmar un buen cumplimiento terapéutico, el profesional clínico debe descartar las causas secundarias de la hipertensión y la «hipertensión de bata blanca» o «de consultorio». Esto requiere que el paciente registre su PA en casa dos veces al día o el uso de un monitor de PA ambulatorio. Se puede medir la PA no observada en la clínica de forma automatizada, si se dispone de ella.

Las causas de la hipertensión resistente a los fármacos se muestran en la tabla 24-3. La sobrecarga sutil de volumen es la causa más frecuente de la hipertensión resistente. Es muy frecuente en los pacientes con insuficiencia renal o que reciben un tratamiento vasodilatador intensivo. Es necesario restringir la sal en la dieta y administrar dosis adecuadas de diuréticos. La causa más frecuente de la hipertensión resistente a los fármacos es el fracaso de un diurético o de su uso a una dosis adecuada. En el ensayo PATHWAY se evaluaron los efectos antihipertensivos añadir fármacos administrados a pacientes resistentes y se informó que la espironolactona era el fármaco más eficaz.

IV. HIPERTENSIÓN SECUNDARIA. Los cálculos del porcentaje de pacientes hipertensos con una causa secundaria varían ampliamente (tabla 24-4). Algunas enfermedades cursan con un aumento de la prevalencia de hipertensión, en particular la diabetes mellitus y la enfermedad renal crónica (*véase* cap. 6), pero no se consideran causas de hipertensión secundaria. La prevalencia de la hipertensión secundaria

TABLA 24-4 Causas secundarias de la hipertensión

Causa	Prevalencia aproximada (%)
Enfermedad renovascular	1-10
Aldosteronismo primario	1-20
Enfermedad tiroidea	0.5
Feocromocitoma	< 0.2
Síndrome de Cushing	< 0.2
Relacionada con fármacos	0.1-1.0

aumenta notablemente entre los pacientes con hipertensión grave y resistente a los fármacos y debe tenerse en cuenta en todos aquellos cuya PA no se controla mientras toman tres o más medicamentos. La prevalencia baja de muchas causas secundarias obliga a realizar una detección sistemática selectiva para limitar las pruebas costosas. Las pruebas de cribado deben ser muy sensibles (pocos falsos negativos) para evitar la omisión del diagnóstico de una forma de hipertensión que puede ser corregida o requerir un tratamiento específico.

A. Hipertensión renovascular

1. **Definición y etiología.** La EAR es el estrechamiento (por lo general > 75% para ser funcionalmente relevante) de una o ambas arterias renales o de sus ramas. La hipertensión renovascular es menos frecuente que la EAR. La hipertensión es la que mejora o se cura mediante la corrección de la EAR. La nefropatía isquémica es una insuficiencia renal crónica producida por la EAR que suele ser bilateral o venir acompañada de deterioro de la función renal, como la nefroesclerosis, en el riñón contralateral. La causa más frecuente de hipertensión renovascular es una placa ateroesclerótica en el centímetro proximal de la arteria renal (lesión osteal) (tabla 24-5). La displasia fibromuscular de las arterias renales no suele progresar ni producir trombosis arterial renal, por lo que rara vez causa nefropatía isquémica, aunque los subgrupos poco frecuentes pueden ser progresivos (tabla 24-6).
2. **Fisiopatología.** La hipoperfusión renal libera renina de las células yuxtaglomerulares de la arteriola aferente. La renina genera angiotensina II, que eleva la PA mediante diversos medios, entre ellos la vasoconstricción y la retención de sal. Los pacientes con EAR bilateral o estenosis de un riñón trasplantado o solitario no pueden resistir una natriuresis a presión. Su PA depende de los líquidos corporales y requiere tratamiento con ingesta reducida de sal y diuréticos. Pueden experimentar episodios de edema pulmonar «fugaz» causados por el llenado excesivo del torrente circulatorio. El edema pulmonar agudo o recurrente

TABLA 24-5 Causas de la hipertensión renovascular

Lesiones intrínsecas en el riñón o sus vasos sanguíneos	Lesiones extrínsecas
Ateroesclerosis	Obstrucción de las vías urinarias
Displasia fibromuscular	Aneurisma aórtico abdominal
Vasculitis	Émbolos
Quistes renales	Hematoma capsular renal

TABLA 24-6 Comparación de la estenosis ateroesclerótica y fibromuscular de la arteria renal

Característica	Ateroesclerosis	Displasia fibromuscular
Proporción de los casos (%)	80	20
Edad de inicio	Después de los 55 años	Desde la adolescencia en adelante
Sexo	Ambos	Mujer a hombre, 10:1
Localización de la lesión	Por lo general, osteal	Arteria o rama renal distal
Aspecto radiológico	Lesión única	A menudo lesiones múltiples y cortas
Evolución	Frecuente	Rara
Oclusión arterial/trombosis	Con el tiempo	Raras
Ateroesclerosis en otras localizaciones	Frecuente	Menos frecuente
Insuficiencia renal	Con el tiempo	Rara vez

en un paciente hipertenso y azoémico indica este diagnóstico. La evolución natural de las enfermedades renovasculares ateroescleróticas no tratadas es una disminución progresiva de la función renal, que en última instancia desemboca en nefropatía isquémica y enfermedad renal en etapa terminal.

3. **Cuadro clínico.** Las manifestaciones clínicas se resumen en la tabla 24-7.
4. **Detección sistemática de la hipertensión renovascular.** El pielograma i.v. de secuencia rápida, el renograma simple, la actividad de la renina plasmática (ARP) no estimulada, el angiograma de sustracción digital i.v., la prueba de ARP con captopril y la renina venosa renal no son lo suficientemente precisas para su uso sistemático. Actualmente, la ecografía renal con medición de las velocidades de las arterias renales por Doppler continuo es la prueba de detección sistemática preferida. En ausencia de quistes renales, una diferencia de longitud renal > 1.5 cm implica una enfermedad renal predominantemente unilateral y, en el contexto de la hipertensión, suele tratarse de una EAR. La velocidad sistólica máxima del flujo sanguíneo se mide en la aorta y a lo largo de las arterias renales. Un aumento del triple de la velocidad desde la aorta hasta una arteria renal indica una EAR.
5. **Pruebas diagnósticas de la estenosis de la arteria renal.** La angiografía es el método de referencia para diagnosticar la EAR, pero es invasiva y puede causar nefropatía por contraste. Suele reservarse hasta que se haya acordado un plan

TABLA 24-7 Manifestaciones clínicas indicativas de hipertensión renovascular

Hipertensión resistente a dos o más fármacos y a un diurético
Comienzo antes de los 20 años de edad en las mujeres o después de los 55 años
Hipertensión acelerada o maligna
Enfermedad arterioesclerótica en otras localizaciones
Antecedentes de hábito tabáquico
Azoemia (especialmente con inhibidores de la enzima convertidora de angiotensina o antagonistas de los receptores de angiotensina)
Soplo abdominal (sobre todo diastólico o lumbar)
Edema pulmonar recurrente
Diferencia en el tamaño renal > 1.5 cm (en ausencia de quistes)

para manejar la angioplastia. Para causar una isquemia renal funcionalmente importante, por lo general la estenosis debe ocluir > 75% de la luz arterial. La confirmación de una estenosis anatómica no prueba que sea la causa de la hipertensión. Siempre que sea posible, debe introducirse un pequeño catéter más allá de la estenosis para medir la caída de presión que, si es > 10 o 20 mmHg, indica estenosis importante. A continuación se enumeran otros procedimientos de diagnóstico por imagen:

- **Tomografía computarizada helicoidal.** No es invasiva y es precisa, pero se necesitan > 100 mL de contraste. Por lo tanto, es mejor evitarla en las personas con insuficiencia renal.
- **Resonancia magnética.** No es invasiva, no requiere de fármacos nefrotóxicos y es menos costosa que la angiografía. La precisión registrada es bastante alta en manos experimentadas, pero se pueden pasar por alto lesiones de displasia fibromuscular dentro del riñón.

6. **Intervención.** El objetivo es mejorar o curar la hipertensión o retrasar la progresión a nefropatía isquémica. La angioplastia renal transluminal percutánea (ARTP) se combina con la colocación de endoprótesis o *stents* (ARTPS) en caso de lesiones osteales. La ARTPS puede causar rotura o disección arterial, ateroembolias en el riñón o en los miembros inferiores, insuficiencia renal aguda por nefropatía asociada al contraste o hemorragia en la zona de punción. La tasa de éxito técnico es > 90%, y tras 1 año, > 75% de las arterias tratadas con *stents* permanecen permeables, pero hay un aumento progresivo de la reestenosis con el tiempo. La estenosis dentro del *stent* no puede evaluarse mediante angiografía por RM, pero sí por ecografía. Puede tratarse con ARTP repetidas. La revascularización quirúrgica se reserva para aquellos en los que ha fracasado la ARTPS y para quienes tienen enfermedad concomitante de la aorta abdominal que requiera cirugía.
7. **Tratamiento.** En los ensayos controlados no se ha logrado mostrar una ventaja clara en la mejoría de la función renal en 6 a 12 meses en los pacientes con EAR asignados aleatoriamente a la ARTPS en comparación con la terapia médica, aunque a menudo se observa cierta mejoría de la hipertensión. Por lo tanto, el hallazgo de una EAR no obliga al tratamiento. Solo debe considerarse la intervención en aquellos casos con un estrechamiento > 75% de la arteria renal. Todos los pacientes con EAR ateroesclerótica requieren el tratamiento de los factores de riesgo cardiovascular y un control cuidadoso de la hipertensión. Los IECA y los ARA son excelentes opciones para reducir la PA y contrarrestar el efecto cardiovascular adverso de la angiotensina II. Sin embargo, pocos pacientes experimentan un aumento significativo (> 20%) de la creatinina sérica. Estos pueden beneficiarse de la ARTPS. Los pacientes deben ser evaluados a intervalos semanales hasta que se estabilicen tras el tratamiento con IECA o ARA, luego a los 3 o 4 meses y después cada 6 meses para determinar si su situación es estable. Aquellos con progresión documentada y sin contraindicaciones deben ser considerados para intervención, mientras que los que permanecen estables por lo regular deben ser tratados con fármacos.

B. Hiperaldosteronismo primario.

1. **Fisiopatología y cuadro clínico.** La hipertensión es causada por un exceso de aldosterona y una disminución de la renina concomitante. Los adenomas productores de aldosterona (APA) de las células de la zona glomerulosa suprarrenal, también denominados *síndrome de Conn*, antes representaban la mayoría de los casos de hiperaldosteronismo primario, pero actualmente la hiperplasia suprarrenal bilateral, también llamada *hiperaldosteronismo idiopático* (HAI) es la causa más frecuente. Los adenomas múltiples se presentan en < 10% de los pacientes. Entre las causas poco frecuentes se incluye el hiperaldosteronismo remediable con glucocorticoides, también denominado *hiperaldosteronismo*

suprimible con dexametasona, que es causado por una mutación quimérica en el activador del gen de la aldosterona-sintasa que lleva a su activación por la hormona adrenocorticotrópica o corticotropina (ACTH, *adrenocorticotrophic hormone*). Se hereda como un trastorno dominante y se diagnostica mediante el análisis de ADN o a partir de la reversión del hiperaldosteronismo y la hipertensión tras la inhibición de la secreción de ACTH con dexametasona.

La producción excesiva de aldosterona causa la retención renal de sal, lo que da lugar a la expansión del volumen del líquido extracelular, hipertensión y aumento de la secreción de K^+ y H^+ en los túbulos colectores, lo que conduce a una alcalosis metabólica hipocalémica. La aldosterona activa un receptor de mineralocorticoides (RMc) que también es activado por los glucocorticoides, presentes en concentraciones mucho más elevadas que la aldosterona. No obstante, el RMc casi siempre está protegido de los glucocorticoides por la coexpresión de la 11-β-hidroxiesteroide-deshidrogenasa (11-β-HSD), que metaboliza los glucocorticoides como el cortisol a cortisona inactiva. La 11-β-HSD puede ser inhibida por el ácido glicirricínico, presente en el regaliz o el tabaco de mascar, o puede ser defectuosa debido a una mutación dominante que da lugar a un seudohiperaldosteronismo.

El aldosteronismo primario debe diferenciarse del secundario que es causado por un exceso de secreción de renina, como ocurre en la hipertensión renovascular o en los estados edematosos, así como del seudohiperaldosteronismo o síndrome de Liddle, que es producido por una reabsorción excesiva de Na^+ a través del canal epitelial de sodio en los túbulos colectores. Los pacientes con seudohiperaldosteronismo presentan los cambios clínicos y bioquímicos del hiperaldosteronismo primario, pero tienen concentraciones disminuidas de renina y aldosterona. Los rasgos característicos del hiperaldosteronismo son hipertensión, alcalosis metabólica hipocalémica y disminución de la ARP, pero elevación de la aldosterona.

2. **Detección sistemática.** El cribado debe realizarse en ciertos pacientes. Las manifestaciones que deben motivar la detección se muestran a continuación:

- Hipocalemia no provocada o inducida por diuréticos y con alcalosis
- Hipertensión resistente a la terapia con dos o más fármacos
- Reducción de la ARP o elevación de la concentración sérica de aldosterona (CSA) y del cociente CSA:ARP

El cribado debe venir después de corregir la carencia de potasio, porque la hipocalemia inhibe la secreción de aldosterona incluso de los adenomas (tabla 24-8). La sangre para medir el potasio sérico debe extraerse sin estasis ni puño cerrado.

3. **Pruebas diagnósticas.** El hiperaldosteronismo primario se diagnostica al no lograr disminuir la excreción de 24 h de aldosterona o tetrahidroaldosterona después de 3 días de ingesta elevada de sal (10 g/día de sal).

Se requiere una toma de muestras venosas suprarrenales para distinguir entre los APA y el HAI, pero es técnicamente difícil. Un cociente CSA:cortisol cuatro veces superior en un lado en comparación con el otro indica una fuente unilateral de secreción de aldosterona que puede ser un adenoma o un microadenoma que

TABLA 24-8 Prueba de cribado del hiperaldosteronismo primario

Potasio en orina de 24 h > 40 mEq a pesar de la hipocalemia
ARP baja
CSA > 15 ng/dL; cociente CSA:ARP ≥ 25 $ng \cdot dL^{-1}/ng \cdot m^{-1} \cdot h^{-1}$

ARP: actividad de la renina plasmática; CSA: concentración sérica de aldosterona.

responderá a una suprarrenalectomía. Los pacientes con HAI tienen una CSA elevada en ambas venas suprarrenales.

4. **Tratamiento.** Los APA deben extirparse por vía laparoscópica. La PA se normaliza en el 50% al 75% de los pacientes y las alteraciones bioquímicas se corrigen en casi todos. El HAI se trata con un antagonista de mineralocorticoides, como la espironolactona o la eplerenona. En quienes desarrollan efectos adversos, las dosis altas de amilorida (20-40 mg/día) suelen controlar la hipertensión y la hipocalemia.

V. FEOCROMOCITOMA.

La hipertensión es causada por un tumor (feocromocitoma) que segrega catecolaminas. Más del 90% son benignos.

1. **Fisiopatología, trastornos asociados y cuadro clínico.** Alrededor del 90% de los feocromocitomas se encuentran en la médula suprarrenal, pero las células de la cresta neural que pueden albergar un feocromocitoma se encuentran en los ganglios autónomos, los órganos de Zuckerkandl (situados antes de la bifurcación aórtica), los cuerpos carotídeos y la vejiga. Los tumores son bilaterales en un 10% a 20%.

Los feocromocitomas pueden heredarse como rasgo autosómico dominante, solos o como parte de los síndromes de neoplasia endocrina múltiple de tipo 2 (carcinoma medular tiroideo, feocromocitoma e hiperplasia paratiroidea), el síndrome de von Hippel-Lindau (hemangioblastomas retinianos y cerebelosos, quistes renales y carcinomas de células renales), el síndrome de von Recklinghausen (neurofibromatosis y pigmentación café con leche de la piel) o la esclerosis tuberosa (deficiencia mental, quistes renales y tumores). La hipertensión se mantiene en aproximadamente el 60%, pero puede ser paroxística y causar hipertensión grave, cefalea, sudoración y palpitaciones causadas por el ejercicio, la micción, la defecación, las relaciones sexuales, la anestesia, los medios de contraste o ciertos fármacos, incluidos los vasodilatadores. De vez en cuando se observan otras características clínicas como pérdida de peso, fiebre, ansiedad, temblores, enfermedad psicótica e intolerancia a la glucosa. La hipotensión ortostática es secundaria a la hipovolemia plasmática debida a la natriuresis por presión y a la disminución de los reflejos simpáticos.

2. **Detección sistemática.** A continuación se presentan las características que indican la necesidad de cribar en busca de feocromocitoma:

- Hipertensión acompañada de cefalea, palpitaciones y sudoración
- Hipertensión paroxística
- Hipertensión continua, grave o resistente
- Hipertensión e hipotensión ortostática sin causa evidente

La prueba de detección sistemática más sensible y específica es la medición de las metanefrinas plasmáticas. Un aumento > 3 a 5 veces con el paciente hipertenso es altamente indicativo de feocromocitoma.

3. **Pruebas de localización.** Para efectuar la localización se utiliza la TC, la RM o el muestreo venoso suprarrenal selectivo en busca de catecolaminas. Se prefiere la RM porque no es invasiva, es precisa y puede distinguir entre feocromocitomas y adenomas o quistes suprarrenales.

4. **Tratamiento.** La extirpación quirúrgica es curativa. La estabilización preoperatoria con bloqueo α y expansión de volumen es fundamental. La crisis aguda del feocromocitoma responde al bloqueo α intravenoso con fentolamina. El bloqueo α prolongado y predecible se consigue con fenoxibenzamina, que es un antagonista α no competitivo. Un bloqueador α y β combinado de acción más corta, como el labetalol o el carvedilol, es útil para los pacientes hipertensos menos graves.

TABLA **24-9** Causas adicionales de hipertensión secundaria

Causa	Manifestaciones clínicas
Preeclampsia	Tercer trimestre del embarazo, proteinuria y edema
Síndrome de Cushing	Obesidad central, hirsutismo, glucosuria
Coartación aórtica	Pulsaciones retardadas en las piernas
Hiperparatiroidismo	Aumento de las concentraciones de calcio y hormona paratiroidea
Hiperplasia suprarrenal congénita	
Insuficiencia de 11-hidroxilasa	Virilización
Insuficiencia de 17-hidroxilasa	Desarrollo sexual anómalo
Apnea del sueño	Obesidad, ronquidos, somnolencia
Hipotiroidismo	Bradicardia, caída del cabello, amenorrea
Hipertiroidismo	Taquicardia
Acromegalia	Crecimiento excesivo, glucosuria

VI. OTRAS CAUSAS DE HIPERTENSIÓN SECUNDARIA. En la tabla 24-9 se presentan otras causas de hipertensión.

VII. LECTURAS RECOMENDADAS

Carey RM, Calhoun DA, Bakris GL, et al. Resistant hypertension: detection, evaluation, and management: a scientific statement from the American Heart Association. *Hypertension.* 2018;72(5):e53–e90.

Cooper SC, Murphy TP, Cutlip DE, et al. Stenting and medical therapy for atherosclerotic renal-artery stenosis. *New Engl J Med.* 2014;370(1):13–22.

Olin JW, Gornik HL, Bacharach JM, et al. Fibromuscular dysplasia: state of the science and critical unanswered questions: a scientific statement from the American Heart Association. *Circulation.* 2014;129(9):1048–1078.

Peixoto AJ. Acute severe hypertension. *New Engl J Med.* 2019;381(19):1843–1852.

Williams B, MacDonald TM, Morant S, et al. Spironolactone versus placebo, bisoprolol, and doxazosin to determine the optimal treatment for drug-resistant hypertension (PATHWAY-2): a randomised, double-blind, crossover trial. *Lancet.* 2015;386(10008):2059–2068.

25 Hipertensión y nefropatía en el embarazo

Judit Gordon-Cappitelli

Tanto la nefropatía como la hipertensión suponen una amenaza para la madre y el feto. Algunas causas de hipertensión o insuficiencia renal son exclusivas del embarazo. Las preguntas clave para los profesionales clínicos son si el embarazo cambia la evolución de la nefropatía subyacente o si esta alterará el resultado del embarazo.

I. PROBLEMAS RENALES ESPECÍFICOS DEL EMBARAZO

A. Infección urinaria (IU). La IU es el trastorno médico más frecuente durante el embarazo. La relajación del músculo liso y la dilatación uretral durante el embarazo probablemente predisponen a un mayor riesgo de IU que puede llevar a la prematuridad, la restricción del crecimiento fetal y el aborto. La bacteriuria asintomática se presenta hasta en un 7% de las personas embarazadas y, si no se trata, un tercio evoluciona a IU sintomática y entre un 1% y 2% hacia pielonefritis. Las prácticas habituales incluyen la realización del cultivo de orina de cribado antes de las 16 semanas de gestación. Los cultivos positivos, incluso sin evidencia de leucocituria o síntomas, deben tratarse con antibióticos orales durante 7 a 10 días. Varios antibióticos presentan riesgos específicos para el feto (tabla 25-1). Deben evitarse las sulfonamidas durante varias semanas antes del parto. Las tetraciclinas producen anomalías dentales en el feto. Los aminoglucósidos conllevan un riesgo de ototoxicidad del 2% al 3%. La recaída de la IU requiere de 2 a 3 semanas adicionales de antibióticos, seguidas de una terapia supresora hasta el parto. La pielonefritis requiere hospitalización y antibióticos y líquidos intravenosos. Aunque la práctica actual suele favorecer el uso de la dosis más baja recomendada de un fármaco durante el embarazo, esto es inadecuado en el caso de los antibióticos. Se deben recetar las dosis completas de estos fármacos. Varias penicilinas y cefalosporinas se eliminan por vía renal y su depuración puede aumentar > 50% debido a la hiperfiltración renal.

B. Lesión renal aguda. Dado que la tasa de filtración glomerular (TFG) es mayor y la creatinina sérica (S_{Cr}, *serum creatinine*) es menor en el embarazo sin complicaciones, los cambios con respecto al valor basal o las concentraciones de S_{Cr} superiores a 0.8 mg/dL deben motivar una evaluación. La lesión renal aguda (LRA) prerrenal puede producirse por hiperemesis gravídica grave o por alteraciones hemodinámicas por insuficiencia cardíaca, embolia pulmonar, sepsis o hemorragia. Durante el primer trimestre, la LRA puede ser consecuencia de un aborto séptico. La necrosis tubular aguda en el tercer trimestre puede complicar la hemorragia oculta por un desprendimiento de placenta, que puede producirse en el 1% al 2% de las mujeres con preeclampsia y en el 7% de las que padecen el síndrome de hemólisis, elevación de las enzimas hepáticas y trombocitopenia (HELLP, *hemolysis, elevated liver enzymes, low platelets*). El reconocimiento de la dilatación normal gestacional del sistema colector y los uréteres es clave para evitar un diagnóstico erróneo de uropatía obstructiva.

C. Enfermedad renal crónica (ERC). La insuficiencia renal sutil suele pasar desapercibida en el embarazo, ya que la TFG aumenta entre un 30% y un 50% incluso en las mujeres con ERC avanzada. El resultado del embarazo se ve afectado de forma negativa por la disfunción renal, la hipertensión y la proteinuria. La ERC en las mujeres sin insuficiencia renal avanzada e hipertensión ausente, o bien controlada, suele dar lugar a un recién nacido vivo con escasa repercusión en la evolución de la enfermedad renal. Por el contrario, aproximadamente el 20% de las mujeres con una S_{Cr} basal igual o superior a 1.5 a 2.5 mg/dL y hasta el 45% de las mujeres con una S_{Cr} basal > 2.5 mg/dL sufrirán una pérdida precipitada o progresiva de la función renal durante o después del embarazo. Incluso en el grupo de «bajo riesgo» con una TFG bien conservada, se produce preeclampsia en el 30% y empeoramiento de la proteinuria en muchas de ellas. Una TFG preconcepcional más baja, una proteinuria > 1 g/día y una hipertensión más grave predicen hipertensión materna grave, prematuridad, restricción del crecimiento fetal y una mayor probabilidad de evolución más rápida a la insuficiencia renal.

D. Proteinuria. Aunque la excreción urinaria de proteínas aumenta en el embarazo sin complicaciones, más de 300 mg/24 h es una cantidad anómala. Se requiere una medición cuantitativa de las proteínas en orina de 24 h o el cociente proteínas:creatinina en la orina. La proteinuria que aparece antes de las 20 semanas de gestación suele indicar una nefropatía preexistente o hipertensión. El momento es crucial, ya que un tercio de las mujeres que presentan proteinuria después de las 20 semanas de gestación terminan padeciendo preeclampsia. La proteinuria que no se resuelve después de 3 meses posparto debe ser evaluada en busca de nefropatía subyacente. La presencia del síndrome nefrótico debe motivar la búsqueda de la causa y la elección de un tratamiento que sea seguro durante el embarazo. La biopsia renal debe reservarse a consciencia para los casos en los que el diagnóstico altere el tratamiento, como en el caso de una proteinuria en el intervalo nefrótico de nueva aparición durante el primer y segundo trimestres que no se explica por la preeclampsia. El uso de inmunosupresores está limitado debido a su teratogenicidad (*véase* tabla 25-1). Si el edema es grave, se debe recomendar el uso de medias de compresión y una dieta baja en sodio (2 g/día). Los diuréticos de asa deben evitarse si hay preeclampsia.

TABLA 25-1 Riesgo fetal con inmunosupresores y fármacos específicos

Nivel de riesgo para el feto	Fármaco y comentarios	
Riesgo menor/uso recomendado	Hidroxicloroquina	Debe utilizarse en caso de lupus eritematoso sistémico para reducir el riesgo de empeoramiento
	Dosis bajas de ácido acetilsalicílico	Utilizar en todos los embarazos de alto riesgo para reducir el riesgo de preeclampsia
	Heparina de bajo peso molecular o heparina	Si el riesgo de hemorragia es bajo, puede usarse como profilaxis en los estados hipercoagulables o de coagulación; evitar la warfarina y los anticoagulantes orales directos
	Metildopa Labetalol Nifedipino de acción prolongada Hidralazina	Ajustar hasta llegar a un objetivo tensional < 140/90

(*continúa*)

TABLA 25-1 Riesgo fetal con inmunosupresores y fármacos específicos (*continuación*)

Nivel de riesgo para el feto	Fármaco y comentarios	
	Penicilina Cefalosporinas Amoxicilina y ácido clavulánico Fosfomicina Aztreonam Meropenem, ertapenem	La fosfomicina no alcanza concentraciones terapéuticas en los riñones, por lo que no debe utilizarse en caso de sospecha de pielonefritis
Riesgo mínimo/uso aceptable	Glucocorticoides	Utilizar la dosis más baja posible
	Azatioprina	Dosis máxima 2 mg/kg al día
	Tacrólimus y ciclosporina	Se prefiere el tacrólimus a la ciclosporina
	Inmunoglobulina por vía intravenosa	Lo ideal es antes del tercer trimestre
	Antiinflamatorios no esteroideos	Aceptable hasta las 30 semanas de gestación, pero debe evitarse por completo en caso de insuficiencia renal
	Diuréticos tiazídicos Furosemida	Lo ideal es evitarlos, pero úselos si es necesario en caso de edema grave
Riesgo moderado/uso selectivo	Rituximab	Aceptable hasta la concepción, después solo en casos potencialmente mortales
	Nitrofurantoína Trimetoprima-sulfametoxazol	Evitar su uso durante el primer trimestre y al término
Riesgo mayor/no utilizar	Inhibidores del sistema renina-angiotensina-aldosterona	Interrumpir antes de la concepción planificada; si hay proteinuria, se puede esperar hasta que se identifique el embarazo o a las 8 semanas de gestación y evitar después de este momento
	Micofenolato de mofetilo	Evitar al menos 6 semanas antes de la concepción
	Sirólimus y enviroxima	Evitar 3 meses antes de la concepción
	Ciclofosfamida	Utilizar solo en casos potencialmente mortales; el riesgo máximo ocurre durante el tercer trimestre
	Metotrexato	Evitar 3 meses antes de la concepción y durante el embarazo
	Tetraciclinas Aminoglucósidos Fluoroquinolonas Imipenem	Evitar debido a complicaciones fetales
	Estatinas	Si es posible, interrumpir antes de la concepción planificada

En aquellas con hipoalbuminemia grave (< 2.5-3 g/dL) y bajo riesgo de hemorragia, especialmente si la causa del síndrome nefrótico es una nefropatía membranosa, se debe considerar la anticoagulación profiláctica. Debe utilizarse la heparina de bajo peso molecular, ya que la warfarina está contraindicada. No deben emplearse anticoagulantes orales nuevos.

E. Glomerulonefritis (GN). La GN puede empeorar durante el embarazo. El diagnóstico precoz es crucial para preservar la función renal. La biopsia renal puede considerarse durante los dos primeros trimestres para establecer el diagnóstico de GN cuando las serologías son insuficientes. En la preeclampsia no se requiere biopsia. Las pacientes con lupus eritematoso sistémico (LES), nefritis por inmunoglobulina A, vasculitis asociada a anticuerpos anticitoplasma de neutrófilos, glomeruloesclerosis segmentaria focal, nefropatía membranosa y enfermedad de cambios mínimos corren el riesgo de sufrir reagudizaciones renales.

El LES aumenta el riesgo de resultados maternos y fetales adversos, mientras que el embarazo puede agravar la nefritis lúpica, que puede ser difícil de diferenciar de la preeclampsia. La reagudización sistémica del lupus puede disminuirse al continuar el uso de la hidroxicloroquina. Las mujeres embarazadas con lupus anticoagulante o anticuerpos anticardiolipina deben ser tratadas con ácido acetilsalicílico y heparina de bajo peso molecular para prevenir la pérdida recurrente del embarazo, por lo general a mitad del trimestre. Los brotes de LES suelen tratarse con azatioprina y corticoides, mientras que la ciclofosfamida se reserva para las últimas fases del embarazo cuando la gravedad de la afección está justificada por una biopsia renal y el parto precoz no resulta práctico. El micofenolato es teratogénico y debe evitarse. Las pacientes deben cesar el bloqueo del sistema renina-angiotensina-aldosterona (SRAA) y el micofenolato antes del embarazo.

El bloqueo del SRAA está contraindicado en el embarazo, aunque la mayor parte de su toxicidad grave para el desarrollo ocurre más tarde en el embarazo. El beneficio del bloqueo del SRAA en las mujeres con nefropatía diabética y proteinuria considerable indica que deberían continuar con su terapia de «protección renal» hasta que se confirme el embarazo, pero deberían suspenderlo antes de las 8 semanas de gestación. El rituximab puede usarse en el primer trimestre, pero existe la inquietud de una posible disminución neonatal de linfocitos B cuando se usa en trimestres posteriores. Las mujeres con antecedentes de lupus o GN deben ser asesoradas sobre el mejor momento para el embarazo, lo cual ocurre después de 6 meses de ausencia de actividad lúpica con medicamentos que pueden continuarse durante el embarazo.

F. Enfermedad renal en etapa terminal (ERET). El embarazo en la ERET es muy poco frecuente debido a la disminución extrema de la fertilidad. Existe un beneficio considerable de la hemodiálisis intensiva y frecuente (de 5 a 6 veces por semana) con el objetivo de proporcionar concentraciones casi normales de nitrógeno ureico sérico.

G. Trasplante. Aunque el trasplante renal restablece la fertilidad, el primer año tras el trasplante conlleva el mayor riesgo de rechazo e infección materna.

II. TRASTORNOS HIPERTENSIVOS DEL EMBARAZO. La vasodilatación sistémica disminuye la presión arterial (PA) en el embarazo sin complicaciones por ~10 mmHg (tabla 25-2). Las caídas de 20 a 40 mmHg son frecuentes en las mujeres con hipertensión subyacente. La hipertensión aumenta el riesgo de morbilidad y mortalidad tanto materna como neonatal.

A. Clasificación de la hipertensión en el embarazo. La hipertensión en el embarazo se clasifica en crónica, gestacional, preeclampsia o preeclampsia superpuesta a hipertensión crónica. La vasodilatación durante el embarazo suele permitir la interrupción de los antihipertensores en aquellas mujeres con hipertensión leve al principio del embarazo. La *hipertensión gestacional* es la PA elevada de nueva aparición sin proteinuria ni disfunción de los órganos específicos en dos ocasiones distintas después de las 20 semanas de gestación. Puede persistir durante más de 3 meses después del parto. A menudo se repite en los embarazos posteriores y predice una hipertensión idiopática en etapas posteriores de la vida. La *preeclampsia* se define como la

TABLA 25-2 Cambios fisiológicos en el embarazo sin complicaciones

Adaptaciones en el embarazo	Consecuencias
Aumento de la perfusión renal y de la tasa de filtración glomerular (30%-50%)	La creatinina sérica > 0.8 mg/dL y el nitrógeno ureico en sangre > 13 mg/dL son atípicos en un embarazo
Aumento de la permeabilidad de la membrana basal glomerular	Aumento de hasta 300 mg en la excreción de proteínas
Alcalosis respiratoria con compensación renal	Presión parcial de CO_2 normal: 30 mmHg, HCO^- normal: 19-20 mmol/L
Retención de 8 L de agua; ~900 mEq de Na^+; aumento del volumen plasmático ~42%	Se espera algo de edema, el volumen percibido es normal
Restablecimiento de la regulación osmótica, con una disminución de 10 mOsm/L en la osmolalidad	Sodio sérico normal ~135 mmol/L
Aumentan la renina, la angiotensina y la aldosterona circulantes, pero disminuyen los efectos de la angiotensina y la aldosterona	La hipertensión secundaria es difícil de diagnosticar
Disminución de ~10 mmHg en la presión arterial en las mujeres sanas y de 20-40 mmHg en aquellas con hipertensión	La hipertensión subyacente es fácil de pasar por alto
Alteración de la función tubular, aumento de la excreción urinaria de proteínas, glucosa, ácido úrico y aminoácidos	La proteinuria empeora con la enfermedad glomerular subyacente, ácido úrico normal 2.8-3.0 mg/dL
Aumento de las concentraciones de progesterona al principio del embarazo	Disminución de la resistencia vascular periférica, dilatación de los uréteres y de la pelvis renal

hipertensión de nueva aparición con proteinuria u otros daños en los órganos específicos, por lo general después de 20 semanas de gestación y hasta 6 semanas después del parto.

B. Control de la presión arterial en el embarazo. Los objetivos del control de la PA no están bien definidos, pero la mayoría iniciaría el tratamiento si la presión arterial sistólica (PAS) es ≥ 150 mmHg o la diastólica (PAD) es ≥ 100 mmHg, aunque también en muchos casos si la PAS es ≥ 140 mmHg o la PAD es ≥ 90 mmHg. La PA no debe reducirse por debajo de 120/80 mmHg.

Los antihipertensores por vía oral más utilizados son la metildopa, el labetalol y el nifedipino. No se recomiendan el atenolol ni el propranolol. Hay menos experiencia con el amlodipino y los bloqueadores de los canales de calcio no dihidropiridínicos. Es preferible evitar la clonidina debido a su perfil de efectos secundarios. La hidralazina es un fármaco de primera línea para las urgencias hipertensivas. Por lo general, se evitan los diuréticos debido al riesgo potencial de disminución de la volemia intravascular e hipoperfusión fetal. Los inhibidores de la enzima convertidora de angiotensina, los antagonistas de los receptores de angiotensina, los inhibidores directos de la renina y los antagonistas de los receptores de mineralocorticoides están contraindicados después del embarazo temprano debido a la fetopatía inducida por fármacos (oligohidramnios y conducto arterioso persistente) y a la insuficiencia renal aguda fetal y neonatal potencialmente letal. No se suele recomendar la restricción de sal.

La hipertensión grave con PAS ≥ 160 mmHg o PAD ≥ 110 mmHg que persiste durante ≥ 15 min debe tratarse urgentemente y justifica la hospitalización con administración de hidralazina o labetalol por vía parenteral. La hipertensión posparto debe evaluarse para diferenciar entre la hipertensión posparto transitoria de nueva aparición y la preeclampsia. Las opciones de tratamiento dependerán de si la paciente está amamantando o no. La hipertensión más allá de los 6 meses posparto debe tratarse como hipertensión crónica.

C. Preeclampsia y su tratamiento. La preeclampsia se define como *hipertensión de nueva aparición con proteinuria* (> 300 mg/día) u otros daños en los órganos específicos, por lo general después de 20 semanas de gestación y hasta 6 semanas después del parto. Otros daños en los órganos específicos pueden consistir en trombocitopenia (< 100 000/μL), insuficiencia renal (duplicación de la S_{Cr} o S_{Cr} > 1.1 mg/dL), edema pulmonar, cefalea de nueva aparición, síntomas visuales (visión borrosa, luces intermitentes) y transaminitis (al menos dos veces el límite superior de la normalidad). La preeclampsia superpuesta a la hipertensión crónica puede identificarse si se produce un aumento repentino de la hipertensión o de la proteinuria. La preeclampsia es la causa más frecuente del síndrome nefrótico en el embarazo y debe diferenciarse de una reagudización de la GN. La evaluación de los datos serológicos y el examen ecográfico de la placenta, las arterias uterinas y el feto son fundamentales. El parto es el tratamiento definitivo de la preeclampsia. Esto puede retrasarse en las mujeres con enfermedad más leve para ganar maduración fetal adicional, pero solo debe contemplarse con una observación estrecha en ausencia de hallazgos inquietantes o evolución de la enfermedad y con un control cuidadoso de la PA.

El síndrome HELLP es un subtipo de preeclampsia grave. La microangiopatía o la aparición de esquistocitos en el frotis sanguíneo deben sugerir el síndrome HELLP. El dolorimiento epigástrico o en el cuadrante superior derecho, especialmente con anomalías en las pruebas de función hepática, indica una hemorragia hepática incipiente o una rotura. También son de mal pronóstico la disfunción renal progresiva y los indicios neurológicos (incluido el dolor de cabeza y la visión borrosa), por leves que sean. Cualquiera de estos hallazgos inquietantes debe incitar el parto urgente. El síndrome HELLP debe diferenciarse del síndrome urémico hemolítico atípico (SUHa) y de la púrpura trombocitopénica trombótica. El SUHa puede desencadenarse por el embarazo o el posparto. Debe revisarse la actividad de ADAMTS-13 y se debe considerar la posibilidad de realizar una plasmaféresis.

La *eclampsia* es la aparición de crisis tónico-clónicas generalizadas en una paciente con preeclampsia. Las convulsiones eclámpticas pueden prevenirse o tratarse con sulfato de magnesio, pero no con los anticonvulsivos clásicos. La dosis se reduce en las mujeres con insuficiencia renal. La toxicidad puede manifestarse como arreflexia o hipoventilación y se trata con gluconato de calcio.

La preeclampsia y sus subtipos son causados por circulación uteroplacentaria anómala, factores genéticos y ambientales y desregulación del complemento. Es más frecuente en las nulíparas, en los extremos de la edad materna (< 16 o > 35 años) o en las gestaciones multifetales. El riesgo aumenta con la enfermedad microvascular materna, la diabetes mellitus, las colagenopatías vasculares, la enfermedad renal subyacente y la hipertensión. Es posible que la desregulación y la activación del complemento también desempeñen un papel. La inflamación sistémica y las infecciones, como las IU o la enfermedad periodontal, pueden predisponer a la preeclampsia. La patogenia de la preeclampsia causa disfunción endotelial, con hipertensión (por alteración del control endotelial del tono vascular e hipersensibilidad a la angiotensina II), proteinuria (por alteración de la permeabilidad vascular), coagulopatía (por aumento de la expresión endotelial de los procoagulantes), otras manifestaciones de los órganos específicos como cefaleas, convulsiones, síntomas visuales, dolor epigástrico (por disfunción endotelial de cada órgano diana) y retraso del crecimiento fetal (por la placenta isquémica e hipoperfundida). La formación de la placenta requiere una angiogénesis extensa para crear un suministro vascular suficiente. La medición de la tirosina-cinasa de tipo 1 soluble similar al FMS (sFlt-1, un factor antiangiogénico), el factor de crecimiento placentario (un factor angiogénico) y el cociente de estos puede ser útil para diagnosticar la preeclampsia frente a la enfermedad preexistente.

A las pacientes con alto riesgo de preeclampsia se les deben administrar 81 mg de ácido acetilsalicílico entre las semanas 12 y 28 de gestación, además de vitaminas prenatales, vitamina D y calcio. Las mujeres con preeclampsia tienen mayor riesgo de presentar enfermedades cardiovasculares en etapas posteriores de su vida, por lo que deben recibir una supervisión estrecha.

III. LECTURAS RECOMENDADAS

Blom K, Odutayo A, Bramham K, et al. Pregnancy and glomerular disease: a systematic review of the literature with management guidelines. *Clin J Am Soc Nephrol.* 2017;12(11):1862–1872.

Cerdeira AS, Agrawal S, Staff AC, et al. Angiogenic factors: potential to change clinical practice in pre-eclampsia? *Br J Obstet Gynecol.* 2018;125(11):1389.

Gonzalez Suarez ML, Kattah A, Grande JP, et al. Renal disorders in pregnancy: core curriculum 2019. *Am J Kidney Dis.* 2019;73(1):119–130.

Hui D, Hhladunewich MA. Chronic kidney disease and pregnancy. *Obstet Gynecol.* 2019;133:1182–1194.

Umans JG. Medications during pregnancy: antihypertensives and immunosuppressants. *Adv Chronic Kidney Dis.* 2007;14(2):191–198.

Zhang J-J, Ma X-X, Hao L, et al. A systematic review and meta-analysis of outcomes of pregnancy in CKD and CKD outcomes in pregnancy. *CJASN.* 2015;10(11):1964–1978.

SECCIÓN VII

Consumo de fármacos y el riñón

26 Dosificación de fármacos en la insuficiencia renal

Rupam Ruchi

La actividad de un fármaco está relacionada con la concentración del fármaco libre en el compartimento tisular en el que se produce el efecto (fig. 26-1). El riñón es una de las principales vías de eliminación de muchos fármacos. Por lo tanto, los pacientes con nefropatía o con enfermedad renal crónica (ERC) insospechada, como ocurre en los adultos mayores, son más susceptibles a las reacciones adversas a los medicamentos y a la toxicidad. La uremia puede alterar la farmacocinética, incluyendo la absorción, el volumen de distribución (V_D), la unión a las proteínas y la biotransformación. Esto puede dar lugar a la acumulación del fármaco original o de sus metabolitos activos hasta llegar a concentraciones tóxicas (p. ej., aciclovir, codeína, meperidina y procainamida). La nefrotoxicidad de los fármacos de uso frecuente se analiza en el capítulo 27.

I. **BIODISPONIBILIDAD Y ABSORCIÓN DE LOS FÁRMACOS.** La *biodisponibilidad* es el porcentaje de una dosis que se absorbe en la circulación. Depende de la vía de administración y de los factores que puedan interferir en la absorción (p. ej., unión del fármaco en el intestino o biotransformación de primer paso en la pared intestinal o hígado). La absorción intestinal de los fármacos puede alterarse en la uremia debido a vómitos, retraso del vaciado gástrico, diarrea o deterioro de la acidez gástrica. Los aglutinantes de fosfato pueden quelar los fármacos en el intestino, impidiendo su absorción.

II. **DISTRIBUCIÓN DEL FÁRMACO.** Entre los factores que afectan el grado de distribución del fármaco en el organismo están el tamaño molecular del fármaco y su unión a las proteínas plasmáticas y a los tejidos. El edema y la ascitis pueden aumentar el V_D para los fármacos hidrófilos y altamente ligados a las proteínas. La disminución de la unión de los fármacos ácidos a las proteínas en la uremia aumenta las concentraciones de fármaco libre y, en consecuencia, su distribución y eliminación. La alteración de la unión a las proteínas puede deberse a uno de tres mecanismos: *a*) menor concentración de albúmina sérica; *b*) acumulación de ácidos orgánicos endógenos en el plasma urémico que desplazan a los fármacos ácidos de los sitios de unión a la albúmina; o *c*) menor capacidad de la albúmina para unirse a los fármacos. Por otro lado, la unión de los fármacos básicos a las glucoproteínas ácidas puede aumentar en caso de insuficiencia renal.

La reducción de la unión a las proteínas disminuye la concentración plasmática total del fármaco, mientras que el aumento del porcentaje libre incrementa la concentración total. Por ejemplo, debido a la disminución de la unión de la fenitoína a la albúmina en la ERC, las concentraciones plasmáticas totales del fármaco subestiman las del fármaco libre y las respuestas terapéuticas. Se produce un aumento transitorio de las concentraciones de fármaco libre, pero estas vuelven después al estado estacionario a medida que disminuye la concentración total del fármaco. El hallazgo de una concentración total baja del fármaco puede inducir al médico a aumentar la dosis para restablecer las concentraciones terapéuticas de fármaco total en el plasma, con el riesgo de que haya toxicidad farmacológica. La medición específica de las concentraciones plasmáticas de fármaco libre evita la toxicidad de los fármacos.

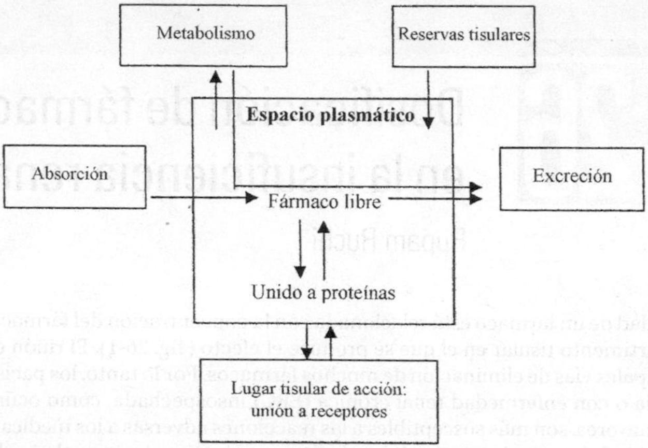

FIGURA 26-1. Relaciones entre absorción, distribución, unión a proteínas y excreción de un fármaco, así como su concentración en el lugar de acción.

III. DEPURACIÓN. La depuración plasmática total de un fármaco depende de la eliminación renal, el metabolismo hepático y la conjugación. La eliminación renal de los fármacos se determina por la tasa de filtración glomerular (TFG), la secreción tubular y la reabsorción tubular. La TFG debe estimarse a partir de la depuración de la creatinina o de una fórmula de predicción como las ecuaciones de Cockcroft-Gault o la fórmula para obtener la TFG estimada a partir de la creatinina por parte de la *Chronic Kidney Disease Epidemiology Collaboration* (CKD-EPI) del 2021 (*véase* cap. 1). Los fármacos unidos a proteínas se filtran de forma deficiente, pero pueden ser secretados eficazmente por el túbulo proximal. Los fármacos libres suelen filtrarse con facilidad a través del glomérulo. Los fármacos de eliminación principalmente hepática son preferibles para los pacientes con ERC. No obstante, la insuficiencia renal puede alterar el metabolismo hepático del fármaco.

IV. PRESCRIPCIÓN PARA EL PACIENTE CON ENFERMEDAD RENAL CRÓNICA

A. Cálculo de la dosis inicial de carga. Dado que la dosis de carga depende únicamente del V_D y no de la depuración del fármaco, los pacientes con insuficiencia renal y volumen extracelular normal suelen recibir una dosis de carga habitual, mientras que aquellos con edema o ascitis pueden necesitar una dosis de carga mayor. Del mismo modo, las personas con hipovolemia pueden requerir una dosis de carga menor. La dosis de carga se calcula de la siguiente forma:

$$\text{Dosis de carga} = \text{Concentración plasmática deseada del fármaco} \times V_D$$

B. Cálculo de la dosis de mantenimiento. El porcentaje de la dosis normal para un paciente con insuficiencia renal puede calcularse a partir de la ecuación:

$$\text{Dosis en caso de insuficiencia renal} = \text{Dosis en caso de función renal sin alteraciones} \times (t_{1/2}\ \text{habitual}/t_{1/2}\ \text{insuficiencia renal})$$

Donde $t_{1/2}$ es la semivida de eliminación y es inversamente proporcional a la depuración. Como alternativa, a menudo se puede mantener constante la dosis y aumentar el intervalo de administración:

$$\text{Intervalo de administración en caso de insuficiencia renal} = \text{Intervalo de dosis habitual}/(t_{1/2}\ \text{habitual}/t_{1/2}\ \text{insuficiencia renal})$$

V. HEMODIÁLISIS (HD) DE LOS FÁRMACOS. La eliminación de fármacos mediante HD es directamente proporcional a la concentración plasmática de fármaco libre y a las características de depuración de la membrana de diálisis. El gran tamaño molecular del fármaco no limita su eliminación mediante HD con membranas de alto flujo (p. ej., polisulfona, triacetato de celulosa, poliacrilonitrilo). Solo es importante con el uso de membranas celulósicas menos permeables (p. ej., cuprofano o acetato de celulosa). Las variables más importantes que limitan la eliminación del fármaco por HD son un V_D grande y un alto grado de unión a las proteínas. La eliminación de fármacos durante la HD puede ser importante; por ejemplo, puede requerir la sustitución de casi el 50% de las reservas corporales totales de un aminoglucósido. Como en el caso del modelado cinético de la urea, puede haber una redistribución posdiálisis considerable del fármaco desde el tejido hasta el compartimento central (que contiene plasma). Este fenómeno puede limitar la eliminación del fármaco durante la HD y llevar a sobreestimar esta eliminación si las concentraciones plasmáticas se miden inmediatamente después de la diálisis antes de que se complete el equilibrado.

Siempre que sea posible, la dosificación de los fármacos en los pacientes con HD debe estimarse utilizando herramientas como la tabla 26-1. Posteriormente, la exactitud de estas estimaciones debe confirmarse con la medición de las concentraciones plasmáticas del fármaco. Con esta estrategia se evita la gran variación en las concentraciones del fármaco que puede haber si los fármacos solo se dosifican cuando las concentraciones plasmáticas caen por debajo del objetivo terapéutico.

VI. DOSIFICACIÓN DE LOS FÁRMACOS DURANTE LA TERAPIA RENAL SUSTITUTIVA CONTINUA (TRSC). La eliminación de fármacos mediante TRSC, ya sea hemofiltración venovenosa (HFVV) o hemodiálisis venovenosa (HDVV), difiere de la de la HD intermitente porque la depuración dialítica por convección y difusión suele ser mucho mayor y la redistribución intercompartimental durante y después de la diálisis es relativamente irrelevante. Las membranas del dializador no difieren de las de la HD de alto flujo, ya que ofrecen un tamaño de poro efectivo más grande que casi todos los fármacos libres. En consecuencia, los ajustes de la dosis del fármaco durante la TRSC dependen mucho más de la contribución relativa de la TRSC a la depuración corporal total del fármaco que de su V_D. Un abordaje sencillo para el ajuste de las dosis de los fármacos durante la TRSC es estimar la depuración media de la urea a partir del volumen total de dializado o ultrafiltración (a menudo en el intervalo de 30 a 35 mL/min para la HFVV y la HDVV) y, a continuación, buscar los ajustes de la dosis en la tabla 26-1 o en publicaciones de referencia similares para los pacientes con ERC y función residual de 10 a 50 mL/min. Pueden hacerse estimaciones más precisas cuando se disponga de datos de la unión a las proteínas y las concentraciones plasmáticas del fármaco. La capacidad de un fármaco para transitar por el dializador por depuración convectiva durante la ultrafiltración continua se expresa como el *coeficiente de tamizado*:

S = concentración del fármaco en el ultrafiltrado/concentración del fármaco en el plasma

Dado que la mayoría de los fármacos libres se depuran fácilmente por la hemofiltración continua, S puede estimarse mediante:

Porcentaje libre del fármaco = porcentaje de unión a proteínas

La depuración del fármaco puede determinarse mediante:

Depuración del fármaco = S × tasa de ultrafiltración

La sustitución de los fármacos se calcula como:

Sustitución del fármaco = depuración del fármaco × concentración del fármaco

(continúa en la p. 216)

TABLA 26-1 Detalles de los fármacos que requieren ajustes de la dosis en los pacientes con insuficiencia renal y en los que reciben diálisis

Fármaco	Excretado sin cambios (%)	Unido a proteínas (%)	$t_{1/2}$ normal/ insuficiencia renal (h)	Ajuste de la dosis o de la frecuencia en función de la TFG (mL/min)			Dosis suplementaria para la diálisis		
				TFG > 50	TFG 10-50	TFG < 10	HD	DP	TRSC
Analgésicos									
Opiáceos									
Codeína	Hepático	7	2.5-3.5/¿?	100%	75%	50%	¿?	¿?	Dosis para TFG 10-50
Fentanilo	Hepático	80-84	2-7/¿?	100%	75%	50%	No procede	No procede	Dosis para TFG 10-50
Hidromorfona	Hepatorrenal	20	¿?/¿?	100%	100%	100%	100%	100%	100%
Meperidina[a]	Hepático	70	2-7/7-32	100%	Evitar	Evitar	Evitar	Evitar	Evitar
Metadona	Hepático	60-90	13-58/¿?	100%	75%	50%-75%	Ninguna	Ninguna	Dosis para TFG 10-50
Morfina[b]	Hepático	20-30	1-4/sin cambios	100%	75%	50%	Ninguna	¿?	Dosis para TFG 10-50
Oxicodona	Hepatorrenal	45	3-4/prolongado	75%	75%	50%	50%	50%	No procede
Antiinflamatorios no esteroideos									
Ácido acetilsalicílico	Hepático/ renal	80-90	2-3/sin cambios	C/4 h	C/4-6 h	Evitar	Dosificar tras la HD	Ninguna	Dosis para TFG 10-50
Ibuprofeno	< 1	99	2/sin cambios	100%	100%	100%	Ninguna	Ninguna	Dosis para TFG 10-50
Paracetamol	Hepático	20-30	2/2	C/4 h	C/6 h	C/8 h	Ninguna	Ninguna	Dosis para TFG 10-50
Antibióticos									
Aminoglucósidos[c,d] (múltiples dosis diarias, como es habitual; para consultar la alternativa de dosis de una vez al día, *véase* el final de la tabla)									
Amikacina	95	< 5	1.4-2.3/17-150	60%-90% c/12 h *o* 100% c/12-24 h	30%-70% c/12-18 h *o* 100% c/24-48 h	20%-30% c/24-48 h *o* 100% c/48-72 h	½ dosis completa tras la HD	15-20 mg/L al día	Dosis para TFG 10-50, supervisar la concentración

Estreptomicina	70	35	2.5/100	C/24 h	C/24-72 h	C/27-96 h	½ dosis completa	20-40 mg/L al día	Dosis para TFG 10-50, supervisar la concentración
Gentamicina	95	< 5	1.8/20-60	60%-90% c/8-12 h o 100% c/12-24 h	30%-70% c/12 h o 100% c/24-48 h, por concentración	20%-30% c/24-48 h o 100% c/48-72 h, por concentración	½ dosis completa tras la HD	3-4 mg/L al día	Dosis para TFG 10-50, supervisar la concentración
Tobramicina	95	< 5	2.5/27-60	60%-90% c/8-12 h	30%-70% c/12 h	20%-30% c/24-48 h	⅔ dosis completa	3-4 mg/L al día	Dosis para TFG 10-50, supervisar la concentración
Carbapenémicos									
Imipenem[e]	20-70	13-21	1.0/4.0	100%	50%	25%	Dosificar tras la HD	Dosis para TFG < 10	500 mg c/6 h
Cefalosporinas									
Cefaclor	70	25	1.0/3.0	100%	50%-100%	50%	250-500 mg después de la HD	250-500 mg c/8-12 h	No procede
Cefalexina	98	20	0.7/16	C/8 h	C/12 h	C/24 h	Dosificar tras la HD	Dosis para TFG < 10	No procede
Cefazolina	75-95	80	2/40-70	100% c/8 h	100% c/12 h	50% c/24-48 h	15-20 mg/kg tras la HD	0.5 g c/12 h	Dosis para TFG 10-50
Cefotaxima	60	37	1.0/15	C/6 h	C/8-12 h	C/24 h	1 g tras la HD	1 g/día	1 g c/12 h
Ceftazidima	60-85	17	1.2/13-25	C/8-12 h	C/24-48 h	C/24 h	1 g tras la HD	0.5 g/día	1 g c/12 h o carga de 2 g seguidos de 3 g/día en infusión continua
Ceftriaxona	30-65	90	7-9/12-24	100%	100%	100%	Dosificar tras la HD	750 mg c/12 h	Dosis para TFG 10-50
Macrólidos									
Azitromicina	6-12	8-50	10-60/¿?	100%	100%	100%	Ninguna	Ninguna	Dosis para TFG 10-50

(*continúa*)

TABLA 26-1 Detalles de los fármacos que requieren ajustes de la dosis en los pacientes con insuficiencia renal y en los que reciben diálisis (*continuación*)

Fármaco	Excretado sin cambios (%)	Unido a proteínas (%)	$t_{1/2}$ normal/ insuficiencia renal (h)	Ajuste de la dosis o de la frecuencia en función de la TFG (mL/min)			Dosis suplementaria para la diálisis		
				TFG > 50	TFG 10-50	TFG < 10	HD	DP	TRSC
Claritromicina	15	70	2.3-6.0/¿?	100%	75%	50%-70%	Dosificar tras la HD	Ninguna	Dosis para TFG 10-50
Eritromicina	15	60-90	1.4/5-6	100%	100%	50%-70%	Ninguna	Ninguna	Dosis para TFG 10-50
Varios									
Clindamicina	10	60-95	2-4/3-5	100%	100%	100%	Ninguna	Ninguna	Dosis para TFG 10-50
Linezolid	30	30	4.7-6.4/6.1-8.4	100%	100%	100%	Sin ajuste de dosis	Sin ajuste de dosis	600 mg c/12 h
Metronidazol	20	20	6-14/7-21	100%	100%	50%	Dosificar tras la HD	Dosis para TFG < 10	Dosis para TFG 10-50
Sulfametoxazol	70	50	10/20-50	C/12 h	C/18 h	C/24 h	1 g tras la HD	1 g/día	2.5-5 mg/kg c/12 h
Trimetoprima	40-70	30-70	9-13/20-49	C/12 h	C/18 h	C/24 h	Dosificar tras la HD	Dosis para TFG < 10	2.5-5 mg/kg c/12 h
Vancomicina	90-100	10-50	6-8/200	500 mg c/12 h	500 mg c/24-48 h	500 mg c/48-96 h	Dosis para TFG <10	Dosis para TFG < 10	Dosis para TFG 10-50
Penicilinas									
Amoxicilina	50-70	15-25	2.3/5-20	C/8 h	C/8-12 h	C/24 h	Dosificar tras la HD	250 mg c/12 h	No procede
Ampicilina	30-70	20	1.5/7-20	C/6 h	C/6-12 h	C/12-24 h	Dosificar tras la HD	250 mg c/12 h	Dosis para TFG 10-50
Aztreonam	75	45-60	2.9/6-8	100%	50%-75%	25%	0.5 g tras la HD	Dosis para TFG < 10	Dosis para TFG 10-50
Nafcilina	36	85	0.5/1.2	100%	100%	100%	Ninguna	Ninguna	Dosis para TFG 10-50

Penicilina G	60-85	< 5	0.5/6-20	100%	75%	20-50%	Dosificar tras la HD	Dosis para TFG < 10	Dosis para TFG 10-50
Piperacilina	75-90	30	0.8-2.0/3.0-5.1	C/4-6 h	C/6-8 h	C/8 h	2 g c/8 h más 1 g tras la HD	Dosis para TFG < 10	Dosis para TFG 10-50
Ticarcilina	85	45-60	1.2/11-16	1-2 g c/4 h	1-2 g c/8 h	1-2 g c/12 h	3 g tras la HD	3 g c/12 h	Dosis para TFG 10-50
Quinolonas[f]									
Ciprofloxacino	50-70	20-40	3-6/6-9	100%	50%-75%	50%	250 mg c/12 h	250 mg c/12 h	400 mg c/24 h
Gatifloxacino	74-84	20	7-14/36	400 mg c/24 h	200 mg c/24 h	200 mg c/24 h	200 mg c/24 h tras la HD	200 mg c/24 h	Dosis para TFG 30-50
Levofloxacino	67-87	24-38	4-8/76	100%	500 mg inicialmente, luego 250 mg c/24-48 h	500 mg inicialmente, luego 250 mg c/48 h	Dosis para TFG < 10	Dosis para TFG < 10	500 mg c/48 h
Ofloxacino	68-80	25	5-8/28-37	100%	50%	25-50%	100 mg c/12 h	Dosis para TFG < 10	300 mg c/24 h
Tetraciclinas[g]									
Doxiciclina	35-45	80-90	20/18-25	100%	100%	100%	Ninguna	Ninguna	Dosis para TFG 10-50
Minociclina	6-10	70	16/12-18	100%	100%	100%	Ninguna	Ninguna	No procede
Antimicóticos									
Anfotericina B	5-10	90	24/sin cambios	C/24 h	C/24 h	C/24-36 h	Ninguna	Dosis para TFG < 10	Dosis para TFG 10-50
Caspofungina	< 2	97	9-11/¿?	100%	100%	100%	Dosis del 100%	Dosis del 100%	Dosis del 100%
Complejo lipídico de anfotericina B	< 1	90	19-45/sin cambios	C/24 h	C/24 h	C/24 h	Ninguna	Ninguna	Dosis para TFG 10-50
Fluconazol	70	12	22/¿?	100%	50%	50%	200 mg tras la HD	Dosis para TFG < 10	200-400 mg c/24 h
Flucitosina	90	< 10	3-6/75-200	C/12 h	C/16 h	C/24 h	Dosificar tras la HD	0.5-1.0 g c/24 h	Dosis para TFG 10-50

(continúa)

TABLA 26-1 Detalles de los fármacos que requieren ajustes de la dosis en los pacientes con insuficiencia renal y en los que reciben diálisis (*continuación*)

Fármaco	Excretado sin cambios (%)	Unido a proteínas (%)	$t_{1/2}$ normal/insuficiencia renal (h)	Ajuste de la dosis o de la frecuencia en función de la TFG (mL/min)			Dosis suplementaria para la diálisis		
				TFG > 50	TFG 10-50	TFG < 10	HD	DP	TRSC
Itraconazol	35	99	21/25	100%	100%	50%	100 mg c/12-24 h	100 mg c/12-24 h	Dosis del 100%
Antiparasitarios									
Cloroquina	40	50-65	4/5-50 días	100%	100%	50%	Dosis para TFG < 10	Dosis para TFG < 10	Dosis para TFG 10-50
Dapsona	5-20	70-90	20-30/¿?	100%	¿?	¿?	Ninguna	Dosis para TFG < 10	¿?
Pentamidina	20	69	2.8-12/118	C/24 h	C/24-36 h	C/48 h	Dosis para TFG < 10; 0.75 g después de cada HD	Dosis para TFG < 10	Dosis para TFG 30-50
Antituberculosos									
Etambutol	75-90	10-30	4-7/15	C/24 h	C/24-36 h	C/48 h	Dosificar tras la HD	Dosis para TFG < 10	Dosis para TFG 30-50
Isoniazida	5-30	4-30	0.7-4.0/8-17	100%	100%	50%	Dosificar tras la HD	Dosis para TFG < 10	Dosis para TFG 30-50
Pirazinamida	1-3	5	9/26	100%	100%	100%	40 mg/kg 24 h antes de la diálisis 3 × semana	100%	Dosis para TFG 10-50
Rifampicina	15-30	60-90	1.5/1.8-11	100%	50%-100%	50%	Ninguna	Dosis para TFG < 10	Dosis para TFG 30-50
Antivirales[h]									
Abacavir	Hepático	50	1.5-2.7/ninguna	100%	100%	100%	Ninguna	Ninguna	Dosis del 100%

Aciclovir (profármaco: valaciclovir)	40-70	15-30	2.1-3.5/19	5 mg/kg c/8 h	5 mg/kg c/12 h	5 mg/kg c/24 h	Dosificar tras la HD	Dosis para TFG < 10	5-10 mg/kg c/24 h
Amantadina	90	60	12/500	C/24-48 h	C/48-72 h	C/7 días	Ninguna	Ninguna	Dosis para TFG 10-50
Cidofovir/ probenecid	70-85	< 6	2.6/no procede	*Véase* epígrafe	Evitar	Evitar	Evitar	Evitar	Evitar; en caso necesario, 2 mg/kg por semana
Didanosina	60	< 5	1.3-1.6/4.5	C/12 h	C/24 h	C/48 h	25% de la dosis diaria	Dosis para TFG < 10	Dosis para TFG 10-50
Efavirenz	Hepático	> 99	40-76/¿?	¿?	¿?	¿?	¿?	¿?	Dosis para TFG 10-50
Famciclovir	50-65	< 25	1.6-2.9/10-22	C/8 h	250 mg c/12 h	250 mg c/48 h	250 mg tras la HD	¿?	No procede
Foscarnet	85	17	3/prolongado	28 mg/kg	15 mg/kg	6 mg/kg	Dosificar tras la HD	Dosis para TFG < 10	Inducción de CMV 60 mg c/24 h, principal, 60 mg c/48 h
Ganciclovir (profármaco: valganciclovir)	90-100	1-2%	3.6/30	C/12 h	C/24-48 h	C/48-96 h	Dosificar tras la HD	Dosis para TFG < 10	Inducción: 2.5 mg/kg c/24 h; principal: 1.25 mg c/24 h
Indinavir	Hepático	60	1.8/¿?	¿?	¿?	¿?	No es necesario ajustar la dosis	Dosis para TFG < 10	Sin datos 100%
Lamivudina	68-71	36	5-7/15-35	150 mg c/12 h	100 mg diarios	50 mg diarios	Dosificar tras la HD	Dosis para TFG < 10	100 mg el primer día, después 50 mg/día
Lopinavir/ritonavir	Hepático	98-99	5-6/¿?	400 mg c/12 h	400 mg c/12 h	400 mg c/12 h	Sin ajuste de dosis	¿?	100%
Nevirapina	< 5	60	20-45/¿?	100%	100%	100%	Ninguna	¿?	100%
Ribavirina	10-40	98-99	30-60/¿?	100%	Evitar	Evitar	Evitar	Evitar	100%

(*continúa*)

TABLA 26-1 Detalles de los fármacos que requieren ajustes de la dosis en los pacientes con insuficiencia renal y en los que reciben diálisis (*continuación*)

Fármaco	Excretado sin cambios (%)	Unido a proteínas (%)	$t_{1/2}$ normal/ insuficiencia renal (h)	Ajuste de la dosis o de la frecuencia en función de la TFG (mL/min)			Dosis suplementaria para la diálisis		
				TFG > 50	TFG 10-50	TFG < 10	HD	DP	TRSC
Estavudina	40	< 1	1.0-1.4/5.5-8.0	100%	50%	50% c/24 h	Dosificar tras la HD	¿?	100%
Rimantadina	< 25	10	13-65/prolongado	100 mg c/12 h	100 mg diarios	100 mg diarios	¿?	¿?	¿?
Ritonavir	Hepático	98-99	3-5/¿?	¿?	¿?	¿?	Ninguna	Ninguna	100%
Saquinavir	Hepático	97	1-2/¿?	¿?	¿?	¿?	¿?	¿?	100%
Valaciclovir (profármaco del aciclovir)	< 12%	13.5-18.0	2.5/3.3	1 g c/8 h	1 g c/12-24 h	0.5 g c/24 h	Dosificar tras la HD	Dosis para TFG < 10	No procede
Zalcitabina	75	< 4	0.75 mg c/12 h	0.75 mg c/8 h	0.75 mg c/12 h	0.75 mg c/24 h	Dosificar tras la HD	¿?	0.75 mg c/12 h
Zidovudina	8-25	10-30	1.1-1.4/1.4-3.0	200 mg c/8 h	200 mg c/8 h	100 mg c/12 h	100 mg tras la HD	Dosis para TFG < 10	100%
Fármacos cardiovasculares									
Adenosina	< 5	0	< 10 s/sin cambios	100%	100%	100%	Ninguna	Ninguna	Ninguna
Amiodarona	< 5	96	14-120 días/sin cambios	100%	100%	100%	Ninguna	Ninguna	Ninguna
Digoxina	76-85	20-30	36-44/80-120	100% c/24 h	25%-75% c/36 h	10-25% c/48 h	Ninguna	Ninguna	Dosis para TFG 10-50, supervisar la concentración
Dobutamina	< 10	¿?	2 min/¿?	100%	100%	100%	¿?	¿?	¿?
Flecainida	25	52	12/19-26	100%	50%	50%	Ninguna	Ninguna	¿?
Lidocaína	10	60-66	2.2/3.0	100%	100%	100%	Ninguna	Ninguna	Dosis para TFG 10-50

Mexiletina	10	70-75	8/13-16	100%	100%	50%-75%	Ninguna	Ninguna	¿?
Propafenona	< 1	> 95	12/¿?	100%	100%	100%	Ninguna	Ninguna	Dosis para TFG 10-50
Quinidina	20	70-95	6/4-14	100%	100%	75%	100-200 mg tras la HD	Ninguna	Dosis para TFG 10-50, supervisar la concentración
Sotalol	60	< 1	¿?	100%	30%	15%-30%	Dosificar tras la HD	Ninguna	Dosis para TFG 10-50
Tocainida	40	10-20	14/22-27	100%	100%	50%	200 mg	Ninguna	¿?
Inhibidores de la enzima convertidora de angiotensina									
Benazepril	20	95	22/30	100%	75%-100%	50%	25%-30%	Ninguna	¿?
Captopril	30-40	25-30	1.9/21-32	100% c/8-12 h	75% c/12-18 h	50% c/24 h	25%-30%	Ninguna	¿?
Enalapril	43	50-60	24/34-60	100% c/8-12 h	75%-100%	50%	20%-25%	Ninguna	¿?
Fosinopril	< 1	95	11-12/12-20	100%	100%	75%	Ninguna	Ninguna	¿?
Lisinopril	80-90	0-10	12.6/40-50	100%	50%-75%	25%-50%	Dosificar tras la HD	Ninguna	¿?
Quinapril	30	97	1-2/6-15	100%	75%-100%	50%	Dosis para TFG < 10	Dosis para TFG < 10	¿?
Ramipril	10-21	55-70	5.8/15.0	100%	50%-75%	25%-50%	Dosificar tras la HD	¿?	¿?
Antagonistas de los receptores de angiotensina									
Candesartán	33	99	9/¿?	100%	100%	100%	Sin ajuste de dosis	Sin ajuste de dosis	¿?
Eprosartán	35-50	99	5-7/¿?	100%	100%	100%	100%	¿?	¿?
Irbesartán	20	90	13/sin cambios	100%	100%	100%	Sin ajuste de dosis	¿?	¿?
Losartán	10	30	3/4	100%	100%	100%	Ninguna	Ninguna	¿?
Olmesartán	7	99	13/36	100%	100%	100%	¿?	¿?	¿?
Telmisartán	7	98	24/16	100%	100%	100%	¿?	¿?	¿?
Valsartán	13.2	85-99	6.1/¿?	100%	100%	¿?	Ninguna	¿?	¿?

(*continúa*)

TABLA 26-1 Detalles de los fármacos que requieren ajustes de la dosis en los pacientes con insuficiencia renal y en los que reciben diálisis (*continuación*)

Fármaco	Excretado sin cambios (%)	Unido a proteínas (%)	$t_{1/2}$ normal/ insuficiencia renal (h)	Ajuste de la dosis o de la frecuencia en función de la TFG (mL/min)			Dosis suplementaria para la diálisis		
				TFG > 50	TFG 10-50	TFG < 10	HD	DP	TRSC
Bloqueadores β									
Atenolol	> 90	3	6.7/15-35	100% c/24 h	50% c/48 h	30%-50% c/96 h	25-50 mg tras la HD	Dosis para TFG < 10	¿?
Carvedilol	< 2	95	5-8/sin cambios	100%	100%	100%	Ninguna	¿?	¿?
Labetalol	< 5	50	3-9/sin cambios	100%	100%	100%	Ninguna	Ninguna	¿?
Metoprolol	5	8	3.5/2.5-4.5	100%	100%	100%	Ninguna	Ninguna	¿?
Pindolol	40	50	2.5-4.0/3-4	100%	100%	100%	Ninguna	Ninguna	¿?
Propranolol	< 5	93	2-6/1-6	100%	100%	100%	Ninguna	¿?	¿?
Bloqueadores de los canales de calcio									
Amlodipino	< 10	> 95	35-50/50	100%	100%	100%	Ninguna	Ninguna	¿?
Diltiazem	< 10	98	2-8/3.5	100%	100%	100%	Ninguna	Ninguna	¿?
Nicardipino	< 1	98-99	5/5-7	100%	100%	100%	Ninguna	Ninguna	¿?
Nifedipino	< 10	97	5.5/5-7	100%	100%	100%	Sin ajuste de dosis	Sin ajuste de dosis	¿?
Verapamilo	< 10	83-93	3-7/2.4-4.0	100%	100%	100%	Ninguna	Ninguna	Dosis para TFG 10-50
Fármacos de acción central									
Clonidina	45	20-40	6-23/38-42	C/12 h	C/12-24 h	C/24 h	Ninguna	Ninguna	¿?
Metildopa	25-40	< 15	1.5-6.0/6-16	C/8 h	C/8-12 h	C/12-24 h	250 mg	Ninguna	
Vasodilatadores									
Hidralazina	5-10	87	2.0-4.5/7-16	C/8 h	C/8 h	C/8-16 h	Ninguna	Ninguna	¿?
Minoxidil	15-20	0	2.8-.2/sin cambios	100%	100%	100%	Ninguna	Ninguna	¿?
Terazosina	20-30	90-94	9-12/8-12	100%	100%	100%	¿?	¿?	¿?

Antiulcerosos/inhibidores de la bomba de protones									
Cimetidina	50-70	20	1.5-2.0/5	100%	50%	25%	Dosificar tras la HD	Dosis para TFG < 10	Dosis para TFG 10-50
Esomeprazol	< 1	97	1.0-1.5/sin cambios	100%	100%	100%	¿?	Ninguna	¿?
Famotidina	65-80	15-22	2.5-4.0/12-19	50%	25%	10%	Dosificar tras la HD	Dosis para TFG < 10	Dosis para TFG 10-50
Lansoprazol	Ninguna	> 98	1.3-2.9/sin cambios	100%	100%	100%	¿?	¿?	¿?
Omeprazol	< 1	95	0.5-1.0/sin cambios	100%	100%	100%	¿?	¿?	¿?
Ranitidina	80	15	1.5-3.0/6-9	75%	50%	25%	50%	¿?	¿?
Anticonvulsivos, antidepresivos, antiparkinsonianos, antipsicóticos									
Amitriptilina	Hepático	96	24-40/sin cambios	100%	100%	100%	Ninguna	¿?	¿?
Carbamazepina	2-3	75	12-17/sin cambios	100%	100%	75%	Dosis para TFG < 10, administrar tras la HD	Dosis para TFG < 10	100%
Carbidopa	30	¿?	2/¿?	100%	100%	100%	¿?	¿?	¿?
Clonazepam	Hepático	47	18-50/¿?	¿?	¿?	¿?	¿?	¿?	¿?
Citalopram	12	80	35/¿?	100%	100%	¿?	Ninguna	¿?	
Fluoxetina	Hepático	94.5	24-72/sin cambios	100%	100%	100%	¿?	¿?	¿?
Gabapentina	90	Libre	5-7/132	400 mg c/8 h	300 mg c/12-24 h	300 mg en días alternos	Carga de 300 mg, luego 200-300 mg tras la HD	300 mg en días alternos	Dosis para TFG 10-50
Haloperidol	Hepático	90-92	10-19/¿?	100%	100%	100%	Ninguna	Ninguna	¿?
Lamotrigina	10	55	25-36/43-58	100%	75%	100 mg en días alternos	100 mg tras la HD	Dosis para 10-50	Disminuir la dosis en un 50%

(*continúa*)

TABLA 26-1 Detalles de los fármacos que requieren ajustes de la dosis en los pacientes con insuficiencia renal y en los que reciben diálisis (*continuación*)

Fármaco	Excretado sin cambios (%)	Unido a proteínas (%)	$t_{1/2}$ normal/ insuficiencia renal (h)	Ajuste de la dosis o de la frecuencia en función de la TFG (mL/min)			Dosis suplementaria para la diálisis		
				TFG > 50	TFG 10-50	TFG < 10	HD	DP	TRSC
Fenitoína (difenilhidantoína)	2	90	24/sin cambios	100%	100%	100%	Ninguna	Ninguna	100%
Fenobarbital	Hepático/ renal	40-60	60-150/117-160	C/8-12 h	C/8-12 h	C/12-16 h	1/2 dosis tras la HD	50%	Dosis habitual, supervisar la concentración
Levetiracetam	65	< 10	7/25	500-1000 mg C/12 h	250-750 mg C/12 h	250-500 mg C/12 h	500-1000 mg/ día, luego 250-500 mg tras la HD	¿?	
Levodopa	Ninguna	5-8	0.8-1.6/¿?	100%	100%	100%	¿?	¿?	¿?
Litio	Renal	Ninguna	14-28/40	100%	50%-75%	25-50%	Dosificar tras la HD	Ninguna	Dosis para TFG 10-50
Nefazodona	Hepático	99	2-4/sin cambios	100%	100%	100%	¿?	¿?	¿?
Paroxetina	2%	95	15-20/30	100%	50-75	50	¿?	¿?	¿?
Sertralina	Hepático	97	24/¿?	100%	100%	100%	¿?	¿?	¿?
Topiramato	70-80	9-17	19-23/48-60	100%	50%	25%	Dosificar tras la HD	Dosis para TFG 10-50	Dosis para TFG 10-50
Valproico, ácido	3-7	90	5-16/sin cambios	100%	100%	100%	Ninguna	Ninguna	¿?
Venlafaxina	Hepático	27	4/6-8	75%	50%	50%	Ninguna	¿?	¿?
Antidiabéticos									
Clorpropamida	47	91-99	24-48/50-200	50%	Evitar	Evitar	Evitar	Evitar	No procede
Glipizida	4.5-7.0	97	3-7/¿?	100%	100%	100%	¿?	¿?	No procede

Gliburida	50	99	1.4-2.9/5	¿?	Evitar	Evitar	Ninguna	Ninguna	No procede
Metformina	90-100	Insignificante	1-5/prolongado	50%	25%	Evitar	No procede	Evitar	Evitar
Pioglitazona	Hepático	97	9/sin cambios	100%	100%	100%	100%	¿?	¿?
Rosiglitazona	Hepático	99	3-4/sin cambios	100%	100%	100%	100%	¿?	¿?
Antihiperlipidémicos									
Atorvastatina	< 2	> 98	14/¿?	¿?	¿?	¿?	¿?	¿?	¿?
Gemfibrozilo	Ninguna	97-99	7.6/sin cambios	100%	100%	100%	Ninguna	¿?	¿?
Lovastatina	Ninguna	> 95	1.1-1.7/sin cambios	100%	100%	100%	¿?	¿?	¿?
Niacina	Ninguna	¿?	0.5-1.0/¿?	100%	50%	25%	¿?	¿?	¿?
Pravastatina	< 10	40-60	0.8-3.2/sin cambios	100%	100%	100%	Ninguna	Ninguna	¿?
Simvastatina	< 0.5	> 95	¿?	100%	100%	100%	Ninguna	Ninguna	¿?

CMV: citomegalovirus; DP: diálisis peritoneal; Hepático: eliminado sobre todo por metabolismo hepático; HD: hemodiálisis; TFG: tasa de filtración glomerular; TRSC: terapia renal sustitutiva continua; ¿?: sin datos.

[a]El metabolito activo (normeperidina) disminuye el umbral convulsivo, se acumula en caso de enfermedad renal en etapa terminal y se dializa de forma deficiente.

[b]Los pacientes con insuficiencia renal en etapa terminal son más sensibles a los efectos de la morfina.

[c]Aminoglucósidos: *véase* más adelante la alternativa de dosificación de una vez al día.

Depuración de la creatinina (mL/min)	> 80	60-80	40-60	30-40	20-30	10-20	< 10		
Dosis de antibióticos	Dosificar c/24 h (mg/kg)		12.0	7.5	4.0	Dosificar c/48 h (mg/kg)		4.0	3.0
Amikacina/kanamicina	15.0		4.0	3.5	2.5	7.5		3.0	2.0
Gentamicina/tobramicina	5.1					4.0			

[d]Medir las concentraciones séricas; riesgo de nefrotoxicidad y ototoxicidad; farmacocinética variable en la diálisis peritoneal.

[e]El imipenem reduce el umbral convulsivo en caso de enfermedad renal en etapa terminal. La cilastatina disminuye la nefrotoxicidad potencial del metabolito.

[f]La malabsorción de la quinolona se produce en presencia de compuestos que contienen magnesio, calcio, aluminio y hierro.

[g]Tetraciclinas: se produce mala absorción en presencia de compuestos que contienen magnesio, calcio, aluminio y hierro.

[h]*Véase* http://www.aidsinfo.nih.gov para obtener información actualizada.

Adaptada de Aronoff GR, Berns JS, Brier ME, et al., eds. *Drug prescribing in renal failure: dosing guidelines for adults*, 4th ed. Philadelphia: American College of Physicians, 2007, Brater DC. Drug dosing in renal failure. En: Brady HR, Wilcox CS, eds. *Therapy in nephrology and hypertension: companion to Brenner and Rector's The kidney*, 3rd ed. Philadelphia: WB Saunders, 2008:939–954; Gilbert D, Moellering R, et al. *The Sanford guide to antimicrobial therapy*. Hyde Park: Jeb C. Sanford, 2008; Sandow N. *Rx list: the Internet drug list*. RxList LLC, 2008. Disponible en http://www.rxlist.com/.

Y lo que es más importante, las recomendaciones para la dosificación de los fármacos durante la TRSC deben basarse en los datos de depuración clínica cuando se disponga de ellos. Puede ser necesario supervisar la concentración plasmática del fármaco en el caso de algunos fármacos en los pacientes gravemente enfermos.

VII. DIÁLISIS PERITONEAL DE LOS FÁRMACOS. Al igual que otros solutos, la mayoría de los fármacos pueden ser transportados bidireccionalmente a través de la membrana peritoneal durante la diálisis peritoneal. Los fármacos administrados por vía intraperitoneal entran rápidamente en la circulación. Por ejemplo, los antibióticos pueden alcanzar concentraciones plasmáticas equivalentes tras una dosificación intravenosa o intraperitoneal. Aunque la superficie peritoneal es grande, la mayoría de los volúmenes de permanencia son de aproximadamente 2 L. Incluso si la depuración del fármaco se aproximara a la depuración peritoneal de la creatinina, la depuración neta sería solo de 6 a 8 mL/min. Y lo que es más importante, dado que los volúmenes peritoneales son mucho menores que el V_D en la mayoría de los fármacos, solo una pequeña parte del fármaco presente en el organismo está en la cavidad peritoneal en un momento dado. Esto limita su contribución a la depuración del fármaco. Esto es así sobre todo en el caso de los fármacos que se unen fuertemente a las proteínas plasmáticas. Tanto la modalidad peritoneal de la diálisis como el grado de la función renal residual pueden afectar la depuración del fármaco. Es importante destacar que los datos sobre la eliminación peritoneal de muchos fármacos son incongruentes, lo que aumenta la necesidad de una farmacovigilancia.

VIII. DETALLES DE LA DOSIFICACIÓN DE LOS FÁRMACOS EN CASO DE INSUFICIENCIA RENAL. En la tabla 26-1 se detallan los fármacos importantes o de uso frecuente que requieren ajustes de la dosis en los pacientes con insuficiencia renal y en los que reciben diálisis. Cuando no se dispone de recomendaciones específicas, los datos sobre la importancia habitual de la eliminación renal del fármaco, la semivida, el V_D y la unión a las proteínas permiten hacer una estimación de los ajustes de la dosis.

IX. LECTURAS RECOMENDADAS

Gilbert D, Moellering R, Eliopoulos G, et al. *The Sanford Guide to Antimicrobial Therapy*. Jeb C. Sanford; 2008.

Hirata S, Kadowaki D. Appropriate drug dosing in patients receiving peritoneal dialysis. *Contrib Nephrol.* 2012;177:30–37.

Ruchi R, Bozorgmehri S, Ozrazgat-Baslanti T, et al. Opioid safety and concomitant benzodiazepine use in end-stage renal disease patients. *Pain Res Manag.* 2019;3865924.

Sandow N. *Rx list: the Internet drug list.* RxList LLC. 2003. Accessed May 29, 2008. http://www.rxlist.com

27 Fármacos nefrotóxicos, nefropatía por contraste y estrategias de protección renal

Afia Ashraf, Keiko I. Greenberg

Diversos medicamentos se han asociado a la aparición de nefrotoxicidad, incluidos los antibióticos de uso frecuente, los diuréticos, los antihipertensores, los antiinflamatorios no esteroideos (AINE) y los fármacos quimioterápicos. La exposición a medicamentos nefrotóxicos es una causa frecuente de lesión renal aguda (LRA), sobre todo entre los pacientes hospitalizados y los adultos mayores, quienes pueden tener un mayor riesgo de desarrollar nefrotoxicidad relacionada con los fármacos debido a la hipovolemia intravascular y a los estados de comorbilidad.

I. MECANISMOS DE NEFROTOXICIDAD. Los medicamentos nefrotóxicos causan lesión renal a través de varios mecanismos patógenos que afectan a diferentes segmentos de la nefrona.

A. Daño tubular agudo. Las células del túbulo renal, en particular las del túbulo proximal, son susceptibles a la toxicidad relacionada con los fármacos porque su superficie apical está expuesta a las nefrotoxinas filtradas o porque captan nefrotoxinas de la circulación basolateral. Una vez en la célula tubular, los fármacos causan daño por diferentes mecanismos, como la lesión mitocondrial y la oxidativa, que en última instancia conducen a la muerte celular. Se cree que la obstrucción de los túbulos por células apoptóticas, el reflujo tubular del filtrado en los túbulos obstruidos y la activación de la retroalimentación tubuloglomerular con vasoconstricción de la arteriola aferente contribuyen a la disminución de la tasa de filtración glomerular. En la mayoría de los pacientes se observa una recuperación de la función renal, pero algunos pueden desarrollar atrofia tubular y fibrosis intersticial significativas.

Entre los medicamentos que penetran en las células tubulares proximales desde la superficie apical se encuentran los **aminoglucósidos**. Estos se unen a los receptores de la membrana apical, lo que conduce a la endocitosis y la translocación a lisozimas para desencadenar una cascada de daño. El daño y la muerte celular pueden presentarse como una tubulopatía proximal con hipocalemia, hipofosfatemia y síndrome de Fanconi, así como LRA. El **manitol**, la **sacarosa** y **otros azúcares** presentes en los preparados intravenosos de inmunoglobulinas, así como el **hidroxietil almidón** y **otros almidones**, entran en las células del túbulo proximal por pinocitosis. La acumulación de estas sustancias en los lisosomas lleva a la nefrosis osmótica o formación de grandes vacuolas e hinchazón celular. Estas células tumefactas pueden causar estenosis importante o la oclusión de la luz tubular proximal.

Las nefrotoxinas también pueden entrar en el túbulo proximal a través de la membrana basolateral mediante transportadores activos. Entre ellos se encuentran los transportadores de aniones orgánicos humanos (TAOh) y los transportadores de cationes orgánicos humanos (TCOh). El **tenofovir**, el **cisplatino** y la **ifosfamida** son transportados por los TAOh o los TCOh. El daño tubular puede producirse cuando se acumulan estos fármacos intracelularmente. El tenofovir ocasiona una disfunción mitocondrial que lleva a la apoptosis y la necrosis celular, lo que puede manifestarse clínicamente como síndrome de Fanconi y LRA. El cisplatino causa la formación de compuestos tóxicos asociados al estrés oxidativo, el oxígeno reactivo y las especies de nitrógeno, así como la inducción de vías que conducen a la inflamación y la apoptosis. El metabolismo de la ifosfamida dentro de la célula tubular genera cloroacetaldehído, que inhibe la vía de la fosforilación oxidativa. Al igual que con el tenofovir, la nefrotoxicidad de la ifosfamida puede manifestarse como tubulopatía proximal y LRA.

La **anfotericina B** tiene efectos tóxicos directos sobre las membranas de las células tubulares, lo que produce apoptosis y muerte celular. También causa vasoconstricción renal. Las manifestaciones clínicas de la nefrotoxicidad por anfotericina B incluyen LRA, hipocalemia, hipomagnesemia, acidosis tubular renal distal y deterioro de la capacidad de concentración urinaria.

B. Nefritis intersticial aguda. Muchos medicamentos se han asociado a la nefritis intersticial aguda (NIA), la cual se considera una reacción de hipersensibilidad retardada. Los medicamentos pueden inducir la NIA al unirse al tejido renal, imitar a los antígenos renales, actuar como haptenos (sustancias que necesitan unirse a otra molécula para producir una respuesta inmunitaria) o por otros mecanismos. Anteriormente, la **meticilina** era la causa más frecuente de la NIA, que suele cursar con fiebre, erupción cutánea y artralgias. Posteriormente, un gran número de medicamentos han sido relacionados con la NIA, pero las manifestaciones extrarrenales son infrecuentes en el caso de la NIA producida por fármacos distintos a la meticilina. Estos medicamentos incluyen **alopurinol**, **betalactámicos**, **quinolonas**, **rifampicina**, **sulfonamidas**, **vancomicina**, **aciclovir**, **indinavir**, **diuréticos de asa** y **tiazídicos**, **fenitoína**, **AINE**, **inhibidores de la bomba de protones** y **ranitidina**. En los últimos años, varios antineoplásicos se han asociado a la NIA. Entre ellos se encuentran los **inhibidores de PD-1**, los **inhibidores de CTLA-4**, los **inhibidores de la cinasa de linfoma anaplásico (crizotinib)**, **los inhibidores de BRAF (vemurafenib, dabrafenib)**, los **inhibidores de la tirosina-cinasa (sunitinib, sorafenib, pazopanib)**, así como los **inhibidores de los puntos de control inmunitario (ipilimumab, nivolumab, pembrolizumab, atezolizumab)**.

C. Nefritis intersticial crónica. Diversos medicamentos se han asociado a la nefritis intersticial crónica, como los **inhibidores de la calcineurina**, la **carmustina**, la **semustina**, el **cisplatino**, el **litio** y el **ácido aristolóquico**. También puede aparecer con el uso prolongado de analgésicos, en particular las combinaciones que contienen **fenacetina** (fenacetina-ácido acetilsalicílico-cafeína, fenacetina-paracetamol). Cada uno de estos fármacos ocasiona daño tubular (probablemente por mecanismos diferentes), lo que da lugar a una respuesta inflamatoria en el intersticio. A diferencia de la NIA, la nefritis intersticial crónica es gradual y no suele venir acompañada de signos de hipersensibilidad.

D. Obstrucción intratubular. Cuando los medicamentos insolubles (o metabolitos de medicamentos) se excretan en la orina, pueden formar cristales dentro de las luces tubulares distales, causando «nefropatía por cristales». Tales fármacos incluyen **metotrexato**, **indinavir**, **aciclovir**, **foscarnet**, **ganciclovir**, **atazanavir**, **sulfadiazina**, **ciprofloxacino**, **ampicilina**, **sulfonamidas**, **triamtereno**, **fosfato sódico oral** y **etilenglicol** (que se metaboliza en **ácido oxálico**). La formación de cristales obstruye el flujo en la luz del túbulo distal y también desencadena una respuesta inflamatoria en el intersticio. Los factores de riesgo de la nefropatía por cristales incluyen hipovolemia que produce flujo urinario lento, dosis elevada de medicamento, velocidades de infusión rápidas y alteraciones del pH urinario.

E. **Nefropatía por cilindros.** Se desconoce el mecanismo exacto de la LRA asociada a la vancomicina. Entre los posibles mecanismos propuestos están el estrés oxidativo, la activación del complemento y el daño mitocondrial que causa lesión tubular aguda y necrosis. También se ha asociado a la NIA. Otro posible mecanismo descrito más recientemente en una serie de pacientes con lesión renal asociada a la vancomicina es la formación de cilindros tubulares obstructivos. En la tinción inmunohistológica se comprobó que estos cilindros estaban compuestos por un conjunto de vancomicina y uromodulina. Los cilindros estaban rodeados de células reactivas. La mayoría de los pacientes presentaban concentraciones mínimas de vancomicina elevadas.

F. **Glomerulonefritis.** Algunos fármacos pueden causar enfermedad autoinmunitaria que, cuando afecta al riñón, se manifiesta como glomerulonefritis. La cocaína adulterada con **levamisol**, la **hidralazina**, el **propiltiouracilo**, el **carbimazol** y el **metimazol** se han vinculado con la vasculitis asociada a anticuerpos anticitoplasma de neutrófilos (ANCA). A menudo hay valores altos de mieloperoxidasa (MPO)-ANCA en los casos de vasculitis asociada a fármacos. La **procainamida**, la **hidralazina**, la **quinidina** y los **inhibidores del factor de necrosis tumoral α** son algunos de los medicamentos que se han asociado a la enfermedad lúpica, en la que los anticuerpos antihistona son frecuentes. El **oro**, la **penicilamina**, el **mercurio**, el **captopril** y los **AINE** se han asociado a la nefropatía membranosa. Los anticuerpos antirreceptor de la fosfolipasa A2 no deben estar presentes en la nefropatía membranosa secundaria.

G. **Microangiopatía trombótica.** La microangiopatía trombótica se caracteriza por daño endotelial y trombos plaquetarios, lo que produce la obstrucción parcial o completa de los capilares y las arteriolas. Los mecanismos potenciales de la microangiopatía trombótica inducida por fármacos incluyen la formación de autoanticuerpos, la activación del complemento y la toxicidad endotelial directa. Muchos antineoplásicos se han relacionado con la microangiopatía trombótica, incluidos los **fármacos quimioterápicos (gemcitabina, mitomicina C)**, los **inhibidores del proteasoma (bortezomib, carfilzomib, ixazomib)**, los **inhibidores del factor de crecimiento del endotelio vascular (bevacizumab)**, los **inhibidores de la tirosina-cinasa (sunitinib, sorafenib)** y los **inhibidores de los puntos de control inmunitario (ipilimumab)**. Otros medicamentos asociados a la microangiopatía trombótica son la **quinina**, la **ciclosporina**, el **tacrólimus**, el **clopidogrel**, la **ticlopidina** y los **interferones**.

H. **Deterioro de la perfusión renal/alteraciones de la hemodinámica intraglomerular.** Los antihipertensores y los diuréticos pueden causar una reducción importante de la perfusión renal que puede conducir a una LRA prerrenal. Varios medicamentos pueden afectar la capacidad del riñón para mantener la presión intraglomerular en caso de hipoperfusión renal. Los **AINE** deterioran la vasodilatación arteriolar aferente al bloquear la producción de prostaglandinas. Los **inhibidores de la calcineurina (ciclosporina, tacrólimus)**, el **medio de contraste** y la **anfotericina B** también producen vasoconstricción arteriolar aferente. Los **inhibidores de la enzima convertidora de angiotensina** (IECA) y los **antagonistas de los receptores de angiotensina** (ARA) alteran la vasoconstricción de las arteriolas eferentes.

I. **Rabdomiólisis.** Algunos medicamentos pueden causar lesiones directas a las células musculares o crear condiciones que las predisponen a sufrir lesiones (p. ej., isquemia), lo que lleva a la rabdomiólisis. La rabdomiólisis se caracteriza por una lesión de las células musculares que produce la liberación de mioglobina y otros contenidos celulares a la circulación. La mioglobina causa lesiones renales a través de la vasoconstricción renal, la lesión tubular directa y la obstrucción tubular distal. Entre los fármacos y las toxinas asociados a la rabdomiólisis se encuentran los **inhibidores de la hidroximetilglutaril-coenzima A-reductasa (estatinas)**, el **alcohol**, la **cocaína**, la **heroína**, la **ketamina**, la **metadona** y la **metanfetamina**.

J. **Uropatía obstructiva.** Los medicamentos que causan retención urinaria producen LRA posrenal. Entre ellos se incluyen los fármacos con actividad anticolinérgica

(antipsicóticos, antihistamínicos, antidepresivos), opiáceos, agonistas del radiorreceptor α, benzodiazepinas y relajantes del músculo detrusor.

II. NEFROPATÍA ASOCIADA AL CONTRASTE. La LRA que se produce a los pocos días de la administración intravascular de contraste yodado antes se consideraba frecuente y se denominaba *nefropatía inducida por contraste*. En los últimos años, debido a la mayor consciencia sobre los posibles efectos nefrotóxicos de los contrastes yodados, al uso de estrategias para prevenir la LRA y al desarrollo de nuevos medios de contraste, las tasas de LRA tras la administración de contraste son bajas y la mayoría de los profesionales las sobreestiman. Dado que muchos pacientes sometidos a estudios de imagen u otros procedimientos que requieren contraste yodado presentan otros factores de riesgo de desarrollar LRA, como hipotensión o exposición a otras sustancias nefrotóxicas, a menudo es imposible determinar el papel exacto desempeñado por el contraste en la causa de la LRA. Por lo tanto, *lesión renal aguda asociada al contraste* es probablemente un término más adecuado para describir esta afección.

Se han propuesto diversos mecanismos de acción de la nefropatía asociada al contraste. Los medios de contraste tienen efectos citotóxicos directos sobre las células tubulares, por lo que producen lesiones, apoptosis y necrosis. Las células apoptóticas pueden causar obstrucción tubular, ya que los medios de contraste aumentan la viscosidad del líquido en los túbulos, lo que también puede contribuir a su obstrucción. La activación de la retroalimentación tubuloglomerular produce vasoconstricción renal. Los medios de contraste también inducen vasoconstricción renal al modificar el óxido nítrico, las prostaglandinas y otras sustancias. El aumento de la viscosidad de la sangre puede causar trombosis de los capilares y las arteriolas o vénulas pequeñas.

Aunque a lo largo de los años se han utilizado definiciones ligeramente diferentes de la nefropatía asociada al contraste, las guías actuales la definen como una LRA (según criterios de la organización Kidney Disease: Improving Global Outcomes [KDIGO]) que se produce en las 48 h siguientes a la exposición al contraste. La reducción grave de la función renal y la necesidad de terapia renal sustitutiva son bastante infrecuentes. No obstante, la nefropatía asociada al contraste se ha relacionado con un mayor riesgo de mortalidad y progresión de la enfermedad renal crónica preexistente.

Se han identificado varios factores de riesgo asociados al desarrollo de la nefropatía asociada al contraste, de los cuales la enfermedad renal crónica y la diabetes son los más importantes. El tipo de medio de contraste utilizado es un factor: los agentes de contraste de alta osmolalidad empleados en el pasado se vincularon con un mayor riesgo de nefropatía asociada al contraste en comparación con los medios de baja osmolalidad e isoosmolalidad empleados actualmente. Un mayor volumen de contraste también se ha relacionado con un incremento del riesgo de nefropatía asociada al contraste. Por último, se cree que la administración intraarterial de contraste se correlaciona con un mayor riesgo de nefropatía asociada al contraste a diferencia de la administración intravenosa, debido a la concentración superior de contraste en las arterias renales. Se han validado unos cuantos modelos para estimar el riesgo de nefropatía asociada al contraste en la intervención coronaria, por ejemplo, en https://qxmd.com/calculate/calculator_47/contrast-nephropathy-post-pci.

III. ESTRATEGIAS DE PROTECCIÓN RENAL

A. Prevención de la nefropatía asociada al contraste. En general, se deben utilizar medios de contraste de baja osmolalidad o isoosmolalidad y se debe reducir al mínimo el volumen de contraste administrado. Se debe evitar la administración repetida de contraste en un plazo de 48 a 72 h.

En los pacientes con enfermedad renal crónica importante o que tienen un alto riesgo de desarrollar nefropatía asociada al contraste debido a otros factores, se deben considerar medidas preventivas. La única intervención que ha mostrado prevenir la nefropatía asociada al contraste es la administración de solución salina por vía intravenosa. Se desconoce cuáles son las pautas óptimas para la administración de líquidos; las recomendaciones oscilan entre 1 y 1.5 mL/kg por hora durante 6 a 12 h antes de un procedimiento; 6 a 24 h después de un procedimiento en los pacientes hospitalizados; y 1 a 3 mL/kg por hora de 1 a 3 h antes y 1 a 1.5 mL/kg por hora durante 4 a 6 h después de un procedimiento en el contexto ambulatorio. En los estudios no se ha comprobado ningún beneficio del uso del bicarbonato de sodio por vía intravenosa frente a la solución salina. La acetilcisteína se utiliza con frecuencia para la prevención de la nefropatía asociada al contraste, pero en un amplio ensayo controlado aleatorizado no se mostró que fuera protectora. Por lo tanto, no se recomienda su uso.

Hay pocas pruebas de que sea beneficioso suspender ciertos medicamentos, como los IECA, los ARA y los diuréticos, antes de la administración del contraste. Es razonable suspender los AINE antes de usar el contraste si es posible. Se ha recomendado suspender la metformina debido a la preocupación por la acidosis láctica en caso de que se produzca una LRA grave; sin embargo, no hay pruebas que respalden esta recomendación. No se ha mostrado que la eliminación del contraste con hemodiálisis inmediatamente después de la administración ayude a prevenir la nefropatía asociada al contraste.

B. Prevención de la nefrotoxicidad inducida por fármacos. Existen varias medidas que pueden ser útiles para prevenir la LRA relacionada con fármacos. Siempre que sea posible, deben utilizarse fármacos no nefrotóxicos y evitarse el uso de varios medicamentos nefrotóxicos. Los factores de riesgo modificabless de LRA, como la hipovolemia o la hipotensión, deben corregirse antes de administrar una nefrotoxina. Los fármacos que se depuran por vía renal deben ajustarse a la función renal basal. La función renal debe supervisarse en los pacientes con mayor riesgo de desarrollar LRA, como los de edad avanzada y aquellos con enfermedad renal crónica preexistente, diabetes, insuficiencia cardíaca y hepatopatía. En algunos casos, puede haber una forma más inocua de un medicamento disponible (p. ej., el tenofovir alafenamida es preferible al tenofovir disoproxil fumarato, y la anfotericina liposomal a la anfotericina convencional). Deben controlarse las concentraciones de los fármacos que causan toxicidad en función de la dosis, como la vancomicina y el litio. La administración de solución salina por vía intravenosa debe acompañar al aciclovir intravenoso para prevenir la formación de cristales intratubulares.

IV. LECTURAS RECOMENDADAS

Goldstein SL. Medication-induced acute kidney injury. *Curr Opin Crit Care.* 2016;22(6):542–545.

Mehran R, Dangas GD, Weisbord SD. Contrast-associated acute kidney injury. *N Engl J Med.* 2019;380(22):2146–2155.

Naughton CA. Drug-induced nephrotoxicity. *Am Fam Physician.* 2008;78(6):743–750.

Perazella MA. Drug-induced acute kidney injury: diverse mechanisms of tubular injury. *Curr Opin Crit Care.* 2019;25(6):550–557.

Rosner MH, Perazella MA. Acute kidney injury in patients with cancer. *N Engl J Med.* 2017; 376(18):1770–1781.

28 Fármacos inmunosupresores para el trasplante renal

Steven Gabardi, Winfred W. Williams

I. INTRODUCCIÓN. El éxito tras un trasplante renal depende en gran medida de la administración de un régimen inmunosupresor para prevenir el rechazo del injerto y preservar la función renal.

El abordaje no selectivo es el modelo dominante para el tratamiento con fármacos inmunosupresores (tabla 28-1). La elección más frecuente para inducir la inmunosupresión es un inhibidor de la calcineurina (ICN), un antimetabolito y corticoides. La acción de los **ICN** consiste en inhibir la activación de los linfocitos T mediante la reducción de la síntesis de la interleucina (IL) 2, impidiendo así la expansión clonal de los linfocitos T dirigidos contra el aloinjerto. Los **antimetabolitos** interrumpen la síntesis de ARN, ADN y la división celular y, por lo tanto, inhiben la replicación y proliferación de los linfocitos B y T. Los **corticoides** son linfotóxicos a dosis elevadas e inhiben la expansión clonal impulsada por citocinas y la cascada inflamatoria asociada al rechazo de aloinjertos.

El tacrólimus (TAC) es el fármaco inmunosupresor principal en los Estados Unidos. Los siguientes más eficaces son los antimetabolitos, el ácido micofenólico (MPA, *mycophenolic acid*) y la azatioprina (AZA). En la actualidad, la AZA ha sido sustituida por el micofenolato de mofetilo (MMF) y el MPA con cubierta entérica (MPA-CE). La metilprednisolona, la prednisona y la prednisolona son los corticoides más utilizados en caso de trasplante de órganos. Muchos centros de trasplante estadounidenses han incorporado esquemas inmunosupresores en los que se retira el tratamiento con corticoides en los primeros 30 a 90 días tras el trasplante renal para prevenir sus efectos adversos a largo plazo.

Los inhibidores de la diana de la rapamicina en células de mamífero (mTOR, *mammalian target of rapamycin*) actualmente se utilizan en los pacientes intolerantes a los ICN, en aquellos con carcinomas de células basales o escamosas, o bien, con enfermedad por citomegalovirus (CMV) resistente a los fármacos. El fármaco inmunosupresor más reciente es el belatacept, que es una proteína de fusión humanizada administrada por vía intravenosa para bloquear la vía coestimuladora (señal 2) e inducir la anergia de los linfocitos T (fig. 28-1).

La activación de los linfocitos T requiere tres señales (*véase* fig. 28-1). La **señal 1** representa el reconocimiento del antígeno por el receptor de los linfocitos T en el complejo principal de histocompatibilidad (MHC, *major histocompatibility complex*) en las células presentadoras de antígenos (CPA) que activa la transcripción nuclear del ARNm de la citocina IL-2. Esto, a su vez, lleva a la unión autocrina de IL-2 a CD25 (receptor de IL-2) y a la activación de la vía de la **señal 3** con la activación y la proliferación de linfocitos T. Los ICN bloquean la señal 1 inhibiendo la calcineurina-fosfatasa. La activación de la **señal 2**, o vía coestimuladora, depende de las moléculas de superficie de los linfocitos T que interactúan con los ligandos

TABLA 28-1 Fármacos inmunosupresores disponibles en la actualidad

Clase de fármaco	Inmunosupresión de inducción o mantenimiento	Fármacos disponibles: nombre genérico
Anticuerpos antilinfocitos	Inducción	Alemtuzumab Globulina antitimocito (caballo) Globulina antitimocito (conejo)
Antiproliferativos	Mantenimiento	Azatioprina Micofenolato de mofetilo Ácido micofenólico
Inhibidores de la calcineurina	Mantenimiento	Ciclosporina Ciclosporina modificada Tacrólimus Tacrólimus de liberación prolongada
Corticoides	Mantenimiento	Metilprednisolona Prednisona
Bloqueador de la coestimulación	Mantenimiento	Belatacept
Antagonista del receptor de interleucina 2	Inducción	Basiliximab
Inhibidores de la diana de la rapamicina en células de mamífero (mTOR)	Mantenimiento	Everólimus Sirólimus

de las CPA. El belatacept bloquea selectivamente la activación de los linfocitos T a través de la vía de la coestimulación. La **señal 3** activa la vía que rige el ciclo celular y, por lo tanto, controla la proliferación y expansión de los linfocitos T. La mTOR es fundamental para la activación del ciclo celular y, cuando se inhibe mediante sirólimus (SRL) o everólimus (EVL), se anula la actividad del ciclo celular.

II. FÁRMACOS INMUNOSUPRESORES

A. Terapia de inducción. La terapia de **inducción** se administra durante el período perioperatorio para prevenir la activación o inducir la reducción de los linfocitos T. La terapia de inducción actual se administra a los receptores de trasplantes de alto y bajo riesgo. Permite modificar el esquema de tratamiento, incluida la reducción de la exposición al TAC, las pautas de retirada de los corticoides y la utilización del belatacept para el tratamiento.

Los fármacos inductores de anticuerpos incluyen medicamentos antilinfocitos reductores específicos y anticuerpos (antagonistas) antirreceptores de la IL-2 dirigidos a los linfocitos T. En los ensayos se ha indicado que la terapia de inducción con anticuerpos biológicos más fármacos inmunosupresores convencionales es superior a la terapia de mantenimiento sola en cuanto a la reducción del rechazo del aloinjerto renal y el fracaso del aloinjerto. Estos fármacos pueden retrasar el inicio de la administración de ICN en caso de función retardada del injerto y acelerar la retirada de los corticoides (tabla 28-2).

Las reacciones relacionadas con la infusión incluyen síntomas similares a los de la gripe, malestar digestivo, mareo y mialgias.

1. Anticuerpos antilinfocitos. Estos fármacos reducen los linfocitos T para revertir o prevenir el rechazo agudo.

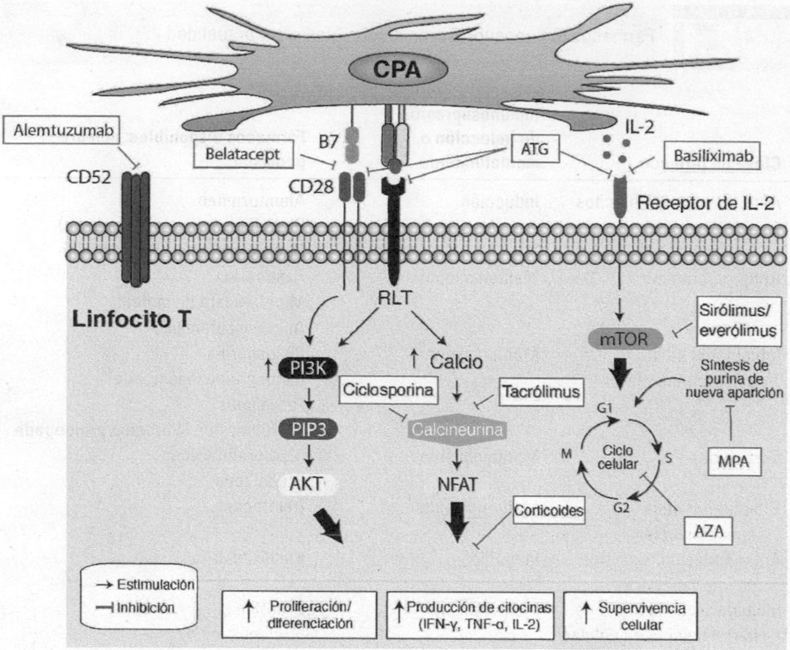

FIGURA 28-1. Ilustración de los principales mecanismos de acción de los fármacos inmunosupresores de inducción y mantenimiento utilizados en caso de trasplante renal (de Riella LV, ed. Immunosuppression. En: *Kidney Transplant eBook*. 3rd ed. Apple; 2019:30–65).

a. **Anticuerpos policlonales.** Las preparaciones policlonales consisten en antisueros cultivados en animales. Contienen una amplia variedad de anticuerpos dirigidos contra el determinante de agrupación (CD, *cluster determinant*) 2, CD3, CD4, CD8, CD18 y las moléculas del antígeno leucocitario humano. Actualmente existen dos anticuerpos policlonales reductores de linfocitos: la globulina antitimocito de caballo y de conejo (rATG, *antithymocyte globulin* [*rabbit*]); esta última es una globulina antilinfocitaria policlonal derivada de conejos que se utiliza para tratar el rechazo celular y para la inducción. La rATG produce disminución de linfocitos T, lisis dependiente del complemento mediada por receptores Fc, opsonización y fagocitosis por macrófagos e inmunomodulación con apoptosis. La reconstitución inmunitaria puede prolongarse durante varios meses. En un estudio se constató el beneficio de administrar la dosis inicial de rATG por vía intravenosa en el momento del trasplante.
b. **Anticuerpo monoclonal.** El anticuerpo monoclonal alemtuzumab está dirigido contra el receptor de CD52. Produce una disminución profunda linfocitaria seguida de una reconstitución inmunitaria a lo largo de meses hasta un año.
c. **Anticuerpo antirreceptor de interleucina 2.** El basiliximab, un anticuerpo contra el receptor de la IL-2, bloquea la vía de la señal 3 (*véase* fig. 28-1). Algunos centros utilizan el basiliximab con corticoides que pueden tener menos efectos adversos y complicaciones tardías que los anticuerpos antilinfocitarios, incluida la enfermedad linfoproliferativa postrasplante.

B. Inmunosupresión de mantenimiento

1. **Inhibidores de la calcineurina: tacrólimus y ciclosporina A (CsA).** Los ICN reducen la producción de IL-2 y la expresión del receptor y, por lo tanto, disminuyen

TABLA 28-2 Inmunosupresión de inducción

Nombre genérico	Proteína reductora o no reductora	Dosificación habitual	Efectos adversos frecuentes
Alemtuzumab	Reductora	30 mg vía intravenosa/subcutánea × 1 dosis	Reacciones relacionadas con la infusión, mielosupresión
Globulina antitimocito de caballo	Reductora	7.5-15 mg/kg diarios vía intravenosa × 3-14 días	Reacciones relacionadas con la infusión, mielosupresión
Globulina antitimocito de conejo	Reductora	0.75-1.5 mg/kg diarios vía intravenosa × 3-6 días	Reacciones relacionadas con la infusión, mielosupresión
Basiliximab	No reductora	20 mg vía intravenosa × 2 dosis	No se notificó ninguno frente al placebo

la activación de los linfocitos T. Los ICN bloquean la señal 1. La CsA se une a la ciclofilina y el TAC a la proteína de unión a FK 12 (FKBP12, *FK-binding protein 12*). Se forma un complejo que inhibe la actividad fosfatasa de la calcineurina, impidiendo así la desfosforilación y la subsiguiente transcripción génica de la IL-2, lo que lleva a la inhibición de la activación de los linfocitos T. El TAC es de 10 a 100 veces más potente que la CsA. Estos dos ICN tienen efectos variables y requieren una supervisión terapéutica de las concentraciones mínimas (tabla 28-3).

a. Tacrólimus. El antibiótico macrólido TAC es el ICN más usado en la práctica.

- Dosis: este fármaco tiene una variabilidad importante. Las dosis iniciales son de 0.1 mg/kg al día administrados en dos dosis fraccionadas con TAC de liberación inmediata, de 0.15 a 0.2 mg/kg al día con Astagraf XL® y de 0.14 mg/kg al día con Envarsus XR®. Las dosis de mantenimiento se ajustan en función de las concentraciones mínimas.
- Objetivo de concentraciones mínimas: de 0 a 6 meses (8-10 ng/mL), de 6 a 12 meses (6-8 ng/mL) y después de 12 meses (4-6 ng/mL) si no hay episodios de rechazo u otras complicaciones.
- Metabolismo: se metaboliza ampliamente a través de los CYP3A4 y CYP3A5 hepáticos.

b. Ciclosporina A. Suele reservarse para quienes experimentaron reacciones adversas al TAC. Por lo general se usan *Neoral®*, *Gengraf®* y sus genéricos.

- Dosis: tiene una variabilidad considerable. La formulación en microemulsión tiene una biodisponibilidad oral del 30% al 45%. Las dosis iniciales de CsA son de 6 a 10 mg/kg, administradas en dos dosis fraccionadas. Las dosis de mantenimiento se ajustan en función de las concentraciones mínimas.
- Objetivo de concentraciones mínimas: de 0 a 6 meses (200-250 ng/mL), de 6 a 12 meses (150-200 ng/mL) y después de 12 meses (80-150 ng/mL) si no hay episodios de rechazo u otras complicaciones.
- Metabolismo: se metaboliza ampliamente a través de los CYP3A4 y CYP3A5 hepáticos. Se une con firmeza a las lipoproteínas plasmáticas y a los eritrocitos.

c. Efectos adversos de los inhibidores de la calcineurina. Los ICN producen muchos efectos secundarios (*véase* tabla 28-3). Hay una alta incidencia de daño del aloinjerto renal por fibrosis intersticial y lesión vascular que afecta

TABLA 28-3 Efectos secundarios frecuentes de la ciclosporina y el tacrólimus

	Ciclosporina	Tacrólimus
Nefrotoxicidad (aguda y crónica)	++	++
Toxicidad tubular renal (↑K^+, ↓Mg^{++}, ↓HCO_3^-)	+	+
Hipertensión y retención de sal	++	+
Hiperuricemia y gota	+	–
Intolerancia a la glucosa y diabetes postrasplante	+	++
Hiperlipidemia	++	+
Hirsutismo	++	–
Alopecia	–	+
Hipertrofia gingival	+	–
Neurotoxicidad (temblor)	+	++
Neurotoxicidad (síndrome de encefalopatía posterior reversible)	+	+
Microangiopatía trombótica	+	+
Toxicidad hepática (pruebas de función hepática ↑ no progresivas)	+	+/–
Cálculos biliares	+	–
Diarrea	–	+

Inhibidores de mTOR: sirólimus (SRL) y everólimus (EVL).

a > 90% de los pacientes con trasplante renal después de los 10 años, pero la frecuencia puede ser menor con el TAC. Los riñones muestran depósitos hialinos arteriolares, fibrosis intersticial y atrofia tubular (IFTA, *interstitial fibrosis/tubular atrophy*). Se produce un descenso progresivo de la tasa de filtración glomerular (TFG) que, en última instancia, contribuye al fracaso del injerto.

La nefrotoxicidad precoz puede estar relacionada con concentraciones tóxicas que producen vasoconstricción arteriolar aferente intensa, reduciendo así la TFG. Por fortuna, esto es reversible si se reduce la dosis del ICN.

2. **Inhibidores de la diana de la rapamicina en mamíferos**
   a. **Sirólimus y everólimus.** El SRL está relacionado con el TAC. El EVL es un metabolito del SRL con una inmunosupresión similar pero una semivida más corta.
      - Mecanismo: también se unen a la FKBP12, lo que inhibe de forma irreversible la actividad de la cinasa mTOR que regula el crecimiento y la proliferación celular.
      - Dosis: la carga de dosis única de SRL es de 6 a 12 mg/día, seguida, tras 24 h, de una dosis diaria de 1 a 4 mg. El EVL se inicia con 0.75 a 1.5 mg c/12 h.
      - Objetivo de concentraciones mínimas: es necesario hacer un seguimiento terapéutico de los medicamentos. Ambos inhibidores de mTOR pueden retrasar la función del injerto, inhibir la cicatrización de heridas y llevar a la formación de linfoceles, neumonitis y mucositis. Si se utiliza precozmente tras el trasplante, una concentración de 8 a 12 ng/mL de cualquiera de los dos fármacos es adecuada. En los pacientes de más de 6 meses postrasplante, las concentraciones mínimas deben oscilar entre 3 y 8 ng/mL.
      - Metabolismo: ambos inhibidores de mTOR se absorben en el tubo digestivo superior y se someten a un amplio metabolismo digestivo por CYP3A5 y metabolismo de primer paso por la enzima CYP3A4. Cabe destacar que el SRL tiene una semivida de 60 h, lo que hace necesaria una dosis de carga, pero permite administrarla una cada 24 h. La semivida del EVL, de aproximadamente 30 h, requiere dosificación cada 12 h.

TABLA 28-4 Otros efectos adversos de los inhibidores de mTOR

Piel	Erupciones cutáneas, brotes de acné, sarpullido
Edema	Edema periférico, el cual puede ser secundario a un aumento de la excreción urinaria de proteínas
Hiperlipidemia	↑ tioguanina, ↑ colesterol, colesterol desproporcionadamente alto
Microangiopatía trombótica	Inusual
Artralgia	Poco frecuente
Teratogenia	Evitar durante el embarazo y la lactancia
Neumonitis intersticial	Ocurre en el 1-3% y puede ser mortal
Estomatitis, úlceras bucales	Con sirólimus en solución oral. Puede ser dolorosa y debilitante, puede responder a los corticoides y lidocaína tópicos y a la reducción de la dosis del fármaco

Su ventaja principal son sus propiedades antiproliferativas, beneficiosas en los pacientes con carcinoma basocelular o escamocelular o con carcinoma de células renal. Tienen propiedades contra el CMV que son valiosas en caso de enfermedad recurrente por CMV.

Efectos adversos de los inhibidores de mTOR (tabla 28-4). El perfil de los efectos adversos del SRL y el EVL limita su uso generalizado.

i. **Nefrotoxicidad.** La nefrotoxicidad puede implicar un retraso en la corrección del daño epitelial tubular en los pacientes que reciben riñones con tiempos prolongados de isquemia por conservación en frío. Se han informado casos de proteinuria y glomerulonefropatía tras el cambio al ICN. Muchos profesionales no los utilizan en los pacientes con creatinina sérica > 2 mg/dL o en aquellos con proteinuria.

ii. **Deterioro de la cicatrización de heridas.** Una de las principales preocupaciones del tratamiento con inhibidores de mTOR es el deterioro de la cicatrización, la dehiscencia de la herida y la infección. Por lo tanto, rara vez se utilizan en los primeros 6 a 12 meses tras el trasplante renal.

3. Antimetabolitos

a. **Azatioprina.** La AZA fue el fármaco inicialmente utilizado con los corticoides para el trasplante renal. En la actualidad, su uso se ha reducido debido a sus efectos adversos, como el aumento de los tipos de cáncer de piel escamocelulares. Está reservada como alternativa del MPA.

- Mecanismo: la AZA se convierte con rapidez en 6-mercaptopurina y, posteriormente, en 6-tioguanina (6-TG), que se incorpora al ADN en replicación para inhibir la síntesis de ADN y la transcripción de ARN y, por lo tanto, la replicación de los linfocitos de proliferación rápida.
- Dosis: la dosis inicial es de 1 a 2 mg/kg c/24 h.
- Seguimiento terapéutico: está justificado el control clínico de los hemogramas completos.
- Metabolismo: es metabolizada ampliamente por la xantina-oxidasa (XO) y la tiopurina-metiltransferasa (TPMT), que están sujetas a variantes genéticas. Los metabolizadores lentos acumulan metabolitos tóxicos que causan mielosupresión que puede predecirse mediante pruebas de la actividad de la TPMT. El alopurinol y el febuxostat inhiben la XO y llevan a la acumulación de metabolitos de la AZA con inhibición de la médula ósea. Esto contraindica su uso simultáneo con alopurinol o febuxostat.

- Efectos adversos: la mielosupresión es frecuente. También puede causar alteraciones digestivas, pancreatitis y cáncer de piel a largo plazo.

b. Ácido micofenólico. El MMF es un profármaco del MPA que también está disponible como formulación con sodio y cubierta entérica: MPA-CE.

- Mecanismo: el MPA es un inhibidor no competitivo del monofosfato de inosina-deshidrogenasa, que es el paso en el que se limita la velocidad de síntesis de los nucleótidos purínicos. La consiguiente disminución de guanina bloquea la síntesis de ADN y la proliferación de linfocitos. El MPA reduce la proliferación de los linfocitos B y T, inhibe la producción de anticuerpos y limita el reclutamiento de monocitos.
- Dosis: se inicia con 1000 mg c/12 h. La dosis equimolar de MPA-CE es de 720 mg c/12 h. La dosis de MPA puede reducirse al cabo de 6 a 12 meses.
- Seguimiento terapéutico: el MPA presenta una variabilidad importante debido a la unión cambiante a las proteínas plasmáticas, la recirculación enterohepática, la eliminación renal, la genética, la edad del paciente y las interacciones farmacológicas.
- Metabolismo: el MPA se metaboliza en el hígado a un metabolito que es hidrolizado de nuevo a MPA por la flora entérica del tubo digestivo y reabsorbido por recirculación enterohepática causando un segundo pico de MPA en la sangre de 4 a 6 h después de la dosis, lo que puede dar lugar a efectos secundarios prominentes en el sistema digestivo inferior. El MPA está muy ligado a la albúmina plasmática. Su metabolismo se ve afectado por la función renal, la acidosis y los cambios en la concentración de albúmina sérica.
- Efectos adversos: un 30% de los pacientes experimentan náuseas, distensión abdominal, cólicos abdominales o diarrea y requieren una reducción de la dosis o su interrupción. El MPA-CE puede mejorar la tolerabilidad gastrointestinal. Puede haber mielosupresión.

Los MPA son teratógenos y causan anomalías graves en el desarrollo durante las primeras etapas de la gestación. Por lo tanto, deben suspenderse mucho antes del embarazo y las mujeres en edad fértil deben ser informadas de los riesgos para el feto. En general, las pacientes se pueden cambiar a la AZA, que también es teratógena pero en menor medida; además, se considera la mejor opción para las receptoras de trasplantes renales embarazadas.

4. Corticoides. Aunque eficaces, los corticoides también son notablemente problemáticos (tabla 28-5). El uso de anticuerpos antilinfocitos puede limitar o permitir la reducción completa de los corticoides. En la mayoría de los protocolos se utiliza una dosificación establecida de glucocorticoides durante la cirugía de trasplante e inmediatamente después, seguida de una reducción gradual o rápida con una retirada completa en 90 días.

- Mecanismo: a dosis altas, son directamente linfocíticos, pero, a dosis más bajas, inhiben la expresión de los linfocitos T y de las citocinas derivadas de las CPA y la función de las células dendríticas. Disminuyen las IL-1, IL-2, IL-3, IL-6, el factor de necrosis tumoral α, el interferón γ y las moléculas de adhesión; asimismo, inhiben la migración de los monocitos a las zonas de inflamación.
- Dosis: por lo general, con el trasplante se administran 100 a 500 mg de metilprednisolona en bolo y se disminuye gradualmente durante varios días hasta llegar a una dosis de mantenimiento de casi 20 mg/día de prednisona por vía oral. Si no se ejecuta un protocolo de retirada precoz de los corticoides, se producen más reducciones de la dosis en las semanas y meses posteriores al trasplante. Se suelen utilizar dosis de 2.5 a 5 mg/día para el mantenimiento a largo plazo. El pulso de corticoides es la terapia de primera línea para el tratamiento del rechazo celular agudo o mediado por anticuerpos.
- Metabolismo: el metabolismo se produce a través de las enzimas microsomales hepáticas. No se supervisan las concentraciones.

TABLA 28-5 Principales efectos adversos asociados al tratamiento sistémico con glucocorticoides[a]

Cutáneos y del aspecto
Adelgazamiento de la piel, púrpura y equimosis
Aumento de peso
Aspecto cushingoide
Acné
Hirsutismo
Eritema facial
Estrías
Oftálmicos
Catarata subcapsular posterior
Presión intraocular elevada/glaucoma
Exoftalmos
Cardiovasculares
Retención de líquidos
Hipertensión
Arterioesclerosis prematura
Arritmias
Alteraciones de las lipoproteínas séricas
Gastrointestinales
Gastritis
Enfermedad ulcerosa péptica
Esteatohepatitis
Perforación visceral
Óseos y musculares
Osteoporosis
Necrosis avascular
Miopatía
Neuropsiquiátricos
Euforia
Disforia/depresión
Insomnio
Acatisia
Manía/psicosis
Seudotumor cerebral
Metabólicos y endocrinos
Hiperglucemia
Insuficiencia hipotalámica-hipofisaria-suprarrenal
Inmunitarios
Mayor riesgo de infecciones[b]
Hemáticos
Leucocitosis

El riesgo de presentar efectos adversos suele depender de la dosis y la duración.
[a]El tratamiento con dosis altas de glucocorticoides inhalados rara vez puede causar efectos adversos sistémicos. Consulte el contenido de *UpToDate* para obtener información sobre los efectos adversos locales de los glucocorticoides inhalados.
[b]Consulte el contenido de *UpToDate* sobre los efectos de los glucocorticoides sobre el sistema inmunitario.

- Efectos adversos: los corticoides se asocian a osteoporosis, hiperlipidemia, hipertensión, resistencia a la insulina, cataratas, cicatrización deficiente de las heridas y retraso del crecimiento. Dado que la causa de muerte principal entre los receptores de trasplantes renales es la enfermedad cardiovascular, los efectos secundarios cardiovasculares deben sopesarse con la supervivencia del injerto a largo plazo.

5. **Bloqueo de la coestimulación.** El belatacept es el primer fármaco biológico intravenoso de mantenimiento inmunosupresor en caso de trasplante.
   - Mecanismo: el belatacept bloquea los ligandos de los CD80 y CD86 en las CPA que estimulan el CD28 en los linfocitos T inactivos durante la interacción coestimuladora (señal 2) (*véase* fig. 28-1). El belatacept se ha asociado a tasas más bajas de hipertensión y dislipidemia en comparación con los ICN. Aunque el belatacept mejora la función renal y reduce los anticuerpos específicos del donante, se produce un aumento del rechazo agudo. Se mostró que el belatacept causa menos problemas de hipertensión y dislipidemia que la CsA.

Dosis: el esquema de dosificación es de 10 mg/kg administrados el día del trasplante, seguido de dosis repetidas con intervalos crecientes de dosis a los 4 días, 2 semanas y a los 4, 8 y 12 meses postrasplante. Después de 16 semanas, se dosifica a razón de 5 mg/kg cada 4 semanas, lo que requiere un servicio de infusión. El belatacept administrado mensualmente puede llevar a un mejor cumplimiento en comparación con los ICN diarios. La ausencia de interacciones farmacológicas simplifica la atención a los receptores de trasplantes.

Efectos adversos: los efectos adversos más frecuentes son infecciones de las vías urinarias y de las vías respiratorias superiores, así como cefalea con la infusión. El belatacept puede facilitar la infección por CMV y virus BK, produce edema periférico, anemia, leucopenia, hipotensión, artralgias e insomnio y tiene una advertencia de recuadro negro por el mayor riesgo de presentar trastornos linfoproliferativos postrasplante. Por ello, suele restringirse a los pacientes inmunes al virus de Epstein-Barr.

III. CONCLUSIÓN. Con los protocolos modernos de inmunosupresión se ha logrado una gran eficacia en la reducción del rechazo celular y se ha mejorado la supervivencia del aloinjerto a corto plazo, pero la supervivencia del aloinjerto a largo plazo no ha cambiado de forma importante. Una mayor comprensión del impacto de la farmacogenética en la inmunosupresión de inducción y mantenimiento debería ayudar a mejorar la supervivencia, mientras que la investigación de los factores no genéticos podría mejorar la precisión.

IV. LECTURAS RECOMENDADAS

Gabardi S, Martin S, Roberts K, et al. Induction immunosuppressive strategies in renal transplantation. *Am J Health Syst Pharm.* 2011;68:211–218.

Halloran PF. Immunosuppressive drugs for kidney transplantation. *N Engl J Med.* 2004;351:2715–2729.

Kim M, Martin ST, Townsend K, et al. Antibody mediated rejection in kidney transplantation: a review of pathophysiology, diagnosis, and treatment options. *Pharmacotherapy.* 2014;34:733–744.

Lee RA, Gabardi S. Current trends in immunosuppressive therapies for renal transplant recipients. *Am J Health Syst Pharm.* 2012;69:1961–1975.

29 Fármacos oncológicos y el riñón

Chintan V. Shah

INTRODUCCIÓN

Los avances recientes en la terapia contra el cáncer han mejorado espectacularmente la atención que se les ofrece a los pacientes oncológicos. Las tasas de supervivencia relativa a 5 años han aumentado del 49% (1975-1977) al 69% (2008-2014). Sin embargo, a pesar de las mejorías en el pronóstico junto con las mejores técnicas de vigilancia para la detección del cáncer, la exposición a los fármacos antineoplásicos y la toxicidad relacionada con los medicamentos ha aumentado. Los riñones son los principales afectados por la toxicidad de los fármacos debido a su papel en su excreción. A continuación se resumen las características clave de la nefrotoxicidad de los fármacos oncológicos en función de la localización y el tipo de lesión renal (tabla 29-1).

I. MICROANGIOPATÍA TROMBÓTICA

A. Fármacos antiangiogénicos. La angiogénesis es vital para que crezca el tumor. El factor de crecimiento endotelial vascular (VEGF, *vascular endothelial growth factor*) se une a los receptores del factor de crecimiento del endotelio vascular (RVEGF) que activan la vía de la tirosina-cinasa para promover el crecimiento de los capilares. Este es el objetivo principal de los fármacos antiangiogénicos. Los anticuerpos contra el VEGF (p. ej., bevacizumab) y los bloqueadores del VEGF (receptores solubles señuelo, p. ej., aflibercept) se unen al ligando del VEGF, mientras que los anticuerpos anti-RVEGF (p. ej., ranibizumab, ramucirumab, axitinib) bloquean los RVEGF y las tirosina-cinasas (p. ej., sunitinib, sorafenib) inhiben la señalización intracelular.

El VEGF es liberado por los podocitos renales para activar los RVEGF en las células endoteliales (CE) que mantienen la barrera de filtración glomerular. La supresión selectiva del gen del VEGF en los podocitos de los ratones causa hipertensión, proteinuria y microangiopatía trombótica (MAT). Estas también son las características de la toxicidad de los fármacos en los humanos.

La hipertensión es frecuente y se ha relacionado con la inhibición del óxido nítrico y las prostaciclinas, lo que produce vasoconstricción. La hipertensión es una toxicidad dependiente del mecanismo de acción y la inhibición eficaz en la señalización del VEGF, y predice una mejor respuesta. En un análisis retrospectivo de más de 500 pacientes con carcinoma de células renales metastásico tratados con sunitinib, se informó que la tasa de respuesta objetiva era seis veces mayor y que la mediana de supervivencia sin progresión y la supervivencia general eran más de cuatro veces superiores en los pacientes con hipertensión inducida por sunitinib. Por ende, la hipertensión puede ser un biomarcador de respuesta y debe señalar la continuación del tratamiento mientras se aplican medidas para controlar la presión arterial. La inhibición de la enzima convertidora de angiotensina y los antagonistas del calcio son opciones razonables de primera línea.

La proteinuria es el segundo efecto adverso más frecuente. Es una consecuencia dependiente de la dosis de la inhibición del VEGF en los podocitos. La proteinuria se

TABLA 29-1 Clasificación de la nefrotoxicidad asociada a los fármacos oncológicos

Microangiopatía trombótica
• Fármacos antiangiogénicos
• Gemcitabina y mitomicina C
ECM/GEFS
• IFN
• Fármacos antiangiogénicos
Necrosis tubular aguda
• Cisplatino, ifosfamida, pemetrexed
• Mitramicina
Síndrome de Fanconi
• Cisplatino, ifosfamida
Nefritis intersticial aguda
• Inhibidores de los puntos de control inmunitarios
• Fármacos antiangiogénicos
Nefropatía por cristales
• Metotrexato
Canalopatías
Pérdida de magnesio
• Inhibidores de los EGFR (cetuximab, panitumumab)
• Cisplatino
Pérdida de sal
• Cisplatino, azacitadina
Diabetes insípida nefrógena
• Cisplatino, ifosfamida, pemetrexed
Síndrome de la secreción inadecuada de la hormona diurética
• Ciclofosfamida, vincristina

ECM: enfermedad con cambios mínimos; EGFR: receptores del factor de crecimiento endotelial; GEFS: glomeruloesclerosis focal y segmentaria; IFN: interferón.

presenta entre el 18% y el 36% de los pacientes. La proteinuria leve puede controlarse con inhibidores de la enzima convertidora de angiotensina o antagonistas de los receptores de angiotensina, mientras que la presencia del síndrome nefrótico justifica la interrupción del tratamiento.

La MAT es la lesión que causa nefrotoxicidad con mayor frecuencia. Los indicios clínicos incluyen proteinuria que empeora la función renal y anemia hemolítica microangiopática.

B. Gemcitabina y mitomicina C. La gemcitabina y la mitomicina C pueden causar MAT. Mientras que la toxicidad asociada a la mitomicina depende de la dosis administrada, la dosis acumulada de gemcitabina no predice la toxicidad por el síndrome urémico hemolítico (SUH). La plasmaféresis es ineficaz en la mayoría de los pacientes con SUH y púrpura trombocitopénica trombótica por cualquiera de estos fármacos, pero el rituximab y el eculizumab pueden tener cierta eficacia.

II. TUBULOPATÍAS

A. Cisplatino. El cisplatino (*cis*-diaminedicloroplatino II, CDDP) se utiliza ampliamente para tratar carcinomas, sarcomas y linfomas. La nefrotoxicidad depende de la dosis y es un evento adverso limitante de la dosis que se observa en el 30% al 40% de los pacientes. El daño tubular producido por el CDDP puede causar lesión renal aguda (LRA), síndrome de Fanconi, pérdida de sal o magnesio o diabetes insípida nefrógena. El transportador de cationes orgánicos 2 (TCO_2) es necesario para el transporte del cisplatino a las células epiteliales tubulares proximales (CETP), donde se concentra cinco veces más. Así, las concentraciones séricas consideradas no tóxicas pueden causar toxicidad renal. La sustitución de magnesio reduce la expresión del TCO_2 en las CETP y disminuye el riesgo de nefrotoxicidad a una cuarta parte. La administración de suplementos de magnesio (2-4 g de sulfato de magnesio) con hidratación de bajo volumen (1-2 L de solución salina al 0.9 %) sirve para prevenir la nefrotoxicidad por cisplatino.

B. Ifosfamida. La ifosfamida es un alquilante parecido a la ciclofosfamida, pero su metabolito principal es mucho más nefrotóxico. Puede causar tubulopatías, incluyendo lesión tubular proximal o síndrome de Fanconi, diabetes insípida nefrógena o LRA, que suele ser reversible. El síndrome de Fanconi se caracteriza por la presencia de disfunción tubular proximal con grados variables de glucosuria en un contexto de normoglucemia, pérdida renal de fosfato y potasio, acidosis tubular renal proximal, hipouricemia y aminoaciduria. La nefrotoxicidad se produce en aproximadamente el 5% de los pacientes.

C. Pemetrexed. El pemetrexed es un antifolato parecido al metotrexato. Mientras que el metotrexato causa lesiones tubulares a través del depósito de cristales, el pemetrexed daña directamente los túbulos, ya que la mayor parte del fármaco se excreta sin cambios en la orina. El pemetrexed se concentra en las células tubulares proximales por asimilación apical a través de los receptores de folato y captación basolateral por los transportadores de folato. La acumulación intracelular inhibe las enzimas metabólicas del folato y deteriora la síntesis celular del ARN y ADN, ocasionando así lesiones tubulares con necrosis tubular aguda, nefritis intersticial aguda o diabetes insípida nefrógena.

III. CANALOPATÍAS.

Pérdida de magnesio con inhibidores del receptor del factor de crecimiento epitelial (EGFR, *endothelial growth factor receptors*) (cetuximab, panitumumab).

El magnesio se reabsorbe principalmente en la nefrona distal. La unión del EGF al EGFR en la membrana basolateral del túbulo contorneado distal conduce a la inserción de los canales del receptor de potencial transitorio de tipo melastatina 6 (TRPM6, *transient receptor potential melastatin 6*) en la membrana apical que facilita la reabsorción de magnesio desde el espacio urinario hasta la célula. El EGFR se sobreexpresa en el caso de varios tumores de origen epitelial (p. ej., cáncer colorrectal, de cabeza y cuello, de mama y de pulmón). El cetuximab es un anticuerpo monoclonal quimérico dirigido contra el EGFR y se utiliza en combinación con la quimioterapia, por lo que inhibe la reabsorción del magnesio. Más de la mitad de los pacientes desarrollan hipomagnesemia, mientras que las concentraciones séricas de magnesio disminuyen en casi todos. En ocasiones se requieren infusiones diarias de hasta 6 a 10 g de sulfato de magnesio para corregir la insuficiencia. La hipomagnesemia suele resolverse a las 4 semanas de suspender el cetuximab. Los pacientes que desarrollan hipomagnesemia importante suelen tener hipercalemia o hipocalcemia debido a la resistencia a la hormona paratiroidea.

IV. NEFRITIS INTERSTICIAL AGUDA

A. Inhibidores de los puntos de control inmunitarios (IPCI). Los IPCI utilizados en la terapia inmunitaria dirigida han revolucionado el tratamiento contra el cáncer. Los puntos de control inmunitarios mantienen el equilibrio entre la activación y la inhibición de los linfocitos T. El microambiente tumoral proporciona un santuario a las células tumorales al impedir su destrucción por los linfocitos T. Los IPCI «quitan los frenos» y permiten que los linfocitos T ataquen a las células cancerosas. Estos puntos de control incluyen la proteína 4 asociada a los linfocitos T citotóxicos

(CTLA-4), la proteína 1 de la apoptosis (PD-1) y el ligando 1 de la PD (PD-L1). La Food and Drug Administration de los Estados Unidos ha aprobado un inhibidor de la CTLA-4 (ipilimumab), tres inhibidores de la PD-1 (nivolumab, pembrolizumab, cemiplimab) y tres inhibidores del PD-L1 (atezolizumab, avelumab, durvalumab).

Estos fármacos producen eventos adversos relacionados con la inmunidad (EARI) que incluyen neumonitis, tiroiditis y hepatitis, pero las erupciones cutáneas y la colitis son las más frecuentes. Mientras que los EARI extrarrenales ocurren en > 50% de los pacientes, la afectación de los riñones ocurre en ~2%. La LRA por nefritis intersticial aguda es la toxicidad renal más frecuente. En ocasiones, los pacientes desarrollan daño tubular agudo o lesiones glomerulares.

Aunque los IPCI puede continuarse en los pacientes con LRA en estadio 1, se deben suspender en aquellos con LRA grave. Los glucocorticoides son la base del tratamiento de la LRA por IPCI. El tratamiento con pulso de corticoides intravenosos (p. ej., metilprednisolona 250-500 mg/día durante 3 días) seguido de un tratamiento oral con prednisona (1 mg/kg al día) puede ser necesario en caso de LRA grave. La prednisona oral sola se utiliza en la LRA menos grave. Debido a la larga vida media de los IPCI, se requiere una disminución progresiva de los corticoides a lo largo de 3 a 6 meses.

V. NEFROPATÍA POR CRISTALES

A. Metotrexato. El metotrexato es un antifolato clásico utilizado contra diversos tipos de cáncer, como la leucemia linfoblástica aguda, el linfoma y el osteosarcoma. Pueden emplearse dosis letales de metotrexato (1000 a 33 000 mg/m^2) con terapia de rescate con ácido folínico guiada por farmacocinética. Más del 90% del metotrexato se depura por vía renal. Sin embargo, el metotrexato y sus metabolitos son poco solubles en pH ácido y se presentan en forma de cristales que producen daño renal. La disfunción renal inducida por metotrexato da lugar a concentraciones plasmáticas elevadas y constantes de metotrexato que pueden causar toxicidades sistémicas importantes como mielosupresión, mucositis, hepatitis y dermatitis.

Un aumento del pH de la orina de 5.0 a 7.0 multiplica por 10 la solubilidad del metotrexato y sus metabolitos. Por lo tanto, debe administrarse hidratación y alcalinización con solución glucosada al 5% por vía intravenosa con 100 a 150 mEq/L de bicarbonato de sodio mediante infusión continua a 125 a 150 mL/h para mantener el pH de la orina > 7, comenzando 12 h antes del inicio de la infusión de metotrexato y continuando hasta que las concentraciones plasmáticas estén por debajo de 0.1 µM/L. Incluso con hidratación y alcalinización intensivas, ocasionalmente se presenta disfunción renal tras administrar dosis altas de metotrexato. La enzima bacteriana recombinante carboxipeptidasa G2 puede disminuir rápidamente las concentraciones plasmáticas de metotrexato, pero su disponibilidad es limitada. La insuficiencia renal suele ser no oligúrica y reversible en casi todos los casos. Las concentraciones de creatinina plasmática suelen alcanzar su valor máximo en la primera semana y volver a los valores basales en un plazo de 1 a 3 semanas.

VI. LECTURAS RECOMENDADAS

Eremina V, Jefferson JA, Kowalewska J, et al. VEGF inhibition and renal thrombotic microangiopathy. *N Engl J Med.* 2008;358(11):1129–1136.

Lameire N. Nephrotoxicity of recent anti-cancer agents. *Clin Kidney J.* 2014;7(1):11–22.

Perazella MA. Onco-nephrology: renal toxicities of chemotherapeutic agents. *Clin J Am Soc Nephrol.* 2012;7(10):1713–1721.

Perazella MA, Shirali AC. Immune checkpoint inhibitor nephrotoxicity: what do we know and what should we do? *Kidney Int.* 2020;97(1):62–74.

Volarevic V, Djokovic B, Jankovic MG, et al. Molecular mechanisms of cisplatin-induced nephrotoxicity: a balance on the knife edge between renoprotection and tumor toxicity. *J Biomed Sci.* 2019;26(1):25.

SECCIÓN VIII

Uso de fármacos en la hipertensión y la sobrecarga de volumen

30 Fármacos diuréticos y resistencia

Mohammed A. Alshehri, Christopher S. Wilcox

Los diuréticos tiazídicos mantienen su lugar como el tratamiento de primera línea por eficacia y economía en todas las categorías de edema de leve a moderado. También son los fármacos preferidos para la hipertensión, con el beneficio establecido de reducir la mortalidad cardiovascular y disminuir los episodios de accidentes cerebrovasculares en los ensayos controlados aleatorizados. En el 8.º Informe del Joint National Committee on Prevention, Detection, Evaluation, and Treatment of High Blood Pressure (JNC8) se recomienda un tiazídico, un bloqueador de los canales de calcio (BCC), un inhibidor de la enzima convertidora de angiotensina (IECA) o un antagonista de los receptores de angiotensina (ARA) como tratamiento de primera línea para la hipertensión no complicada. En dicho informe se recomiendan los tiazídicos frente a los IECA y los ARA en los pacientes de ascendencia africana sin proteinuria. Las directrices del 2018 publicadas conjuntamente por la Sociedad Europea de Hipertensión y la Sociedad Europea de Cardiología recomiendan la combinación de un IECA o un ARA con un diurético tiazídico o un BCC como tratamiento de primera línea para la mayoría de los pacientes (*véase* cap. 23). Cuando se compararon con un IECA (lisinopril) o un BCC (amlodipino) en el ensayo *Antihypertensive and Lipid Lowering Treatment to Prevent Heart Attack* (ALLHAT), los tiazídicos obtuvieron mejores resultados en cuanto a la insuficiencia cardíaca (frente al amlodipino) y los accidentes cerebrovasculares (frente al lisinopril).

La terapia diurética para los pacientes hipertensos con función renal normal suele basarse en los tiazídicos. Los diuréticos de asa no son eficaces como antihipertensores dada su corta duración de acción y la retención renal de sal posdiurética, a menos que se administren dos o tres veces al día con restricción de la ingesta de sal en la dieta. Sin embargo, los diuréticos de asa sirven para controlar la retención de líquidos y la hipertensión en los pacientes con insuficiencia renal que se vuelven resistentes a los tiazídicos.

I. TIPOS DE DIURÉTICOS Y SUS USOS

A. Diuréticos del túbulo proximal (fig. 30-1)

1. **Inhibidores de la anhidrasa carbónica (IAC).** Como en todos los segmentos tubulares, la energía para el transporte de Na^+ desde el lumen al interior de la célula es proporcionada indirectamente por la bomba de sodio-potasio adenosina-trifosfatasa (Na^+/K^+-ATPasa) basolateral. Esto mantiene el $[Na^+]$ intracelular bajo y el $[K^+]$ intracelular alto, lo que establece una diferencia de potencial (DP) intracelular negativa pronunciada. El intercambio luminal de Na^+ por H^+ mediante el intercambiador de sodio e hidrógeno 1 (NHE1, *sodium hydrogen exchanger 1*) en el túbulo proximal (TP) es responsable de la reabsorción de > 65% de Na^+, bicarbonato y agua. Por lo tanto, los IAC que impiden el intercambio Na^+/H^+ afectan la reabsorción de Na^+, HCO_3^- y agua del TP (*véase* fig. 30-1). El bicarbonato celular, formado por la acción de la anhidrasa carbónica (AC), sale de la célula a través del transportador electrogénico basolateral del bicarbonato de sodio. El H^+ celular que también se forma por la acción de la AC sale de la célula a través del NHE3 hacia el lumen tubular, donde reacciona con el HCO_3^- filtrado para

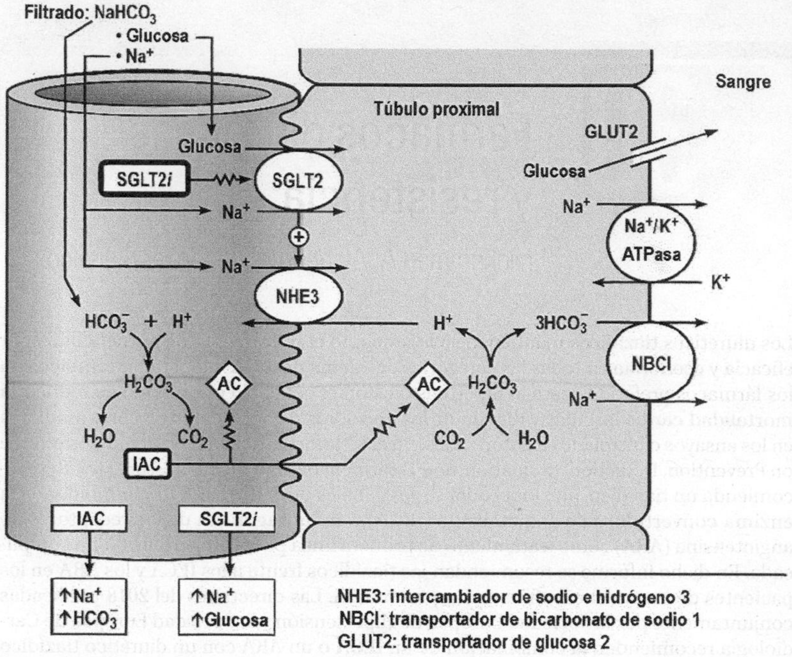

FIGURA 30-1. Diuréticos del túbulo proximal: inhibidores de la anhidrasa carbónica (IAC) e inhibidores del transportador de sodio ligado a la glucosa (SGLT2i).

generar ácido carbónico (H_2CO_3). Este es metabolizado por la AC en la membrana del borde luminal en cepillo a H_2O y CO_2. Por lo tanto, el efecto neto de las acciones combinadas de la AC y el NHE3 son reabsorber $NaHCO_3$ del líquido tubular del TP a la sangre. No obstante, aunque los IAC causan diuresis rápida, la tolerancia se desarrolla a los pocos días porque la pérdida de HCO_3^- resultante reduce la concentración plasmática de HCO_3^- por debajo del umbral (17-19 mmol/L) en el que la nefrona distal puede reabsorber la carga reducida de HCO_3^- que se le presenta desde el TP y, por ello, disminuye la diuresis. Los IAC son especialmente eficaces en los pacientes con concentraciones séricas de HCO_3^- elevadas debido, por ejemplo, a una alcalosis metabólica. Las dosis crecientes de diuréticos de asa inducen alcalosis metabólica que puede causar hipoventilación, retención de CO_2 y arritmia cardíaca. Por lo tanto, los IAC son una opción razonable para añadir a los diuréticos de asa en estas circunstancias, pero requieren vigilancia cuidadosa.

Los IAC se utilizan para tratar el glaucoma porque reducen la formación de humor acuoso; la metazolamida es el fármaco preferido en este caso. Los IAC se emplean de forma profiláctica para prevenir el mal de altura. Los efectos secundarios incluyen hipovolemia, acidosis metabólica o, en raras ocasiones, reacciones alérgicas, hepatitis, discrasias sanguíneas y disfunción eréctil. La acetazolamida es el IAC que se usa con mayor frecuencia. Se prescriben de 250 a 500 mg c/12 h.

2. **Inhibidores del cotransportador de sodio-glucosa 2.** El cotransportador de sodio ligado a la glucosa (SGLT2) se localiza en el TP, donde reabsorbe gran parte de la glucosa filtrada acompañada de Na^+ (*véase* fig. 30-1). El SGLT2 está vinculado al NHE3. Por lo tanto, los inhibidores del cotransportador de sodio-glucosa 2 (SGLT2i) inhiben la reabsorción de Na^+ por el SGLT2 y el NHE3 y son diuréticos

TABLA 30-1 Inhibidores del transportador de sodio-glucosa 2

Fármaco	Determinación de la dosis (mg)	Frecuencia de la dosis
Empagliflozina	10-25	Diario
Canagliflozina	100-300	Diario
Dapagliflozina	5-10	Diario

bastante potentes incluso en los pacientes que no son diabéticos y no presentan concentraciones aumentadas de glucosa en el líquido del TP. La empagliflozina, la canagliflozina y la dapagliflozina son SGLT2i que se han estado utilizando en casos con diabetes de tipo 2 (tabla 30-1). Estos fármacos reducen la presión arterial (PA) y el peso corporal, aumentan la excreción de sodio y agua y producen una diuresis sinérgica con los diuréticos de asa o tiazídicos. Por ende, pueden considerarse diuréticos del TP. En los ensayos clínicos recientes se ha informado no solo la protección renal y cardíaca con SGLT2i, sino también la prevención de la insuficiencia cardíaca recurrente en pacientes tanto diabéticos como no. Los efectos adversos incluyen infección genital y cetoacidosis normoglucémica. Los tres SGLT2i disponibles tienen acciones muy similares (*véase* tabla 30-1).

B. Diuréticos de asa (fig. 30-2)

1. **Mecanismo de acción.** Los diuréticos de asa inhiben el transporte acoplado de $Na^+/K^+/2Cl^-$ a través del canal de sodio-potasio-2-cloruro (NKCC2, *sodium-potassium-2-chloride channel*) que se expresa en la membrana luminal de la rama ascendente gruesa (RAG) del asa de Henle, donde se reabsorbe entre el 20% y el 25% del sodio filtrado. Por lo tanto, son los diuréticos más potentes. De nuevo, la

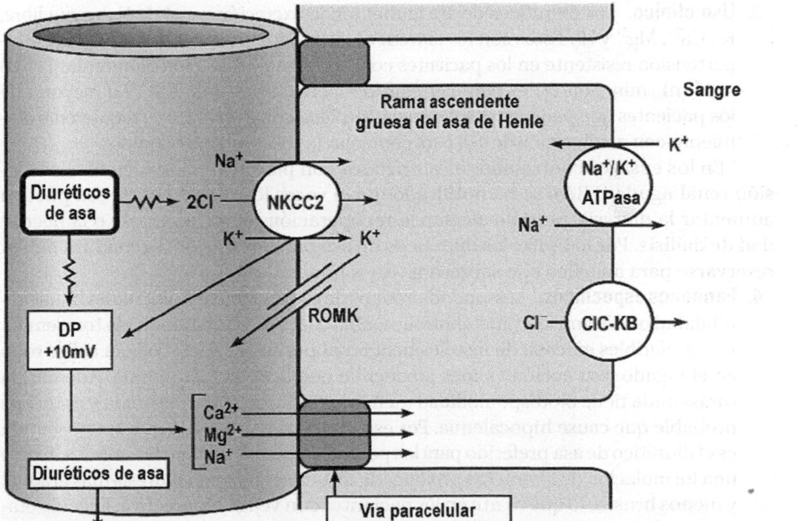

FIGURA 30-2. Diuréticos de asa: inhibición del transportador de sodio-potasio-2-cloruro (NKCC2) y de la diferencia de potencial (DP) positiva al lumen.

energía para la captación del Na^+ luminal en la célula se deriva de la Na/K-ATPasa basolateral que mantiene el [Na^+] intracelular bajo (*véase* fig. 30-2). El Cl^- transportado por el NKCC2 sale de la membrana basolateral por la proteína del canal de cloruro (CLC-KB). El K^+ transportado por el NKCC2 es secretado a través del canal de potasio medular externo renal (ROMK, *renal outer medullary potassium*) de vuelta al líquido tubular, estableciéndose un ciclo fútil para el K^+ sin transporte neto a través de la célula. El resultado es la reabsorción de un Na^+ y dos Cl^-. Por lo tanto, se trata de un transporte electrogénico y crea una DP positiva al lumen que impulsa el transporte paracelular de Na^+, Ca^{2+} y Mg^{2+}. Por ende, los diuréticos de asa que inhiben el NKCC2 reducen la reabsorción de Na^+, Cl^- y también de Ca^{2+} y Mg^{2+}. Así, sirven para tratar la hipercalcemia aguda y pueden causar hipomagnesemia. Los diuréticos de asa administrados de forma aguda pueden aumentar la secreción de prostaglandinas. Esto puede llevar a una venodilatación que reduce la precarga en los pacientes con insuficiencia ventricular izquierda, pero lleva a la secreción de renina.

2. **Farmacocinética.** Los diuréticos de asa se unen fuertemente a la albúmina y, por lo tanto, no se filtran. Se transportan al lumen tubular a través de un transportador de aniones orgánicos (TAO) situado en la membrana basolateral de las células del TP. Otros aniones orgánicos, que incluyen antiinflamatorios no esteroideos, antivirales como adefovir y metotrexato, así como una serie de aniones orgánicos endógenos como el urato, compiten con los diuréticos para ser transportados por el TAO. Durante la insuficiencia renal, la reducción del flujo sanguíneo renal disminuye la llegada de los diuréticos de asa al riñón, mientras que el aumento de ácidos orgánicos como el urato dificulta su secreción a través del TAO. Todo ello explica la necesidad de incrementar las dosis de diuréticos de asa en los pacientes con enfermedad renal crónica (ERC). Además, la unión a las proteínas es necesaria para la secreción por el TAO. Por consiguiente, la hipoalbuminemia es una causa de la resistencia a los diuréticos (*véase* «Resistencia a los diuréticos»).

3. **Uso clínico.** Los diuréticos de asa aumentan la excreción renal de Na^+, agua libre, K^+, Ca^{2+}, Mg^{2+} y H^+. Estos son los diuréticos preferidos en caso de edema grave e hipertensión resistente en los pacientes con una tasa de filtración glomerular (TFG) < 35 mL/min. Son útiles para corregir la hipercalemia en la ERC. La mayoría de los pacientes que padecen insuficiencia cardíaca congestiva (ICC) requieren tratamiento con un diurético de asa para controlar la sobrecarga de líquidos.

En los ensayos controlados aleatorizados con placebo en los pacientes con lesión renal aguda (LRA), se ha notificado que a veces los diuréticos de asa pueden aumentar la diuresis, pero no afectan la recuperación renal, la muerte o la necesidad de diálisis. Por lo tanto, los diuréticos de asa para los pacientes con LRA deben reservarse para aquellos con sobrecarga de volumen.

4. **Fármacos específicos.** Los cinco diuréticos de asa disponibles difieren en biodisponibilidad oral, semivida y metabolismo (tabla 30-2). La bumetanida y la torasemida son preferibles en caso de insuficiencia renal porque se metabolizan sobre todo en el hígado y su acción es más predecible que la de la furosemida. Además, la torasemida tiene biodisponibilidad menos variable que la furosemida y es menos probable que cause hipocalemia. Por eso, muchos consideran que la torasemida es el diurético de asa preferido para los pacientes con insuficiencia cardíaca. Existe una formulación de liberación prolongada de torasemida con diuresis más gradual y menos brusca, lo que es útil en los pacientes con vejiga hiperactiva. El ácido etacrínico carece de una fracción de sulfhidrilo, por lo que se usa en quienes son alérgicos a los diuréticos de asa o tiazídicos. Las dosis mostradas en la tabla 30-2 son las dosis máximas efectivas una vez al día para las personas sin azoemia y por lo general no deben excederse, aunque la dosis puede administrarse c/12 h para los pacientes resistentes. Las dosis máximas orales o i.v. pueden aumentarse hasta el doble en aquellos con una TFG < 30 mL/min o insuficiencia cardíaca grave.

TABLA **30-2** Diuréticos de asa

Fármaco	Duración (h)	Dosis oral equivalente (mg)	Metabolismo	Dosis máxima (mg)	Dosis de infusión (mg/h)
Bumetanida	2-4	1	H > R	4	0.5-1.0
Ácido etacrínico	3-6	25	H > R	100	5-20
Furosemida	3-6	20	R > H	80	5-40
Torasemida de liberación prolongada	8-12	10	H > R	40	N/A
Torasemida	5-8	10	H > R	40	5-20

Nota: las dosis equivalentes se comparan con 1 mg de bumetanida oral. Las dosis máximas son las dosis límite eficaces en los pacientes sin azoemia o insuficiencia cardíaca grave.
H: hígado; N/A; no aplica; R: riñón.

5. **Efectos adversos.** La azoemia prerrenal es más frecuente cuando se utilizan diuréticos de asa en combinación con tiazídicos (tabla 30-3). La hipocalemia y la alcalosis pueden prevenirse o tratarse recetando KCl o un diurético ahorrador de potasio o un antagonista de los receptores de mineralocorticoides (ARM). La ototoxicidad es un riesgo en los pacientes con ERC que reciben dosis altas de diuréticos de asa por vía i.v.

C. Diuréticos tiazídicos y del túbulo contorneado distal (fig. 30-3). Los diuréticos tiazídicos y los del túbulo contorneado distal (TCD) similares a los tiazídicos (como la clortalidona), actúan en el TCD temprano bloqueando el cotransportador acoplado de Na^+/Cl^- a través del cotransportador de cloruro de sodio (NCC, *sodium chloride cotransporter*) que se expresa en la membrana luminal, donde se reabsorbe del 3% al 5% del Na^+ filtrado y una parte importante del agua libre (*véase* fig. 30-3). De nuevo, la energía para esta captación de Na^+ desde el lumen tubular deriva de la Na^+/K^+-ATPasa basolateral que mantiene el $[Na^+]$ intracelular bajo. El K^+ bombeado a la célula a través del Na^+/K^+-trifosfato de adenosina (ATP, *adenosine triphosphate*) proporciona una DP negativa al lumen.

TABLA **30-3** Efectos adversos de los diuréticos de asa

Efecto adverso	Prevención o tratamiento
Hipocalemia	KCl, diurético ahorrador de potasio o ARM
Hipomagnesemia	MgO_2
Alcalosis metabólica	KCl, diurético ahorrador de potasio, ARM o inhibidor de la anhidrasa carbónica
Hiperuricemia	Alopurinol
Impotencia	Sildenafilo
Ototoxicidad	Reducir la dosis, cambiar a la vía oral
Azoemia prerrenal	Mantener el diurético, reposición del volumen
Hiperglucemia	Diurético ahorrador de potasio o ARM
Hiperlipidemia	Estatinas
Alergia	Cambiar a ácido etacrínico
Hiponatremia	Restringir la ingesta de agua libre

ARM: antagonista del receptor de mineralocorticoides.

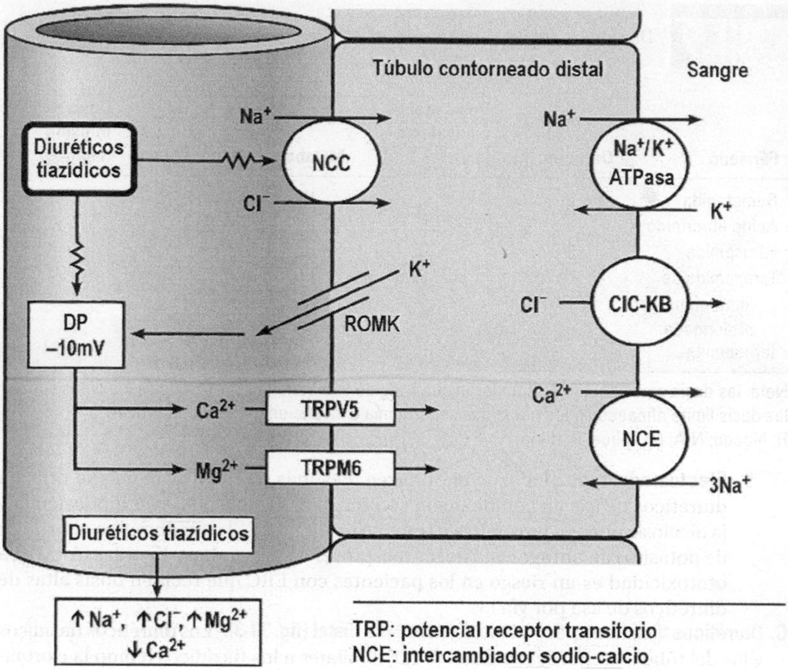

FIGURA 30-3. Las tiazidas y los diuréticos del túbulo contorneado distal inhiben el cotransportador de cloruro de sodio (NCC) y la reabsorción del magnesio, pero aumentan la reabsorción del calcio.

Esto impulsa la reabsorción de Ca^{2+} a través del potencial receptor transitorio vainilloide 5 (TRPV5, *transient receptor potential, vanilloid 5*) y de Mg^{2+} a través del TRP melastatina 6. El Ca^{2+} sale de la célula por la membrana basolateral a cambio de Na^+ a través del intercambiador sodio-calcio (NCE, *Na-Ca exchanger*). No se ha establecido cuál es la vía de salida celular del Mg^{2+}. El bloqueo del NCC por los tiazídicos reduce el [Na^+] intracelular y la actividad de la Na^+/K^+-ATPasa. El resultado es una menor secreción de K^+ a través del canal de ROMK y una menor DP negativa al lumen que reduce la fuerza motriz para la reabsorción de Mg^{2+}. Sin embargo, la reducción del [Na^+] intracelular durante el tratamiento con tiazídicos aumenta el intercambio de $3Na^+/Ca^{2+}$ basolateral a través del NCE y, por lo tanto, aumenta la reabsorción neta de Ca^{2+}. Los diuréticos tiazídicos alteran la dilución urinaria porque dificultan la eliminación de los solutos del líquido tubular diluido, pero no afectan la capacidad de concentración urinaria. Por ello, son propensos a causar hiponatremia. También pueden producir hipocalemia, alcalosis metabólica e hipomagnesemia, pero, a diferencia de los diuréticos de asa, los tiazídicos reducen la excreción renal de Ca^{2+} y se utilizan para limitar la reaparición de la nefrolitiasis.

Los tiazídicos están entre los fármacos de primera elección para la hipertensión esencial no complicada. Son útiles para el tratamiento del edema leve y como complementos de los diuréticos de asa para el edema resistente (*véase* «Resistencia a los diuréticos»). En los pacientes con función renal conservada, los diuréticos tiazídicos tienen un mayor efecto antihipertensivo que los diuréticos de asa debido a su mayor duración de acción. Se necesitan dosis más altas de tiazídicos en caso de insuficiencia renal. Por lo general, los tiazídicos deben cambiarse por diuréticos de asa en caso de una TFG < 35 mL/min. En la tabla 30-4 se muestran los tiazídicos más utilizados.

Los efectos adversos de los tiazídicos incluyen intolerancia a la glucosa, alcalosis metabólica hipocalémica e hiperuricemia. La hipocalemia y la alcalosis con diuréticos

TABLA **30-4** Diuréticos tiazídicos

Fármaco	Determinación de la dosis (mg)	Frecuencia de la dosis	Duración de la acción (h)
Bendrofluazida	2.5-10	Diario	Larga
Clorotiazida	250-1000	C/12 h	6-12
Clortalidona	25-100	Diario	Hasta 72
Ciclopentiazida	25-100	Diario	Larga
Hidroclorotiazida	12.5-100	Diario	6-12
Hidroflumetiazida	50-100	Diario	36
Indapamida	1.25-5	Diario	24
Metolazona	1-10	Diario	Hasta 24
Mefrusida	25	Diario	Larga
Politiazida	0.5-4	Diario	36

de asa o tiazídicos son causadas por el aumento del aporte y la reabsorción de Na^+ en los túbulos colectores y por la estimulación del sistema renina-angiotensina-aldosterona (SRAA). Ambas acciones aumentan la secreción de K^+ y H^+ por los túbulos colectores. La hiperuricemia es secundaria a la competencia del urato con los diuréticos por la secreción proximal por el TAO. La intolerancia a la glucosa se debe en gran medida al deterioro de la liberación de insulina y de la captación de glucosa por la hipocalemia. La combinación de un tiazídico con un IECA, un ARA, un diurético ahorrador de K^+ distal o un ARM reduce el riesgo de hipocalemia e intolerancia a los hidratos de carbono. El tratamiento de la hiperuricemia asintomática leve probablemente no sea necesario, pero la gota requiere terapia específica y, cuando sea posible, la interrupción del tratamiento diurético. Las tiazidas inhiben la excreción de agua libre y pueden causar hiponatremia grave, que se observa con mayor frecuencia en las mujeres de edad avanzada. La hiponatremia conlleva la disminución de la excreción de agua libre debido a la incapacidad inducida por la tiazida para diluir la orina durante la ingesta continua de agua libre. No obstante, algunas personas desarrollan hiponatremia recurrente dependiente de los tiazídicos por un polimorfismo genético de un transportador de prostaglandinas que produce la acumulación de prostaglandina E_2 (PGE_2) en el lumen de la nefrona distal. La PGE_2 potencia la acción de la arginina vasopresina (AVP) para aumentar la reabsorción de agua libre. La hiponatremia es menos frecuente con los diuréticos de asa porque bloquean tanto los mecanismos de dilución como los de concentración urinaria. De hecho, los diuréticos de asa pueden servir para tratar la hiponatremia, cuando se combinan con solución salina hipertónica, en caso de síndrome de la secreción inadecuada de hormona antidiurética.

D. Diuréticos ahorradores de potasio y antagonistas de receptores de mineralocorticoides (fig. 30-4). La nefrona distal sensible a la aldosterona, que comprende el TCD tardío, el túbulo conector (TC) y el túbulo colector cortical (TCC), reabsorbe solo entre el 1% y 3% del Na^+ filtrado, pero es el lugar principal de secreción de los iones K^+ y H^+. Su secreción es impulsada por un gradiente eléctrico negativo al lumen pronunciado causado por la reabsorción del Na^+ cargado positivamente por medio del canal epitelial de sodio ($E_{Na}C$, *epithelial sodium channel*) sin un anión concomitante (*véase* fig. 30-4). De nuevo, la energía para la captación celular de Na^+ desde el líquido tubular proviene de la Na^+/K^+-ATPasa basolateral que mantiene el $[Na^+]$ intracelular bajo. El K^+ celular transportado por la Na^+/K^+-ATPasa es secretado al líquido tubular por el canal de ROMK, mientras que el H^+ celular es secretado por la H^+-ATPasa luminal o la H^+/K^+-ATPasa. Las actividades de ambos transportadores son potenciadas por la DP negativa al lumen. Por lo tanto, los diuréticos que bloquean el $E_{Na}C$ reducen la DP negativa al lumen y,

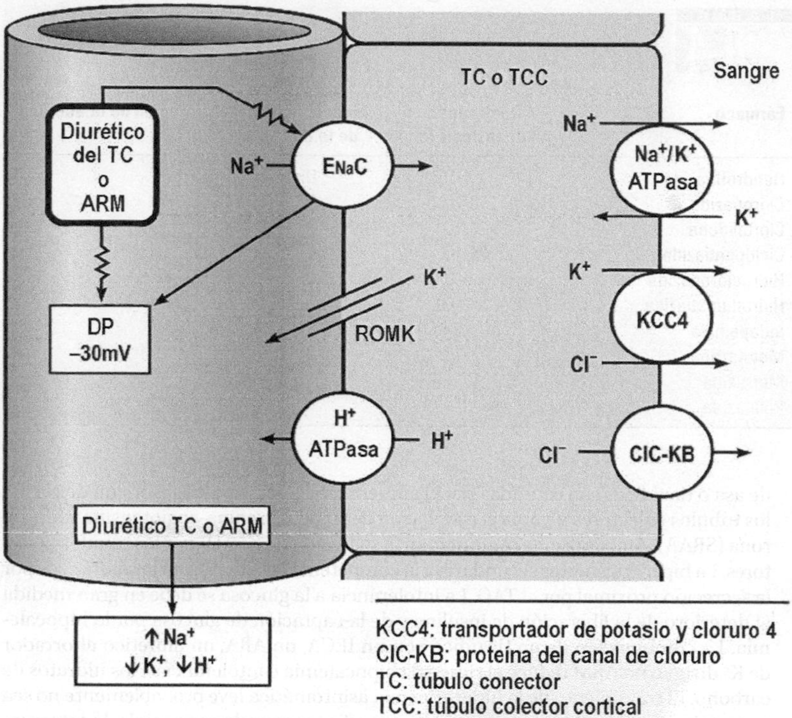

FIGURA 30-4. Los diuréticos del túbulo colector (TC) o ahorradores de potasio y los antagonistas de los receptores de mineralocorticoides (ARM) inhiben la reabsorción de sodio por el canal epitelial de sodio (ENaC) y, por lo tanto, la diferencia de potencial (DP) negativa al lumen que impulsa la secreción de iones de potasio e hidrógeno.

en consecuencia, reducen la secreción tubular de K^+ y H^+. Hay dos grupos de diuréticos que actúan sobre todo en este sitio. La amilorida y el triamtereno bloquean directamente el $E_{Na}C$, mientras que la espironolactona, la eplerenona y la finerenona son ARM que reducen la expresión y la actividad del $E_{Na}C$. Los diuréticos ahorradores de potasio se usan con mayor frecuencia para prevenir o tratar la alcalosis metabólica hipocalémica producida por los diuréticos de asa o tiazídicos. Los ARM también se emplean para tratar el hiperaldosteronismo primario, la cirrosis con ascitis o el síndrome nefrótico. Otro uso importante de los ARM es reducir la mortalidad en los pacientes con insuficiencia cardíaca con fracción de eyección reducida, incluso en los que reciben IECA o ARA. Los ARM se recomiendan como tratamiento de cuarta línea para aquellos con hipertensión resistente a los fármacos. Reducen la gravedad de la apnea del sueño obstructiva.

La amilorida es excretada por el riñón de forma activa, mientras que el triamtereno se metaboliza parcialmente en el hígado y se acumula en los pacientes con cirrosis. La espironolactona se metaboliza en canreonato, que se mantiene activo durante 72 h. Los efectos secundarios de todos estos fármacos distales incluyen hipercalemia y acidosis metabólica. Este es un riesgo sobre todo para los pacientes con ERC o cuando se utilizan con IECA, ARA o antiinflamatorios no esteroideos (AINE), que predisponen a estas afecciones. La espironolactona tiene acciones antiandrogénicas y progestágenas que, cuando se utilizan en dosis elevadas o durante períodos prolongados, pueden causar impotencia, pérdida de la libido y ginecomastia dolorosa

TABLA 30-5 Diuréticos ahorradores de potasio y antagonistas de los receptores de mineralocorticoides (ARM) distales

Fármaco	Determinación de la dosis (mg)	Frecuencia de la dosis	Duración de la acción (h)	Otros datos
Amilorida	5-20	Diario	Hasta 24	—
Triamtereno	50-100	C/12 h	7-9	—
Espironolactona	12.5-100	Diario	24-72	ARM
Eplerenona	50-100	Diario	12-24	ARM

en los hombres y menstruaciones irregulares o metrorragia posmenopáusica en las mujeres. Estos efectos suelen limitar el uso de la espironolactona a dosis ≤ 25 mg/día. La eplerenona y la finerenona carecen de estos efectos no deseados.

Los fármacos disponibles se enumeran en la tabla 30-5.

E. Diuréticos osmóticos. El manitol es un diurético osmótico que se filtra libremente por el glomérulo pero no se reabsorbe. Por lo tanto, proporciona un gradiente osmótico que impide la reabsorción de líquido y produce un aumento rápido de la excreción de líquido, Na^+, K^+ y otros iones. El manitol se utiliza para tratar el edema cerebral porque no penetra la barrera hematoencefálica. En los ensayos en pacientes con LRA se refiere en general que el manitol no es más eficaz que la hidratación para preservar la función renal (*véase* cap. 27). Los efectos secundarios incluyen hipernatremia, hipercalemia, acidosis y expansión del volumen intravascular que se produce en los pacientes con insuficiencia renal que no pueden eliminarlo.

F. Otros diuréticos más recientes

1. **Péptidos natriuréticos e inhibidores de la endopeptidasa neutra.** Los péptidos natriuréticos auricular o cerebral aumentan la excreción de Na^+ y de líquidos, favorecen la vasodilatación y aumentan la TFG. Actúan principalmente en el glomérulo y el túbulo colector medular. La nesiritida es un péptido natriurético de tipo cerebral recombinante cuyo uso se aprobó en los pacientes con ICC descompensada. Sin embargo, en el ensayo ASCEND-HF no se logró documentar los beneficios de la nesiritida, lo que dio lugar a una mayor incidencia de hipotensión. Dado que los péptidos natriuréticos son degradados por los inhibidores de la endopeptidasa neutra, aumentan sus concentraciones plasmáticas y producen natriuresis. Los inhibidores de la vasopeptidasa bloquean la endopeptidasa neutra, la ECA y la bradicinina. Existe un comprimido combinado de valsartán con un inhibidor de la vasopeptidasa, el sacubitrilo; produce vasodilatación evidente y reducción de la PA. Está autorizado para el tratamiento de la insuficiencia cardíaca con fracción de eyección reducida. Actualmente, las acciones renales no se han estudiado de forma amplia. Su inhibición de la degradación de la bradicinina predispone al angioedema con los IECA, cuyo uso, por lo tanto, está contraindicado junto con el sacubitrilo-valsartán.
2. **Acuaréticos.** Los antagonistas de los receptores de la AVP de tipo 2 (V2), como el tolvaptán, son fármacos para tratar la hiponatremia euvolémica e hipervolémica (*véase* cap. 17). Bloquean la unión de la AVP al receptor V2 de la membrana basolateral de las células del túbulo colector y, por lo tanto, son acuaréticos más que diuréticos. El receptor V2 de la vasopresina activa la guanilato-ciclasa, implicada en el crecimiento de los quistes renales, lo que justifica el uso del tolvaptán en los pacientes con poliquistosis renal autosómica dominante (PQRAD). En ensayos recientes se refiere que la progresión del crecimiento de los quistes renales y la disfunción renal en aquellos con PQRAD pueden ralentizarse con tolvaptán (*véase* cap. 14). Los efectos adversos incluyen disminución de la volemia y hepatotoxicidad.

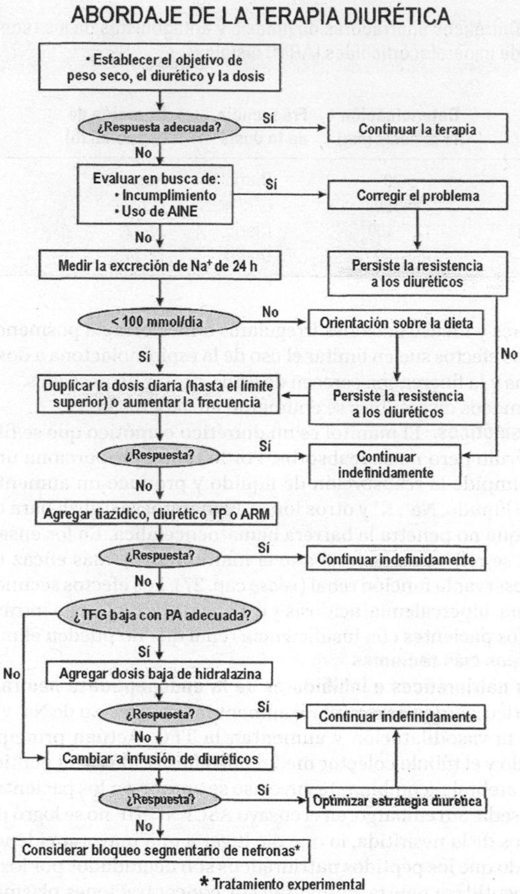

FIGURA 30-5. Algoritmo para el tratamiento de la resistencia a los diuréticos. AINE: antiinflamatorios no esteroideos; ARM: antagonista de los receptores de mineralocorticoides; PA: presión arterial; TFG: tasa de filtración glomerular; TP; túbulo proximal.

II. RESISTENCIA A LOS DIURÉTICOS Y SU TRATAMIENTO (fig. 30-5). La resistencia a los diuréticos implica edema persistente o congestión que requiere tratamiento en un paciente que recibe una dosis en el límite superior de un diurético de asa. El abordaje se describe en la figura 30-5.

La evaluación comienza por la diferenciación del edema renal de la obstrucción linfática o venosa, el edema idiopático o una complicación del tratamiento, como con un BCC o un AINE. El primer paso es establecer un peso seco ideal y seleccionar un diurético. La resistencia a los diuréticos puede tener muchos componentes, como se indica a continuación:

1. *Falta de cumplimiento terapéutico.* La terapia con un diurético de asa o tiazídico reduce casi invariablemente el potasio sérico y aumenta las concentraciones plasmáticas de bicarbonato y urato. Por lo tanto, cuando no se detectan estos cambios, indica falta de cumplimiento terapéutico. La resistencia a los diuréticos puede ser consecuencia de una falta de cumplimiento a la restricción de la ingesta de sodio

(< 2-3 g o 80-120 mmol/día). La ingesta de sodio y potasio puede cuantificarse a partir de la orina de 24 h (con corrección en caso de recolección incompleta con la excreción de creatinina), incluso en los pacientes que reciben tratamiento diurético habitual. La falta de cumplimiento es un problema particular para aquellos con vejiga hiperactiva, quienes pueden beneficiarse de la diuresis igual de eficaz pero más leve con una formulación de torasemida de liberación prolongada.

2. *Limitaciones farmacocinéticas o farmacodinámicas.* La absorción de los diuréticos puede ser incompleta en caso de edema no compensado debido al flujo sanguíneo intestinal insuficiente. Estos pacientes pueden responder mejor a la administración intravenosa de un diurético de asa.
3. «*Fenómeno de frenado*». Al cabo de unos días (dependiendo del grado de edema), se produce un freno en la pérdida progresiva del NaCl y líquido y se alcanza un nuevo equilibrio cuando las pérdidas coinciden con la ingesta y el peso corporal se estabiliza. El primer paso para tratar el edema o la congestión en un paciente que no responde a una dosis diaria de furosemida es utilizar una dosificación más frecuente o infusión intravenosa continua.
4. *Taquifilaxia.* Durante el uso prolongado de diuréticos de asa para el edema resistente, las células de la nefrona distal se vuelven hipertróficas. Esto aumenta su capacidad para reabsorber el Na^+ y el Cl^- y, por lo tanto, impide que el diurético de asa aumente la excreción de Na^+ y de líquidos. El mejor tratamiento es añadir un tiazídico o un diurético ahorrador de potasio que bloquee la reabsorción aumentada en estos sitios.
5. *Hipoalbuminemia.* La hipoalbuminemia grave causa resistencia a los diuréticos al aumentar el volumen de distribución del diurético (disminución de la unión a las proteínas plasmáticas) y, por lo tanto, al reducir su aporte al riñón, inhibe la secreción del diurético por el TAO en el TP, estimula el metabolismo de la furosemida dentro de las células tubulares e intensifica la reabsorción de NaCl en los túbulos colectores. No obstante, la resistencia a los diuréticos rara vez responde a las infusiones de albúmina y esto puede causar hipertensión, insuficiencia cardíaca y nefropatía. Los pacientes con síndrome nefrótico deben recibir un IECA o un ARA para reducir la proteinuria.
6. *Bloqueo segmentario de las nefronas.* La regulación al alza de los transportadores renales en otras localizaciones subyace gran parte de la resistencia a los diuréticos y el desarrollo de la hipocalemia y la alcalosis. Por ende, se está explorando el bloqueo segmentario de las nefronas con múltiples diuréticos utilizados en conjunto para tratar la resistencia grave a los diuréticos. Recientemente, se ha informado que una combinación de diuréticos de asa más diuréticos del TP y del túbulo distal, un ARM, un acuarético (tolvaptán) y KCl administrada a los pacientes con ICC y resistencia grave a los diuréticos induce una pérdida diaria relevante de líquidos y de Na^+ sin cambios significativos en los electrólitos séricos o la creatinina. Por ahora, este tratamiento es experimental.
7. *Ultrafiltración.* Los pacientes resistentes a estos abordajes pueden requerir ultrafiltración del plasma («acuaféresis») para eliminar el exceso de líquido extracelular, pero el costo combinado con la imposibilidad para mostrar resultados superiores al tratamiento diurético intensivo han limitado el entusiasmo en la actualidad.

III. LECTURAS RECOMENDADAS

Hoorn EJ, Wilcox CS, Ellison DH. Diuretics. In: Brenner BM, ed. *Brenner & Rector's The kidney*. 11th ed. Saunders; 2020:1708-1740.

Roush GC, Sica DD. Diuretics for hypertension: a review and update. *Am J Hypertens*. 2016; 29(10):1130-1137.

Wilcox CS. Antihypertensive and renal mechanisms of SGLT2 (sodium-glucose linked transporter 2) inhibitors. *Hypertension*. 2020;75(4):894-901.

Wilcox CS, Testani JM, Pitt, B. Pathophysiology of diuretic resistance and its implications for the management of chronic heart failure. *Hypertension*. 2020;76(4):1045-1054.

31 Bloqueadores α, bloqueadores β y simpaticolíticos

Christopher S. Wilcox

Hace tiempo, los bloqueadores β y los diuréticos se consideraron equivalentes en la reducción de la mortalidad cardiovascular en los pacientes con hipertensión (prevención primaria). Sin embargo, se ha cuestionado el papel de los bloqueadores β como el tratamiento de primera línea debido a sus efectos metabólicos adversos (como la intolerancia a la glucosa), el espectro de otros efectos adversos y su aparente inferioridad, al menos en el caso del fármaco cardioselectivo atenolol, para la prevención de los accidentes cerebrovasculares. Los nuevos bloqueadores β podrían resolver estos problemas. No obstante, los bloqueadores β conservan ciertas funciones específicas e importantes. Por ejemplo, en muchos ensayos se ha notificado que reducen la probabilidad de reinfartos en los pacientes con un infarto de miocardio (IM) y tienen beneficios en el tratamiento de aquellos con insuficiencia cardíaca (IC) y fracción de eyección reducida (ICFEr) (prevención secundaria). Los bloqueadores α inhiben la vasoconstricción periférica. Aunque son eficaces para reducir la presión arterial (PA), con frecuencia requieren la administración conjunta de otro fármaco (bloqueador β y diurético) para mantener su eficacia y, en el ensayo *Antihypertensive and Lipid Lowering Treatment to Prevent Heart Attack* (ALLHAT), no lograron prevenir la IC o la progresión de la enfermedad renal crónica como tratamiento de fármaco único. Por tal motivo, actualmente se consideran fármacos antihipertensores de cuarta línea. En cambio, los bloqueadores α y los β combinados, como el carvedilol o el labetalol, son muy eficaces para reducir la PA y resultan útiles sobre todo en caso de hipertensión resistente o urgencias hipertensivas (*véase* cap. 24). Los simpaticolíticos centrales son agonistas del receptor α_2. Se encuentran entre los antihipertensores más antiguos y son muy eficaces para reducir la PA, pero los pacientes suelen presentar efectos adversos, sobre todo con las dosis elevadas. La alfametildopa ha sido bien estudiada en cuanto al tratamiento de la hipertensión en el embarazo (*véase* cap. 25).

I. BLOQUEADORES β

A. Mecanismo de acción. Los bloqueadores β antagonizan los efectos del sistema nervioso simpático al competir con la adrenalina y la noradrenalina por los receptores β de los órganos diana. Los receptores β_1 predominan en el corazón y en las células que contienen renina de la arteriola aferente renal, mientras que los receptores β_2 se localizan principalmente en los bronquiolos y las células musculares lisas vasculares. Los bloqueadores β son no selectivos cuando bloquean ambos subtipos y selectivos cuando bloquean solo los receptores β_1. Ambas clases de bloqueadores β reducen la PA al disminuir el gasto cardíaco, limitar el flujo simpático del cerebro e inhibir la liberación de renina del aparato yuxtaglomerular del riñón. Los bloqueadores β selectivos son menos propensos a inducir broncoespasmos. Los bloqueadores β con actividad simpaticomimética intrínseca (ASI) producen menos bradicardia o alteraciones metabólicas. En la tabla 31-1 se encuentran los datos de los distintos fármacos. En la tabla 31-2 se enumeran los efectos adversos asociados de forma

TABLA 31-1 Bloqueadores β

Fármaco	ASI	Semivida (h)	Eliminación	Dosis máxima diaria (mg)	Dosis habitual (mg) TFG > 50	TFG 10-50	TFG < 10
No selectivos							
Nadolol		20-24	R	320	40-240	50%	25%
Penbutolol	+	17-24	R	80	20-40	50%	25%
Pindolol	+	3-11	H	60	10-40 c/12 h	Sin cambios	50%
Propranolol[a]		3-4	H	640	40-120 c/12 h	Sin cambios	Sin cambios
Timolol		3-4	H	60	20-40 c/12 h	Sin cambios	Sin cambios
Selectivos para β_1							
Acebutolol	+	10	H	1200	400-800	50%	30%-50%
Atenolol		14-16	R	200	50-100	50%	30%-50%
Betaxolol		14-22	H	40	10-40	Sin cambios	50%
Bisoprolol		9-12	R = H	20	5-20 c/24 h	75%	50%
Esmolol		9 min	Eritrocitos	7.2 mg/kg		Sin cambios	Sin cambios
Metoprolol[a]		3-7	R	400	100-200	Sin cambios	50%
β/α							
Carvedilol[a]		7-10	H	50	6.25-25 c/12 h	Sin cambios	Sin cambios
Labetalol		3-4	H	2400	100-600 c/8 h	Sin cambios	Sin cambios

La dosis en función de la TFG indica el porcentaje de la dosis habitual para los pacientes con estas TFG (mL/min).

[a]La formulación de liberación prolongada está disponible para administrar una dosis diaria.

ASI: actividad simpaticomimética intrínseca; H: hígado; R: riñón; TFG: tasa de filtración glomerular.

TABLA 31-2 Efectos adversos más frecuentes de los bloqueadores β

Bradicardia
Depresión
Malestar general
Disminución de la capacidad para hacer ejercicio
Broncoespasmo
Hipercalemia
Disfunción sexual
Aumento del riesgo de diabetes
Aumento de los triglicéridos
Claudicación
Fenómeno de Raynaud
Alteraciones del sueño

frecuente a su uso. El carvedilol y el labetalol son dos bloqueadores β no selectivos que también tienen propiedades bloqueantes de los receptores α_1 y acciones vasodilatadoras (*véase* tabla 31-1). El carvedilol tiene efectos antioxidantes importantes. Ambos suelen ser eficaces en los adultos mayores, los afroamericanos y los pacientes con hipertensión de renina baja, en los que los bloqueadores β suelen tener un efecto antihipertensivo escaso. Los bloqueadores α y β combinados también son útiles para el tratamiento de la hipertensión asociada al exceso de catecolaminas, como la intoxicación por cocaína o el feocromocitoma. El nebivolol y el celiprolol (no disponible en los Estados Unidos) tienen propiedades vasodilatadoras relacionadas con la generación de óxido nítrico vascular (tabla 31-3).

B. Farmacocinética. Los distintos bloqueadores β difieren ampliamente en cuanto a biodisponibilidad oral, metabolismo hepático de primer paso y vía de eliminación. Los fármacos que tienen eliminación renal relevante requieren de reducción de la dosis en caso de insuficiencia renal. Los bloqueadores β que son hidrófilos pueden tener menos penetración en la barrera hematoencefálica y, por lo tanto, menos efectos secundarios en el sistema nervioso central. *Véanse* las tablas 31-1 y 31-3 para consultar las sugerencias de dosificación para cada fármaco.

C. Indicaciones y contraindicaciones. Los bloqueadores β están indicados para el tratamiento de la hipertensión en los pacientes con arteriopatía coronaria o que hayan

TABLA 31-3 Bloqueadores β con propiedades vasodilatadoras

Fármaco	Actividad α	Bloqueo β	Eliminación	Dosis máxima diaria (mg)	Dosis habitual (mg) TFG > 50	10-50	Generación de ON
Celiprolol	Agonista de α_2	β_1	R	200	200	100	+
Nebivolol		β_1	H	20	5 c/12 h	2.5 c/12 h	++

El labetalol y el carvedilol son bloqueadores α y β con propiedades vasodilatadoras importantes (*véase* tabla 31-1).
H: hígado; ON: óxido nítrico; R: riñón; TFG: tasa de filtración glomerular.

TABLA 31-4 Alteraciones coincidentes que pueden beneficiarse del tratamiento con bloqueadores β

Migraña (profilaxis)
Taquicardia supraventricular
Angina de pecho
Temblor hereditario
Protección cardiovascular preoperatoria
Insuficiencia cardíaca congestiva con fracción de eyección reducida
Hipertiroidismo
Síncope vasovagal
Palpitaciones

sufrido un IM o en aquellos con ICFEr. En un metaanálisis exhaustivo publicado en *The Lancet* en el 2005 se concluyó que los bloqueadores β, en comparación con otros antihipertensores, se asocian a un aumento del riesgo de accidentes cerebrovasculares del 16%. Esto se refiere en específico al fármaco cardioselectivo atenolol, cuyo uso en el estudio *Losartan Intervention for Endpoint* (LIFE) de los pacientes con hipertrofia ventricular izquierda se asoció a una mayor mortalidad cardiovascular y una mayor tasa de accidentes cerebrovasculares que en aquellos asignados aleatoriamente al losartán, un antagonista de los receptores de angiotensina (ARA). En consecuencia, algunos comités consultivos nacionales, incluido el JNC8, ya no recomiendan los bloqueadores β como tratamiento de primera línea para la hipertensión no complicada. Sin embargo, en otros ensayos se ha constatado que los bloqueadores β disminuyen el IM perioperatorio y la mortalidad en los pacientes con riesgo de enfermedad coronaria, así como el reinfarto en aquellos con un IM previo. Hasta la fecha, se ha observado que tres bloqueadores β (carvedilol, bisoprolol y metoprolol) mejoran la mortalidad en los pacientes con ICFEr. El mecanismo protector se debe muy probablemente a la disminución de las arritmias ventriculares, la mejoría de la relajación diastólica y la protección frente al remodelado cardíaco.

En la tabla 31-4 se pueden consultar las enfermedades concomitantes tratables con bloqueadores β. Los bloqueadores β no selectivos están contraindicados en los pacientes con asma. Las contraindicaciones relativas al uso de los bloqueadores β incluyen anomalías leves de la conducción cardíaca, bradicardia asintomática y enfermedad vascular periférica grave.

II. BLOQUEADORES α. Los bloqueadores α antagonizan los efectos del sistema nervioso simpático al competir con la adrenalina y la noradrenalina por los receptores α_1 postsinápticos de los vasos de resistencia. El efecto neto es la disminución de la resistencia vascular periférica. Los bloqueadores α_1 selectivos no tienen afinidad por los receptores α_2 presinápticos, por lo que causan poca taquicardia refleja o aumento del gasto cardíaco. Los bloqueadores α moderadamente selectivos conservan cierta afinidad por los receptores α_2 presinápticos, lo que lleva a un aumento de la liberación local de noradrenalina por las terminaciones nerviosas simpáticas y el aumento de la frecuencia cardíaca y el gasto cardíaco. En la tabla 31-5 se enumeran los distintos fármacos.

Los bloqueadores α selectivos se consideran fármacos de cuarta línea para el tratamiento de la hipertensión, pero se utilizan ampliamente para mejorar los síntomas obstructivos de la hipertrofia prostática benigna. Los bloqueadores α selectivos se asocian a un efecto hipotensor importante cuando se toma la primera dosis. Se recomienda la administración de una dosis inicial baja por la noche mientras se está recostado y el aumento gradual de la dosis. Todos los bloqueadores α selectivos se

TABLA 31-5 Bloqueadores α

Fármaco	Semivida	Metabolismo	Dosis inicial (mg)	Determinación de la dosis diaria (mg)
Selectivos				
Doxazosina	9-22 h	Hígado	1 c/24 h	1-16
Prazosina	2-4 h	Hígado	1 c/12 h	2-20
Terazosina	12 h	Hígado	1 c/24 h	1-20
Moderadamente selectivos				
Fenoxibenzamina	24 h	Hígado	10 c/12 h	20-120
Fentolamina	19 min	Hígado	5 por vía intravenosa a discreción	—

asocian a la disminución de los triglicéridos, el colesterol total y las lipoproteínas de baja densidad, con el aumento concomitante de las lipoproteínas de alta densidad. Los bloqueadores α moderadamente selectivos se utilizan sobre todo para el tratamiento o el manejo perioperatorio del feocromocitoma, en el que el bloqueador α debe preceder al bloqueador β para prevenir la hipertensión paradójica.

III. FÁRMACOS SIMPATICOLÍTICOS CENTRALES

A. Fármacos simpaticolíticos centrales. Los agonistas α_2 reducen el flujo de salida simpático del cerebro al unirse a los receptores α_2 pre- y postsinápticos en el mesencéfalo y el bulbo raquídeo. En consecuencia, reducen las catecolaminas plasmáticas, la resistencia vascular periférica y la frecuencia cardíaca. En la tabla 31-6 se enumeran los distintos fármacos.

Los efectos secundarios más frecuentes de estos fármacos son sedación, sequedad de boca y depresión. La alfametildopa puede causar reacciones de hipersensibilidad, hepatitis y anemia hemolítica con Coombs positiva. La retirada abrupta de la clonidina puede causar hipertensión de rebote grave que se acentúa con los bloqueadores β. La clonidina está disponible en forma de parche cutáneo que proporciona la administración constante del fármaco durante 1 semana. El parche es útil en los pacientes incumplidos y en aquellos que no pueden tomar medicamentos

TABLA 31-6 Fármacos simpaticolíticos centrales

Fármaco	Semivida (h)	Metabolismo	Dosis inicial (mg)	Determinación de la dosis diaria (mg)
PTC de clonidina		H = R	1 PTC equivale a 0.1 mg c/8 h	1-3 por semana
Clonidina	6-23	H = R	0.1 c/8 h	0.2-1.2
Guanabenzo	7-10	H	4 c/12 h	8-64
Guanfacina	12-24	H = R	1 c/24 h	1-3
α-Metildopa	6-23	H	250 c/12 h	500-3000

H: hígado; PTC: parche transcutáneo; R: riñón.

por vía oral. La alfametildopa ha sido el fármaco más estudiado en caso de embarazo. Se considera un medicamento de primera línea para los trastornos hipertensivos asociados al embarazo. Tanto la alfametildopa como la guanfacina están clasificadas en la categoría B de embarazo por la Food and Drug Administration de los Estados Unidos, mientras que todos los demás antihipertensores se consideran de categoría C o D (*véase* cap. 25).

IV. LECTURAS RECOMENDADAS

ALLHAT Officers and Coordinators for the ALLHAT Collaborative Research Group. The Antihypertensive and Lipid-Lowering Treatment to Prevent Heart Attack Trial. Major outcomes in high-risk hypertensive patients randomized to angiotensin-converting enzyme inhibitor or calcium channel blocker vs diuretic: the Antihypertensive and Lipid-Lowering Treatment to Prevent Heart Attack Trial (ALLHAT). *JAMA*. 2002;288(23):2981–2997.

Chang TI, Beddu S, Chertow GM. Antihypertensive therapy. In: Brenner BM, ed. *The Kidney*. 11th ed. WB Saunders; 2020:1654–1707.

Khan N, McAlister FA. Re-examining the efficacy of beta blockers for the treatment of hypertension: a meta analysis. *CMAJ*. 2006;174(12):1737–1742.

Lindholm LH, Carlberg B, Samuelsson O. Should beta blockers remain first choice in the treatment of primary hypertension? A meta-analysis. *Lancet*. 2005;366(9496):1545–1553.

Wiysonge C, Bradley H, Mayosi B, et al. Beta-blockers for hypertension. *Cochrane Database Syst Rev*. 2007;24(1):CD002003.

32 Inhibidores de la enzima convertidora de angiotensina, antagonistas de los receptores de angiotensina, antagonistas de la renina y antagonistas de los receptores de los mineralocorticoides

Christopher S. Wilcox

I. SISTEMA RENINA-ANGIOTENSINA-ALDOSTERONA. El sistema renina-angiotensina-aldosterona (SRAA) desempeña un papel único en la hipertensión y la nefropatía porque la angiotensina II, actuando sobre sus receptores de tipo I (AT1R), no solo contrae los vasos sanguíneos sino que también favorece la retención renal de sal. La angiotensina II aumenta la resistencia vascular renal y la fracción de filtración e intensifica la reabsorción de NaCl en el túbulo proximal, el segmento del asa y la nefrona distal. Además, la angiotensina II estimula la aldosterona, cuyas acciones en los túbulos colectores incrementan aún más la reabsorción de Na^+. La angiotensina II coordina la respuesta del organismo a la disminución de sal y a la hipotensión. La secreción de renina aumenta con la restricción de sal, la activación del sistema nervioso simpático, la terapia diurética o la reducción de la presión arterial (PA) durante la terapia antihipertensora. Las excepciones son los bloqueadores β, que reducen la PA e inhiben la secreción de renina. La propia angiotensina II inhibe la secreción de renina (fig. 32-1).

La acción prolongada de la angiotensina II sobre los AT1R produce estrés oxidativo e inflamación que conducen a la hipertrofia del ventrículo izquierdo, el remodelado de los vasos sanguíneos, la esclerosis de los glomérulos y la fibrosis del intersticio renal. Los receptores de tipo 2 de la angiotensina II (AT2R) potencian la liberación de bradicinina, la cual activa sus receptores de tipo 2 para generar óxido nítrico y monofosfato de guanosina cíclico. Las acciones de los AT2R por lo general compensan las de los AT1R (*véase* fig. 32-1). Los antagonistas de los receptores de angiotensina (ARA) estimulan la secreción de renina y la generación de angiotensina II, activando así los AT2R.

La renina escinde el angiotensinógeno (A0) para producir angiotensina I, que es inactiva. Los antagonistas de la renina (AR) son inhibidores competitivos de esta reacción. La enzima convertidora de angiotensina (ECA) es una carboxipeptidasa que no solo escinde dos aminoácidos de la angiotensina I inerte para formar la angiotensina II activa, sino que también inactiva la bradicinina. Por lo tanto, los inhibidores de la enzima convertidora de angiotensina (IECA) disminuyen la

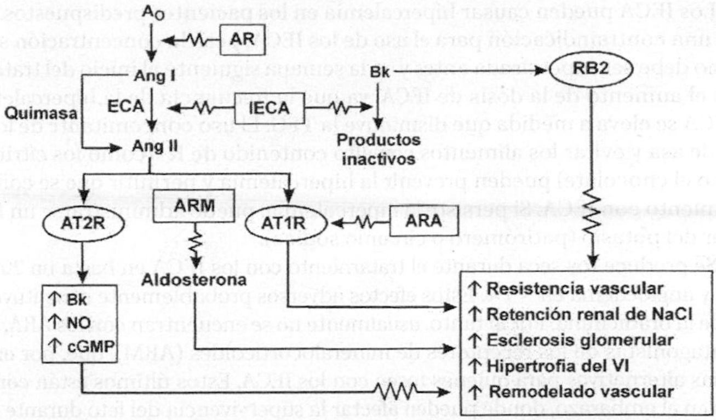

FIGURA 32-1. Representación esquemática del sistema renina-angiotensina-aldosterona y de los sitios de acción de los antagonistas de la renina (AR), los inhibidores de la enzima convertidora de angiotensina (IECA), los antagonistas de los receptores de angiotensina (ARA) y los antagonistas de los receptores de mineralocorticoides (ARM). Ang: angiotensina; AO: angiotensinógeno; Bk: bradicinina; cGMP: monofosfato de guanosina cíclico; NO: óxido nítrico; AT1R: receptor de angiotensina II de tipo 1; AT2R: receptor de angiotensina II de tipo 2; RB2: receptor de bradicinina de tipo 2; VI: ventrículo izquierdo.

angiotensina II y aumentan la bradicinina. Actualmente no está claro si existen beneficios clínicos particulares de los IECA que estén mediados por la bradicinina, de los ARA que estén mediados por los AT2R o de los inhibidores de la renina que estén mediados por el bloqueo de todo el sistema. Los IECA, los ARA y los AR son antihipertensores igualmente eficaces.

El SRAA circulante se complementa con un SRAA tisular expresado en el corazón, el riñón, los vasos sanguíneos, el cerebro y las glándulas suprarrenales, donde la angiotensina II actúa como un autocoide producido localmente.

II. INHIBIDORES DE LA ENZIMA CONVERTIDORA DE ANGIOTENSINA

A. Mecanismo de acción. Los IECA reducen la PA por vasodilatación periférica y natriuresis. A diferencia de otros vasodilatadores como el minoxidil, restablecen el barorreflejo y, por lo tanto, no causan taquicardia ni estimulan el sistema nervioso simpático. Sus acciones natriuréticas evitan la retención renal compensatoria de líquidos. La vasodilatación periférica implica la reducción de la contracción del músculo liso vascular, el tono simpático y la secreción de aldosterona. Los IECA también son vasodilatadores, lo que puede beneficiar a los pacientes con insuficiencia cardíaca congestiva (ICC).

B. Efectos adversos. Los IECA pueden inducir la insuficiencia renal funcional en algunos pacientes con estenosis bilateral de la arteria renal o que afecta a un solo riñón funcional, o en algunas personas con ICC, en especial las que reciben diuréticos en exceso o aquellas cuya PA media (PAM) está por debajo del límite inferior para la autorregulación renal (~85 mmHg, equivalente a una PA de ~100/70 mmHg). En estas circunstancias, hay una presión de ultrafiltración glomerular afectada porque los IECA reducen la PAM e impiden los efectos de la angiotensina II para constreñir las arteriolas eferentes. La tasa de filtración glomerular (TFG) suele restituirse rápidamente tras suspender los IECA. Estos fármacos no afectan la TFG de las personas sin anomalías o con hipertensión idiopática. Los riñones de los pacientes con enfermedad renal crónica (ERC) por lo general han perdido la capacidad para llevar a cabo la autorregulación. Por lo tanto, cualquier disminución brusca de la PA puede reducir la TFG a corto plazo.

Los IECA pueden causar hipercalemia en los pacientes predispuestos. La ERC no es una contraindicación para el uso de los IECA, pero la concentración sérica de potasio debe ser supervisada antes y en la semana siguiente al inicio del tratamiento y tras el aumento de la dosis de IECA, ya que la frecuencia de la hipercalemia con los IECA se eleva a medida que disminuye la TFG. El uso concomitante de los diuréticos de asa y evitar los alimentos con alto contenido de K^+ (como los cítricos y los jugos o el chocolate) pueden prevenir la hipercalemia y permitir que se continúe el tratamiento con IECA. Si persiste la hipercalemia, puede administrarse un fármaco fijador del potasio (patirómero o circonio sódico).

Se produce tos seca durante el tratamiento con los IECA en hasta un 20% de los casos y angioedema en < 1%. Estos efectos adversos probablemente constituyen la acción de la bradicinina. Por lo tanto, usualmente no se encuentran con los ARA, los AR o los antagonistas de los receptores de mineralocorticoides (ARM), que, por ende, son terapias alternativas para quienes tosen con los IECA. Estos últimos están contraindicados en el embarazo, donde pueden afectar la supervivencia del feto durante el tercer trimestre. Los IECA no alteran los lípidos y pueden mejorar la tolerancia a los hidratos de carbono. En general, no producen disfunción eréctil ni depresión y suelen tolerarse bien.

C. Diferencias entre los fármacos. Los IECA son estructuralmente heterogéneos. Todos los IECA, excepto el captopril y el lisinopril, son profármacos, lo que prolonga su acción. Algunos fármacos son muy lipófilos y proporcionan una inhibición superior de la ECA en los tejidos, pero las consecuencias clínicas de esto aún no están claras (tabla 32-1). El benazepril, el fosinopril, el quinapril y el trandolapril son fármacos relativamente liposolubles con excreción hepática y renal equilibrada; se prefieren en los pacientes con ERC y en los que reciben diálisis, ya que su alto grado de unión a las proteínas plasmáticas limita la pérdida del fármaco durante la hemodiálisis. Por el contrario, la unión a las proteínas plasmáticas relativamente baja del captopril y el lisinopril los hace dializables de forma fácil.

D. Selección de pacientes e interacciones farmacológicas. Los grupos de pacientes con hipertensión de renina baja responden menos a la monoterapia con IECA. Entre ellos se encuentran los afroamericanos, los adultos mayores, los pacientes con diabetes u obesidad y los que consumen una dieta rica en sal. La adición de un diurético estimula el SRAA, potenciando así el efecto antihipertensor de los IECA. Los diuréticos tiazídicos contrarrestan la hipercalemia inducida por los IECA, mientras que los IECA contrarrestan la intolerancia a la glucosa inducida por los diuréticos. De esta manera, los IECA y los diuréticos tiazídicos constituyen una combinación ideal e incluso sinérgica.

Los antiinflamatorios no esteroideos atenúan los efectos de los IECA. Se requiere control bioquímico estrecho cuando se utilizan IECA con otros fármacos que causan hipercalemia, como los suplementos de cloruro de potasio, los ARM, los diuréticos distales, la trimetoprima-sulfametoxazol, la pentamidina o la heparina. Algunos IECA no deben tomarse con los alimentos (*véase* tabla 32-1).

E. Ensayos clínicos. Los resultados de los metaanálisis exhaustivos de los IECA en los pacientes con hipertensión suelen coincidir en que muestran un beneficio general similar entre los distintos IECA, los diuréticos y los bloqueadores de los canales de calcio (BCC) para la prevención de la mortalidad cardiovascular. Los IECA y los diuréticos son más eficaces para la prevención de la insuficiencia cardíaca y los BCC a menudo resultan más eficaces para prevenir los accidentes cerebrovasculares. Esta conclusión se confirmó en el enorme ensayo *Antihypertensive and Lipid Lowering Treatment to Prevent Heart Attack* (ALLHAT).

Sin embargo, los IECA resultaron superiores en algunos ensayos, como en el estudio *Heart Outcomes Prevention Evaluation* (HOPE). En el estudio *Perindopril Protection Against Recurrent Stroke Study*, los IECA redujeron la incidencia y recurrencia de los accidentes cerebrovasculares, incluso en las personas normotensas, y fueron tan eficaces como otros antihipertensores para prevenir las complicaciones en los pacientes

TABLA 32-1 Inhibidores de la enzima convertidora de angiotensina

Fármaco	Semivida sérica (h)	Dosis inicial (mg/día)	Frecuencia de la dosis (al día)	Dosis habitual (mg/día)	Eliminación principal	Afectado por los alimentos	Fijación a las proteínas (%)	Diálisis (%)
Benazepril	22	10	Una o dos veces	20-40	H	No	> 95	N
Captopril[a]	2	25	Tres veces	12.5-50	R	Sí	25	50
Enalapril	11	5	Una o dos veces	10-40	H	—	50	50
Fosinopril	12	5	Una vez	5-40	H	—	95	—
Lisinopril	12	10	Una vez	20-40	R	—	10	50
Moexipril	5	7.5	Dos veces	7.5-30	H	Sí	50	—
Quinapril	25	10	Una vez	20-80	H	Sí	97	—
Ramipril	15	2.5	Una vez	2.5-20	H	Sí	73	—
Trandolapril	20	1	Una vez	2-4	H	No	85	—

La dosis de todos, excepto del fosinopril, debe reducirse un 50% en caso de una tasa de filtración glomerular de 10 a 15 mL/min.
[a]Contiene un grupo sulfhidrilo.
H: hígado; N: no se ve afectada de forma significativa; R: riñón.

con diabetes mellitus en el estudio *U.K. Prospective Diabetes Study—Hypertension in Diabetic Study* (UK PD). Los IECA fueron más eficaces que un tratamiento antihipertensor equivalente para prevenir la progresión de la nefropatía en los pacientes con proteinuria > 1 g/día, en cuanto a los efectos de los IECA en la nefropatía diabética y a la eficacia del ramipril en la nefropatía, pero no en aquellos con nefroesclerosis y proteinuria de bajo grado en el ensayo *African American Study of Kidney Disease and Hypertension* (AASK). Los IECA son beneficiosos para prevenir los infartos de miocardio recurrentes y prolongar la esperanza de vida en caso de ICC moderada o grave, incluso en ausencia de hipertensión. Por lo tanto, los IECA o los ARA son los fármacos preferidos para los pacientes con ERC y proteinuria > 1 g/día, incluidos los que padecen nefropatía diabética y para los que han sufrido un infarto de miocardio o ICC. También son una excelente opción para las personas con hipertensión idiopática, especialmente aquellas con factores de riesgo cardiovasculares asociados.

III. ANTAGONISTAS DE LOS RECEPTORES DE ANGIOTENSINA. Los ARA se unen de forma selectiva al AT1R, donde son antagonistas competitivos o insuperables. Bloquean toda la acción primaria de la angiotensina II para elevar la PA, ya que los AT2R tienen efectos que suelen contrarrestar los de los AT1R.

A. Acciones, usos, interacciones y efectos adversos. Los efectos y usos principales de los ARA son similares a los de los IECA. No obstante, los ARA no estimulan la bradicinina y, por lo tanto, no producen tos seca ni angioedema. En consecuencia, tienen un perfil de efectos adversos aún más bajo. Algunos ARA son profármacos. Su biodisponibilidad es variable (tabla 32-2). El losartán es el único ARA uricosúrico. El eprosartán es un antagonista únicamente competitivo del AT1R, mientras que el metabolito activo del losartán (EXP 3174) y todos los demás ARA son antagonistas insuperables porque se unen muy fuertemente al receptor. El resultado es que estos fármacos tienen una duración de acción más prolongada que la prevista por su semivida plasmática, debido a su estancia de larga duración en el receptor.

B. Ensayos clínicos. En los resultados de algunos ensayos clínicos controlados, se ha informado que los ARA fueron superiores a los bloqueadores β para prevenir los accidentes cerebrovasculares en los pacientes hipertensos en el ensayo *Losartan Intervention for Endpoint Reduction in Hypertension* (LIFE), y superiores a un tratamiento antihipertensor equivalente para reducir la proteinuria y la progresión de la nefropatía debida a la diabetes mellitus de tipo 2 en el ensayo *Irbesartan Diabetic*

TABLA 32-2 Antagonistas de los receptores de angiotensina

Fármaco	Dosis diaria inicial (mg)	Determinación de la dosis (mg/día)	Metabolitos activos	Interacción con los alimentos
Azilsartán	40	40-80	No	No
Candesartán	8-16	8-32	No	No
Eprosartán	200	400-800	No	No
Irbesartán	150	150-300	No	No
Losartán[a]	25-50	50-100	Sí	No
Olmesartán	20	20-40	Sí	No
Telmisartán	20-40	40-80	No	Sí
Valsartán	80	80-160	No	Sí

Nota: todos los fármacos se unen a las proteínas en > 90%, se eliminan sobre todo por vía hepática, tienen una duración de acción < 24 h, pueden administrarse una vez al día y no son dializables de forma importante.

[a]Acción uricosúrica.

TABLA 32-3 Principales mecanismos renales protectores de los inhibidores de la enzima convertidora de angiotensina y los antagonistas de los receptores de angiotensina

Regularizar la natriuresis por presión
Inhibir la reabsorción tubular renal de sodio
Disminuir la presión arterial
Reducir la producción de aldosterona
Disminuir la proteinuria
Bajar la presión capilar glomerular
Reducir el estrés oxidativo y la fibrosis renales

Nephropathy, el estudio *Irbesartan in Type 2 Diabetes and Microalbuminuria* y el ensayo *Reduction of Endpoint in NIDDM with Angiotensin II Antagonist Losartan* (RENAAL). Por lo tanto, son excelentes opciones en el caso de estas alteraciones.

IV. MECANISMOS DE PROTECCIÓN RENAL DE LOS INHIBIDORES DE LA ENZIMA CONVERTIDORA DE ANGIOTENSINA Y LOS ANTAGONISTAS DE LOS RECEPTORES DE ANGIOTENSINA. Se revisan en la tabla 32-3 y en los capítulos 5 y 36.

V. ANTAGONISTAS DE LA RENINA. El aliskireno es el primer AR aprobado. Aunque tiene una biodisponibilidad muy baja, del 2% al 3%, esto se compensa en cierta medida por su profunda afinidad para unirse a la prorrenina en el receptor de la renina. La prorrenina, que circula en mayor concentración que la renina, se activa a renina al unirse al receptor de renina. Por ahora, no está claro si el aliskireno bloquea también la señalización de un receptor de renina activado, lo que, de comprobarse, ampliaría su espectro de acción.

El aliskireno tiene una semivida larga, de unas 40 h, lo que predice que se va a acumular con una dosis diaria. A las dosis recomendadas de 150 o 300 mg diarios se tolera bien, pero las dosis más altas producen diarrea. En estudios tempranos se sugiere que, aunque su efecto antihipertensor es similar al de los IECA o los ARA, puede tener efectos renales más potentes. Sin embargo, en los ensayos clínicos realizados hasta la fecha, no se ha constatado su superioridad frente a los IECA o los ARA.

VI. ANTAGONISTAS DE LOS RECEPTORES DE MINERALOCORTICOIDES. La aldosterona se une al receptor de mineralocorticoides (MR, *mineralocoticosteroid receptor*) en los túbulos colectores, lo que activa los canales epiteliales de entrada del Na^+. El consiguiente aumento de la captación celular de Na^+ incrementa la absorción de Na^+ y amplifica la carga negativa a través de la membrana celular luminal, intensificando así la secreción tubular de los iones K^+ y H^+ cargados positivamente. La secreción de aldosterona se amplifica con la activación del AT1R. Por lo tanto, aumenta en los pacientes con restricción de sal, hipertensión renovascular, ICC y cirrosis avanzada con ascitis y en los que toman diuréticos; los IECA y los ARA la inhiben. La secreción de aldosterona también se incrementa con la hipercalemia y la acidosis metabólica, independientemente de la angiotensina II. Esto explica sus concentraciones elevadas en los pacientes con insuficiencia renal. Las concentraciones más altas de aldosterona se encuentran en aquellos con hiperaldosteronismo primario (*véase* cap. 24).

Los ARM potencian la pérdida renal de Na^+, pero el efecto puede tardar algunos días en hacerse evidente. El bloqueo de la secreción distal de K^+ y H^+ aumenta el potasio sérico y contrarresta la alcalosis metabólica. Estos efectos se aprovechan cuando los ARM se combinan con diuréticos de asa o tiazídicos para prevenir la alcalosis metabólica hipocalémica y la disminución de magnesio asociada, al tiempo que se potencia la reducción neta de NaCl. La aldosterona también contribuye a la vasoconstricción, la inflamación vascular, la disfunción endotelial, la fibrosis miocárdica y renal y la hipertrofia ventricular izquierda.

Los ARM añadidos a la terapia convencional, incluidos los IECA, reducen la estancia hospitalaria y prolongan la vida en los pacientes con ICC por insuficiencia cardíaca con fracción de eyección reducida evaluados en el estudio *Randomized Aldactone Evaluation* (RAALS) y en el estudio *Eplerenone Post-AMI Heart Failure Efficacy and Survival* (EPHASUS). Por lo tanto, los ARM deben añadirse a los IECA en las personas con ICC, a menos que exista una contraindicación.

La espironolactona y la eplerenona bloquean el MR nuclear (genómico). Son los fármacos preferidos para el tratamiento médico del hiperaldosteronismo primario (*véase* cap. 24). Son especialmente útiles en los pacientes con edema no compensado por cirrosis avanzada y ascitis, o en aquellos con ICC, y en los que la hipocalemia y la alcalosis suelen complicar el tratamiento diurético. También son eficaces en caso de hipertensión idiopática y se ha mostrado en el ensayo PATHWAY que son los fármacos preferidos para los pacientes con hipertensión resistente. No obstante, el uso de la espironolactona está limitado por los efectos adversos y el de la eplerenona por los costos elevados.

La espironolactona se absorbe bien; se metaboliza en canreonato, que es totalmente activo y tiene una semivida larga de 17 h. Debe administrarse solo una vez al día.

Algunos efectos secundarios de los ARM son predecibles, por ejemplo, la hipercalemia y la acidosis metabólica, lo que descarta su uso en cualquier paciente con elevación del potasio sérico, incluso si es limítrofe. Además, la espironolactona tiene efectos antiandrogénicos y progestágenos pronunciados que dependen de la dosis y producen pérdida de la libido, impotencia y ginecomastia dolorosa en los hombres, e irregularidades menstruales y metrorragia posmenopáusica en las mujeres. Siempre que sea posible, la dosis debe limitarse a 12.5 a 25 mg diarios para evitar estos efectos adversos.

La eplerenona es un ARM sin acción antiandrogénica ni progestágena. Se tolera mejor que la espironolactona. Se elimina por metabolismo hepático, con una semivida limitada de 4 a 6 h. La dosis diaria eficaz oscila entre los 50 y los 100 mg.

VII. LECTURAS RECOMENDADAS

Azizi M, Webb R, Nussberger J, et al. Renin inhibition with aliskiren: where are we now, and where are we going? *J Hypertens.* 2006;24(2):243–256.

Brenner BM, Cooper ME, DeZeeuw D, et al. Effects of losartan on renal and cardiovascular outcomes in patients with type 2 diabetes and nephropathy. *N Engl J Med.* 2001;345(12):861–869.

Casas JP, Chua W, Loukageorgakis S, et al. Effect of inhibitors of the renin-angiotensin system and other antihypertensive drugs on renal outcomes. Systematic review and meta-analysis. *Lancet.* 2005;366(9502):2026–2033.

Chang TI, Beddu S, Chertow GM. Antihypertensive therapy. In: Alan Yu, Glenn MC, Valérie AL, et al., eds. *Brenner and Rector's The Kidney.* 11th ed. Elsevier; 2020:1654–1707.

Whelton PK, Carey RM, Aronow WS, et al. ACC/AHA/AAPA/ABC/ACPM/AGS/APhA/ASH/ASPC/NMA/PCNA guideline for the prevention, detection, evaluation, and management of high blood pressure in adults: a report of the American College of Cardiology/American Heart Association Task Force on Clinical Practice Guidelines. *Circulation.* 2018;138(17):e484–e594.

33

Bloqueadores de los canales de calcio y otros vasodilatadores

Mohammed A. Alshehri, Christopher S. Wilcox

I. BLOQUEADORES DE LOS CANALES DE CALCIO

A. Mecanismo de acción. Los bloqueadores de los canales de calcio (BCC) antagonizan la entrada de Ca^{2+} en las células musculares lisas vasculares (CMLV) a través de los canales de calcio de tipo L activados por el voltaje. El consiguiente descenso del [Ca^{2+}] intracelular relaja los vasos sanguíneos y las arterias coronarias y disminuye la resistencia vascular periférica y la reactividad vascular. Son inhibidores débiles de la reabsorción distal de NaCl en los riñones, pero son dilatadores potentes de la arteriola aferente. La arteriola eferente no contiene canales de Ca^{2+} de tipo L y no responde a los BCC. Por lo tanto, a diferencia de los inhibidores del sistema renina-angiotensina (ISRA), los BCC no reducen, y pueden aumentar, la presión capilar glomerular. Esto puede explicar la menor protección renal proporcionada por los BCC en comparación con los ISRA.

B. Clasificación y diferencias entre los bloqueadores de los canales de calcio. Los BCC pueden dividirse en no dihidropiridínicos (verapamilo y diltiazem) y dihidropiridínicos (los demás). Los dihidropiridínicos bloquean los canales de Ca^{2+} de tipo L en las CMLV de forma bastante selectiva, mientras que los no dihidropiridínicos también bloquean los canales de Ca^{2+} de tipo L en el tubo digestivo y en el tejido cardíaco, por lo que son propensos a producir estreñimiento y a disminuir la conducción a través del nódulo auriculoventricular y reducir la frecuencia y la contractilidad cardíacas. Todos estos fármacos reducen la presión arterial (PA) y la mayoría de ellos están disponibles en formulaciones que permiten una dosis diaria (tabla 33-1).

C. Metabolismo y eliminación. Los BCC sufren una biotransformación oxidativa. Los no dihidropiridínicos son metabolizados por el citocromo P450 CYP3A hepático. La ausencia de una depuración renal importante evita la acumulación, o la necesidad, de realizar modificaciones importantes de la dosis en caso de insuficiencia renal.

D. Interacciones farmacológicas. El verapamilo y el diltiazem inhiben la depuración metabólica de otros fármacos que son sustratos del citocromo P450 CYP3A hepático, mientras que los dihidropiridínicos por lo general no lo hacen (tabla 33-2). Tanto el verapamilo como el diltiazem retrasan la depuración metabólica del tacrólimus y la ciclosporina, por lo que es necesario reducir la dosis. La cimetidina, la sulfinpirazona, la rifampicina, la fenitoína y el ketoconazol reducen la depuración metabólica de los BCC no dihidropiridínicos. Por ello, pueden producir bradiarritmias cuando se administran con verapamilo o diltiazem. Además, estos últimos inhiben el transporte de los fármacos mediado por la glucoproteína P. Esto puede retrasar la absorción intestinal de los fármacos y su distribución hacia el sistema nervioso central.

E. Uso para la hipertensión, la nefropatía y la protección cardiovascular. Los BCC de acción prolongada son antihipertensores especialmente eficaces en la hipertensión

TABLA 33-1 Bloqueadores de los canales de calcio

Fármaco	Dosis diaria (mg)	Frecuencia de la dosis (al día)	Eliminación (semivida [h])	Particularidades
Amlodipino	2.5-10.0	Diario	30-50	Combinaciones disponibles con benazepril o atorvastatina
Barnidipino	120-360	Diario	24	No disponible en los Estados Unidos
Diltiazem[a,b]	180-480	Diario	2-8	Puede causar bradicardia y alterar la función del ventrículo izquierdo
Felodipino	5-10.0	Diario	10-14	Combinación con enalapril
Isradipino[a]	2.5-10.0	Cada 12 h	2-5	
Nicardipino[a,b]	60-120	Diario	5-8	Forma intravenosa para la emergencia hipertensiva
Nifedipino[a]	30-90	Diario	4-6	
Nimodipino	60	Cada 4 h	1-3	Se utiliza en caso de espasmo de la arteria cerebral en la hemorragia subaracnoidea
Nisoldipino[a]	10-60	Diario	6-8	
Verapamilo[a,b]	180-480	Diario	3-7	Puede causar bradicardia, disfunción del ventrículo izquierdo y estreñimiento

[a]Disponible en formulación de acción prolongada para administrarse una vez al día.
[b]También disponible para su uso intravenoso.

TABLA 33-2 Interacciones entre los bloqueadores de los canales de calcio no dihidropiridínicos y otros fármacos

Fármaco afectado	Efecto clínico
Digoxina	Toxicidad por la digoxina
Carbamazepina	Neurotoxicidad
Astemizol	Intervalo QT prolongado
Terfenadina	*Torsade de pointes*
Cisaprida	*Torsade de pointes*
Quinidina	*Torsade de pointes*
Atorvastatina, lovastatina, simvastatina	Miopatía, rabdomiólisis
Ciclosporina, tacrólimus	Nefrotoxicidad
Bloqueadores β	Bradiarritmias

de renina baja, frecuente en los afroamericanos, los adultos mayores, los pacientes con obesidad, las personas con diabetes y aquellas con insuficiencia renal.

El tratamiento con BCC ha mostrado ser superior al placebo para prevenir los accidentes cerebrovasculares y la enfermedad coronaria, pero inferior al tratamiento con diuréticos, bloqueadores β o inhibidores de la enzima convertidora de angiotensina (IECA) en la prevención de la insuficiencia cardíaca. En el ensayo *Antihypertensive and Lipid Lowering Treatment to Prevent Heart Attack Trial* (ALLHAT), los pacientes fueron asignados aleatoriamente al amlodipino, un diurético o un IECA. Los criterios de valoración principales de la coronariopatía mortal o el infarto de miocardio no mortal fueron similares entre los grupos, pero los pacientes asignados de forma aleatoria al amlodipino tuvieron considerablemente más probabilidades de sufrir insuficiencia cardíaca que los asignados a los diuréticos, aunque presentaron un menor número de accidentes cerebrovasculares. En el ensayo *Anglo-Scandinavian Cardiac Outcome Trial* (ASCOT), se asignó aleatoriamente a los pacientes al amlodipino, con la adición posterior de un IECA o un diurético tiazídico. Aquellos asignados aleatoriamente al grupo de BCC/IECA presentaron tasas más bajas de morbilidad cardiovascular y mortalidad por cualquier causa. En el ensayo *Avoiding Cardiovascular Events through Combination Therapy in Patients Living with Systolic Hypertension* (ACCOMPLISH) se comparó la combinación de benazepril-amlodipino con benazepril hidroclorotiazida. Los pacientes en el primer grupo presentaron tasas más bajas de eventos cardiovasculares. Estos datos respaldan el uso de las combinaciones de BCC/IECA para la hipertensión.

En un metaanálisis de 16 ensayos para la prevención de la nefropatía diabética (definida como la aparición de microalbuminuria), se descubrió una reducción del 42% del riesgo de nefropatía en los pacientes asignados aleatoriamente a los IECA en comparación con los BCC. En el ensayo *African American Study of Kidney Disease and Hypertension* (AASK), se asignó aleatoriamente a 1094 afroamericanos con enfermedad renal crónica (ERC), hipertensión y presunta nefroesclerosis a un objetivo de PA media normal (102-107 mmHg) o baja (92 mmHg) y a uno de los tres tratamientos principales: bloqueadores β (metoprolol), IECA (ramipril) o BCC (amlodipino). El criterio de valoración principal fue la tasa de disminución de la TFG. En los pacientes con baja proteinuria, el criterio de valoración principal no fue diferente en aquellos que tenían una PA más baja, excepto en el grupo asignado al amlodipino, lo que motivó la suspensión prematura de este grupo de intervención. No hubo diferencias significativas en el criterio de valoración principal entre los pacientes asignados aleatoriamente a un bloqueador β o a un IECA.

Un hallazgo recurrente de los metaanálisis en la hipertensión es que hay poca diferencia entre las clases de fármacos en cuanto a la prevención de enfermedades cardiovasculares, pero que una mayor reducción de la PA se asocia a una mayor disminución del riesgo cardiovascular. En el análisis de los subgrupos se muestra que los BCC pueden ser algo menos eficaces para prevenir la insuficiencia cardíaca y la progresión de la ERC, pero un poco más eficaces en la prevención de los accidentes cerebrovasculares.

La proteinuria se modifica un poco con los dihidropiridínicos, pero se reduce con los no dihidropiridínicos. Un IECA administrado con un BCC no dihidropiridínico disminuye la proteinuria más que cualquiera de los dos fármacos por separado.

En un metaanálisis reciente del 2019 de 71 ensayos clínicos aleatorizados de pacientes hipertensos con trasplante renal se concluyó que los BCC mejoran la función del injerto y reducen su pérdida. Sin embargo, las directrices prácticas actuales todavía no recomiendan una clase concreta de antihipertensores para el tratamiento de la hipertensión en los receptores de trasplantes. Los BCC podrían mejorar la función del aloinjerto al aliviar la vasoconstricción arteriolar aferente renal causada por los inhibidores de la calcineurina.

Los BCC están indicados específicamente para los hipertensos con angina de pecho o fenómeno de Raynaud. Los no dihidropiridínicos ralentizan la frecuencia ventricular en los pacientes con fibrilación auricular. Los BCC son eficaces como parte de un esquema multifarmacológico antihipertensor en los pacientes con ERC y en aquellos con enfermedad renal en etapa terminal. No se eliminan mediante la diálisis. Los BCC son muy útiles como antihipertensores de tercera línea en los pacientes que reciben un diurético y un IECA o un antagonista del receptor de la angiotensina (ARA) para alcanzar el objetivo de PA baja recomendado por las directrices del JNC8 (*véase* cap. 23).

F. Efectos adversos. En general, los BCC se toleran bien. Los no dihidropiridínicos pueden causar bradiarritmias y empeorar la insuficiencia cardíaca congestiva. Estos pueden producir estreñimiento y dolor de cabeza. Los dihidropiridínicos producen edema en función de la dosis por la redistribución del líquido plasmático hacia el intersticio debido a la vasodilatación arteriolar. El edema es relativamente resistente a los diuréticos, pero se reduce con la disminución de la dosis. Los dihidropiridínicos pueden activar el sistema nervioso simpático. Por lo tanto, su uso óptimo es en combinación con los bloqueadores β para tratar a los pacientes con isquemia miocárdica y angina de pecho.

II. OTROS VASODILATADORES.

La hidralazina y el minoxidil son vasodilatadores arteriolares de acción directa. El minoxidil abre canales de potasio en las CMLV y en la nefrona. La hiperpolarización resultante cierra los canales de Ca^{2+} dependientes de voltaje, reduciendo así el $[Ca^{2+}]$ intracelular y produciendo vasorrelajación, pero, en el riñón, causa retención de sal y edema.

Estos fármacos son antihipertensores eficaces. No obstante, la terapia a largo plazo está limitada por la taquifilaxia y un espectro de efectos adversos. El minoxidil produce la activación refleja del sistema nervioso simpático, más evidente en los pacientes jóvenes, que puede empeorar la angina de pecho y la isquemia miocárdica y causar taquiarritmias. También conduce a la retención renal de sal y líquidos, lo que causa edema o empeora la insuficiencia cardíaca congestiva. El minoxidil puede causar intolerancia a los hidratos de carbono, hirsutismo y derrames pericárdicos que a veces ocasionan taponamiento cardíaco. El dolor de cabeza es frecuente. La taquicardia y el edema pueden aparecer con la hidralazina si esta produce un descenso considerable de la PA. La hidralazina en dosis más altas también puede ocasionar un síndrome similar al lupus. La hidralazina aumenta la excreción de sodio cuando se dosifica de forma adecuada.

La hidralazina se utiliza en las pacientes resistentes a la alfametildopa para controlar la hipertensión asociada al embarazo (*véase* cap. 25). El minoxidil se utiliza como tratamiento a corto plazo en caso de hipertensión grave resistente a los fármacos, sobre todo en las personas con insuficiencia renal (*véase* cap. 24). Se requiere la coadministración de un bloqueador β para prevenir la taquicardia refleja y un diurético para evitar la retención de líquidos. El minoxidil no debe usarse como parte de la terapia a largo plazo.

III. LECTURAS RECOMENDADAS

Dahlof B, Sever PS, Poulter NR, et al. Prevention of cardiovascular events with an antihypertensive regimen of amlodipine adding perindopril as required versus atenolol adding bendroflumethiazide as required, in the Anglo-Scandinavian Cardiac Outcomes Trial—Blood Pressure Lowering Arm (ASCOT-BPLA): a multicenter randomised conrolled trial. *Lancet.* 2005;366(9489):895–906.

Jamerson K, Weber MA, Bakris GL, et al. Benazepril plus amlodipine or hydrochlorothiazide for hypertension in high-risk patients. *N Engl J Med.* 2008;359(23):2417–2428.

Pisano A, Bolignano D, Mallamaci F, et al. Comparative effectiveness of different antihypertensive agents in kidney transplantation: a systematic review and meta-analysis. *Nephrol Dial Transplant.* 2020;35(5):878–887. doi:10.1093/ndt/gfz092

Sica DA, Prisant LM. Pharmacologic and therapeutic considerations in hypertension therapy with calcium channel blockers: focus on verapamil. *J Clin Hypertens.* 2007;9(Suppl 2):1–22.

Whelton PK, Carey RM, Aronow WS, et al. 2017ACC/AHA/AAPA/ABC/ACPM/AGS/APhA/ASH/ASPC/NMA/PCNA guideline for the prevention, detection, evaluation, and management of high blood pressure in adults: a report of the american college of cardiology/american heart association task force on clinical practice guidelines. *J Am Coll Cardiol.* 2018;71(19):e127–e248.

34 Fármacos presores

Chanigan Nilubol

I. INTRODUCCIÓN. La lesión renal aguda (LRA) es una alteración frecuente que se asocia de forma independiente a un mayor riesgo de mortalidad, morbilidad y costo de hospitalización. Más del 90% de las LRA en la unidad de cuidados intensivos (UCI) se deben a la necrosis tubular aguda (NTA), a menudo causada por isquemia o nefrotoxinas. La mortalidad de las personas que requieren terapia renal sustitutiva es cercana al 50%. La LRA puede aparecer por un desequilibrio microcirculatorio entre los vasodilatadores y los vasoconstrictores en varias formas de LRA, incluida la sepsis. Aunque la lesión experimental por isquemia-reperfusión responde a los fármacos que mejoran la presión de perfusión renal y el flujo sanguíneo, estos beneficios no se han confirmado en los ensayos clínicos. En este capítulo se revisa la prevención y el tratamiento de la LRA. Las acciones previstas de los distintos fármacos se resumen en la tabla 34-1.

II. PREVENCIÓN Y TRATAMIENTO DE LA LESIÓN RENAL AGUDA

A. Dopamina. El aumento del flujo sanguíneo renal proporcionado por la dopamina en los humanos sanos suele faltar en los pacientes con hipovolemia, choque, hipoperfusión, NTA u otras enfermedades. La dopamina se utilizó anteriormente para prevenir la LRA que complica muchas afecciones, pero los resultados de los ensayos clínicos no han sido alentadores. Así, en dos ensayos controlados aleatorizados sobre la LRA en la UCI se notificó que la dopamina no era eficaz para prevenir la LRA y aumentaba el riesgo de fibrilación auricular de nueva aparición. En varios ensayos controlados, no se han podido confirmar los beneficios de la dopamina para la prevención de la nefropatía por contraste y en muchos se han descrito arritmias adversas. Los datos actuales no sustentan el uso de la dopamina en la prevención de la LRA, como se confirma en las recomendaciones del 2012 de la KDIGO para la lesión renal aguda, que tampoco aconseja el uso de dopamina o fenoldopam o péptido natriurético auricular para prevenir la NTA isquémica.

B. Fenoldopam. Aunque se ha descrito que el fenoldopam mejora la creatinina sérica en los pacientes sometidos a un trasplante hepático, no se ha conseguido preservar la función renal durante la cirugía cardiovascular o la nefropatía inducida por contraste con este fármaco. En el ensayo controlado aleatorizado más grande sobre el uso del fenoldopam en las personas enfermas de forma grave con LRA, no se informó ningún efecto en la terapia renal sustitutiva, la duración de la estancia en la UCI o la mortalidad, pero sí un mayor riesgo de hipotensión. Por otra parte, en los pacientes sépticos o en estado crítico con LRA, los asignados aleatoriamente al fenoldopam tuvieron un menor tiempo de estancia en la UCI, pero ningún beneficio en cuanto a la mortalidad. En un metaanálisis de 16 ensayos controlados se informó que el fenoldopam redujo la incidencia de la LRA, la necesidad de terapia renal sustitutiva y el tiempo de estancia en la UCI. Los indicios actuales no son suficientes para recomendar el uso sistemático del fenoldopam en los pacientes con LRA.

C. Norepinefrina. La norepinefrina se utiliza en las personas con choque séptico para elevar su presión arterial. Aunque la norepinefrina puede causar vasoconstricción

TABLA 34-1 Farmacología y efectos principales de los fármacos presores

Fármacos	Orígenes	Receptores	Efectos
Dopamina	• Células tubulares proximales • Sistema nervioso simpático	Dopamina de tipo 1 en los vasos sanguíneos o los túbulos proximales (0.5-3 µg/kg por min)	• Vasodilatación de la arteria interlobulillar • Vasodilatación aferente y eferente • Aumento neto del flujo sanguíneo renal y la natriuresis
		Adrenérgico (> 5 µg/kg por min)	Aumenta la presión arterial por vasoconstricción
Fenoldopam	Sintético	Dopamina de tipo 1 selectiva	• Dosis baja (0.03-0.1 µg/kg por min): aumenta el flujo sanguíneo renal • Dosis alta (> 1 µg/kg por min): reduce la presión arterial Carece de algunos de los efectos adversos de la dopamina
Norepinefrina	Sistema nervioso simpático	Adrenérgico α	Aumenta la resistencia vascular sistémica y la presión de perfusión durante el choque distributivo o séptico Los efectos dependen del estado previo del volumen restaurado
Epinefrina	Sistema nervioso simpático	Adrenérgicos α y β combinados	Aumenta el flujo sanguíneo renal Se incrementa la presión arterial
Fenilefrina	Sintético	Adrenérgico α	Aumenta la presión arterial
Arginina vasopresina	Hipófisis posterior	Vasopresina de tipo I (músculos lisos vasculares)	Vasoconstricción
		Vasopresina de tipo II (túbulos distales)	Reabsorción de agua libre (antidiurético)

renal, en los ensayos sobre el fármaco en los pacientes con choque séptico hipotensivo en general se informa la mejoría de la presión arterial, la depuración de la creatinina y la diuresis. La fenilefrina tiene un mecanismo de acción similar, mientras que la epinefrina tiene acciones adicionales para estimular el corazón, pero puede aumentar el lactato sérico. La norepinefrina infundida de 0.5 a 3.0 mg/h en combinación con albúmina es eficaz para aumentar la presión arterial y mejorar la función renal en los pacientes con síndrome hepatorrenal, aunque no es tan eficaz como los análogos de la vasopresina (*véase* cap. 38).

D. Arginina vasopresina. La adición de la arginina vasopresina a la norepinefrina puede mejorar la depuración de la creatinina y la diuresis, pero en un ensayo aleatorizado se detalló que el uso precoz de la vasopresina en los pacientes con choque séptico no fue más eficaz que la norepinefrina por sí sola. Las pruebas actuales indican que la vasopresina no debe utilizarse en lugar de la norepinefrina.

Se ha informado que los análogos de la vasopresina infundidos con albúmina mejoran la función renal en caso de síndrome hepatorrenal, pero pueden causar vasoconstricción grave que lleve al infarto de miocardio o a la isquemia intestinal (*véase* también cap. 38).

E. Resumen. En la actualidad, no existen indicios suficientes para recomendar la dopamina como método de profilaxis o tratamiento de la LRA. El fenoldopam es prometedor y carece de los efectos arritmógenos adversos de la dopamina, pero su uso aún no está respaldado por ensayos clínicos controlados con la potencia adecuada. La norepinefrina es el fármaco recomendado para los pacientes graves e hipotensos con choque séptico y algunos datos indican que puede combinarse de forma beneficiosa con la arginina vasopresina. Los ensayos de la dopamina o el fenoldopam en los pacientes con LRA inminente o confirmada se resumen en Ford *et al.* (*véase* «Lecturas recomendadas»).

III. LECTURAS RECOMENDADAS

Bellomo R, Chapman M, Finfer S, et al. Low-dose dopamine in patients with early renal dysfunction: a placebo-controlled randomised trial. Australian and New Zealand Intensive Care Society (ANZICS) clinical trials group. *Lancet.* 2000;356(9248):2139–2143.

Ford D, Cullis B, Denton M. Dopaminergic and pressor therapy. In: Wilcox CS, ed. *Therapy in Nephrology and Hypertension.* 3rd ed. WB Saunders; 2008.

Francoz C, Durand F, Kahn JA, et al. Hepatorenal syndrome. *Clin J Am Soc Nephrol.* 2019;14(5): 774–778.

KDIGO. Clinical practice guideline for acute kidney injury. *Kidney Int Suppl.* 2012;2(Suppl 1):8.

Landoni G, Biondi-Zoccai GGL, Tumlin JA, et al. Beneficial impact of fenoldopam in critically ill patients with or at risk of acute renal failure: a meta-analysis of randomized clinical trials. *Am J Kidney Dis.* 2007;49(1):56–68.

Lauschke A, Teichgräber UKM, Frei U, et al. 'Low-dose' dopamine worsens renal perfusion in patients with acute renal failure. *Kidney Int.* 2006;69(9):1669–1674.

SECCIÓN IX

Diagnóstico y tratamiento de la insuficiencia renal

35 Lesión renal aguda

Saraswathi Gopal, Azra Bihorac

Lesión renal aguda (LRA) ha sustituido al término tradicional «insuficiencia renal aguda», al menos en Estados Unidos, y hace referencia a la disminución repentina de la tasa de filtración glomerular (TFG) con un aumento del nitrógeno ureico en sangre (BUN, *blood urea nitrogen*) y la creatinina (Cr) o una disminución de la diuresis. La duplicación de la creatinina sérica (S_{Cr}) en los pacientes gravemente enfermos aumenta la mortalidad al 30% y otra duplicación de la S_{Cr} incrementa dicha mortalidad al 60%. Existen diferentes criterios de estadificación para la LRA, pero se prefiere el sistema de estadificación de *Kidney Disease Improving Global Outcomes* (KDIGO) (tabla 35-1).

Los cambios de la S_{Cr} tienen un retraso respecto a la TFG real al inicio o durante la recuperación de la LRA. La S_{Cr} *refleja la TFG, la producción de Cr por el músculo, su* dilución en el plasma y su secreción tubular proximal. El BUN indica la TFG y la ingesta o el catabolismo proteínico. Por ello, la S_{Cr} y el BUN no son índices confiables de la LRA.

El primer paso consiste en distinguir la LRA de la enfermedad renal crónica (ERC) o de la disminución aguda de la TFG superpuesta a la ERC estable de larga evolución. Los indicios de un aumento agudo de la S_{Cr} o los cambios en el análisis de orina son muy útiles. Las pruebas de cronicidad incluyen datos de laboratorio previos como las concentraciones anteriores de la S_{Cr}, los indicios de laboratorio o radiográficos de trastorno mineral óseo por la ERC, los riñones bilateralmente pequeños (< 10 cm de longitud), los riñones ecogénicos vistos en la ecografía y los cilindros de leucocitos polimorfonucleares anchos en el análisis de orina que denoten dilatación tubular en un contexto de pérdida de nefronas o anemia normocítica.

I. CLASIFICACIÓN DE LA LESIÓN RENAL AGUDA.

La LRA se clasifica como prerrenal (hipoperfusión renal), intrínseca (daño del parénquima renal) o posrenal (obstrucción). La *oliguria* es la diuresis diaria < 500 mL y la *anuria* < 100 mL.

A. Lesión renal aguda prerrenal. Ocurre cuando la hipovolemia real o funcional lleva flujo sanguíneo insuficiente a los riñones. El diagnóstico definitivo depende de la mejoría de la TFG con reposición de volumen. Las causas específicas se tratan en la tabla 35-2.

La disminución de la perfusión renal produce dilatación arteriolar aferente dependiente de prostaglandinas y constricción arteriolar eferente dependiente de la angiotensina. El mantenimiento de la TFG en este contexto depende de estos dos sistemas. Así, los antiinflamatorios no esteroideos, los inhibidores de la enzima convertidora de angiotensina y los antagonistas de los receptores de angiotensina pueden empeorar la LRA. La hipoperfusión renal se manifiesta por la disminución de la concentración del Na urinario (U_{Na}) y del nitrógeno ureico, así como la orina concentrada con elevación de la densidad, la osmolalidad urinaria o la concentración de Cr en la orina. El aumento de la producción y reabsorción de urea, desproporcionado con respecto a la disminución de la TFG, se detecta por el aumento del cociente BUN:Cr en el suero. Si no se corrige la hipovolemia, la LRA prerrenal puede evolucionar a necrosis tubular aguda (NTA). En la tabla 35-3 se resumen los indicios más frecuentes de la presentación de la LRA prerrenal.

TABLA 35-1 Criterios de estadificación KDIGO de la lesión renal aguda

Estadio	Creatinina sérica	Diuresis
1	1.5-1.9 veces el valor de referencia o aumento ≥ 0.3 mg/dL	< 0.5 mL/kg por hora durante 6 h
2	2-2.9 veces el valor de referencia	< 0.5 mL/kg por hora durante 12 h
3	3 veces el valor de referencia o aumento de la creatinina sérica a ≥ 4 mg/dL o inicio de la terapia renal sustitutiva	< 0.3 mL/kg por hora durante 24 h o anuria durante ≥ 12 h

La reposición de la volemia es fundamental para tratar la LRA prerrenal. Los cristaloides (p. ej., cristaloides amortiguados) se utilizan en primer lugar, y los coloides o la sangre según sea necesario después. Es difícil restablecer la perfusión renal efectiva en los pacientes con redistribución de volumen del espacio intravascular (p. ej., fuga capilar, albúmina sérica baja, insuficiencia cardíaca congestiva) sin causar sobrecarga de volumen sintomática o edema pulmonar. En estos casos, es necesario tratar el factor desencadenante subyacente junto con el mantenimiento del volumen.

1. **Síndrome hepatorrenal.** El síndrome hepatorrenal (SHR) es una forma grave de LRA prerrenal que no responde al volumen en el contexto de la hepatopatía avanzada (por lo general, cirrosis) sin otras causas identificables. La oliguria es el resultado de una intensa vasoconstricción renal y la vasodilatación sistémica.

TABLA 35-2 Causas de la lesión renal aguda prerrenal

Disminución de la volemia intravascular (efectiva)
- Cirrosis
- Uso excesivo de diuréticos
- Pérdidas gastrointestinales de líquido
- Hemorragia
- Reposición inadecuada de líquidos
- Síndrome nefrótico
- Pérdidas renales de líquido
- Acumulación de líquido en el tercer espacio
- Choque cardiogénico
- Insuficiencia cardíaca congestiva
- Embolia pulmonar masiva
- Taponamiento pericárdico

Vasodilatación sistémica
- Anafilaxia
- Sepsis
- Fármacos vasodilatadores

Vasoconstricción renal
- Hipercalcemia aguda
- Fármacos que bloquean la respuesta renal a la hipovolemia
- Sepsis precoz
- Síndrome hepatorrenal
- Vasopresores infundidos

TABLA 35-3 Presentación clínica de la lesión renal aguda prerrenal

Antecedentes y síntomas	Signos	Análisis de laboratorio
• Antecedentes de pérdida de líquidos (vómitos, diarrea, quemaduras) • Uso de antiinflamatorios no esteroideos, inhibidores de la enzima convertidora de angiotensina, antagonistas de los receptores de angiotensina o inhibidores de la calcineurina, especialmente en el contexto de disminución de la volemia efectiva • Balance negativo de líquidos; salida mayor que la entrada • Insuficiencia cardíaca congestiva o cirrosis preexistentes • Sed	• Hipotensión ortostática o taquicardia • Axilas secas • Venas del cuello planas en decúbito supino • Piel y mucosas secas • Pérdida de turgencia de los tejidos	• Cociente entre el nitrógeno ureico y la Cr en el suero > 20:1 (también se observa con el aumento del catabolismo proteínico) • Densidad de la orina > 1.03 • Osmolalidad urinaria > 500 mOsm/Kg H_2O • U_{Na} < 20 mEq/L • FE_{Na} < 1% [$FE_{Na} = (U_{Na} \times S_{Cr})/(S_{Na} \times U_{Cr}) \times 100$] • FE_{Un} < 35% [$FE_{Un} = (U_{Un} \times S_{Cr})/(S_{Un} \times U_{Cr}) \times 100$] • Sedimento urinario inactivo, puede tener cilindros hialinos o granulares • Ecografía renal; tamaño y ecogenicidad renales normales

Cr: creatinina; FE_{Na}: excreción fraccionada de sodio; FE_{Un}: excreción fraccionada de nitrógeno ureico; S_{Cr}: creatinina sérica; S_{Na}: sodio sérico; S_{Un}: nitrógeno ureico sérico; U_{Cr}: creatinina urinaria; U_{Na}: sodio urinario; U_{Un}: nitrógeno ureico urinario.

El U_{Na} suele ser < 10 mEq/L y la excreción fraccionada de sodio (FE_{Na}) es < 1%, incluso después de una sobrecarga de volumen con albúmina. El SHR puede producirse por una infección, una hemorragia digestiva o el uso de diuréticos. La mortalidad sigue siendo muy elevada (*véase* cap. 38).

B. Lesión renal aguda intrínseca. La enfermedad glomerular primaria (glomerulonefritis [GN] o vasculitis) o el daño tubular (NTA o nefritis intersticial aguda [NIA]) pueden producir insuficiencia renal intrínseca.

1. Necrosis tubular aguda. La disminución de la perfusión renal que conduce a la isquemia es responsable de ~50% de las NTA, mientras que las nefrotoxinas, como los aminoglucósidos y los medios de radiocontraste, causan el 30% (tabla 35-4). La disfunción renal causada por la NTA aparece en cuestión de horas o días y suele durar de 1 a 3 semanas, aunque en ocasiones puede prolongarse mucho más. La NTA produce lesiones celulares irreversibles. Por lo tanto, la normalización de la hemodinámica o la eliminación de la agresión tóxica no restablecen la función normal de forma inmediata. Sin embargo, el restablecimiento de la perfusión renal normal es fundamental en la NTA, ya que la autorregulación está alterada en el riñón lesionado, lo que lo hace más susceptible a las lesiones recurrentes incluso por hipotensión leve.

La NTA se distingue por una lesión temprana del túbulo proximal y de la rama ascendente gruesa del asa de Henle. El desprendimiento de los bordes en cepillo y del citoplasma celular lleva a la obstrucción tubular por los cilindros sólidos, mientras que la fuga del filtrado glomerular por los túbulos dañados reduce aún más la filtración glomerular efectiva. Los túbulos restantes funcionan deficientemente, lo que afecta la reabsorción tubular de electrólitos y la excreción de iones de K^+ e H^+. Las anomalías de laboratorio incluyen hipercalemia, acidosis metabólica por brecha aniónica, hiponatremia, hiperfosfatemia, hipermagnesemia, hipocalcemia e hiperuricemia.

TABLA 35-4 Algunas causas tóxicas de la necrosis tubular aguda

Exógenas
- Antibióticos (p. ej., aminoglucósidos, anfotericina B, pentamidina)
- Medios de contraste radiográficos
- Fármacos quimioterápicos (p. ej., cisplatino)
- Fármacos inmunosupresores (p. ej., ciclosporina)
- Disolventes orgánicos (p. ej., etilenglicol)
- Metales pesados (p. ej., mercurio, plomo, arsénico, bismuto)

Endógenas
- Mioglobina (por rabdomiólisis)
- Hemoglobina

El sedimento urinario diagnóstico puede revelar células epiteliales tubulares libres (células grandes) con cilindros de células epiteliales tubulares. Ver numerosos cilindros granulares gruesos, pigmentados o de color marrón turbio sugiere NTA. El U_{Na} > 40 mEq/L y la FE_{Na} > 1% en el contexto de la oliguria indican NTA. No obstante, puede observarse la FE_{Na} < 1% precozmente en la NTA no oligúrica, sobre todo la secundaria a los medios de contraste, la rabdomiólisis o la hipoperfusión renal grave debida a insuficiencia hepática, sepsis, quemaduras o insuficiencia cardíaca congestiva (tabla 35-5).

2. **Necrosis tubular aguda inducida por aminoglucósidos.** Suele ser no oligúrica y no se manifiesta hasta después de 7 a 10 días de tratamiento. La edad avanzada, la insuficiencia renal preexistente, la disminución de la volemia, la dosis mayor y la exposición a otras nefrotoxinas aumentan el riesgo. Todos los aminoglucósidos son nefrotóxicos, pero la administración de aminoglucósidos en una sola toma al día puede disminuir el riesgo. Vigilar las concentraciones máximas y mínimas es lo prudente, pero no elimina el riesgo.
3. **Nefropatía inducida por contraste (NIC).** La NIC se produce en hasta el 50% de los pacientes de alto riesgo que presentan hipovolemia, insuficiencia renal preexistente y diabetes mellitus. El BUN y la S_{Cr} aumentan de 24 a 48 h después de la administración del contraste, alcanzan su máximo en 3 a 5 días y pueden volver a la normalidad en 5 a 7 días. La FE_{Na} baja y la densidad urinaria alta (debido al contraste urinario) indican lesión por contraste. Siempre que no haya

TABLA 35-5 Presentación clínica de la necrosis tubular aguda

Antecedentes y síntomas	Análisis de laboratorio
• Hipotensión reciente, choque, sobre todo en el contexto de anestesia o sepsis • Exposición reciente a nefrotoxinas	• Cociente entre el nitrógeno ureico en la sangre y la Cr en el suero ~8-10:1 • Densidad urinaria 1.010-1.012 • Osmolalidad urinaria < 350 mOsm/kg H_2O • U_{Na} > 40 mEq/L • FE_{Na} > 2% • FE_{Na} > 35% • Sedimento urinario con células tubulares renales, cilindros de células tubulares, cilindros granulares pigmentados

Cr: creatinina; FE_{Na}: excreción fraccionada de sodio; FE_{Un}: excreción fraccionada de nitrógeno ureico; S_{Cr}: creatinina sérica; S_{Na}: sodio sérico; S_{Un}: nitrógeno ureico sérico; U_{Cr}: creatinina urinaria; U_{Na}: sodio urinario; U_{Un}: nitrógeno ureico urinario.

contraindicaciones para la expansión de volumen, debe administrarse una infusión de solución salina al 0.9% para reponer cualquier defecto y mantener la diuresis en 1 a 2 mL/min antes y durante 12 h después de la exposición al contraste en los grupos de alto riesgo. No hay ningún beneficio adicional del uso de la solución de bicarbonato de sodio sobre la solución salina al 0.9% para prevenir la NIC. En los metaanálisis en los que se analiza el uso de *N*-acetilcisteína para disminuir el riesgo de nefropatía por contraste, se han visto resultados contradictorios. El uso de dosis más bajas del medio de contraste es más seguro. Se prefieren los medios no iónicos hipoosmolares o isoosmolares. La dopamina, el fenoldopam y los diuréticos no son beneficiosos para prevenir la NIC.

4. **Necrosis tubular aguda inducida por anfotericina B.** El riesgo de nefrotoxicidad aumenta con la dosis y la duración del tratamiento. Los pacientes con insuficiencia renal crónica y los que reciben diuréticos tienen un riesgo mayor. El daño de la nefrona distal se manifiesta como poliuria secundaria a la diabetes insípida nefrógena, la hipocalemia, la hipomagnesemia y la acidosis tubular renal. Las formulaciones de complejos lipídicos son menos nefrotóxicas.
5. **Necrosis tubular aguda inducida por rabdomiólisis.** La rabdomiólisis capaz de producir NTA puede ser causada por daño muscular (traumatismo, presión, aplastamiento, quemaduras o isquemia), aumento del metabolismo muscular (convulsiones, ejercicio, golpe de calor, miopatía), trastornos metabólicos (cetoacidosis, hipocalemia, hipofosfatemia), toxinas (p. ej., alcohol, monóxido de carbono, estatinas), infecciones graves o fármacos (estatinas).

Las características clínicas incluyen dolor muscular, orina de color marrón oscuro, prueba de la tira reactiva de orina positiva para la sangre (hemo) en ausencia de hemoglobina libre y eritrocitos urinarios. También se observa hipercalemia, hiperfosfatemia, hiperuricemia, hipocalcemia precoz con hipercalcemia posterior. Las concentraciones elevadas de creatinina-cinasa y mioglobina séricas, así como de mioglobina en la orina, corroboran el diagnóstico.

La NTA puede prevenirse mediante la reposición intensiva de volumen con solución salina isotónica de 200 a 1500 mL/h. El objetivo del tratamiento es aumentar la diuresis a > 100 mL/h, pero debe interrumpirse si el paciente padece anuria. No se ha mostrado que la alcalinización de la orina sea beneficiosa desde el punto de vista clínico. El tratamiento con manitol y diuréticos no tiene ningún beneficio por encima de la rehidratación agresiva. Las complicaciones de la rabdomiólisis incluyen insuficiencia renal aguda, acidosis, síndrome compartimental, disfunción hepática, coagulación intravascular diseminada, arritmias y paro cardíaco.

6. **Mieloma múltiple.** El mieloma múltiple puede causar LRA incluso antes del diagnóstico de la enfermedad subyacente. La LRA cursa con anemia, hipercalcemia y globulinas séricas altas (*véase* cap. 11). La hipercalcemia puede causar hipovolemia y vasoconstricción intrarrenal, dando lugar a una LRA prerrenal, mientras que la NTA, la nefropatía por cilindros, la amiloidosis primaria y la enfermedad por depósito de cadenas ligeras pueden producir LRA intrínseca. Las cadenas ligeras de inmunoglobulinas monoclonales no se detectan con las pruebas estándar de tira reactiva, mientras que el ácido sulfosalicílico detecta todas las proteínas urinarias. El ácido sulfosalicílico, la electroforesis de la orina y el suero y la inmunofijación están indicados si se sospecha mieloma múltiple.
7. **Glomerulonefritis, vasculitis, enfermedad renovascular aguda o nefritis intersticial.** Debe sospecharse GN o vasculitis como causa de LRA en el contexto de una enfermedad multisistémica con proteinuria o hematuria (*véanse* caps. 8 y 9). Puede haber antecedentes de enfermedad autoinmunitaria, infección reciente o hepatitis. Los signos y síntomas incluyen fiebre, erupciones cutáneas, artralgia, hemoptisis, hipertensión y sobrecarga de volumen. Las pruebas de laboratorio muestran velocidad de eritrosedimentación elevada,

TABLA 35-6 Presentación clínica de la uropatía obstructiva

Antecedentes y síntomas	Signos	Análisis de laboratorio
• Hombre de la tercera edad (con presunto prostatismo) • Antecedentes de obstrucción de vías urinarias • Antecedentes de nefrolitiasis bilateral • Síntoma de obstrucción del flujo de salida de la vejiga (p. ej., disuria, nicturia, polaquiuria o retraso miccional) • Incontinencia urinaria • Uso de medicamentos anticolinérgicos • Predisposición a la necrosis papilar (p. ej., diabetes mellitus, anemia drepanocítica, abuso de analgésicos) • Enfermedad o cirugía pélvica o retroperitoneal	• Anuria completa o fluctuaciones amplias en la diuresis; sin embargo, la diuresis también puede ser normal • Vejiga distendida en la exploración física • Cantidad grande de orina residual posmiccional en el sondaje vesical	• El cociente entre el nitrógeno ureico y la Cr en la sangre puede ser normal o elevado • Densidad de la orina > 1.02 en la forma aguda, pero más baja en la obstrucción crónica • Osmolalidad urinaria > 400 mOsm/kg H_2O en la forma aguda pero ~300 en la forma crónica • U_{Na} < 20 mEq/L en la forma forma aguda, > 40 mEq/L en la forma crónica • FE_{Na} < 1% en la forma aguda pero > 1% en la forma crónica • Sedimento urinario inactivo • Ecografía renal; sistema colector dilatado por encima del nivel de la obstrucción, pero puede, de forma engañosa, no mostrar la obstrucción al principio o en caso de hipovolemia o insuficiencia renal avanzada

Cr: creatinina; FE_{Na}: excreción fraccionada de sodio; U_{Na}: concentración del sodio urinario.

hipocomplementemia y autoanticuerpos (como anticuerpos anti-ADN bicatenario o anticuerpos anticitoplasma de neutrófilos o anticuerpos antimembrana basal glomerular). El análisis de orina cuidadoso es clave. El diagnóstico final a menudo depende de la biopsia renal (*véase* caps. 8, 9 y 10).

La NIA suele producirse por fármacos o infecciones y cursa con eosinofilia, eosinofiluria, fiebre y erupción cutánea. Las anomalías de la función tubular pueden superar la disminución de la TFG. La leucocituria o los cilindros leucocitarios en ausencia de infección urinaria o GN son indicativos de la NIA (*véase* cap. 12).

Las causas renovasculares agudas de la NTA isquémica incluyen trombosis y disección de aneurismas aórticos o de arterias renales, que a menudo complican un traumatismo o una intervención vascular. La nefropatía ateroembólica por colesterol suele ir después de un procedimiento intravascular. A menudo se asocia a otros signos de émbolos sistémicos en la piel o el lecho ungueal, con fiebre, velocidad de eritrosedimentación alta, hipocomplementemia y eosinofilia. La trombosis de la vena renal puede complicar el síndrome nefrótico grave o las trombofilias genéticas. Puede presentarse como un deterioro de la función renal con dolor lumbar y hematuria. Debe sospecharse la microangiopatía trombótica cuando la LRA se acompaña de trombocitopenia, hemólisis intravascular, fiebre y alteraciones neurológicas (*véase* cap. 10).

C. Lesión renal aguda posrenal (obstructiva). La obstrucción del flujo de la orina en cualquier punto desde los túbulos hasta la salida uretral puede dar lugar a una LRA posrenal. Incluso la obstrucción parcial con diuresis conservada puede disminuir la TFG. Es fundamental diagnosticar la obstrucción funcional porque el sondaje vesical, la dilatación uretral y la colocación de endoprótesis o la nefrostomía percutánea pueden restaurar y preservar la función renal. Los síntomas obstructivos y el uso de anticolinérgicos deben levantar la sospecha. Para causar una LRA clínicamente evidente, la obstrucción debe ser bilateral o afectar a un único riñón funcional (tabla 35-6).

La bioquímica de la orina al principio de la uropatía obstructiva puede parecerse a la de la LRA prerrenal debido a la reabsorción de solutos del líquido tubular relativamente estancado. El diagnóstico inequívoco puede depender de la renografía con furosemida (*véase* cap. 2), la pielografía retrógrada o la respuesta al drenaje urinario.

1. **Lesión renal aguda inducida por cristales.** La LRA obstructiva puede deberse al depósito intratubular de cristales de ácido úrico durante la quimioterapia contra neoplasias con alto recambio celular como la leucemia, los linfomas agresivos o los sarcomas. El sistema colector no está dilatado. Por lo tanto, las técnicas de imagen no son útiles. La hidratación intensiva, la diuresis alcalina y el alopurinol pueden prevenir la lesión renal. El alopurinol debe iniciarse varios días antes de la quimioterapia y mantenerse durante la inducción. Los beneficios de la diuresis alcalina pueden ser limitados porque puede precipitar cristales de fosfato cálcico. La urato-oxidasa recombinante puede ser preferible. La obstrucción intratubular inducida por cristales también puede complicar el tratamiento con dosis altas de aciclovir o indinavir.

II. HACER EL DIAGNÓSTICO DE LA LESIÓN RENAL AGUDA.

El diagnóstico de la LRA debe centrarse en la evolución temporal de la lesión renal, su relación con los posibles factores desencadenantes y la evaluación del estado de volumen y las comorbilidades relevantes. Los cambios en la S_{Cr} se rezagan por detrás de los cambios en la TFG. El análisis de orina requiere una muestra de orina reciente. Suele ser más sensible cuando el sedimento se tiñe con gotas de azul de metileno. El sondaje vesical será necesario cuando la diuresis sea incierta o exista la posibilidad de obstrucción. Los riñones de la mayoría de los pacientes con LRA deben hacerse una ecografía. La evaluación posterior suele incluir el cálculo de los índices diagnósticos urinarios, seguido de otras pruebas de laboratorio o ensayos terapéuticos centrados en diagnósticos específicos.

El análisis de orina siempre debe incluir mediciones con tira reactiva de la concentración urinaria, la sangre, las proteínas y el pH. La sospecha de proteinuria debe confirmarse mediante un ensayo cuantitativo clasificado en cuanto a la Cr en la orina. El sedimento urinario puede establecer el diagnóstico inequívoco de NTA o GN. Los laboratorios hospitalarios no suelen identificar los cilindros celulares, quizá porque se desintegran antes del análisis. Los eosinófilos urinarios se detectan mejor con la tinción de Hansel. Su presencia es compatible con la NIA, pero no es diagnóstica y no es especialmente sensible (*véase* cap. 4).

Las estimaciones de la TFG mediante la depuración de la Cr en 24 h o mediante fórmulas (*véase* cap. 1) suelen subestimar la gravedad de la LRA, ya que la Cr no se encuentra en una situación de equilibrio tras un descenso brusco de la TFG.

La FE_{Na} a menudo permite distinguir la NTA de la LRA prerrenal, pero puede no identificarse la LRA obstructiva. Se eleva falsamente después de la administración de diuréticos, cuando puede ser preferible considerar la excreción fraccionada de urea.

III. TRATAMIENTO.

La evolución clínica de la LRA puede dividirse en las siguientes fases (fig. 35-1):

- ***Lesión renal aguda:*** período entre la exposición a un traumatismo y la caída de la función renal, que puede durar hasta 7 días.
- ***Nefropatía aguda:*** dura más de 7 días a 90 días, durante los cuales el daño renal podría no revertirse por completo. Los pacientes pueden padecer anuria y oliguria, o no presentar esta última.
- ***Recuperación:*** marcada por la disminución del BUN y la Cr séricos acercándose a la normalidad o el aumento de la diuresis. Los pacientes pueden entrar en una fase poliúrica que puede causar alteraciones de los líquidos y los electrólitos. La recuperación de la función renal puede ser completa o incompleta.
- ***Enfermedad renal crónica:*** a cualquier anomalía en la estructura o función renal que persista durante > 90 días se le denomina *enfermedad renal crónica*.

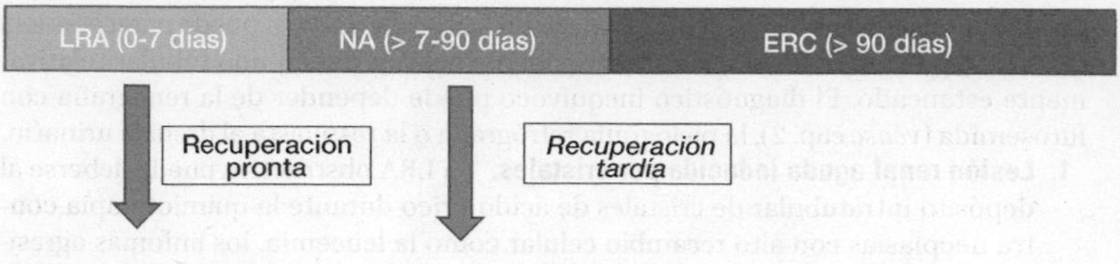

FIGURA 35-1. Espectro de la lesión renal aguda (LRA), la nefropatía aguda (NA), la recuperación y la enfermedad renal crónica (ERC).

Las causas reversibles de la disfunción renal deben buscarse y tratarse con rapidez. Es muy importante mantener la hemodinámica, ya que, en caso de NTA, el riñón es particularmente susceptible a las lesiones recurrentes.

Una vez normalizado el volumen intravascular, los líquidos deben ajustarse a la diuresis más las pérdidas insensibles. La hipercalemia debe tratarse con glucosa e insulina, bicarbonato de sodio (si el bicarbonato sérico es bajo), resina de sulfonato de poliestireno sódico, gluconato cálcico intravenoso en caso de inestabilidad cardíaca o diálisis (*véase* cap. 18). El pH sérico debe mantenerse por arriba de 7.20 y debe tratarse la hipocalcemia sintomática (*véase* cap. 20).

La LRA es un estado hipercatabólico, pero no se ha mostrado que el apoyo nutricional sea beneficioso. La alimentación enteral es preferible al soporte parenteral, pero no debe incluir más de 1.5 g de proteínas/kg al día. Deben ajustarse las dosis de los fármacos (*véase* cap. 26) y evitarse los medicamentos que contengan magnesio y fósforo. Las indicaciones para la diálisis se presentan en el capítulo 42. La hemodiálisis, la terapia renal sustitutiva continua y la diálisis peritoneal son eficaces para tratar las anomalías metabólicas y la sobrecarga de líquidos. En cuanto a la terapia renal sustitutiva intermitente o continua, no hay pruebas que corroboren el beneficio en la mortalidad de un grupo sobre el otro.

IV. PRONÓSTICO. Los pacientes que se recuperan de una LRA en ocasiones recobrar su función renal basal. La recuperación incompleta es más frecuente en aquellos mayores de 65 años de edad, con ERC preexistente y otras afecciones concomitantes (como la insuficiencia cardíaca). La LRA nosocomial se asocia a una mayor mortalidad intrahospitalaria y a largo plazo. Aquellos que experimenten una LRA pronunciada (estadio 2 o superior) durante la hospitalización y son dados de alta con vida deben someterse a una evaluación de seguimiento para controlar la resolución de la LRA y el empeoramiento o la aparición de una nueva ERC.

V. LECTURAS RECOMENDADAS

Bellomo R, Kellum JA, Ronco C. Defining acute renal failure: physiological principles. *Intensive Care Med.* 2004;30(1):33–37.

Carvounis CP, Niser S, Guro-Razuman S. Significance of the fractional excretion of urea in the differential diagnosis of acute renal failure. *Kidney Int.* 2002;62(6):2223–2229.

Chawla LS, Bellomo R, Bihorac A, et al. Acute kidney disease and renal recovery: consensus report of the Acute Disease Quality Initiative (ADQI) 16 workgroup. *Nat Rev Nephrol.* 2017;13(4):241–257.

Esson ML, Schrier RW. Diagnosis and treatment of acute tubular necrosis. *Ann Intern Med.* 2002;137(9):744–752.

Prowle JR, Echeverri JE, Ligabo EV, et al. Fluid balance and acute kidney injury. *Nat Rev Nephrol.* 2010;6(2):107–115.

Singbartl K, Kellum JA. AKI in the ICU: definition, epidemiology, risk stratification, and outcomes. *Kidney Int.* 2012;81(9):819–825.

Wilcox CS, ed. *Therapy in Nephrology and Hypertension.* 3rd ed. WB Saunders; 2008.

36 Enfermedad renal crónica

Amir Kazory, Limeng Chen

I. ANTECEDENTES. La *enfermedad renal crónica* (ERC) se refiere a la pérdida irreversible de la función renal y se define por una disminución de la tasa de filtración glomerular (TFG) menor de 60 mL/min/1.73 m^2 de superficie corporal, o la presencia de al menos un marcador de daño renal (p. ej., albuminuria, alteraciones estructurales detectadas por técnicas de imagen, análisis histológico anómalo) durante 3 meses o más. Según los Centers for Disease Control and Prevention, se calcula que más de 30 millones de personas, es decir, alrededor del 15% de la población de los Estados Unidos, padecen ERC y es la novena causa de muerte; para el 2040, se prevé que se convierta en la quinta causa de muerte. Existen indicios fehacientes de que tanto la TFG más baja como los valores más altos de albuminuria están relacionados de forma independiente con la mortalidad, los eventos cardiovasculares y la tasa de enfermedad renal en etapa terminal (ERET). En consecuencia, tanto la TFG como la albuminuria se han integrado en un sistema de estadificación de la ERC para obtener una clasificación e información pronóstica más precisas (tabla 36-1).

La mayoría de los pacientes con ERC, sobre todo los adultos mayores, nunca llegarán a padecer insuficiencia renal a lo largo de su vida. Se han desarrollado modelos de predicción del riesgo para ayudar a pronosticar la insuficiencia renal, así como la enfermedad cardiovascular o la muerte, entre los pacientes con ERC.

II. FACTORES DE RIESGO. La identificación de los factores de riesgo clínicos ayuda a detectar a los pacientes de alto riesgo, de modo que puedan aplicarse procedimientos tempranos con el objetivo de prevenir la ERC o ralentizar su evolución. Se considera que los pacientes con antecedentes de diabetes, hipertensión y enfermedades cardiovasculares presentan el mayor riesgo de ERC. La ascendencia hispana y afroamericana augura un mayor riesgo de evolución de la ERC en comparación con la población caucásica no hispana. Mientras que la edad avanzada, el hábito tabáquico, la nefrolitiasis, las infecciones urinarias recurrentes, los antecedentes familiares de ERC y los antecedentes de ciertas enfermedades crónicas (p. ej., el virus de la inmunodeficiencia humana, la hepatitis C) se asocian a un mayor riesgo de presentar ERC, en estudios más recientes se han identificado la obesidad y los antecedentes de enfermedad renal en la infancia como factores de riesgo importantes. Por último, dado que se ha reconocido la toxicidad tubular renal por metales pesados como el cadmio y el plomo, recientemente se ha investigado el papel de las toxinas ambientales (p. ej., la contaminación atmosférica, las partículas en suspensión). Se ha planteado que las nefrotoxinas ambientales pueden actuar en sinergia con los factores de riesgo convencionales y explicar ciertos casos de ERC atribuidos erróneamente a la diabetes, la hipertensión y la obesidad. Aunque la hiperuricemia es un potente marcador de riesgo independiente de la incidencia de ERC e hipertensión, los datos actuales disponibles no apoyan que el ácido úrico sea un factor causal en estas enfermedades. En la tabla 36-2 se resumen los factores de riesgo de evolución de la ERC.

TABLA 36-1 Sistema de estadificación de la enfermedad renal crónica

Tasa de filtración glomerular (mL/min/1.73 m²)	
G1	≥ 90
G2	60-89
G3a	45-59
G3b	30-44
G4	15-29
G5	< 15
Cociente albúmina:creatinina urinaria (mg/g)	
A1	< 30
A2	30-299
A3	> 300

TABLA 36-2 Factores de riesgo e intervenciones para la progresión de la ERC

Factores de riesgo de evolución de la ERC		Tratamiento
Características demográficas	Edad avanzada, sexo masculino Ascendencia hispana y afroamericana Antecedentes familiares de ERC, DM Peso bajo al nacer	Control regular de la función renal
Antecedentes médicos de enfermedades crónicas	DM, HTN, ECV, hiperuricemia; virus de la inmunodeficiencia humana, hepatitis C Causa subyacente de la nefropatía: nefrolitiasis, infección urinaria recurrente; episodios de LRA	Tratar los trastornos existentes
Toxinas ambientales **Fármacos nefrotóxicos**	Metales pesados (cadmio) Toxinas ambientales (p. ej., contaminación atmosférica y partículas) Sustancias potencialmente nefrotóxicas	Detener o limitar la exposición
Ralentizar la evolución	Hipertensión	SRAAi, diuréticos, restringir la ingesta de sal
	Proteinuria	SRAAi, SGLT2i
	Control glucémico	Insulina, SGLT2i
	Acidosis metabólica	Bicarbonato de sodio (dosis diaria de 0.5-1 mEq/kg)
	Varios: hábito tabáquico, obesidad, hiperlipidemia, dietas hiperproteínicas	Dejar de fumar, perder peso, restricción de proteínas en la dieta

DM: diabetes mellitus; ECV: enfermedad cardiovascular; ERC: enfermedad renal crónica; HTN: hipertensión; LRA: lesión renal aguda; SGLT2i: inhibidores del cotransportador de sodio-glucosa 2; SRAAi: inhibidores del sistema renina-angiotensina-aldosterona.

III. TRATAMIENTO. En los pacientes con ERC, la función renal debe supervisarse estrechamente (cada 1 a 4 meses, dependiendo de la velocidad de evolución) con estimación periódica de la TFG. Las directrices de la *Kidney Disease Outcomes Quality Initiative* recomiendan que los pacientes con ERC en estadio G4 sean derivados a un nefrólogo. El retraso en la remisión de las personas con ERC en fase avanzada se asocia a resultados subóptimos, incluido un aumento de la mortalidad.

A. Procedimientos para ralentizar la evolución

1. **Hipertensión.** La hipertensión está presente en aproximadamente el 80% a 85% de los pacientes con ERC. La prevalencia de la hipertensión aumenta paralelamente con la disminución de la TFG. El control de la hipertensión sistémica ralentiza el ritmo de evolución de la ERC tanto en los pacientes con diabetes como en los que no la presentan. Los factores que contribuyen a la hipertensión en la ERC son la retención de agua y sal, el aumento de la actividad del sistema renina-angiotensina-aldosterona, el aumento de la actividad del sistema nervioso simpático, el deterioro de la síntesis de óxido nítrico, la vasodilatación defectuosa mediada por el endotelio y el uso simultáneo de eritropoyetina. Los inhibidores de la enzima convertidora de angiotensina (IECA) o los antagonistas de los receptores de angiotensina (ARA) se consideran el tratamiento de primera línea de la hipertensión en la ERC, aunque con frecuencia también se necesitan diuréticos para ayudar a optimizar el estado de volumen y controlar la hipercalemia, especialmente en aquellos con disfunción renal avanzada. Consulte la sección «Hipertensión» de este libro para profundizar en este tema.
2. **Proteinuria.** La proteinuria no solo es un factor de riesgo cardiovascular independiente, sino que también puede producir daño estructural renal progresivo. La reducción de la excreción urinaria de proteínas a menos de 300 a 500 mg/día se asocia a una evolución más lenta de la ERC. Los IECA y los ARA son los medicamentos de primera línea para controlar la proteinuria en los estadios A2 a A3 de la ERC; también hay indicios de que pueden prevenir el desarrollo de la proteinuria en aquellos pacientes con ERC en estadio A1. El posible deterioro de la TFG relacionado con el uso de los IECA o los ARA (es decir, a través de la reducción de la presión intraglomerular) se asocia a resultados renales o cardiovasculares favorables. En los estudios realizados en pacientes con diabetes y proteinuria, se ha constatado que la espironolactona puede tener un efecto aditivo en la reducción de la proteinuria y la presión arterial cuando se combina con las dosis máximas de un IECA o un ARA. Los inhibidores del cotransportador de sodio-glucosa 2 (SGLT-2, *sodium-glucose cotransporter 2*) pueden reducir la presión intraglomerular y la proteinuria mediante la activación de la retroalimentación tubuloglomerular y la vasoconstricción de la arteriola aferente. En las personas con ERC (con o sin diabetes) que ya están recibiendo un IECA o un ARA, añadir estos medicamentos puede ralentizar la evolución de la enfermedad renal.
3. **Control glucémico.** Las concentraciones mal controladas de glucosa en la sangre se asocian a un mayor riesgo de ERC. Además de reducir el riesgo cardiovascular, el control glucémico enlentece la evolución de la albuminuria y la pérdida de la función renal. En los pacientes con diabetes de tipo 2, el tratamiento con inhibidores del SGLT-2 mejora el control glucémico al interferir en la reabsorción tubular proximal de glucosa. También disminuyen la mortalidad cardiovascular y el riesgo de evolución de la ERC.
4. **Acidosis metabólica.** Por lo general, el equilibrio ácido-básico se mantiene a través de la excreción renal de la carga ácida diaria, derivada principalmente del metabolismo de los aminoácidos que contienen azufre. El aumento de la excreción de amonio puede prevenir la acidosis hasta que la TFG sea inferior a 40 a 50 mL/min y se desarrolle acidosis metabólica sin brecha aniónica tras la reducción de la síntesis renal de amonio. A medida que se deteriora la función

renal, la reducción de la excreción de ácido titulable (fosfato) también puede manifestarse como acidosis metabólica sin brecha aniónica, mientras que la retención progresiva de ácidos orgánicos conducirá posteriormente a un aumento de la acidosis metabólica con brecha aniónica. La acidosis metabólica acelera la pérdida ósea, intensifica la degradación del músculo esquelético, reduce la síntesis de albúmina y acelera la progresión de la ERC. Se recomienda la terapia alcalina para mantener la concentración sérica de bicarbonato entre 22 y 26 mEq/L. El bicarbonato de sodio (en una dosis diaria de 0.5 a 1 mEq/kg al día) es el fármaco preferido para tratar la acidosis, mejorar el estado nutricional y ralentizar la progresión de la ERC.

5. **Otros.** Dejar de fumar y restringir el consumo de proteínas en la dieta (*véase* «Nutrición y enfermedad renal crónica» más adelante) se encuentran entre los objetivos que permitirían mejorar los resultados renales, además de tener otros efectos beneficiosos como la reducción del riesgo cardiovascular. También es probable que la pérdida de peso en los pacientes con sobrepeso u obesidad desacelere la progresión de la ERC mediante la reducción de la hiperfiltración.

B. Tratamiento de las complicaciones

1. **Sobrecarga de líquidos.** Por lo general, la expansión del volumen extracelular y del líquido corporal total se hace evidente cuando la TFG disminuye a menos de 10 a 15 mL/min. En caso de una TFG más alta, puede producirse una sobrecarga de líquidos si la cantidad ingerida de sal y agua supera el potencial de excreción compensatoria. La combinación de la restricción de sal en la dieta (p. ej., menos de 2.4 g/día) y el uso de un diurético de asa es la estrategia clave para el tratamiento de la sobrecarga de líquidos en la ERC. La mayoría de los pacientes en estadio G4 necesitarán un diurético de asa; si se utiliza furosemida, debe dosificarse dos veces al día para proporcionar una natriuresis eficaz.
2. **Hipercalemia.** La capacidad para mantener la excreción de potasio en concentraciones casi normales suele conservarse hasta que la TFG disminuye a menos de 20 a 25 mL/min o los pacientes manifiestan oliguria. Los factores más frecuentes que predisponen a la hipercalemia son la ingesta elevada de potasio, el hipoaldosteronismo, la acidosis y los medicamentos como los IECA y los ARA. Los pacientes con ERC y diabetes o insuficiencia cardíaca son particularmente propensos a la hipercalemia. En el caso de las personas que toman inhibidores del sistema renina-angiotensina-aldosterona (SRAA), la suspensión temporal de los fármacos o la adición de un diurético suele mejorar la hipercalemia. Para aquellos con hipercalemia crónica o recurrente, recetar los fármacos de intercambio de potasio desarrollados recientemente (p. ej., patirómero, ciclosilicato de sodio y circonio) ayudará a controlar las concentraciones séricas de potasio mientras los pacientes siguen beneficiándose de la inhibición del SRAA. Consulte la sección sobre hipercalemia de este libro para profundizar en este tema.
3. **Trastornos minerales y óseos.** Los trastornos del metabolismo mineral y óseo son frecuentes en los pacientes con ERC. La tendencia a la retención de fosfato comienza rápidamente en el curso de la ERC debido a la reducción de la filtración de fosfato. La secreción de la hormona paratiroidea o paratirina (PTH, *parathyroid hormone*) aumenta en esta fase para mejorar la excreción urinaria de fosfato y mantener las concentraciones séricas del mineral dentro del intervalo normal. Más de la mitad de los pacientes con TFG inferior a 60 mL/min presentan hiperparatiroidismo, que es un factor de riesgo independiente de aumento de la enfermedad cardiovascular y la mortalidad. Por lo tanto, mientras que la retención de fosfato sucede de forma bastante temprana durante el curso de la ERC y es un factor desencadenante de desarrollo de hiperparatiroidismo secundario, la hiperfosfatemia es un acontecimiento relativamente tardío y no suele manifestarse antes del estadio G4. La conversión renal de la

vitamina D a su forma activa (1,25-dihidroxivitamina D) también se reduce en la ERC, lo que lleva a la disminución de la absorción intestinal de calcio y la tendencia progresiva a las concentraciones bajas de calcio sérico. La hipocalcemia y la disminución de las concentraciones de vitamina D activa contribuyen aún más al hiperparatiroidismo secundario. La hiperfosfatemia también aumenta la producción del factor de crecimiento de fibroblastos 23 (FGF-23, *fibroblast growth factor 23*) por los osteocitos y los osteoblastos. El FGF-23 se une al receptor 1 del factor de crecimiento de fibroblastos y, en presencia del correceptor Klotho α necesario, disminuye los cotransportadores de fosfato dependientes del sodio de tipo II, NaPi2a y NaPi2c, en el túbulo proximal del riñón, inhibiendo así la reabsorción de fosfato. Esta hormona fosfatúrica también inhibe la síntesis de la vitamina D activa y, por lo tanto, puede contribuir al hiperparatiroidismo.

El fosfato sérico debe mantenerse por debajo de 4.5 mg/dL en los pacientes con ERC. La restricción de fosfato en la dieta (< 800-1000 mg/día) y la administración de quelantes orales para bloquear la absorción intestinal del fosfato ingerido pueden controlar la hiperfosfatemia y retrasar el desarrollo del hiperparatiroidismo secundario. Hay dos tipos de quelantes de fosfato: los que contienen calcio (p. ej., carbonato de calcio, acetato de calcio) y los que no contienen calcio (p. ej., sevelámero, carbonato de lantano). Estos deben tomarse con los alimentos para quelar el fósforo de la dieta. Más recientemente, se han desarrollado quelantes que contienen hierro (p. ej., citrato férrico) para proporcionar de forma simultánea la suplementación de hierro y la quelación de fosfato mientras se reduce el número diario de comprimidos. La elección del quelante puede basarse en la concentración sérica de calcio, que debe mantenerse en el extremo inferior del intervalo normal (8.4 a 9.5 mg/dL), con el objetivo de que el producto «calcio × fosfato» sea inferior a 55 mg^2/mL^2. La dosis total de Ca elemental (incluidas las fuentes dietéticas) no debe superar los 2000 mg/día. El hidróxido de aluminio, aunque es un potente quelante de fosfato, debe evitarse debido a la toxicidad del aluminio que se manifiesta como osteomalacia, anemia, dolor óseo y muscular y demencia. El objetivo de la PTH intacta sérica debe ser de 35 a 70 pg/mL para aquellos con ERC en estadio G3, de 70 a 110 pg/mL para aquellos con ERC en estadio G4, y de 150 a 300 pg/mL para aquellos con ERET. Además del control estricto de la hiperfosfatemia, el uso de compuestos inactivos, ergocalciferol (vitamina D_2) y colecalciferol (vitamina D_3) puede ayudar en un inicio a corregir la carencia de 25-dihidroxivitamina D. Posteriormente, la vitamina D activada (es decir, el calcitriol) y los análogos de la vitamina D (p. ej., el paricalcitol) pueden servir para reducir la PTH y controlar la osteopatía renal; el riesgo de aumento del producto «calcio × fosfato» en el suero suele ser menor con los análogos de la vitamina D. Los calcimiméticos, como el cinacalcet, aumentan la sensibilidad al calcio del receptor sensor de calcio de las glándulas paratiroides y reducen la secreción de PTH y la hiperplasia de las glándulas. Pueden inducir hipocalcemia profunda y su uso no está aprobado para los pacientes con ERC que no estén en tratamiento con diálisis. A las personas con osteopatía renal sintomática y con valores séricos de PTH no inhibibles se les debe ofrecer la paratiroidectomía. Las indicaciones para esta intervención incluyen PTH sérica superior a 800 pg/mL resistente a la terapia médica, glándulas paratiroides hiperplásicas que miden más de 500 mm^3 o glándulas de más de 1 cm de diámetro.

4. **Anemia.** La anemia es frecuente en los pacientes con ERC, sobre todo entre los que tienen diabetes, y su prevalencia aumenta progresivamente a medida que disminuye la función renal. La hemoglobina debe revisarse al menos una vez al año en los pacientes con ERC en estadio G3a a G3b, y al menos dos veces al año en aquellos con ERC en estadio G4 a G5. La síntesis deficiente de eritropoyetina, el acortamiento de la supervivencia de los eritrocitos y la insuficiencia de hierro son algunas de las causas más frecuentes de anemia en este grupo de pacientes. La administración de suplementos de hierro está indicada en aquellos con ERC

que tengan una saturación de transferrina sérica (SATT) ≤ 20% y una ferritina sérica ≤ 100 ng/mL. Aunque la mayoría de los médicos utilizan el hierro oral para los pacientes con ERC no sometidos a diálisis, en los estudios se han obtenido resultados contradictorios en cuanto a su eficacia. La seguridad de la administración de los suplementos de hierro por vía i.v. en las personas con ERC no sometidas a diálisis ha sido motivo de preocupación y no se ha confirmado en los estudios más recientes. Pueden administrarse fármacos estimulantes de la eritropoyetina (FEE) (50-100 unidades/kg a la semana) a los pacientes cuya hemoglobina siga siendo inferior a 10 g/dL, aun si las reservas de hierro son adecuadas, para evitar la transfusión de eritrocitos. En estas personas se prefiere la vía subcutánea con el fin de preservar sus venas para los accesos futuros para la hemodiálisis. Debe tenerse precaución en aquellos con cáncer reciente o activo, así como en quienes tienen antecedentes de accidente cerebrovascular. Los inhibidores de la prolilhidroxilasa del factor inducible por hipoxia (IPH-FIH) son una nueva clase de FEE orales que en el futuro podrían representar una opción para tratar la anemia en los pacientes con ERC que no reciben diálisis. El tratamiento recomendado de las complicaciones de la ERC se resume en la tabla 36-3. Consulte el capítulo 39 para obtener información detallada sobre el tratamiento de la anemia en la ERC.

C. Tratamiento conservador. En un subgrupo de pacientes con ERC, la función renal sigue deteriorándose hasta alcanzar la fase terminal. Estas personas pueden optar por no recibir diálisis, en especial si son adultos mayores o tienen comorbilidades debilitantes relevantes. Con base en los principios de la toma de decisiones compartida, el tratamiento conservador de la ERET (p. ej., tratamiento de los síntomas, procedimientos nutricionales, planificación anticipada de los cuidados) debe considerarse como opción para todos los pacientes que decidan no buscar la terapia renal sustitutiva.

IV. TEMAS PARTICULARES DE LA ENFERMEDAD RENAL CRÓNICA

A. Nutrición y enfermedad renal crónica. El estado nutricional de los pacientes con ERC suele alterarse a medida que progresa la enfermedad; la pérdida proteínico-energética es un hallazgo frecuente en las fases avanzadas. El apetito de los pacientes puede reducirse y acompañarse de distorsión del gusto y el olfato como resultado de la acumulación progresiva de los productos que contienen nitrógeno procedentes del catabolismo proteínico dietético e intrínseco. La uremia también afecta al microbioma gastrointestinal, lo que altera la absorción de los nutrientes. Esto puede producir atrofia muscular y grasa, particularmente en las personas con comorbilidades (p. ej., diabetes) y también en la población de edad avanzada.

Se ha observado que la dieta baja en proteínas disminuye la proteinuria tanto en modelos animales como en la nefropatía humana, posiblemente a través de la reducción de la presión intraglomerular. También puede disminuir la generación de urea, con la consiguiente mejoría del estrés oxidativo, la disfunción endotelial, la inflamación y, en última instancia, el riesgo cardiovascular. La ingesta recomendada de proteínas para los pacientes con una TFG estimada menor de 45 mL/min/1.73 m^2 es de 0.6 a 0.8 g/kg al día, lo que puede cubrir las necesidades dietéticas, especialmente si la mitad de las proteínas que se originan son de valor biológico alto (p. ej., pescado, huevos, productos lácteos). La seguridad de este abordaje se verá reforzada por el aporte energético adecuado (es decir, 30-35 kcal/kg por día) y la supervisión nutricional continua. Aunque la dieta baja en proteínas disminuye la ingesta de fósforo, la cantidad y la biodisponibilidad de este elemento dependerán del tipo de proteína (es decir, del cociente fósforo:proteína). Por ejemplo, los aditivos alimentarios incluyen fósforo fácilmente absorbible, por lo que los alimentos procesados suelen tener una mayor carga de fósforo. Por último, los procedimientos nutricionales (p. ej., dieta baja en proteínas, terapia alcalina, suplementación de oligoelementos y vitaminas) pueden servir para el tratamiento conservador de la uremia como medio para evitar la terapia renal sustitutiva en ciertos pacientes.

TABLA 36-3 Recomendaciones para tratar las complicaciones de la enfermedad renal crónica

Complicaciones	Estadios de la ERC, TFG (mL/min)	Sugerencias para la restricción de la dieta	Medicación o intervención	Objetivos de la terapia
Sobrecarga de líquidos	< 10-15 mL/min	Sal < 2.4 g/día Ingesta de agua depende del volumen de orina	Diurético de asa (furosemica, c/12 h)	Sin edema, derrame e insuficiencia cardíaca
Hipercalemia	< 20-25 mL/min	Ingesta de potasio elevada	Detener los SRAAi, corregir acidosis, fármacos de intercambio de potasio	Intervalo normal
Trastornos minerales y óseos	Hipocalcemia Intervalos de control ERC 3: 6-12 meses ERC 4: 3-6 meses ERC 5: 1-3 meses	Ca elemental total < 2000 mg/día (incluir los medicamentos)	Carbonato cálcico y acetato cálcico Suplemento de vitamina D	8.4-9.5 mg/dL Evitar la hipercalcemia
	Hiperfosfatemia Intervalos de control: los mismos que para el calcio sérico	Ingesta de fosfato < 800-1000 mg/día	Quelante de fosfato: con calcio (restringiendo la dosis) Sin calcio (evitar uso prolongado del aluminio)	Intervalo normal < 4.5 mg/dL «calcio × fosfato» < 55 mg^2/mL^2
	Hiperparatiroidismo Intervalos de control ERC 4: 6-12 meses ERC 5: 3-6 meses	Corregir la hiperfosfatemia y la hipocalcemia ERC 5 D: calcimiméticos, calcitriol o análogos de la vitamina D Paratiroidectomía (no responde a los medicamentos)		PTHi en la ERC 3: 35-70 pg/mL; ERC 4: 70-110 pg/mL; ERC 5: 150-300 pg/mL ERC 5 D: 2-9 veces el límite superior normal
	Insuficiencia de 1,25-dihidroxivitamina D < 60 mL/min	Primero: vitamina D2, D3 inactiva Después: calcitriol o paricalcitol		Corregirlo como recomendación para la población general
Anemia	Revisar al menos el intervalo de Hb ERC 3: anualmente ERC 4-5 SD: dos veces al año ERC 5 D: cada 3 meses Anemia sin tratamiento con un FEE: cada 1-3 meses	Hierro oral (pacientes con ERC SD) Hierro intravenoso (pacientes en hemodiálisis); FEE IPH-FIH Transfusión de eritrocitos (estado urgente)		SATT ≤ 30%, ferritina ≤ 500 ng/mL: tratamiento con fármacos de hierro Hb ≤ 9-10 g/L, terapia con FEE Tratamiento con FEE: Hb ≤ 11.5 g/L Detener los FEE: Hb > 13 g/L

ERC: enfermedad renal crónica; FEE: fármacos estimulantes de la eritropoyetina; Hb: hemoglobina; IPH-FIH: inhibidores de la prolilhidroxilasa del factor inducible por hipoxia; PTHi: hormona paratiroidea intacta; SATT: saturación sérica de transferrina; SD: sin diálisis; SRAAi: inhibidores del sistema renina-angiotensina-aldosterona.

Aunque la obesidad es un factor de riesgo establecido para la diabetes y la hipertensión, su papel como factor de riesgo independiente para la ERC ha sido objeto de debate. No obstante, adoptar un estilo de vida saludable y el ejercicio aeróbico ofrecen beneficios con respecto al peso corporal, la masa grasa y los marcadores de estrés oxidativo y respuesta inflamatoria en las personas con ERC y obesidad. Asimismo, la cirugía bariátrica podría presagiar beneficios a largo plazo en relación con el desarrollo y la evolución de la ERC, tanto a través del tratamiento de los factores de riesgo de desarrollo de la enfermedad (p. ej., diabetes, hipertensión) como de la posible mitigación de los factores de riesgo de progresión de la enfermedad (p. ej., hiperfiltración, inflamación).

B. Enfermedades renales crónicas de causa desconocida en las comunidades agrícolas. Antes denominada *nefropatía mesoamericana*, esta forma de ERC se observó por primera vez entre los trabajadores de la caña de azúcar en América Central y ahora se reconoce en otras partes del mundo, como Sri Lanka e India central. Suele afectar a hombres jóvenes de entre 20 y 50 años de edad con presión arterial normal o ligeramente elevada y concentraciones normales de glucosa en la sangre. El análisis de orina muestra ausencia de proteinuria o proteinuria leve con pocos eritrocitos y leucocitos. No está claro si la ERC es el resultado de episodios repetitivos de lesión renal aguda (disminución de la volemia intravascular debido al calor extremo en los campos y a la falta de hidratación adecuada) o constituye un proceso crónico (p. ej., debido a pesticidas, metales pesados, infecciones). La biopsia renal es inespecífica y suele mostrar enfermedad intersticial crónica, atrofia tubular, inflamación y fibrosis. La nefropatía suele estar avanzada (estadios G3 o G4) en el momento del diagnóstico. A falta de una causa comprobada, se han propuesto medidas preventivas como el suministro de hidratación adecuada y segura, así como el descanso y la sombra para los trabajadores en riesgo.

C. Enfermedad renal crónica y drogas ilegales. Las drogas ilegales representan factores de riesgo únicos para la incidencia y la evolución de la ERC. El consumo de cocaína, heroína o metanfetamina se ha relacionado con un mayor riesgo de progresión de la ERC y de mortalidad entre los pacientes con ERC preexistente. Sin embargo, en los estudios se ha constatado que el consumo pasado o presente de marihuana puede no estar asociado al aumento del riesgo de ERC.

V. DERIVACIÓN A NEFROLOGÍA. Todos los pacientes con una TFG inferior a 30 mL/min/1.73 m^2 (estadio G4) deben ser remitidos a un nefrólogo. La derivación tardía (es decir, menos de 3 meses antes del inicio de la terapia renal sustitutiva de mantenimiento) se asocia a una mayor mortalidad tras el inicio de la diálisis. Por otra parte, la referencia oportuna a nefrología se asocia a costos menores, así como a la disminución de la morbilidad y la mortalidad.

Una vez que se ha hecho la derivación, es importante que los nefrólogos identifiquen a los pacientes que pueden llegar a requerir terapia renal sustitutiva, ya que la preparación adecuada puede disminuir la morbilidad. La identificación precoz también permite la preparación de un acceso que funcione y la elección del momento óptimo para el inicio de la diálisis.

VI. LECTURAS RECOMENDADAS

Gilbert S, Weiner DE. *Cartilla sobre enfermedades renales de la Fundación Nacional del Riñón*. 7th ed. Elsevier; 2018.

Silver SA, Bell CM, Chertow GM, et al. Effectiveness of quality improvement strategies for the management of CKD: a meta-analysis. *Clin J Am Soc Nephrol*. 2017;12(10):1601–1614.

Whittaker CF, Miklich MA, Patel RS, et al. Principios y práctica de la seguridad de la medicación en la ERC. *Clin J Am Soc Nephrol*. 2018;13(11):1738–1746.

37 Complicaciones cardiovasculares de la enfermedad renal crónica

Ashutosh M. Shukla, Mark S. Segal

INTRODUCCIÓN

La enfermedad cardiovascular (ECV) es la causa principal de morbilidad y mortalidad en todo el mundo y adquiere una importancia aun mayor en los pacientes con enfermedad renal crónica (ERC). A pesar de ello, la ECV en la ERC y en la enfermedad renal en etapa terminal (ERET) sigue siendo poco investigada, ya que en la gran mayoría de los estudios clínicos sobre la ECV realizados hasta la fecha se ha evitado incluir a personas con ERC relevante.

I. EPIDEMIOLOGÍA. Cualquier grado de ERC, por lo general definida como una tasa de filtración glomerular estimada (TFGe) inferior a 60 mL/min/1.73 m^2 de superficie corporal (en adelante mL/min), se asocia a una mortalidad cardiovascular de casi el doble, y la ERC grave, que se define como una TFGe inferior a 30 mL/min, a una de más del triple en comparación con la población general. Hoy en día está bien establecido que la proteinuria, en concreto la albuminuria, también es un factor predictivo independiente de los desenlaces cardiovasculares, con un aumento similar del riesgo de mortalidad cardiovascular en las personas con albuminuria de categoría A2 o A3 de la *Kidney Disease Improving Global Outcomes* (KDIGO), en comparación con aquellas con normoalbuminuria (categoría A1). Estas asociaciones y los efectos sinérgicos de la albuminuria y la TFGe baja sobre la mortalidad por todas las causas y cardiovascular existen en los pacientes con o sin ECV preexistente y se reflejan en las últimas recomendaciones de KDIGO, que clasifican la ERC no solo en función de la TFGe (estadios 1 a 5), sino también subclasificando cada estadio según el grado de albuminuria (categorías A1 a A3). En el 2003, la National Kidney Foundation y el American College of Cardiology reconocieron a la ERC como un factor de riesgo independiente de ECV y un «equivalente de la arteriopatía coronaria» para los desenlace clínicos de la ECV.

II. TIPOS DE ENFERMEDAD CARDIOVASCULAR EN LA ERC. El espectro de la ECV en la ERC cambia con el deterioro progresivo de la función renal. La ECV relacionada con la ateroesclerosis aumenta al principio de la evolución de la ERC, mientras que una serie de afecciones que no se agrupan con facilidad, pero descritas vagamente en la mayor parte de la literatura renal como *ECV no ateroesclerótica,* adquieren mayor importancia a medida que avanza la ERC.

III. ENFERMEDAD VASCULAR O CARDIOVASCULAR RELACIONADA CON LA ATEROESCLEROSIS Y SUS COMPLICACIONES

A. Infarto de miocardio (IM). La presentación de la ECV ateroesclerótica en la ERC suele ser atípica. Los pacientes con ERC progresiva y ERET a menudo muestran limitaciones funcionales importantes, por lo que no es frecuente el típico dolor torácico de esfuerzo con molestias en el hombro e irradiación al brazo. Por otra parte, la disnea en reposo o de esfuerzo es un síntoma de equivalencia frecuente de la angina de pecho. A veces el único indicio del síndrome coronario crítico en curso es la fatiga y la falta de energía, por lo que se requiere estar muy atento a dicha posibilidad al evaluar a estos pacientes. El aumento del volumen del líquido extracelular y la hipotensión intradiálisis son frecuentes entre aquellos en hemodiálisis (HD). Pueden encubrir una enfermedad coronaria subyacente. Los cambios abruptos del volumen extracelular, la hipocalemia y la inestabilidad hemodinámica son especialmente preocupantes en los pacientes en HD con isquemia asintomática.

B. Accidente cerebrovascular (ACV). Cualquier grado de ERC discernible, es decir, una TFGe ≤ 60 mL/min, se asocia al aumento de más del 40% del riesgo de ACV; el riesgo aumenta con la evolución de la ERC y los pacientes con ERET presentan un riesgo de ACV de casi 3 a 10 veces superior en comparación con la población general, con una incidencia absoluta global de ACV informada entre las personas con ERET de entre 15 y 49 por cada 1000 años-paciente. El espectro de los ACV isquémicos (~90%) frente a los hemorrágicos (~10%) es similar en la ERC y la ERET. Los datos epidemiológicos muestran tendencias a una menor incidencia de ACV en los pacientes a los que se les administra diálisis peritoneal (DP) que en los que reciben HD; esta última conclusión no es definitiva.

C. Otras vasculopatías. Aunque el IM y los ACV son las ECV clásicamente relacionadas con la ateroesclerosis, la incidencia de la arteriopatía periférica y la enfermedad esplácnica también es alta en los pacientes con ERC y ERET, con patrones de gravedad de la enfermedad que se correlacionan de forma similar con el descenso del TFGe y el aumento de la proteinuria. En general, los resultados de las cirugías de revascularización en los estadios tempranos de la ERC son similares a los de la población general, mientras que los pacientes con ERC avanzada y ERET tienen probabilidades mayores de necesidad de amputación y alteración más allá de la revascularización.

D. Vasculopatías en la ERC. En los pacientes con ERC y ERET predominan dos tipos de procesos vasculares y, a su vez, patrones de calcificación, cada uno de ellos probablemente afectado por una patogenia diferente.

E. Ateroesclerosis y calcificación de la íntima. La calcificación de la íntima en la ERC probablemente sea secundaria a la carga aumentada de la ateroesclerosis. El proceso parece ser similar en los pacientes con ERC y ERET y en aquellos con función renal normal, aunque con una mayor gravedad debido a la intensidad superior de las fuerzas locales, mecánicas e inflamatorias. Además, la calcificación medial y la rigidez arterial resultante contribuyen aún más a la tensión de cizallamiento y la ateroesclerosis, empeorando todavía más la calcificación de la íntima.

F. Rigidez vascular y calcificación de la media. Los pacientes con ERC y ERET tienen una vasculopatía única que se manifiesta con calcificación de la media, sobre todo debido a un cambio de fenotipo de las células musculares lisas vasculares a células similares a los osteoblastos. Si bien esto contribuye a empeorar la aterosclerosis, la reducción de la distensibilidad vascular y el aumento de la rigidez vascular causados por la calcificación de la media también tienen un efecto importante en los desenlaces cardiovasculares no ateroescleróticos de la ERC. Las anomalías óseas y minerales de la ERC, la inflamación y la cantidad de toxinas urémicas contribuyen aún más al inicio y la propagación de la calcificación de la media (*véase* más adelante).

ECV sin asociación directa a la ateroesclerosis: teniendo en cuenta que muchos de los procesos que a grandes rasgos se agrupan a continuación como ECV no ateroesclerótica son más frecuentes entre las personas con cardiopatía vascular y estructural, es incierta la independencia real de estos sucesos del proceso ateroesclerótico y su verdadera incidencia.

G. Arritmias cardíacas y muerte súbita cardíaca. Casi la mitad de las muertes por ERET se relacionan con alguna ECV. En cambio, solo alrededor del 20% de esas muertes se registran como directamente relacionadas con la ECV ateroesclerótica.

El resto se relaciona con la aparición de arritmias cardíacas, con la muerte súbita cardíaca (MSC) como diagnóstico predominante. El riesgo de mortalidad es casi tres veces mayor tras el intervalo largo del fin de semana en la HD realizada tres veces por semana y casi un 70% mayor en el período inmediatamente posterior a la diálisis. El uso de dializado bajo en potasio también se asocia a mayor riesgo de muerte. Estos datos representan las preocupaciones relacionadas con el desequilibrio electrolítico, incluida la hiper- e hipocalemia y los desplazamientos rápidos de los líquidos como factores desencadenantes relevantes de la MSC. También se debate cuál es el tipo de arritmia que causa la MSC en la ERET. En los estudios de cohortes en los pacientes con monitores cardíacos implantables *in situ* se ha constatado que las taquiarritmias, por ejemplo, la taquicardia ventricular y la fibrilación ventricular, son las principales causantes de casi el 80% de las MSC en la ERET; sin embargo, indicios recientes han puesto en duda estos datos, ya que algunos informes muestran una proporción mucho mayor de muertes debidas a las bradiarritmias, con la duración de la diálisis y la fibrosis miocárdica asociada como factor contribuyente destacado.

H. Fibrilación auricular. La ERC progresiva se asocia a la incidencia creciente de trastornos de la conducción y del ritmo; la fibrilación auricular (FA) es la forma más frecuente de arritmia continua en la ERC y la ERET. Las estimaciones de la prevalencia de la FA oscilan entre el 16% y 21% en la ERC sin diálisis y entre el 15% y 40% en la ERET.

I. Hipertrofia ventricular izquierda en la ERC. La hipertrofia ventricular izquierda (HVI) es una alteración frecuente en los pacientes con ERC. Su prevalencia aumenta progresivamente con el empeoramiento de la ERC; entre el 50% y 70% de las personas con ERC sin diálisis y alrededor del 90% de aquellas con ERET que reciben diálisis presentan HVI. Esta revierte, al menos parcialmente, tras el trasplante renal, lo que indica el papel de los factores relacionados con la ERC en la patogenia de la hipertrofia.

J. Insuficiencia cardíaca. La insuficiencia cardíaca (IC) y la ERC comparten una relación particular de interdependencia; el reconocimiento de ambas afecciones es cada vez mayor y se perjudican mutuamente. La incidencia de la IC de nueva aparición en la ERC sin diálisis se sitúa entre el 17% y el 21%, con una prevalencia que varía según el grado de disfunción renal, la albuminuria y la presencia de otras comorbilidades. La prevalencia de la IC se eleva a más del 40% en los pacientes con ERET y la probabilidad es mayor en los pacientes en HD que en los que reciben DP. Alrededor del 40% de los pacientes con IC en la ERET presentan IC con fracción de expulsión reducida (ICFEr), mientras que una cuarta parte manifiesta IC con fracción de eyección preservada (ICFEp); el resto se encuentra sin diagnosticar o sin especificar. La arteriopatía coronaria es causante de casi dos tercios de todos los casos de ICFEr, mientras que contribuye a cerca de una cuarta parte de los de ICFEp. La edad avanzada, la diabetes, la obesidad, el deterioro de la forma física y la inflamación sistémica tienen una gran influencia en la patogenia de la ICFEp. Diversas variables relacionadas con la ERC y la ERET, las cuales se comentan a continuación, contribuyen a la patogenia de ambos tipos de IC en la ERC.

IV. FACTORES DE RIESGO Y FISIOPATOLOGÍA DE LAS CARDIOPATÍAS EN LA ERC

A. Factores de riesgo convencionales. Los factores de riesgo cardiovascular convencionales, como la edad avanzada, el hábito tabáquico, la hipertensión, la dislipidemia y la diabetes, son más prevalentes en las poblaciones con ERC. En los análisis de bases de datos extensas de la ERET, como el *United States Renal Data System* (USRDS), se ha comprobado que más del 60% de los pacientes con ERET presentan diabetes, y que dos tercios de ellos tienen ERET secundaria a la diabetes. En análisis similares también se ha constatado que la hipertensión es casi ubicua, presente en más del 90% de las personas con ERC avanzada o ERET. La hiperlipidemia es única en la ERC y el patrón de las dislipidemias y sus asociaciones a la mortalidad cardiovascular varían enormemente en todo el espectro de la ERC. Los pacientes en los estadios más tempranos de la ERC y con proteinuria más grave tienen una mayor propensión a un trastorno lipídico más habitual con concentraciones elevadas de lipoproteínas de baja densidad (LDL, *low-density lipoproteins*) y triglicéridos con o sin una reducción asociada a las concentraciones de lipoproteínas de alta densidad (HDL, *high-density lipoprotein*). Sin embargo, el patrón cambia con la evolución de la ERC, de forma que solo en un tercio de todas las ERET se encuentran concentraciones de colesterol total y de las LDL elevadas, siendo más probable que los pacientes que reciben DP presenten estas anomalías en comparación con los que están en HD. La inflamación parece ser un factor destacado que altera las asociaciones convencionales entre la hiperlipidemia y los desenlaces cardiovasculares. Los datos también muestran que la inflamación hace que la ECV en la ERC sea resistente a los tratamientos habituales como las estatinas. La ERC también contribuye a las modificaciones químicas de las moléculas de las lipoproteínas, es decir, los cambios oxidativos y la carbamilación; asimismo, se ha comprobado que ambos influyen negativamente en la vasculopatía y la ateroesclerosis. La composición de la molécula de las HDL y sus efectos protectores sobre la ateroesclerosis también se ven alterados en la ERC, lo que reduce la eficacia de la función protectora de las HDL. Por último, los triglicéridos tienen un papel central en la ECV en caso de ERC. Casi la mitad de los pacientes con ERC presentan concentraciones de triglicéridos superiores a 200 mg/dL (2.26 mmol/L), debido tanto al aumento de la producción relacionado con la tolerancia baja a la glucosa como al deterioro de la degradación debido a la menor actividad de las lipasas circulantes. Varios factores de riesgo cardiovascular convencionales parecen correlacionarse con la gravedad de la disfunción renal. Los pacientes con ERC también tienen más probabilidades de presentar el síndrome metabólico (*véase* más adelante), lo que contribuye aún más al incremento del riesgo cardiovascular.

B. Factores de riesgo no convencionales. Entre los diversos factores de riesgo cardiovascular no convencionales de la ERC, algunos están directamente relacionados con el deterioro de la función renal, es decir, retención de toxinas urémicas, anemia, concentraciones elevadas de citocinas inflamatorias, balance positivo de calcio, hiperfosfatemia, hiperparatiroidismo, etcétera, mientras que otros están relacionados con las comorbilidades y las variables coexistentes con la ERC, es decir, síndrome metabólico, inflamación con o sin desnutrición, disfunción endotelial, etcétera.

C. Inflamación. La inflamación sistémica crónica desempeña un papel fundamental en la patogenia de varias complicaciones sistémicas en los pacientes con ERC, incluida la ERC progresiva y la ECV. Los pacientes con ERC suelen tener concentraciones elevadas de los marcadores sistémicos de inflamación, como la proteína C reactiva de alta sensibilidad, la ferritina y diversas citocinas inflamatorias, incluidas la interleucina (IL) 1, la IL-6, el factor de necrosis tumoral α y el interferón γ, entre otros. También parece existir una tendencia al empeoramiento del estado inflamatorio con la evolución de la ERC.

D. Disfunción endotelial y rigidez vascular. La menor disponibilidad del óxido nítrico (NO) endotelial y la consiguiente disfunción endotelial y rigidez vascular hacen que los vasos sean susceptibles a la ateroesclerosis. Varios procesos relacionados con la ERC afectan negativamente la salud vascular. Se ha comprobado que las alteraciones en la salud mineral ósea, en particular la reducción de las concentraciones circulantes de Klotho α, el aumento del factor de crecimiento fibroblástico (FGF, *fibroblast growth factor*) 23, el producto alto en fósforo o alto en calcio-fósforo y la reducción de las concentraciones de vitamina D, están asociadas y son mecánicamente causales de la disfunción endotelial en la ERC. También se ha implicado a distintas toxinas urémicas en la disfunción endotelial. La principal es la elevación de las concentraciones de dimetilarginina asimétrica circulante, que es un inhibidor endógeno directo de la óxido nítrico-sintasa endotelial, el sustrato principal que contribuye a las funciones endoteliales y vasculares saludables.

E. Síndrome metabólico. El síndrome metabólico se caracteriza por una combinación de alteraciones, como la intolerancia a la glucosa, la hiperinsulinemia, la presión arterial elevada, la dislipidemia, la obesidad, etcétera. Si bien se ha constatado que los trastornos individuales tienen un efecto negativo en los desenlaces de la ERC, en dos grandes estudios de cohortes se ha comprobado que la presencia de la combinación de las alteraciones en forma de síndrome metabólico aumenta sustancialmente la probabilidad de complicaciones cardiovasculares, entre casi un 40% y 80%.

F. Enfermedad mineral ósea de la ERC. Las anomalías del eje calcio, fósforo y hormona paratiroidea (PTH, *parathyroid hormone*) han sido alteraciones metabólicas muy reconocidas en la ERC durante más de medio siglo. Desde la década de 1990, se reconoce que estas anomalías no solo son fundamentales en cuanto a la enfermedad ósea asociada a la ERC, sino que también afectan significativamente los desenlaces cardiovasculares de la ERC. La calcificación vascular en los pacientes con diálisis puede estar asociada al balance positivo de calcio, la hiperfosfatemia, el aumento del producto calcio-fósforo sérico y las concentraciones de PTH y FGF-23 elevadas.

G. Factores relacionados con la diálisis. El tipo, la frecuencia y la duración de la diálisis tienen implicaciones importantes para el equilibrio de los líquidos, los flujos electrolíticos y ácido-básicos, así como para la salud cardiovascular general. Aunque se ha comprobado que varios abordajes terapéuticos son útiles para afrontar los retos relacionados con estos factores, se necesitan evaluaciones prospectivas de estos abordajes en estudios de intervención amplios con suficiente impulso.

V. EVALUACIÓN DIAGNÓSTICA DE LAS CARDIOPATÍAS EN LA ERC. Marcadores serológicos de lesión y estrés cardíacos: con frecuencia se encuentran concentraciones elevadas de las troponinas cardíacas I y T (TncI y TncT) en los pacientes con ERC asintomáticos. En los estudios de cohortes se ha comprobado que pueden indicar hipertrofia cardíaca o incluso estrés miocárdico subclínico y presagiar peores desenlaces cardiovasculares y de supervivencia a largo plazo. Estas troponinas también son los biomarcadores preferidos y prácticamente los únicos usados para el diagnóstico del IM agudo. Al igual que en la población general, para definir el IM agudo deben utilizarse los cambios en serie en las concentraciones de troponina a lo largo de 3 a 6 h en lugar de un solo valor obtenido en el momento de la presentación.

El péptido natriurético de tipo B (BNP, *B-type natriuretic peptide*) o la porción del extremo N del pro-BNP son otros biomarcadores cardíacos utilizados con frecuencia para diagnosticar la IC en los pacientes con ERC. El empeoramiento de la función renal se asocia al aumento de las concentraciones tanto de BNP como, más concretamente, de la porción del extremo N del pro-BNP, ya que hay una reducción de la depuración renal de las moléculas y el aumento de la prevalencia de la IC. Así, de forma similar a las troponinas cardíacas, las concentraciones normales de BNP o sus metabolitos tienen un alto valor predictivo negativo, pero su papel para establecer el diagnóstico es limitado.

A. Electrocardiografía. La prevalencia de anomalías en la electrocardiografía (ECG) en la ERC depende de la edad del paciente y la presencia de comorbilidades. En los informes publicados se indica que es frecuente encontrar algún tipo de alteración en la ECG en alrededor del 50% a 70% de los pacientes con ERC. La presencia de una ECG anómala se ha correlacionado con tasas mayores de eventos cardiovasculares y muerte en las personas con ERC y ERET sin diálisis. Como ya se ha descrito, la prevalencia de la FA es elevada en los casos de ERC y ERET. Teniendo esto en cuenta, en la mayoría de las unidades de diálisis se prefiere obtener una ECG inicial para la mayor parte de los pacientes que comienzan la terapia renal sustitutiva; la ECG es el procedimiento diagnóstico habitual para los futuros receptores de trasplante renal.

B. Ecocardiografía transtorácica. Se ha indicado que los pacientes con ERC sin diálisis tienen una fracción de expulsión del ventrículo izquierdo (VI) inferior, prevalencia del deterioro sistólico del ventrículo derecho (VD) mayor, índice de masa del VI más elevado, diámetro del VI y de la aurícula izquierda mayores, más anomalías locales del movimiento de la pared y prevalencia de hipertrofia o dilatación del VD más elevada. En un estudio de cohortes reciente se expuso que el 87% de los pacientes nuevos con ERET que inician HD presentan alteraciones ecocardiográficas importantes; el 54% tiene tres o más anomalías y muchas de ellas tienen un efecto negativo importante en la supervivencia. La dilatación de la aurícula izquierda (55%), la hipertrofia del VI (37%) y el deterioro diastólico del VI (54%) se encuentran entre los hallazgos más frecuentes. Estos hallazgos enfatizan la necesidad de hacer una evaluación total de la estructura y la función cardíacas en todas las personas que empiezan las terapias renales sustitutivas. La obtención de esta ecocardiografía tras la estabilización inicial, en aproximadamente 1 a 3 meses, puede permitir la estimación más precisa de las necesidades terapéuticas a largo plazo de estos pacientes.

C. Técnicas de imagen. La precisión de las pruebas de esfuerzo por imagen no invasivas en los pacientes sin diálisis con ERC y ERET importante es menor que la de la población general. Las pruebas de esfuerzo farmacológico por imagen son el procedimiento preferido para la mayoría de las personas con ERC avanzada y ERET; proporcionan una de las áreas bajo la curva de eficacia diagnóstica más elevadas de todas las pruebas no invasivas en la mayoría de las circunstancias. Incluso entre las pruebas de esfuerzo por imagen, se prefiere la que se realiza con dobutamina debido a las preocupaciones relacionadas con la gammagrafía con talio en los pacientes cuyo medio interno es urémico. En un estudio reciente se ha comprobado que el riesgo de lesión renal aguda con el que actualmente se considera el método de referencia para la evaluación de la cardiopatía coronaria, es decir, la angiografía coronaria, es bajo (~12%), sobre todo cuando se utiliza contraste hipoosmolar o isoosmolar, lo que indica que puede preferirse de manera adecuada en aquellos con riesgo alto.

VI. TRATAMIENTO DE LA CARDIOPATÍA ATEROESCLERÓTICA EN LA ERC

A. Estatinas. En el ensayo *Study of Heart and Renal Protection* (SHARP) se constató que el tratamiento de la hiperlipidemia con una estatina se asociaba a la reducción del 17% de los episodios cardiovasculares principales y a la necesidad de hacer revascularizaciones. Aunque en el estudio se empleó ezetimiba con estatinas, su papel en los resultados se considera poco claro. Hay datos similares sobre los beneficios de las estatinas que se pueden ver en el metaanálisis de los ensayos en los que se incluyeron a pacientes con ERC, indicando que el uso de estatinas se asocia a la reducción significativa (alrededor del 19% al 24%) de los incidentes cardiovasculares y la mortalidad. Por desgracia, estos beneficios parecen reducirse a medida que avanza la insuficiencia renal; además, los beneficios del tratamiento con estatinas sobre los eventos cardiovasculares o la mortalidad no están claros en el caso de la población bajo diálisis. Las recomendaciones KDIGO actuales aconsejan el tratamiento con estatinas para todos los pacientes con una TFGe inferior a 60 mL/min.

B. Tratamiento de la hipertrigliceridemia. Los resultados del ensayo *Veterans Affairs High-Density Lipoprotein Intervention Trial* (VA-HIT) mostraron que el gemfibrozilo reduce el riesgo de eventos cardiovasculares en un 27% en las personas con cardiopatía coronaria establecida y HDL inferiores a 40 mg/dL. En otro metaanálisis se obtuvieron resultados similares, con una reducción de casi el 30% de los incidentes cardiovasculares. Por desgracia, la tolerancia reducida a los fibratos, sobre todo cuando se utilizan junto con estatinas, no permite su uso ni el del ácido nicotínico para la atención renal habitual para controlar la hipertrigliceridemia en la ERC.

C. Hipertensión y enfermedad cardiovascular. En los capítulos 23 y 24 se abordan a detalle los principios del tratamiento de la hipertensión en los pacientes con o sin ERC.

D. Terapia antiplaquetaria. Aunque no hay ningún estudio aleatorizado en el que se examine la eficacia del ácido acetilsalicílico en los resultados cardiovasculares de las personas con ERC, en un amplio metaanálisis se probó que el uso de antiagregantes plaquetarios, en gran parte el ácido acetilsalicílico, reducía considerablemente la incidencia de IM mortal y no mortal, aunque la magnitud del efecto era limitado (3 por cada 1000 pacientes tratados). Al mismo tiempo, la terapia antiplaquetaria también se asoció al aumento significativo de la tasa de hemorragias graves: 15 hemorragias graves adicionales por cada 1000 pacientes tratados. Los antiagregantes plaquetarios no tuvieron ningún efecto sobre los ACV o la mortalidad y los resultados fueron similares en los pacientes de todos los estadios de ERC. En análisis similares de los inhibidores del P2Y12 en caso de IM agudo o intervención coronaria pospercutánea se notificó que el uso del inhibidor del P2Y12 se asocia a una ventaja cardiovascular y de supervivencia importante en los pacientes con ERC; estos beneficios producen un aumento limitado y aceptable del riesgo de episodios hemorrágicos graves en comparación con la población con función renal normal. Por último, en algunos análisis recientes se ha mostrado que, entre los inhibidores del P2Y12, el ticagrelor, un inhibidor irreversible, puede presentar una ventaja superior en términos de la reducción del riesgo en comparación con el inhibidor clopidogrel, que es más antiguo y reversible.

E. **Intervenciones coronarias en la ERC.** Aquellos con ERC y ERET no solo presentan un riesgo elevado de desarrollar cardiopatía coronaria, sino que la ERC de cualquier gravedad también se asocia a una mayor probabilidad de tener desenlaces adversos tras el IM agudo, la intervención coronaria percutánea y el injerto de revascularización coronaria (CABG, *coronary artery bypass grafting*) en comparación con quienes presentan una función renal normal. Por ello, estos pacientes muestran un alto riesgo de tener resultados adversos con o sin intervención, con un 70% de supervivencia al año y solo un 25% a los 5 años en los pacientes con ERET que atraviesan una revascularización.

Dos lógicas generales rigen la toma de decisiones sobre las revascularizaciones en la ERC y la ERET.

1) Revascularización frente al tratamiento conservador: de forma acumulativa, en los últimos 10 a 15 años, en los análisis basados en cohortes se ha mostrado repetidamente que, en las personas con ERC y ERET, la revascularización cardíaca se asocia a una mayor supervivencia en comparación con el tratamiento médico óptimo. A pesar de ello, la probabilidad de intervención en caso de ERC y ERET ha seguido siendo menor que en las personas con función renal normal. No obstante, en un estudio aleatorizado reciente en el que participaron pacientes con ERC avanzada (principalmente en estadios 4 y 5) y ERET, se indicó que la estrategia de revascularización, en la que la mayoría de los pacientes (85%) recibieron la intervención percutánea, no proporcionaba ninguna ventaja de supervivencia con respecto al tratamiento médico óptimo.
2) Mientras que los datos más antiguos sugerían la ventaja relativa en la supervivencia de la cirugía para el CABG frente a las intervenciones percutáneas, en varios análisis de los estudios aleatorizados y los datos basados en cohortes se notifica ahora que la intervención percutánea con endoprótesis farmacoactivas puede proporcionar resultados equivalentes en comparación con el CABG. Por ello, la mayoría de los modelos pronósticos incluyen la función renal en su predicción de los resultados a corto y largo plazo.

F. **Terapia anticoagulante en la ERC.** La necesidad del tratamiento anticoagulante en los pacientes con ERC y ERET suele basarse en el riesgo agregado de ACV en esta población. En este sentido, se ha indicado que los diversos modelos predictivos disponibles son menos precisos cuando se trata de predecir la probabilidad de ACV en la ERC y la ERET. En la actualidad, se carece de pruebas para sugerir un modelo de puntuación predictiva sobre los demás, aunque la CHA2DS2-VASc parece ser la escala de puntuación predictiva más utilizada en la práctica clínica habitual. Además, aunque no hay suficientes estudios aleatorizados en la población con ERC avanzada y ERET, los datos disponibles indican que la eficacia de los antagonistas de la vitamina K, es decir la warfarina, para la prevención de los ACV se reduce significativamente a medida que disminuye la función renal, y puede no ser eficaz en lo absoluto en los pacientes con ERET. Esto, combinado con los datos disponibles que muestran un mayor riesgo de episodios hemorrágicos graves y el aumento de la calcificación vascular, incluidas las probabilidades de arteriolopatía urémica calcificante, hace que la warfarina sea una intervención no deseada para los pacientes con FA en presencia de la ERC y la ERET. Tampoco hay suficientes estudios aleatorizados en los que se compare la eficacia de los cuidados conservadores o el tratamiento con warfarina con los nuevos tratamientos anticoagulantes orales directos disponibles. En este sentido, en algunas revisiones sistemáticas se refiere que el tratamiento anticoagulante oral directo puede tener una mayor eficacia en la prevención de los ACV mientras reduce las probabilidades de hemorragia en los pacientes con ERC, con un perfil riesgo-beneficio más favorable a medida que evoluciona la insuficiencia renal. Por todo ello, a la espera de la realización de estudios aleatorizados, las principales sociedades profesionales indican el tratamiento anticoagulante oral directo con dosis ajustada en las personas con ERC y ERET cuando esté justificado por la FA y la tromboembolia venosa. A pesar de esto, en el último informe anual del USRDS 2018 se señala que casi un tercio de todos los pacientes con ERET y FA o tromboembolia venosa están recibiendo terapia con warfarina y solo alrededor del 10% son tratados con anticoagulantes orales directos.

G. Desfibriladores cardioversores implantables (DCI) y efectos de los marcapasos en la ERC. Se ha constatado que los DCI reducen la mortalidad cardiovascular y la MSC en los pacientes con cardiopatía estructural e IC. Sin embargo, los primeros estudios con DCI en caso de IC excluían en gran medida a los pacientes con ERC importante. En los análisis de los subgrupos de estos ensayos clínicos iniciales sobre la IC se indicó una posible ventaja de supervivencia con los DCI en las personas con ERC y ERET. No obstante, en varios análisis recientes se ha visto que los beneficios del DCI en la prevención de la muerte cardíaca en quienes presentan ERC son limitados y de orden decreciente a medida que evoluciona la insuficiencia renal. La preocupación por la sobreestimación de la MSC como causa de muerte, la naturaleza avanzada de la enfermedad cardíaca y el riesgo de muerte competitivo parecen ser las razones principales de la falta de beneficio.

H. Próximas terapias. Hay varias terapias nuevas que se están evaluando o se han establecido recientemente para la ECV. Estas terapias se están poniendo a prueba para el tratamiento de la ECV en la ERC. Los nuevos inhibidores de la proproteína-convertasa subtilisinakexina de tipo 9 (PCSK9) y el antiinflamatorio canakinumab requieren estudios específicos en los pacientes con ERC importante para determinar su eficacia.

VII. LECTURAS RECOMENDADAS

House AA, Wanner C, Sarnak MJ, et al. Heart failure in chronic kidney disease: conclusions from a Kidney Disease: Improving Global Outcomes (KDIGO) controversies conference. *Kidney Int.* 2019;95(6):1304–1317.

Kumar S, Lim E, Covic A, et al. Anticoagulation in concomitant chronic kidney disease and atrial fibrillation: JACC review topic of the week. *J Am College Cardiol.* 2019;74(17):2204–2215.

Sarnak MJ, Amann K, Bangalore S, et al. Chronic kidney disease and coronary artery disease: JACC state-of-the-art review. *J Am Coll Cardiol.* 2019;74(14):1823–1838.

USRDS Report United States Renal Data System (USRDS). A national data system that collects, analyzes, and distributes information about chronic kidney disease (CKD). https://www.usrds.org/media/1732/v2_c08_ESKD_cvd_18_usrds.pdf

38 Nefropatía en los pacientes con hepatopatía

Abhilash Koratala, Amir Kazory

La afectación renal en los pacientes con hepatopatía tiene su origen en los efectos de la hepatopatía crónica, los microorganismos infecciosos que causan lesiones inmunitarias en los riñones o las enfermedades sistémicas que afectan tanto al hígado como a los riñones (tabla 38-1). Estos temas se tratan en los capítulos 5, 6, 7 y 13. Este capítulo se centra en la lesión renal aguda (LRA) en el paciente con hepatopatía avanzada, con énfasis en el síndrome hepatorrenal (SHR).

El «SHR» se refiere al desarrollo de LRA en el paciente con cirrosis debido a un trastorno circulatorio inducido por la disfunción hepática y a la perfusión renal *inadecuada*. Con frecuencia se considera un diagnóstico de *exclusión*. *Los pacientes* con cirrosis y ascitis tienen una probabilidad de hasta el 40% de desarrollar el SHR en un período de 5 años. Existen dos tipos de SHR con base en sus diferentes presentaciones clínicas.

El SHR de tipo I es la forma más grave. Se define como una reducción > 50% en la depuración de la creatinina o la duplicación de la creatinina sérica (S_{Cr}) (estadio KDIGO de LRA ≥ 2) que se sabe o se presume que ha ocurrido en las últimas 2 semanas. Típicamente sigue un curso fulminante con desarrollo de oliguria, encefalopatía e hiperbilirrubinemia. El pronóstico de los pacientes con SHR de tipo I es desfavorable, con una supervivencia media de algunas semanas a ≤ 3 meses.

El SHR de tipo II es una forma menos grave que el de tipo I y se caracteriza por una ascitis resistente, a menudo insensible a los diuréticos y que requiere punciones frecuentes para evacuar grandes volúmenes de líquido. Algunos pacientes evolucionan al SHR de tipo I tras un incidente precipitante agudo como una infección bacteriana o una hemorragia digestiva. La supervivencia media es de alrededor de 7 meses.

El SHR puede producirse en las personas con disfunción hepática avanzada, ya sea aguda o crónica, y por cualquier causa, incluida la hepatopatía metastásica. Es menos frecuente en el caso de la cirrosis biliar. El SHR es la reducción funcional de la tasa de filtración glomerular (TFG) sin anomalías estructurales del parénquima renal. Por ejemplo, si se restablece la función hepática mediante el trasplante de hígado, la función renal puede volver a la normalidad.

I. FISIOPATOLOGÍA. El término *fisiología hepatorrenal* se utiliza a menudo para describir el mecanismo subyacente de la disfunción renal en el SHR. Se refiere fundamentalmente a la LRA causada por la vasodilatación arterial inducida por la hipertensión portal y la acumulación de sangre en la circulación esplácnica, lo que en última instancia conduce a la hipoperfusión renal. La vasodilatación sistémica y la reducción de la resistencia vascular periférica se ven facilitadas por el aumento de la producción de los vasodilatadores en el hígado cirrótico como respuesta a la tensión de cizallamiento en los vasos portales; se cree que el óxido nítrico desempeña un papel central en dicho aumento. Esto da lugar a un llenado arterial insuficiente, lo que activa el sistema renina-angiotensina-aldosterona y el

TABLA 38-1 Afectación de los riñones en caso de hepatopatía

- Enfermedades glomerulares en los pacientes con hepatopatías
  - Nefropatía por inmunoglobulina A, sobre todo en la hepatopatía alcohólica
  - Glomeruloesclerosis hepática
- Glomerulonefritis en los pacientes con hepatitis B y C
  - Nefropatía membranosa (virus de la hepatitis B)
  - Poliarteritis nodosa (principalmente virus de la hepatitis B, con excepción de la hepatitis C)
  - Glomerulonefritis crioglobulinémica (principalmente virus de la hepatitis C, con excepción de la hepatitis B)
  - Glomerulonefritis membranoproliferativa sin crioglobulinas (virus de la hepatitis C)
- Azoemia prerrenal
  - Pérdidas de líquidos digestivos (p. ej., diarrea por lactulosa)
  - Hemorragia digestiva
  - Tratamiento diurético intensivo
- Congestión venosa renal
  - Sobrecarga de volumen por disminución de la depuración renal del agua libre y aumento de la absorción tubular de sodio
  - Disminución del gasto cardíaco (miocardiopatía asociada a cirrosis) y presión retrógrada elevada
- Lesión o necrosis tubular aguda
  - Isquemia prolongada por hipovolemia
  - Fisiopatología progresiva del síndrome hepatorrenal que lleva a la hipoperfusión renal persistente
  - Nefropatía colémica (cilindros biliares + lesión de células epiteliales tubulares asociadas)
  - Translocación bacteriana y aumento de las citocinas inflamatorias circulantes
- Nefritis intersticial aguda inducida por fármacos
  - Rifampicina
  - Trimetoprima o sulfametoxazol
  - Paracetamol
  - Ácido acetilsalicílico
  - Alopurinol
  - Antiinflamatorios no esteroideos
- Otros
  - Hipertensión intraabdominal
  - Enfermedad de Wilson
  - Preeclampsia
  - Enfermedades quísticas
  - Enfermedades granulomatosas
  - Enfermedades inmunitarias
  - Amiloidosis

sistema nervioso simpático y la secreción de endotelina 1, prostaglandinas vasoconstrictoras renales como el tromboxano y la arginina vasopresina. En conjunto, producen vasoconstricción renal intensa que se manifiesta como retención de sodio y agua. Además, estos pacientes pueden estar expuestos simultáneamente a numerosas situaciones potencialmente nefrotóxicas, como la hipovolemia, las infecciones, los ácidos biliares y los fármacos nefrotóxicos.

La disfunción cardíaca asociada a la cirrosis puede contribuir a su vez a la lesión renal (síndrome cardiorrenal). Al principio, la vasodilatación esplácnica da lugar a una circulación hiperdinámica caracterizada por el aumento del gasto

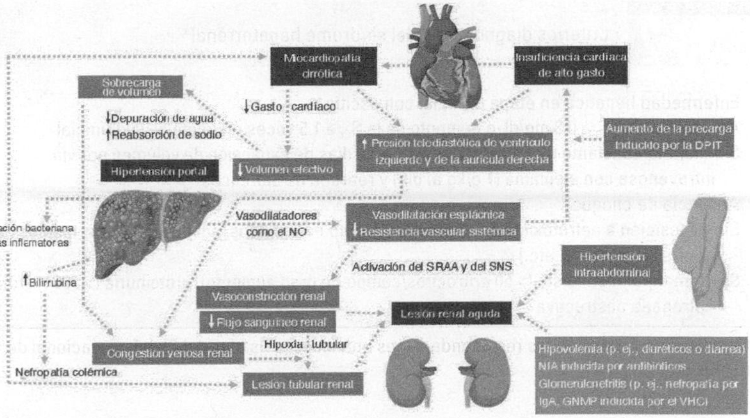

FIGURA 38-1. Mecanismos fisiopatológicos de la disfunción renal en la cirrosis y la hipertensión portal. La vasodilatación arterial inducida por la hipertensión portal con acumulación de sangre en la circulación esplácnica es el mecanismo central de la disfunción renal asociada a la cirrosis. La acumulación esplácnica da origen a una actividad excesiva del sistema nervioso simpático (SNS) y la activación del sistema renina-angiotensina-aldosterona (SRAA), lo que lleva a la vasoconstricción renal, la reducción del flujo sanguíneo renal y la lesión tubular potencialmente isquémica. También contribuye al desarrollo de un estado de gasto cardíaco alto, con aumento de las presiones de llenado, que en última instancia puede culminar en insuficiencia cardíaca evidente o miocardiopatía asociada a cirrosis. La presión auricular derecha alta, junto con la retención renal de sodio y agua en un contexto de disminución del volumen circulante efectivo, produce congestión venosa renal y deterioro de la perfusión. La hipovolemia real por diuréticos o diarrea es otra causa importante de lesión renal aguda en estos pacientes. Además, el aumento de las concentraciones de bilirrubina, las citocinas inflamatorias y la translocación bacteriana contribuyen a la lesión tubular renal. Asimismo, en el diagnóstico diferencial deben considerarse la hipertensión intraabdominal por ascitis, ciertas formas de glomerulonefritis como la nefropatía por IgA, la glomerulonefritis membranoproliferativa (GNMP) inducida por el virus de la hepatitis C (VHC) y la nefritis intersticial aguda (NIA) inducida por antibióticos o infecciones. DPIT: derivación portosistémica intrahepática transyugular; NO: óxido nítrico.

cardíaco, la frecuencia cardíaca y el volumen plasmático. La insuficiencia cardíaca de alto gasto puede dar lugar a una elevación de la presión telediastólica del ventrículo izquierdo y de la presión de la aurícula derecha y a congestión venosa renal. A medida que progresa la enfermedad, los pacientes evolucionan de un estado de gasto cardíaco alto a uno de gasto bajo, caracterizado por una menor reactividad cardíaca, función diastólica deteriorada y una variedad de anomalías electrofisiológicas de la conductancia denominadas *miocardiopatía cirrótica*. Esto lleva tanto al deterioro del flujo anterógrado (hipoperfusión renal) como a la presión retrógrada elevada (congestión venosa renal). En la figura 38-1 se ilustran las interacciones entre el hígado, el corazón y el riñón en el contexto de la cirrosis. Además, la derivación portosistémica intrahepática transyugular (DPIT), realizada para aliviar la hipertensión portal en un subconjunto de pacientes, puede predisponer a la disfunción cardíaca al aumentar la precarga debido al desplazamiento de la sangre del lecho esplácnico a la circulación sistémica.

II. CUADRO CLÍNICO Y DIAGNÓSTICO. El SHR se presenta con oliguria, sedimento urinario benigno, retención ávida del sodio y aumento progresivo de la S_{Cr}. La disfunción renal suele caracterizarse por la incapacidad para excretar una carga de agua, la reducción del sodio urinario (por lo general, < 10 mEq/L, aunque no es un criterio absoluto), el aumento de la osmolalidad urinaria y la hiponatremia progresiva.

TABLA 38-2 Criterios diagnósticos del síndrome hepatorrenal[a]

Enfermedad hepática en etapa terminal con ascitis
Aumento de la $S_{Cr} \geq 0.3$ mg/dL o aumento de la $S_{Cr} \geq 1.5$ veces respecto al valor inicial
Sin mejoría constante de la función renal tras 2 días de expansión de volumen por vía intravenosa con albúmina (1 g/kg al día) y retirada de diuréticos
Ausencia de choque
Sin exposición a nefrotoxinas (antiinflamatorios no esteroideos, aminoglucósidos, medios de contraste yodados, etc.)
Sin hematuria manifiesta (> 50 eritrocitos/campo de gran aumento), proteinuria (> 500 mg/día) o nefropatía obstructiva

[a]Información basada en las recomendaciones unánimes revisadas del Club Internacional de Ascitis (2015).

Los pacientes presentan somnolencia, náuseas y sed. En el SHR avanzado, la presión arterial suele descender, el coma se agrava y el volumen de orina disminuye aún más. El inicio de la LRA suele ser gradual, pero puede desencadenarse por factores como hemorragia digestiva, infección o uso excesivo de diuréticos. La peritonitis bacteriana espontánea suele desencadenar el SHR progresivo en los pacientes con insuficiencia renal preexistente. En la tabla 38-2 se describen los criterios diagnósticos del SHR de tipo I.

Cabe destacar que estos criterios eliminaron los valores de corte absolutos de la S_{Cr} que pueden encontrarse en las versiones más antiguas (p. ej., $S_{Cr} > 1.5$ mg/dL). La razón principal es que la S_{Cr} tiene varias limitaciones como biomarcador de la función renal, ya que está influida por el peso corporal, la etnia, la edad y el sexo. Además, en los pacientes con cirrosis es frecuente observar una atrofia muscular que da lugar a una menor producción de creatinina, una mayor secreción renal tubular de creatinina y un aumento del volumen de distribución que diluye la S_{Cr}, lo que puede llevar a subestimar la gravedad de la disfunción renal.

La excreción fraccionada de sodio urinario baja ($FE_{Na} < 1\%$) y el sodio urinario bajo (< 10-20 mEq/L) se observan con frecuencia en el SHR-I (lo que indica activación neurohormonal), mientras que la $FE_{Na} > 2\%$ o el sodio urinario > 40 mEq/L favorecen la lesión tubular intrínseca. La FE_{Urea} baja puede ser útil en lugar de la FE_{Na} cuando el paciente esté tomando diuréticos. Sin embargo, no deben utilizarse los análisis de orina de forma aislada para establecer el diagnóstico del SHR. Por ejemplo, pueden observarse FE_{Na} y FE_{Urea} bajas en la hipovolemia, así como síndrome compartimental abdominal en un contexto de ascitis tensa. La evaluación con especial atención al corazón, los pulmones y la vena cava inferior mediante una ecografía en el punto de atención (POCUS, *point-of-care ultrasound*) puede ayudar en el diagnóstico al descartar la hiper- o hipovolemia sintomáticas.

III. TRATAMIENTO. Dado que el tratamiento del SHR establecido es difícil, se hace hincapié en la prevención a través de medidas como el uso prudente de diuréticos, el tratamiento con albúmina intravenosa en las personas con peritonitis bacteriana espontánea y norfloxacino en ciertos pacientes con ascitis y enfermedad de clase C en la escala de Child-Pugh. La punción para evacuar volúmenes bajos de forma repetida es más eficaz y mejor tolerada que el tratamiento diurético intensivo durante la atención de la ascitis resistente. Los pacientes deben seguir una dieta baja en sal (< 2 g/día) y restricción de líquidos (1-1.5 L/día).

El tratamiento de un presunto SHR en los pacientes hospitalizados suele comenzar con la retirada de los fármacos causantes (p. ej., diuréticos, lactulosa, antiinflamatorios no esteroideos) y la expansión de volumen mediante la administración de albúmina intravenosa (1 g/kg al día) durante 2 o 3 días según proceda, a menos que se detecte hipervolemia en la exploración física o la POCUS. Si no hay respuesta adecuada y se descartan otras enfermedades estructurales y del parénquima renal mediante las investigaciones pertinentes, el tratamiento se enfoca en restablecer la hemodinámica alterada de la cirrosis.

Se administran vasoconstrictores para tratar el llenado arterial insuficiente, por lo general en combinación con albúmina para optimizar el volumen circulatorio efectivo.

A. Albúmina. Aunque la dosis recomendada es de 1 g/kg al día (100 g como máximo) durante un mínimo de 2 días, la pauta de dosificación frecuentemente utilizada es de 25 g de albúmina al 12.5% por vía intravenosa cada 6 h durante las primeras 24 h, seguidos de 20 a 25 g/día; a partir de entonces, se ajusta según la respuesta clínica. La albúmina debe administrarse en combinación con midodrina y octreotida, norepinefrina o terlipresina.

B. Midodrina y octreotida. La midodrina oral (agonista selectivo de los receptores adrenérgicos α_1) y la octreotida subcutánea (análogo de la somatostatina) se utilizan habitualmente en combinación con la albúmina, aunque no hay ningún ensayo controlado prospectivo a gran escala que respalde su uso generalizado en la actualidad. La midodrina puede iniciarse por vía oral con 7.5 mg c/8 h y la octreotida con 100 μg por vía subcutánea c/8 h. La dosis puede aumentarse a 12.5 mg y 200 μg c/8 h, respectivamente.

C. Norepinefrina. La norepinefrina es un vasoconstrictor potente y suele reservarse para los pacientes en estado crítico de la unidad de cuidados intensivos. Algunos expertos defienden que debería preferirse en vez de la terapia combinada de midodrina y octreotida para cualquier persona con SHR con base en las pruebas disponibles. Se administra en infusión intravenosa (0.5-3 mg/h) ajustada hasta alcanzar el objetivo de presión arterial media, que suele ser un aumento de 15 mmHg respecto al valor inicial.

D. Terlipresina. La terlipresina, un análogo de la vasopresina con mayor afinidad por el receptor vascular V1a que por el receptor renal V2, es el tratamiento establecido para el SHR-I en muchos países europeos y asiáticos. Actualmente no está disponible en los Estados Unidos. Curiosamente, en estudios realizados fuera de los Estados Unidos, el tratamiento con terlipresina (inyección intravenosa en bolo, 1-2 mg cada 4-6 h) se ha asociado a tasas globales de corrección del ~40 al 80% en los pacientes con SHR-I. La vasopresina (a partir de una dosis de 0.01 unidad/min) puede servir como alternativa, aunque las pruebas que muestran su eficacia son escasas.

E. Terapia renal sustitutiva. La diálisis no mejora la supervivencia de los pacientes con SHR a menos que reciban un trasplante hepático. Sin embargo, debe considerarse en quienes presentan insuficiencia hepática reversible aguda y en los que esperan el trasplante hepático. Las terapias renales sustitutivas continuas pueden ser superiores para eliminar el exceso de líquido y corregir las anomalías electrolíticas sin causar inestabilidad hemodinámica. Ciertos pacientes con SHR-I en espera del trasplante hepático pueden beneficiarse de la DPIT como tratamiento de rescate, aunque se debe sopesar el riesgo de encefalopatía hepática perioperatoria.

F. Derivación portosistémica intrahepática transyugular. La DPIT se ha utilizado con éxito para tratar la ascitis resistente al tratamiento. Aunque los pacientes con SHR suelen estar demasiado enfermos para someterse a la DPIT, frecuentemente ha habido una mejoría de la función renal cuando se utiliza durante varias semanas.

G. Trasplante hepático. El tratamiento definitivo del SHR es el trasplante hepático. Entre el 65% y el 75% de los pacientes presentan resolución del SHR-I después del trasplante de hígado, con una recuperación baja para quienes estaban con diálisis en el momento del trasplante. Por lo tanto, en aquellos que requieran diálisis durante más de 6 semanas, debe considerarse el trasplante combinado de hígado y riñón. No obstante, la ejecución generalizada se ve limitada por el desequilibrio entre la incidencia del SHR de tipo I y la disponibilidad de órganos.

IV. LECTURAS RECOMENDADAS

Ginès P, Solà E, Angeli P, et al. Hepatorenal syndrome. *Nat Rev Dis Primers.* 2018;4(1):23.

Kazory A, Ronco C. Hepatorenal syndrome or hepatocardiorenal syndrome: revisiting basic concepts in view of emerging data. *Cardiorenal Med.* 2019;9(1):1–7.

Salerno F, Gerbes A, Gines P, et al. Diagnosis, prevention, and treatment of hepatorenal syndrome in cirrhosis. *Gut.* 2007;56(9):1310–1318.

Velez JCQ, Therapondos G, Juncos LA. Reappraising the spectrum of AKI and hepatorenal syndrome in patients with cirrhosis. *Nat Rev Nephrol.* 2020;16(3):137–155.

Wadei HM, Mai ML, Ahsan N, et al. Hepatorenal syndrome: pathophysiology and management. *Clin J Am Soc Nephrol.* 2006;1(5):1066–1079.

39 Anemia de la enfermedad renal crónica

Robert J. Rubin

I. DEFINICIÓN. La organización Kidney Disease Improving Global Outcomes (KDIGO) recomienda un estudio cuando la hemoglobina (Hb) sea < 12 g/dL en las mujeres y < 13.5 g/dL en los hombres.

La anemia de la enfermedad renal crónica (ERC) se produce porque los riñones alterados son incapaces de producir la eritropoyetina suficiente, la cual estimula las células eritroides precursoras. Se caracteriza por ser una anemia normocítica, normocrómica, con un bajo recuento absoluto corregido de reticulocitos. Por lo general, la anemia de la ERC se desarrolla cuando la tasa de filtración glomerular (TFG) disminuye a < 30 mL/min. En grandes estudios poblacionales, la TFG < 30 (por definición, ERC en estadios 4 y 5) se ha asociado a una prevalencia de la anemia del 44%. Las evaluaciones diagnósticas que se deben realizar como mínimo en caso de anemia en un paciente con ERC deben incluir Hb/hematócrito (Hto), índices de eritrocitos, recuento de reticulocitos, guayaco en las heces para evaluar la pérdida de sangre digestiva oculta, vitamina B_{12}, folato, función tiroidea y análisis de hierro. La insuficiencia de hierro está presente en alrededor del 58% de los hombres y el 70% de las mujeres con ERC 3 a 5 sin diálisis. Las concentraciones séricas de eritropoyetina no son útiles para el diagnóstico de la anemia de la ERC. En la figura 39-1 se ofrece un algoritmo.

A. Objetivo de hemoglobina/hematócrito. En varios estudios observacionales se ha sugerido la asociación entre la anemia y la morbilidad cardiovascular, especialmente la hipertrofia ventricular izquierda, en los pacientes con insuficiencia renal. En cuatro estudios importantes, el *Normal Hematocrit Cardiac Trial* de 1998, el *Correction of Hemoglobin and Outcomes in Renal Insufficiency* (CHOIR), el *Normalization of Hemoglobin Level in Patients with Chronic Kidney Disease* (CREATE) del 2006 y el *Trial of Darbepoetin Alfa in Type 2 Diabetes and Chronic Kidney Disease* (TREAT) del 2009, se constató un mayor riesgo de presentar incidentes cardiovasculares en los pacientes con y sin hemodiálisis que en aquellos asignados al objetivo de tratamiento de la Hb normal utilizando fármacos estimulantes de la eritropoyetina (FEE).

Ante estos y otros ensayos, la KDIGO modificó sus recomendaciones en el año 2012, como se presenta a continuación, para los pacientes con y sin diálisis que reciben FEE:

1. El valor de Hb debe mantenerse entre 9 y 11.5.
2. El valor de Hb no debe superar los 13 g/dL.

B. Evaluación de la anemia ferropénica en la ERC. La KDIGO recomienda revisar la saturación sérica de ferritina y transferrina para determinar el tratamiento de la anemia en los pacientes con ERC y enfermedad renal en etapa terminal (ERET). La ferritina sérica < 100 ng/mL indica insuficiencia de hierro absoluta en aquellos con ERC. La saturación de transferrina (SATT) es la capacidad total de fijación del hierro en el suero y refleja el hierro circulante en la sangre que está disponible para la eritropoyesis. Una SATT < 20% define la insuficiencia de hierro funcional en quien recibe tratamiento con FEE. El contenido de la hemoglobina de los reticulocitos (CHr)

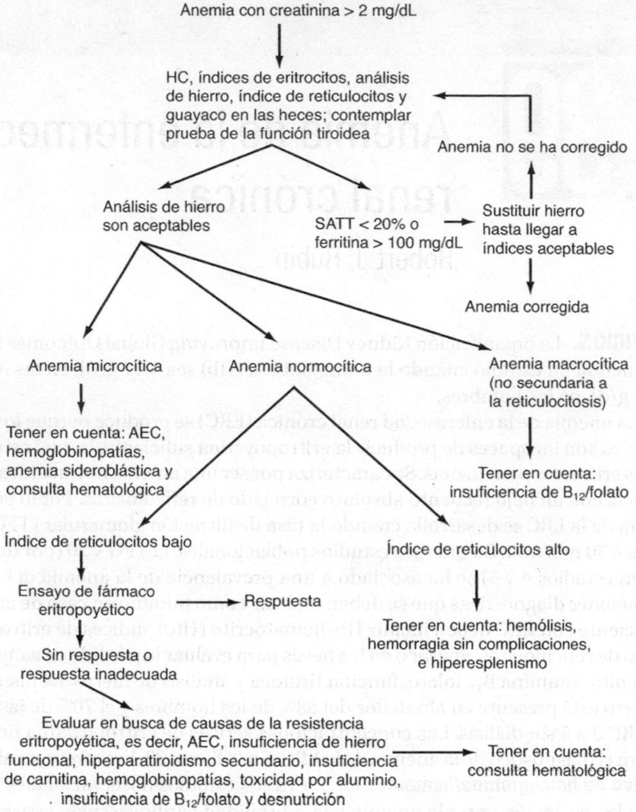

FIGURA 39-1. Abordaje del paciente con anemia de la enfermedad renal crónica. AEC: anemia de la enfermedad crónica; HC: hemograma completo; SATT: saturación de transferrina.

refleja la disponibilidad de hierro para la médula ósea. En los estudios que comparan el CHr con la ferritina, se ha recomendado un valor de corte < 32 pg para el tratamiento con hierro. Otra forma de insuficiencia de hierro funcional es el bloqueo reticuloendotelial o la anemia de la enfermedad crónica (AEC). Esta complicación de la inflamación está sugerida por una SATT < 20% y ferritina > 800 ng/mL.

La respuesta al tratamiento con los FEE es una guía para distinguir entre la insuficiencia funcional y la AEC. La ferritina sérica suele disminuir tras el tratamiento con los FEE en la insuficiencia de hierro funcional, pero aumenta en la AEC. Si el diagnóstico no está claro y la ferritina es < 800 ng/mL, puede controlarse la Hb/Hto tras un ensayo con hierro intravenoso (i.v.). Si la ferritina es > 800 ng/mL y la SATT > 50%, se suele suspender el tratamiento con hierro. En el estudio *Dialysis Patients' Response to IV Iron with Elevated Ferritin*, las personas con anemia dializadas a las que se les administró gluconato férrico a pesar de tener la ferritina elevada (500 a 1200 ng/mL) presentaron mejorías en la Hb. Sin embargo, las conclusiones tuvieron factores de confusión porque la dosis de los FEE se aumentó en todos los pacientes antes del inicio del tratamiento y no hubo seguimiento a largo plazo para determinar si este efecto de la terapia con hierro persistía durante más de 6 semanas. En consecuencia, las recomendaciones KDIGO no se han modificado en función de este estudio.

TABLA 39-1 Preparados orales de hierro

Preparación de hierro	# de comprimidos necesarios para aportar 200 mg de hierro	Tamaño del comprimido (mg)	Cantidad de hierro elemental (mg/comprimido)
Sulfato férrico	3	325	65
Gluconato ferroso	5	325	38
Fumarato ferroso	3	200	66
Polisacárido de hierro	2	150	150
Citrato férrico	1	1000	210

II. SUPERVISIÓN DE LAS CONCENTRACIONES DE HIERRO. Tras el inicio de la terapia eritropoyética, la SATT y la ferritina sérica deben revisarse cada mes en los pacientes que no reciben hierro i.v., y al menos una vez cada 3 meses en quienes reciben hierro i.v.

III. RECOMENDACIONES TERAPÉUTICAS

A. Hierro oral. Los suplementos de hierro por vía oral deben administrarse a las personas con ERC que aún no han llegado a la ERET, ya sea 1 h antes o 2 h después de los alimentos, puesto que la comida tiende a reducir la absorción intestinal de este metal. Deben administrarse al menos 200 mg de hierro elemental al día en dos o tres tomas (tabla 39-1). La terapia con hierro oral no se recomienda para los pacientes con diálisis debido a la alta cantidad de pérdidas continuas de hierro (aproximadamente de 25 a 100 mg semanales) y al aprovechamiento escaso del hierro oral.

B. Hierro intravenoso. La dosis habitual de hierro i.v. es de 1 g de hierro dextrano o gluconato férrico administrado en ocho dosis de 125 mg o 10 dosis de sacarosa de hierro (sacarato de hierro) de 100 mg, cada una administradas con cada sesión de diálisis. Otros preparados de hierro pueden tener pautas de dosificación diferentes. Las reacciones adversas retardadas de artralgias y mialgias están relacionadas con las dosis superiores a 100 mg. Hay una pequeña incidencia de reacciones anafilactoides, que son más frecuentes en los pacientes con antecedentes de alergia a varios medicamentos. Por lo tanto, se administra una pequeña dosis de prueba (25 mg) de hierro i.v. entre 15 y 60 min antes de la primera dosis de cualquier preparado de hierro. La sacarosa de hierro puede administrarse a quienes tienen antecedentes de reacción alérgica al hierro dextrano. El tratamiento previo con un bloqueador de los receptores H_2 de la histamina y de 50 a 100 mg de hidrocortisona suele prevenir estas reacciones, que probablemente se deban a la liberación de histamina.

C. Epoetina α. La epoetina α es una glucoproteína recombinante de 165 aminoácidos (30.4 kd). La epoetina α-epbx es un fármaco biosimilar a la epoetina α. La mayoría de los pacientes con ERET reciben epoetina i.v. durante la diálisis. La etiqueta revisada indica una dosis inicial de epoetina de 50 a 100 UI/kg tres veces por semana en los adultos con ERET o en los pacientes con ERC previa a la ERET. La epoetina debe administrarse en forma de inyección subcutánea (s.c.) semanal a las personas con ERC y en diálisis peritoneal, inicialmente a una dosis de 80 a 120 UI/kg a la semana. La Hb/Hto debe medirse 3 o 4 semanas después del inicio del tratamiento y 2 semanas después del ajuste de la dosis. Debe revisarse cada 4 semanas. El tratamiento con epoetina está contraindicado si hay hipertensión no controlada. Con base en los estudios recientes de pacientes con cáncer, cirugía y ERC, la Food and Drug Administration (FDA) ha publicado las siguientes advertencias de *recuadro negro*:

Los pacientes presentaron mayor riesgo de muerte e incidentes cardiovasculares graves cuando se les administraron FEE para alcanzar concentraciones de hemoglobina más elevadas (13.5 g/dL sin diálisis, 14.0 g/dL con diálisis). La dosificación debe individualizarse para alcanzar y mantener las concentraciones de hemoglobina entre 10 y 12 g/dL.

D. Darbepoetina α. La darbepoetina α es una glucoproteína recombinante que estimula la eritropoyesis con una semivida tres veces más larga tras la administración i.v. y dos veces más larga tras la administración s.c. que la de la epoetina. La dosis inicial recomendada es de 0.45 µg/kg por vía s.c. cada semana o el doble de la dosis cada 2 semanas. El perfil de efectos secundarios es similar al de la epoetina.

E. Metoxipolietilenglicol epoetina β. La metoxipolietilenglicol epoetina β es un FEE de acción más prolongada y se administra cada 2 semanas a una dosis de 0.6 µg/kg. Tiene un perfil de efectos secundarios similar al de la darbepoetina.

F. Fármacos para el futuro. Activadores del factor inducible por hipoxia (HIF, *hypoxia-inducible factor*): hay tres HIF que se encuentran en ensayos en fase 3. Estos fármacos son orales, a diferencia de los tres FEE descritos anteriormente, que se administran por vía i.v. o s.c. Los HIF tienen un mecanismo de acción diferente al de los FEE, regulando al alza la absorción intestinal de hierro, el receptor de transferrina, así como la eritropoyetina y su receptor. En los estudios se ha comprobado que los HIF no son inferiores a los FEE, pero no se dispone de datos sobre su inocuidad a largo plazo.

G. Hiporreactividad a los fármacos estimulantes de la eritropoyetina. La hiporreactividad a los FEE tiene varias definiciones. Suele definirse como la falta de respuesta o de mantenimiento de la respuesta de la Hb dentro del intervalo de dosificación recomendado. Si la SATT del paciente es < 50% y la ferritina es < 800 ng/mL, se sugiere realizar un ensayo de suplementación con hierro. En el paciente con restitución de hierro, deben evaluarse y corregirse la inflamación, la infección, la insuficiencia de folato y vitamina B_{12}, la toxicidad por aluminio y el hiperparatiroidismo si están presentes, ya que son causas de anemia resistente al tratamiento.

IV. LECTURAS RECOMENDADAS

Bazeley J, Wish JB. The evolution of target hemoglobin levels in anemia of chronic kidney disease. *Adv Chronic Kidney Dis.* 2019;26(4):229–236.

Besarab A. The effects of normal as compared with low hematocrit values in patients with cardiac disease who are receiving hemodialysis and epoetin. *N Engl J Med.* 1998;339(9):584–590.

Coyne DW. Ferric gluconate is highly efficacious in anemic hemodialysis patients with high serum ferritin and low transferrin saturation: results of the dialysis patients' response to IV iron with elevated ferritin (DRIVE) study. *J Am Soc Nephrol.* 2007;18(3):975–984.

Drueke TB. Normalization of hemoglobin level in patients with chronic kidney disease. *N Engl J Med.* 2006;355(20)2071–2084.

Fishbane S. *CJASN.* 2009;4(1):57–61.

Gupta N. Hypoxia-inducible factor prolyl hydroxylase inhibitors: a potential new treatment for anemia in patients with CKD. *Am J Kidney Dis.* 2017;69(6):815–826.

Kliger AS, Foley RN, Goldfarb DS, et al. KDOQI US Commentary on the 2012 KDIGO clinical practice guideline for anemia in CKD. *Am J Kidney Dis.* 2013;62(5):849–859.

Kidney Disease Improving Global Outcomes. KDIGO clinical practice guideline for anemia in chronic kidney disease. *Kidney Int Suppl.* 2012;2(4):1–335.

Pfeffer MA. A trial of darbepoetin alfa in type 2 diabetes and chronic kidney disease. *N Engl J Med.* 2009;361(21):2019–2032.

Singh A. Correction of anemia with epoetin alfa in patients with chronic kidney disease (CHOIR Study). *N Engl J Med.* 2006;355(20):2085–2098.

40 Nutrición en la insuficiencia renal

Danielle F. Aycart, Jeanette M. Andrade

Los requerimientos nutricionales varían en función del grado de insuficiencia renal. La dieta se modifica para reducir los síntomas urémicos derivados de la acumulación de metabolitos tóxicos, tratar los desequilibrios ácido-básicos, facilitar la homeostasis electrolítica e hídrica y prevenir la osteodistrofia renal. Los pacientes con enfermedad renal crónica (ERC) avanzada pueden desarrollar desnutrición proteínico-calórica (DPC) y requerir suplementos dietéticos. Otros factores, como el estado de salud mental, el nivel socioeconómico bajo y varios medicamentos, se asocian a la DPC. La desnutrición también aparece ante enfermedades concurrentes, disminución de los micronutrientes (electrólitos, oligoelementos y vitaminas) que se eliminan con los procedimientos de diálisis, diálisis inadecuada y consecuencias de la uremia (astenia, calambres musculares, anorexia, náuseas, vómitos, estomatitis, disgeusia, alteración del estado mental, resistencia a la insulina, aumento de las hormonas catabólicas, gastroparesia y malabsorción).

La evaluación nutricional de los pacientes con ERC es fundamental para predecir los desenlaces clínicos. La National Kidney Foundation (NKF) y la *Kidney Disease/Dialysis Outcomes and Quality Initiative* (KDOQI) han recomendado el uso de la evaluación global subjetiva (EGS) para detectar la desnutrición a través de sus siete componentes. En el 2001, se desarrolló la *Puntuación de desnutrición e inflamación* (MIS, *Malnutrition-Inflammation Score*) para los pacientes con nefropatía. La MIS incluye los siete componentes de la EGS y también el índice de masa corporal, la concentración de albúmina sérica y la concentración sérica de la capacidad total de fijación del hierro. Otros métodos utilizados para evaluar el estado nutricional de los pacientes son el equivalente proteínico normalizado de la aparición del nitrógeno, las mediciones antropométricas (p. ej., grosor de los pliegues cutáneos, perímetro de la cintura y peso corporal) y el índice de conicidad.

I. CONCEPTOS GENERALES DE NUTRICIÓN

A. Requerimientos energéticos (calóricos). Los pacientes con insuficiencia renal no complicada tienen un gasto energético basal normal y necesidades calóricas de 25 a 35 kcal por kilogramo de peso corporal. Para los pacientes con edema, el cálculo debe basarse en su peso «en seco» habitual o estimado. Para aquellos con obesidad, el peso corporal «ajustado» se calcula a partir del peso corporal ideal más el 25% del exceso de peso. Los pacientes con catabolismo o con proteinuria tienen requerimientos energéticos mayores y, sin hidratos de carbono adicionales, sus reservas de grasa y proteína se agotarán. Se dispone de calorímetros indirectos portátiles para determinar el gasto energético real, los cocientes respiratorios (PCO_2/PO_2) y el consumo de oxígeno (VO_2). Sin embargo, las mediciones de la calorimetría indirecta pueden ser poco fiables como consecuencia del cortocircuito (*shunt*) cardiovascular. Por lo tanto, a menudo los médicos dependen de las ecuaciones predictivas (p. ej., Schoenfeld, Mifflin-St. Jeor) para estimar los requerimientos energéticos, a pesar de que estas ecuaciones sobrestiman o subestiman las necesidades energéticas de los pacientes con ERC.

B. Macronutrientes

1. **Proteínas.** Los pacientes estables con nefropatía tienen los mismos requerimientos mínimos diarios de proteínas que la población general sana (0.8 g/kg del peso corporal ideal). A medida que evoluciona la enfermedad renal previa, se recomienda una dieta baja en proteínas (0.55-0.6 g/kg del peso corporal ideal) o muy baja en proteínas (0.28-0.43 g/kg de peso corporal ideal). Los pacientes con nefropatía y diabetes necesitan una dieta más rica en proteínas (0.8-0.9 g/kg del peso corporal ideal) para mantener el estado nutricional estable y el control glucémico. Los pacientes con diálisis requieren una cantidad de proteínas más alta, que oscila entre 1.0 y 1.5 g/kg de peso corporal ideal. La cantidad de proteínas necesaria para prevenir la DPC depende del valor biológico del alimento (cociente entre los aminoácidos [AA] esenciales y los no esenciales). El pescado, los huevos y la leche tienen un valor biológico mayor que el de la carne de las aves de corral o de la res, especialmente si se comparan con los cereales.

   La cantidad de proteínas prescritas se basa en la función renal, la proteinuria, el tipo de diálisis y el peso corporal (tabla 40-1). Los pacientes tienen un balance proteínico negativo si su ingesta se limita a menos de 0.5 g de proteínas/kg al día, a menos que se les dé un suplemento de AA esenciales. Los cetoanálogos α (cetoácidos) son suplementos experimentales que no contienen nitrógeno pero que pasan por la transaminación hepática en el AA correspondiente. Existen varios productos con contenido alto en AA esenciales disponibles comercialmente en presentaciones tanto enterales como parenterales. El asesoramiento dietético intensivo y repetido es útil para mejorar el cumplimiento de la restricción proteínica.

   La pérdida de la albúmina o las proteínas totales puede calcularse a través de diversos métodos. La recolección de orina de 24 h se considera el método habitual de referencia. La ingesta dietética de proteínas (IDPe) puede estimarse mediante el nitrógeno ureico urinario (UUN, *urinary urea nitrogen*) de 24 h, la excreción de nitrógeno no ureico y las pérdidas urinarias de proteínas (que se consideran cuando la pérdida es superior a 5 g/día) utilizando la siguiente fórmula:

$$\text{IDPe (g/día)} = 6.25 * [\text{UUN (g/día)} + 0.031 \times \text{peso (kg)} + \text{proteinuria (g/día)}]$$

   Por ejemplo, para calcular la ingesta de proteínas de un hombre delgado y sin edema de 70 kg, con UUN de 5 g y pérdida por proteinuria inferior a 5 g/día:

$$\text{IDPe} = 6.25 * [5 + (0.031 \times 70)] = 44.81 \text{ g/día}$$

   En las personas con proteinuria importante, se tiene en cuenta la cantidad de proteínas perdidas en la orina y se ajusta la prescripción de proteínas en la dieta. Dado que las heces contienen aproximadamente 1 g de nitrógeno por cada 300 mL, pueden producirse pérdidas significativas en los pacientes con diarrea. El nitrógeno urinario debe recolectarse en hielo (para reducir al mínimo los errores causados por la contaminación microbiana). Si los pacientes presentan hematuria, no será posible realizar análisis precisos del nitrógeno.

2. **Hidratos de carbono.** Los hidratos de carbono son una fuente importante de calorías en los pacientes con nefropatía que tienen numerosas restricciones dietéticas y, por lo tanto, son ahorradores de las proteínas. Los azúcares también permiten la oxidación completa de los ácidos grasos, lo que evita la producción de cetonas. Los objetivos dietéticos consisten en consumir entre el 45% y el 65% de las calorías totales a partir de hidratos de carbono, principalmente de fuentes de hidratos de carbono complejos. Los cereales, los vegetales y las frutas son fuentes usuales de hidratos de carbono y tienen los beneficios añadidos de la fibra en la dieta. Las recomendaciones de fibra en la dieta para quienes presentan nefropatía son las mismas que para la población general sana, de 20 a 35 g/día. El exceso de

TABLA **40-1** Recomendaciones particulares para los pacientes con enfermedad renal crónica

	Macronutrientes				Micronutrientes y líquidos				
Pacientes con	**Calorías totales (kcal/kg al día)**	**% de HCC del total de calorías**	**Proteínas (g/kg al día)**	**% de grasas (al día) del total de calorías**	**Sodio (g/día)**	**Potasio (g/día)**	**Fósforo (g/día)**	**Líquidos (L/día)**	**Otros**
Síndrome nefrótico	35	45%-65%	0.8	≤ 7%; GS < 30%; GP:GS 2:1; colesterol < 200 mg	2-3	Depende de la TFG	< 1.5	25-hidroxivitaminas precursoras	
LRA sin diálisis	20-30	3-5 (máximo 7) g/kg al día; AAE (< 1.7 g/kg al día)	0.8-1.0 (LRA no catabólica) 1.0-1.5 (con TRR) < 1.7 (LRA hipercatabólica, TRSC)	Grasas: 0.8-1.0 g/kg al día	Oligúrico 1-2	Oligúrico 0.8-1.0; en función de las necesidades individuales	≤ 1.0	1-1.5	Oligoelementos
Enfermedad renal crónica prediálisis	25-35	40%-60%	0.6-0.8 supervisar el UUN	Sobre todo AGPI ω-3 de cadena larga poli- o monoinsaturados	< 3	4.7 (< 3 si hay hipercalemia)	< 0.8	0.1-0.9 + diuresis de 24 h	Calcio 0.8-1.0 g/día, vitamina D
Hemodiálisis	25-35	35%-50%	1-1.2 supervisar la TCP, albúmina	30%; GP:GS 2:1; sobre todo AGPI ω-3 de cadena larga poli- o monoinsaturados	< 3	< 3	< 0.8	1-1.5	Calcio < 0.8 g/día, vitaminas hidrosolubles, vitamina D, vitamina K
		Alimentación parenteral: 10-20% de glucosa (< 5-7 mg/kg por minuto en los adultos, < 15-20 mg/kg por minuto en los neonatos); 10% de AA; 20% de lípidos (< 0.11 g de grasa/kg por hora)						1.5	

(*continúa*)

TABLA 40-1 Recomendaciones particulares para los pacientes con enfermedad renal crónica (*continuación*)

	Macronutrientes				Micronutrientes y líquidos				
Pacientes con	**Calorías totales (kcal/kg al día)**	**% de HCC del total de calorías**	**Proteínas (g/kg al día)**	**% de grasas (al día) del total de calorías**	**Sodio (g/día)**	**Potasio (g/día)**	**Fósforo (g/día)**	**Líquidos (L/día)**	**Otros**
Diálisis peritoneal	25-35[a]	No hay pruebas	1.2-1.5	30%; GP:GS 2:1; sobre todo poli- o monoinsaturadas	2-4	< 3	< 0.8		
Trasplante renal	25-35	Hacer hincapié en la ingesta de HCC y fibra en la dieta	1.5 (fase temprana ≤ 4 semanas) 0.8 (largo plazo)	Limitar la ingesta de grasas saturadas	Restringir si la presión arterial lo indica	< 4.7 (< 3, si hay hipercalemia)	Ingesta dietética de referencia	Depende de la función renal	Calcio 1 g/día Modificación de la dieta[b]

[a]La solución del dializado peritoneal aportaría aproximadamente 231 kcal/2 L.

[b]Modificación de la dieta para controlar la hiperlipidemia, los desequilibrios electrolíticos asociados al tratamiento inmunodepresor (es decir, ciclosporina e hipercalemia/hipomagnesemia, micofenolato e hipofosfatemia, tacrólimus e hipercalcemia/hipercalemia).

AAE: aminoácidos esenciales; AGPI: ácidos grasos poliinsaturados; GP:GS: cociente grasas poliinsaturadas:grasas saturadas; GS: grasas saturadas; HCC: hidratos de carbono complejos; LRA: lesión renal aguda; TCP: tasa de catabolismo proteínico; TFG: tasa de filtración glomerular; TRR: tiempo relativo de retención; TRSC: terapia renal sustitutiva continua.

hidratos de carbono puede producir hipertrigliceridemia e hiperglucemia, lo hace posible que aumente la morbilidad (inmunodepresión, esteatosis e hipercapnia).

Aunque la glucosa (dextrosa) o los polímeros de glucosa son las fuentes de hidratos de carbono más habituales, existen muchos otros productos a base de hidratos de carbono, incluidos el glicerol y la fructosa parenterales, que no requieren la acción de la insulina para su metabolismo. En el contexto de la insensibilidad o resistencia a la insulina, esta sustancia se ha asociado a actividad antinatriurética y microalbuminuria pronunciadas.

3. **Lípidos.** La hiperlipidemia sucede en más del 50% de los pacientes con ERC y es un motivo de gran preocupación por la elevada mortalidad debida a la enfermedad cardiovascular ateroesclerótica. Las causas de la hipercolesterolemia y la hipertrigliceridemia son multifactoriales e incluyen proteinuria en el intervalo nefrótico, actividad reducida de la lipoproteína-lipasa, disminución del metabolismo de las lipoproteínas restantes y alteración del transporte de colesterol. El inicio de la diálisis no corrige estos trastornos. Durante la diálisis peritoneal, la hipertrigliceridemia empeora dada la absorción de grandes cantidades de glucosa que se encuentra en el dializado. La mayoría requiere tratamiento farmacológico para alcanzar concentraciones de colesterol que son cada vez más restrictivas.

   Las directrices y los objetivos dietéticos para los pacientes con nefropatía en cuanto a los lípidos son los mismos que para la población general sana: entre el 20% y el 30% de los requerimientos calóricos totales, con mayor consumo de ácidos grasos insaturados y cantidades limitadas de grasas saturadas y *trans*. Se recomienda a quienes presentan nefropatía consumir de 1.3 a 4 g/día de ácidos grasos poliinsaturados (AGPI) para reducir los triglicéridos y lipoproteínas de baja densidad (LDL, *low-density lipoproteins*) y aumentar las concentraciones de las lipoproteínas de alta densidad.

   Los aceites vegetales, los frutos secos y las semillas son buenas fuentes de ácidos grasos insaturados, que tienen una amplia gama de efectos sobre el sistema cardíaco y modulan la respuesta inflamatoria. Los AGPI esenciales presentes en los aceites vegetales, las semillas y los frutos secos son el ácido linoleico (18:2, ω-6) y el ácido alfalinolénico (18:3 ω-3), mientras que los AGPI ω-3 de cadena larga, como el ácido eicosapentaenoico (20:5 ω-3), el ácido docosapentaenoico (22:5 ω-3) y el ácido docosahexaenoico (22:6 ω-3), se encuentran en el pescado, las algas y el aceite de linaza.

   La reducción de las LDL es especialmente importante en los pacientes con factores de riesgo cardiovascular debido al aumento, ya bien sabido, del riesgo de mortalidad con las concentraciones lipídicas mal controladas. Sin embargo, puede resultar difícil diseñar una dieta que aporte las calorías suficientes con las restricciones simultáneas de las grasas y las proteínas. Las frutas (limitadas por su contenido de potasio), los azúcares y los jarabes suelen ser útiles, pero estos alimentos contienen grandes cantidades de azúcares simples, las cuales aumentan ciertas concentraciones lipídicas. El objetivo de reducción de las LDL es controvertido, ya que no se ha comprobado que las concentraciones bajas sean beneficiosas en los pacientes de alto riesgo que ya están en diálisis crónicamente.

   La carnitina es un intermediario importante en el metabolismo de los ácidos grasos; su insuficiencia se ha asociado a varios síndromes disfuncionales orgánicos que no han sido lo suficientemente descritos, como la miocardiopatía, las infecciones, la debilidad muscular y la anemia resistente a la eritropoyetina. Se administran suplementos de carnitina a los pacientes con diálisis para mejorar síntomas como la debilidad muscular, los calambres intradialíticos y la hipotensión, pero no hay datos suficientes que respalden la administración de los suplementos de L-carnitina en aquellos con ERC.

C. Micronutrientes. Prácticamente todos los procesos anabólicos y catabólicos del ser humano están íntimamente relacionados con los micronutrientes. Los electrólitos son responsables de las reacciones metabólicas aparentemente ilimitadas, desempeñan papeles clave en la estructura y mantienen el equilibrio ácido-básico. Deben evaluarse las consideraciones ácido-básicas antes de suministrar electrólitos a los pacientes. Si alguien presenta alcalemia, deben utilizarse sales ácidas (cloruro, fosfato y sulfato), mientras que alguien con acidemia requerirá de precursores del bicarbonato como acetato, citrato, gluconato o lactato. Cada sal debe seleccionarse cuidadosamente con discernimiento fisiopatológico. En los pacientes con ERC, la preocupación principal sigue siendo la insuficiencia de micronutrientes, aunque hay una posible inquietud en cuanto a la acumulación de micronutrientes y la toxicidad debido al deterioro de la función renal. Las insuficiencias se producen debido a recomendaciones dietéticas específicas, comorbilidades, medicación, absorción intestinal alterada, cambios en el metabolismo y pérdidas excesivas a través de la orina o el dializado.

D. Electrólitos

1. **Sodio y cloro.** Durante las últimas fases de la insuficiencia renal, la mayoría de los pacientes presentan retención de sal. Esto puede ser un problema del tratamiento en aquellos con síndrome nefrótico o insuficiencia renal oligúrica. La prescripción dietética suele expresarse en miliequivalentes de NaCl o gramos de sodio (100 mEq de NaCl contienen 2.3 g de sodio y 3.5 g de cloro). Muchas personas con insuficiencia renal aguda tienen una fase inicial oligúrica, en la que debe restringirse la sal, y luego una fase poliúrica, en la que debe suplementarse la sal.

   En general, los pacientes consumen pescado fresco, aves de corral y frutas y vegetales frescos o congelados; además, evitan el consumo de alimentos procesados con alto contenido de sodio, embutidos y carnes frías. En lugar de utilizar la sal como condimento, los pacientes deben emplear condimentos frescos (como ajo, cebolla, limón), así como hierbas y especias frescas o secas.

2. **Potasio.** Se recomienda ajustar la ingesta de potasio en la dieta para mantener el potasio sérico dentro del intervalo normal (3.5-5.1 mEq/L). En la mayoría de las personas, la dieta limitada a 1 mEq de potasio/kg de peso corporal al día evitará la hipercalemia. Puede ser necesario recetar potasio adicional debido al dializado peritoneal o las pérdidas gastrointestinales (nasogástricas o por diarrea). El efecto ácido-básico también debe valorarse en cuanto al potasio. Por cada 0.1 unidades de disminución aguda del pH, el potasio sérico aumenta cerca de 0.5 mEq/L. Dado que 40 g de proteínas orales contienen 1 g (26 mEq) de potasio, una dieta rica en proteínas impide la restricción potásica grave. La fibra de los alimentos vegetales influye en el grado de absorción del potasio. Los pacientes deben consumir frutas con poco potasio, como manzana, bayas y pera, y vegetales como espárrago, zanahoria y pepino, además de evitar el consumo de frutas con alto contenido de potasio, como plátano (banana), naranja y frutos secos, y vegetales como aguacate (palta), col de Bruselas y vegetales de hoja verde intenso.

3. **Fósforo.** La hiperfosfatemia y el hiperparatiroidismo secundario se desarrollan con la evolución de la insuficiencia renal, a menos que se restrinja el fosfato en la dieta y simultáneamente se usen quelantes orales de fosfato. Las recomendaciones dietéticas de fósforo se sitúan entre 800 y 1000 mg/día o entre 10 y 12 mg de fósforo por cada gramo de proteína. Aquellos con dietas ricas en proteínas animales tendrán una fuente obligatoria de fósforo y pueden necesitar dosis más altas de quelantes. La recomendación es ajustar la ingesta de fósforo en la dieta para mantener el fósforo sérico dentro del intervalo normal (0.8-1.5 mEq/L).

   La hipofosfatemia es poco frecuente en los pacientes con insuficiencia renal, a menos que curse con una ingesta nutricional deficiente. No obstante, debe recordarse que la hemodiálisis convencional de alto flujo elimina hasta aproximadamente 800 mg de fósforo por cada tratamiento de 4 h, en comparación con los 400 mg de los procedimientos de diálisis peritoneal diarios. Es importante vigilar a los pacientes para detectar la aparición de hipofosfatemia, ya que se está convirtiendo en un hallazgo más frecuente con la depuración de fosfato relativamente abundante que se observa con las membranas del dializador de alto flujo y los protocolos de sustitución renal continua de alto volumen (como la hemodiálisis venovenosa continua [HDVVC]).

La absorción del fosfato de origen animal en el tubo digestivo es mayor que con el de origen vegetal. Así, se debe alentar a los pacientes a consumir frutas y vegetales frescos con bajo contenido de fósforo, como manzana, uva y pera, así como coliflor, apio y ejotes (judías verdes, chauchas), además de evitar el consumo de productos con alto contenido de fósforo, como lácteos (leche, queso y yogur), frutos secos y bebidas como chocolate caliente, cerveza y gaseosas de cola oscuras.

4. **Magnesio.** Dado que la insuficiencia renal disminuye la excreción de magnesio, deben evitarse los laxantes y los antiácidos que contengan este elemento. Las necesidades en la dieta se sitúan entre 8 y 16 mmol (200-400 mg) al día.

E. Oligoelementos

1. **Hierro.** La insuficiencia de hierro se ha vuelto bastante frecuente en los pacientes con nefropatía debido al aumento de su uso durante la terapia con eritropoyetina. Las pérdidas de sangre reiteradas, aunque pequeñas, durante la hemodiálisis también contribuyen al déficit de hierro. La reposición oral es difícil en aquellos con nefropatía debido a la escasa ingesta dietética de hierro y a la disminución de la absorción cuando se administra con antiácidos quelantes del fosfato. Incluso cuando se administra hierro oral a dosis elevadas (65-150 mg de hierro elemental) entre las comidas, suele ser necesaria la administración parenteral adicional porque los requerimientos anuales pueden superar los 2 g y la biodisponibilidad del hierro oral es solo del 10% al 20%. Los alimentos de origen animal, como la res, el hígado y las sardinas, pueden ser buenas fuentes de hierro, aunque a menudo se limitan en la dieta de aquellos con ERC debido a su contenido de fósforo. Se debe alentar a los pacientes a consumir alimentos vegetales como garbanzos, alubias y espinacas junto con un cítrico para mejorar la absorción del hierro no hemo.
2. **Zinc.** El zinc puede resultar deficiente en los pacientes con insuficiencia renal avanzada debido a la disminución de su ingesta y absorción. Esta puede ser una de las muchas causas de la disgeusia, la alopecia o la impotencia, y estas afecciones pueden responder, al menos parcialmente, a la administración de suplementos de zinc. Sin embargo, no hay suficientes pruebas para recomendar la suplementación de zinc para los pacientes con ERC que supere la recomendación dietética para la población general sana de 8 a 11 mg/día. El exceso de los suplementos de zinc puede no ser conveniente por varias razones. El zinc puede antagonizar la absorción de cobre y producir anemia sideroblástica. La administración parenteral de los suplementos de zinc puede agravar la reacción leve de fase aguda en los pacientes de la unidad de cuidados intensivos (UCI), como lo muestra la respuesta febril significativamente mayor.

F. Vitaminas. El estado vitamínico es complejo en las personas con nefropatía, ya que pueden observarse carencias de unas, mientras que otras se acumulan hasta el punto de producir toxicidad. Las vitaminas liposolubles (A, E y K) no necesitan aporte complementario y las recomendaciones dietéticas son las mismas que para la población general sana. El exceso de vitamina A y K puede ser tóxico en los pacientes con diálisis. La carencia de vitamina D es muy preocupante y se trata en otro capítulo (*véase* cap. 41). No obstante, las vitaminas hidrosolubles pueden volverse insuficientes debido a las pérdidas en el dializado y a la menor disponibilidad por la dieta restringida, la anorexia o el metabolismo anómalo. En la mayoría de las vitaminas hidrosolubles, el aporte complementario debe cumplir con la ingesta diaria recomendada (IDR). La vitamina C no se complementa más allá de las necesidades diarias normales recomendadas, porque su metabolito (oxalato) se acumula y contribuye a la oxalosis secundaria en los pacientes con diálisis. En cuanto a las vitaminas del complejo B, las concentraciones de homocisteína aumentan con la evolución de la insuficiencia renal y persisten tras el inicio de la diálisis. En distintos estudios se ha comprobado que, aunque los suplementos de piridoxina (vitamina B_6), cobalamina y, tal vez, de folato pueden reducir las concentraciones de homocisteína en las personas sanas, estos fármacos tienen un efecto mucho más atenuado en la población con enfermedad renal en etapa terminal. No está claro si esta resistencia puede superarse con dosis más altas de vitaminas; además, no se han visto los resultados del uso de dos a cinco veces de la IDR de vitamina B_6 y folato. También se ha indicado que la hiperhomocisteinemia puede deberse a la reducción de las reservas endógenas de nitrógeno como resultado de la disminución de la ingesta de proteínas o de las pérdidas inducidas por el estrés. Se ha propuesto que el aumento de la homocisteína total puede deberse al intento del organismo desnutrido o estresado de preservar la homeostasis de la metionina.

Los requerimientos dietéticos suelen satisfacerse con una variedad de alimentos, especialmente los de origen vegetal. Si se necesitan suplementos, se receta una fórmula específica para esta población: ácido fólico 1 mg; B_6 10 mg; tiamina 1.4 a 1.6 mg; riboflavina 1.6 a 2.0 mg; ácido pantoténico 5 a 10 mg y ácido ascórbico 60 mg.

II. RECOMENDACIONES ESPECÍFICAS. La tabla 40-1 contiene los requisitos nutricionales específicos para los pacientes con lesión renal aguda, síndrome nefrótico, ERC previa y en hemodiálisis, así como para aquellos en diálisis peritoneal y los que han recibido un trasplante renal. Sin embargo, hay que prestar especial atención a la nutrición de las personas en estado crítico en la UCI; suelen presentar hipermetabolismo y requerimientos calóricos e índices catabólicos mayores. Las mediciones seriadas de la tasa de catabolismo proteínico reflejarán de forma óptima sus requerimientos nutricionales, ya que las necesidades de proteínas pueden variar mucho y superar cuatro veces sus valores basales. La alimentación parenteral intradiálisis con soluciones al 10% al 20% de glucosa, al 10% de AA y al 20% de lípidos (evitando infusiones de más de 0.11 g de grasa/kg por hora) se reserva para aquellos cuyo intestino no funciona. La administración intradiálisis de hidratos de carbono no debe superar las tasas oxidativas hepáticas (5-7 mg de hidratos de carbono/kg por minuto en los adultos o 15-20 mg/kg por minuto en los neonatos). La infusión rápida de lípidos intravenosos en intervalos cortos que se utiliza en la alimentación intradiálisis se ha asociado a la lluvia de ácidos grasos libres, la hipertrigliceridemia y la estimulación de la colecistocinina (lo cual se normaliza con los tiempos de infusión más largos). La ingesta de colesterol debe guiarse por los análisis periódicos de las lipoproteínas. Para los pacientes anabólicos que están aumentando de peso, las calorías deben incrementarse con el uso de grasas e hidratos de carbono simples. Dado que el aporte complementario de la alimentación parenteral suele requerir la administración de grandes cantidades de líquidos, las modalidades de la sustitución renal continua (como la HDVVC) a veces son superiores a la hemodiálisis intermitente para asegurar la eliminación del volumen y permitir así la nutrición suficiente. La mayoría de los pacientes pueden nutrirse de forma suficiente con 1.5 L de alimento parenteral al día.

En cuanto a los micronutrientes y los líquidos, la restricción de sodio, potasio y líquidos dependerá de la función renal restante y de la diuresis. Los pacientes con anuria suelen requerir una restricción diaria de 2 a 3 g de sodio (77-110 mEq), 70 mEq (1 mEq/kg) de potasio y 1 a 1.5 L de líquidos. El cumplimiento de la restricción de los líquidos es importante para evitar la hipertensión dependiente del volumen y los síntomas adversos posdiálisis asociados a la eliminación excesiva de líquidos (como la hipotensión intradiálisis o los calambres). El fosfato se limita a 0.81 g/día (8-10 mmol).

Los pacientes con diálisis deben recibir suplementos de vitaminas hidrosolubles debido a la posibilidad de que aumente su eliminación, sobre todo durante la diálisis de alto flujo. En el caso de la mayoría de las vitaminas hidrosolubles, el aporte complementario debe ser del 100% de la IDR. La eliminación de las vitaminas liposolubles por la hemodiálisis es insignificante y en general no se recomienda que se complementen. Las excepciones incluyen el tratamiento con vitamina D en caso de osteodistrofia renal y el posible aporte complementario de vitamina K en los pacientes que reciben antibióticos a largo plazo.

III. RESUMEN. En resumen, la nutrición en el paciente con insuficiencia renal debe evaluarse, prescribirse y controlarse cuidadosamente para reducir al mínimo la morbilidad y la mortalidad. Puede alcanzarse un rango de entre 35 y 45 kcal/kg al día en la combinación energética de forma empírica. Los AA o proteínas sintéticos deben ajustarse empíricamente a una dosis de 0.6 a 1.5 g de proteínas/kg de peso corporal ideal al día, dependiendo del paciente y, si se utiliza, del procedimiento de diálisis. Queda mucho por aprender sobre las fuentes de elección de los hidratos de carbono (es decir, fructosa, glicerol o xilitol, que se asocian a diferentes acciones de la insulina) y de las grasas (es decir, cocientes poliinsaturados frente a los saturados, cocientes ω-6 frente a ω-3). No obstante, en general, las proteínas de origen vegetal contienen hidratos de carbono y grasas complejas que reducen las complicaciones asociadas a la nefropatía.

Se utiliza un abordaje empírico similar para la administración de los suplementos de micronutrientes. Tras la evaluación ácido-básica, se selecciona la sal y se dosifican los electrólitos en función de la tolerancia. En cuanto a las carencias de cromo (hiperglucemia), selenio (dolores musculares, miocardiopatía, triyodotironina baja) y zinc (alopecia, retraso de la cicatrización, depresión), la dosificación se realiza según la sintomatología y la cuantificación de las pérdidas, mientras que el cobre y el manganeso se excretan principalmente por vía biliar. Por lo general, el hierro no se utiliza ni es necesario en el tratamiento con eritropoyetina recombinante o darbepoetina en el paciente con nefropatía en estado crítico. Los oligoelementos y las vitaminas usualmente pueden dosificarse según la IDR (que es el requerimiento oral). Es posible que los suplementos de las vitaminas liposolubles sean adversos (p. ej., las vitaminas A y K pueden ser osteolíticas) y deben evitarse los excesos en quien presente insuficiencia renal.

IV. LECTURAS RECOMENDADAS

Carrero JJ, González-Ortiz A, Avesani CM, et al. Plant-based diets to manage the risks and complications of chronic kidney disease. *Nat Rev Nephrol.* 2020;16(9):525–542. doi:10.1038/s41581-020-0297-2

Chadban S, Chan M, Fry K, et al. The CARI guidelines. Protein requirement in adult kidney transplant recipients. *Nephrology (Carlton).* 2010;15(Suppl 1):S68–S71.

Ikizler TA, Burrowes JD, Byham-Gray LD, et al. KDOQI clinical practice guideline for nutrition in CKD: 2020 update. *Am J Kidney Dis.* 2020;76(3)(suppl 1):S1–S107.

Kalantar-Zadeh K, Fouque D. Nutritional management of chronic kidney disease. *N Engl J Med.* 2017;377(18):1765–1776.

Kalantar-Zadeh K, Kopple JD, Block G, et al. A malnutrition-inflammation score is correlated with morbidity and mortality in maintenance hemodialysis patients. *Am J Kidney Dis.* 2001;38(6):1251–1263. doi:10.1053/ajkd.2001.29222

Kellum AJ, Lameire N, KDIGO AKI Guideline Work Group. Diagnosis, evaluation, and management of acute kidney injury: a KDIGO summary (part 1). *Crit Care.* 2013;17(1):204.

Kidney Disease: Improving Global Outcomes (KDIGO). KDIGO clinical practice guideline for acute kidney injury. *Kidney Inter.* 2012;2:1–138.

National Academy of Medicine. *Dietary Reference Intakes for Sodium and Potassium.* National Academies Press (US); 2019.

National Kidney Foundation, Academy of Nutrition and Dietetics. Clinical Practice Guideline for Nutrition in Chronic Kidney Disease: 2019 Update. https://www.kidney.org/sites/default/files/Nutrition_GL%2BSubmission_101719_Public_Review_Copy.pdf

41 Osteopatía renal

Michael Lipkowitz

I. DEFINICIÓN. El trastorno mineral óseo en la enfermedad renal crónica (TMO-ERC) comprende las anomalías en la estructura y el metabolismo o las dinámica óseos, así como la desregulación de los factores metabólicos como el calcio (Ca), el fósforo (P), la 25-hidroxivitamina (vitamina D) y la 1,25-dihidroxivitamina D (calcitriol), la hormona paratiroidea o paratirina (PTH, *parathyroid hormone*), el factor 23 de crecimiento de los fibroblastos (FGF-23, *fibroblast growth factor 23*) y el receptor sensor de calcio (CaSR, *calcium sensing receptor*).

II. OSTEODISTROFIA RENAL. La osteodistrofia renal abarca los cambios histomorfométricos de la estructura y las dinámicas óseas que se encuentran en la biopsia. Existen cuatro tipos principales de hallazgos óseos en la biopsia (tabla 41-1):

a. Osteítis fibrosa quística o enfermedad ósea hiperparatiroidea: suele observarse en presencia del hiperparatiroidismo grave prolongado. Se trata de una lesión ósea hiperdinámica caracterizada por el aumento del número y la activación tanto de los osteoblastos como de los osteoclastos con incremento del osteoide (matriz ósea no mineralizada). Hay un deterioro del hueso cortical con un mayor riesgo de fracturas que se cree que se debe al aumento del recambio óseo.
b. Osteomalacia: se debe al incremento en la producción del osteoide sin mineralización. Se ha vuelto poco frecuente en la ERC y probablemente se deba a que el depósito de aluminio en el hueso impide la mineralización.
c. Enfermedad ósea adinámica: se trata de una osteopatía de bajo recambio con disminución de los osteoblastos y los osteoclastos, así como pérdida de formación del osteoide. En la mayoría de los casos se debe a la inhibición farmacológica excesiva de las glándulas paratiroides, pero también existen pruebas que indican resistencia a la PTH en la ERC.
d. Osteodistrofia urémica mixta: hay una mezcla de indicios de osteopatía de alto y bajo recambio en la biopsia.

Las proporciones de los cuatro tipos de enfermedad ósea presentes en la actualidad en las poblaciones con ERC dializadas son inciertas, ya que se han realizado pocos estudios de biopsia ósea a gran escala. Además, con base en las recomendaciones KDIGO del 2017, se está cambiando la terapia para limitar el uso de medicamentos supresores de la PTH prediálisis y liberar la concentración superior aceptable de PTH. El argumento detrás de este cambio es que la enfermedad ósea adinámica es la anomalía más frecuente y puede deberse, en gran parte, a los fármacos que inhiben la formación de hueso. La osteítis fibrosa quística y la osteodistrofia urémica mixta pueden ser un poco menos frecuentes, y la osteomalacia es rara.

III. FISIOPATOLOGÍA. El factor que probablemente inicie la cascada de eventos que causan el TMO es la menor eliminación de fósforo, la cual lleva al aumento de las concentraciones del FGF-23, la disminución del Ca ionizado y el calcitriol y la menor expresión de los receptores de la vitamina D (VDR, *vitamina D receptors*), los CaSR y

TABLA 41-1 Osteodistrofia renal

Alteración	Hallazgos clínicos	Hallazgos de laboratorio	Patogenia
Sin anomalías	Sin anomalías	Sin anomalías	Osteoide laminar moderado, exceso de osteoblastos, reabsorción mínima, osteoclastos
Osteoporosis	DMO baja, fracturas por fragilidad	Ca o vitamina D bajos	Recambio óseo sin anomalías, osteoide sin anomalías, volumen óseo disminuido
Osteítis fibrosa quística	DMO baja, osteodinia o fracturas por fragilidad, debilidad muscular proximal, prurito	PTH alta, P alto, Ca bajo o normal	Recambio óseo elevado, tanto de formación como de reabsorción; osteoide reticular, mineralización sin anomalías; aumento de los osteoclastos *reabsorbentes, médula* fibrótica
Enfermedad ósea adinámica	DMO baja, osteodinia, fracturas por fragilidad	PTH < 2× LSN, Ca normal o alto	Disminución de la formación y reabsorción óseas, pocos osteoblastos u osteoclastos, osteoide no mineralizado mínimo
Osteodistrofia urémica mixta	DMO baja, osteodinia, fracturas por fragilidad	PTH alta, vitamina D, Ca y P bajos	Incremento del recambio óseo con aumento de la reabsorción y secreción, aumento de la formación de osteoide y deterioro de la mineralización
Osteomalacia	DMO baja, fracturas por fragilidad	Concentraciones de aluminio altas, vitamina D y Ca bajos	Disminución del recambio óseo; vetas anchas de osteoide, mineralización mínima, pocos osteoclastos reabsorbentes, depósito de aluminio en el frente de la mineralización

Ca: calcio; DMO: densidad mineral ósea; LSN: límite superior de la normalidad; P: fosfato; PTH: hormona paratiroidea.

los receptores del FGF-23, sobre todo en las glándulas paratiroides. El resultado a la larga es el hiperparatiroidismo secundario.

a. Eliminación del fosfato: conforme empeora la ERC, disminuye la reabsorción del fosfato por los cotransportadores de NaP del túbulo proximal, lo que causa fosfaturia. El primer signo es, quizá, el aumento del FGF-23, el cual regula la reabsorción de P en el riñón. Si el P plasmático se eleva, se une al Ca, reduciendo las concentraciones séricas, lo que desencadena incrementos del calcitriol y la PTH. El FGF-23 aumenta, el calcitriol baja y la PTH sube, reduciendo la absorción de P desde el intestino y la eliminación por el riñón para normalizar las concentraciones. A medida que la ERC empeora hasta alcanzar una tasa de filtración glomerular (TFG) < 40, aumenta la probabilidad de que el P supere el intervalo normal.

b. FGF-23: es producido en el hueso por los osteoclastos y los osteoblastos y, junto con un correceptor de Klotho, se une a los receptores del FGF en el túbulo proximal y las glándulas paratiroides. En el riñón, el FGF-23 disminuye la expresión de los cotransportadores de NaP, lo que eleva la eliminación de P. También inhibe la alfahidroxilasa 1, lo que impide la formación de calcitriol a partir de 25-hidroxivitamina D. La reducción de calcitriol inhibe la absorción intestinal de fósforo. Hay una reducción de Klotho en la ERC que inhibe la acción del FGF-23. Este también inhibe la secreción de PTH; las concentraciones altas de PTH en la ERC pueden deberse en parte a la pérdida del receptor del FGF y de Klotho en las glándulas paratiroides y a la consiguiente resistencia al FGF-23.
   i. También se ha implicado al FGF-23 en la enfermedad cardiovascular en caso de ERC. Las concentraciones más altas predicen una mayor incidencia de episodios cardiovasculares. En modelos animales, la sobreexpresión del FGF-23 produce hipertrofia cardíaca.

c. Calcitriol: las concentraciones de calcitriol descienden precozmente en la ERC (TFG < 60). Esto probablemente se debe a la inhibición de la alfahidroxilasa 1 tanto por el aumento de la carga de P en el túbulo como por las concentraciones elevadas de FGF-23. Las concentraciones bajas de calcitriol resultantes estimulan la secreción de PTH directa e indirectamente. Estas concentraciones de calcitriol causan la disminución de la absorción del Ca desde el intestino y de su liberación desde el hueso, lo que da lugar a una hipocalcemia que estimula la secreción de PTH a través del CaSR. El calcitriol también actúa directamente a través del VDR en las células paratiroideas para inhibir la transcripción. Las concentraciones bajas producen el aumento de la transcripción, así como la reducción de la expresión del VDR. Esta probablemente sea una causa del aumento del volumen y la nodularidad de las glándulas paratiroides.

d. CaSR: se expresan en alto grado en las células paratiroideas y son sensibles a los cambios diminutos en las concentraciones de calcio. Hay datos que indican que la expresión del receptor está disminuida en la ERC, lo que reduce la capacidad de respuesta a las concentraciones de Ca y favorece el hiperparatiroidismo.

e. PTH: se secreta en respuesta a las concentraciones de Ca; también es regulada al alza por el FGF-23 como reacción al aumento de P y regulada a la baja por el VDR en respuesta al calcitriol. Existen pruebas de que el P elevado también puede aumentar de forma independiente la secreción de la PTH. Esta hormona actúa sobre los cotransportadores de NaP del túbulo proximal para reducir la reabsorción de P al disminuir la actividad y el número de transportadores. En la rama ascendente gruesa y el túbulo contorneado distal, aumenta la reabsorción de Ca. La PTH también intensifica la actividad de la alfahidroxilasa 1, lo que incrementa las concentraciones de calcitriol, pero este efecto se pierde a medida que avanza la ERC. En el hueso, la PTH al inicio libera Ca de las reservas óseas, pero acaba liberando calcio a través de la reabsorción ósea, que si no se controla produce osteítis fibrosa quística.

IV. DIAGNÓSTICO DEL TRASTORNO MINERAL ÓSEO. El diagnóstico definitivo de la forma de TMO se realiza mediante la biopsia ósea; sin embargo, esto solo se ha hecho en centros médicos académicos y requiere personal calificado para realizar y analizar la biopsia. Aunque los valores analíticos de laboratorio pueden indicar el tipo de TMO, hay situaciones en las que la biopsia puede ser óptima si está disponible para guiar la terapia de forma ideal.

a. Síntomas: el TMO no suele ser sintomático hasta que la enfermedad es grave y consiste en fracturas por fragilidad y osteodinia no diagnosticadas.

b. Biopsia ósea: este procedimiento mide la dinámica de la formación ósea marcando el frente de mineralización con tetraciclina administrada durante 2 o 3 días en dos períodos con 21 días de diferencia, seguido de la biopsia con aguja gruesa de la cresta ilíaca. El hueso mineralizado se detecta utilizando tetraciclina, que es fluorescente y tiene una gran afinidad por el hueso mineralizado. El osteoide (hueso no mineralizado) se tiñe con un material diferente. Los resultados se cuantifican en cuanto a recambio, mineralización y volumen óseos. En el hueso sin anomalías, hay una clara separación de los dos frentes de mineralización por la tetraciclina, con una capa de osteoide en la superficie del frente más reciente, además de muchos osteoblastos pero pocos osteoclastos. En el caso de la osteítis fibrosa quística, hay aumento de los osteoclastos y signos de reabsorción, así como incremento de la marcación de la tetraciclina, lo que indica la intensificación de la formación ósea. En la enfermedad ósea adinámica, hay una marcación mínima de la mineralización, osteoide fino y disminución del número y la actividad de los osteoblastos y los osteoclastos. En la osteomalacia, hay aumento del osteoide pero no hay mineralización. La osteodistrofia urémica mixta es similar a la osteítis fibrosa quística con el osteoide incrementado.

c. Técnicas de imagen: no hay estudios de imagen con los que se pueda determinar definitivamente el tipo de osteopatía. En la radiografía ósea o la tomografía computarizada se puede observar reabsorción subperióstica, sobre todo en las falanges medias, y reabsorción ósea en las clavículas distales, las falanges distales y el cráneo en caso de enfermedad ósea hiperparatiroidea.

   i. Absorciometría con rayos X de doble energía (DEXA, *dual x-ray absorptiometry*) para medir la densidad mineral ósea (DMO): hay datos que indican que la osteopatía en las fases iniciales de la ERC (G1-2) puede ser similar a la osteoporosis en la población sin ERC si los parámetros metabólicos como la PTH, el Ca, el P y demás son normales, aunque existe una mayor tasa de fracturas en la ERC. En este contexto, las mediciones de la DMO pueden servir para estimar el riesgo de fractura y determinar la necesidad del tratamiento con antirreabsortivos como los bisfosfonatos, etcétera. En los estadios más avanzados de la ERC (G3a-5D), sigue existiendo la asociación de la DMO medida por la DEXA con las fracturas, aunque la DEXA no puede diagnosticar la forma subyacente de la osteopatía. Se recomienda realizar la DEXA en esta enfermedad más grave si los resultados se van a utilizar para guiar el tratamiento, en particular con los antirreabsortivos, aunque existe un mayor riesgo de complicaciones derivadas de este, ya que los bisfosfonatos pueden empeorar la enfermedad ósea adinámica y el denosumab puede causar hipocalcemia prolongada. Si está disponible, la biopsia ósea puede ser una mejor opción para dirigir la terapia.

d. Laboratorio: la anomalía más temprana en el TMO-ERC es el incremento del FGF-23, aunque no suele medirse. El Ca y el P comienzan a alterarse cuando la TFG cae por debajo de 30 a 40 mL/min, lo que causa una mayor secreción de PTH. Las directrices actuales recomiendan medir el Ca, el P, la PTH, la vitamina D y la fosfatasa alcalina (FA) a partir de la ERC G3a. En la ERC G3, se pueden tomar mediciones a intervalos de 6 a 12 meses del Ca y el P, así como de la PTH si es anómala. La frecuencia aumenta a 3 a 6 meses para el Ca y el P y a 6 a 12 meses para la PTH en el estadio G4. La FA se mide anualmente si la PTH es alta. En el estadio G5-5D, el Ca y el P deben medirse cada 1 a 3 meses y la PTH cada 3 a 6 meses. Si hay mediciones anómalas, se aumenta la frecuencia para orientar la terapia. Se recomiendan las pruebas y el tratamiento con vitamina D para la población general, ya que pueden reducir las concentraciones de PTH y aumentar las de calcitriol. Hoy en día, las recomendaciones terapéuticas se basan en las tendencias de los valores de estos parámetros y no en las pruebas individuales, sobre todo porque hay gran variabilidad diaria y diurna en las concentraciones de P y PTH (p. ej., aumento del P con el tiempo). El objetivo de la terapia es corregir estos parámetros antes de que se presente una osteodistrofia grave.

Una vez que hay indicios de osteopatía, el mejor indicador de la enfermedad ósea adinámica frente a la osteítis fibrosa quística es la PTH. Las concentraciones dos veces por debajo del límite superior de la normalidad, en especial en presencia de Ca elevado y fosfatasa alcalina específica del hueso (FAEH) baja, son más sugerentes de la enfermedad ósea adinámica. Las concentraciones de PTH superiores a nueve veces el límite superior de la normalidad predicen una osteopatía de recambio alto; en este contexto también suele observarse una FAEH elevada.

No se recomienda medir los marcadores del recambio óseo como el *N*-telopéptido y otros, ya que se ven afectados por la TFG baja y no son indicadores fiables del recambio óseo en este contexto.

V. TRATAMIENTO DEL TRASTORNO MINERAL ÓSEO EN LA ERC (TABLA 41-2)

a. Concentraciones de fosfato: el tratamiento en este contexto debe implementarse si las evaluaciones seriadas del Ca, el P y la PTH tomadas al mismo tiempo confirman anomalías y debe intentarse disminuir las concentraciones de P hacia la normalidad. En este momento no hay datos que precisen el valor ideal de P en la ERC, ni el tratamiento óptimo, aunque se están realizando ensayos para responder algunas de estas preguntas.

   i. Restricción de la dieta: la dieta baja en P puede afectar las concentraciones de este elemento y es recomendable. Las dietas ricas en proteínas vegetales pueden tener menos P absorbible que las dietas a base de carne, pero hay que tener cuidado, ya que muchos alimentos tienen aditivos que contienen P. También es difícil mantener una dieta de este tipo en el contexto de otras restricciones, como en el caso del K y la diabetes. Lo mejor es hacerlo en colaboración con un especialista en nutrición.

   ii. Quelantes del fosfato: estos fármacos fijan el P en el intestino e impiden su absorción. Todos tienen importantes efectos secundarios digestivos que limitan su cumplimiento. Las directrices actuales sugieren limitar los quelantes a base de Ca, pero los datos que sustentan esta medida siguen siendo escasos. Además, los quelantes a base de Ca son mucho menos costosos que otras opciones y pueden ser la única opción viable para los pacientes sin seguro o con un seguro insuficiente.

      iia. Hay datos de que los quelantes a base de Ca (carbonato o acetato de calcio) aumentan el balance de Ca y pueden favorecer la calcificación vascular, además de que se asocian a una mayor mortalidad. En las directrices actuales se recomienda restringir el uso de los quelantes a base de Ca; sin embargo, son los fármacos más asequibles y pueden ser necesarios si el costo es un factor importante.

      iib. El sevelámero es un polímero que intercambia ya sea Cl (clorhidrato de sevelámero) o bicarbonato (carbonato de sevelámero) por P en el intestino. Puede unirse a las sales biliares, lo que reduce el colesterol, y puede disminuir el FGF-23 respecto a los quelantes de Ca. Hay estudios que constatan la mejoría en cuanto a la mortalidad frente a los quelantes de Ca, pero en general los datos son poco convincentes.

      iic. El carbonato de lantano puede disminuir el FGF-23; en algunos estudios se ha observado que puede ofrecer mejorías en la mortalidad, aunque de nuevo los datos son insuficientes. No hay investigaciones sobre los efectos a largo plazo de la acumulación del lantano en el organismo.

      iid. El oxihidróxido sucroférrico y el citrato férrico son quelantes del P más nuevos que aportan hierro y fijan el P. Son quelantes del P

TABLA 41-2 Tratamiento del hiperparatiroidismo

Tratamiento	Mecanismo	Ventajas	Desventajas
Dieta baja en P	Previene la absorción de P del intestino	Pocos efectos colaterales, asequible	Dificultad para evitar el P y mantener una dieta sana, sobre todo si hay otros requerimientos; p. ej., en la diabetes
Carbonato o acetato de Ca	Forma complejos de Ca y P insolubles	Quelantes menos costosos	Efectos colaterales digestivos, hipercalcemia, la carga de Ca puede favorecer calcificación, osteopatía de recambio bajo
Clorhidrato o carbonato de sevelámero	Intercambio de Cl o carbonato por P	Sin carga de Ca, puede reducir el colesterol	Efectos colaterales digestivos, costoso, limita la absorción de las vitaminas liposolubles
Carbonato de lantano	Forma complejos de La y P insolubles	Sin carga de Ca, menos comprimidos	Efectos colaterales digestivos, costoso, el La se acumula, efectos a largo plazo desconocidos
Citrato férrico	Forma complejos de Fe y P insolubles	Sin Ca, proporciona reservas de Fe que elevan el Fe	Efectos colaterales digestivos, costoso, riesgos a largo plazo indeterminados, sobre todo en caso de sobrecarga de Fe
Oxihidróxido sucroférrico	Intercambia hidroxilo por P	Sin Ca, número diario de comprimidos bajo, puede no afectar las reservas de Fe	Efectos colaterales digestivos, costoso, afecta la absorción de levotiroxina, el efecto sobre las reservas de Fe es aún incierto
Vitamina D	Aumenta las concentraciones de vitamina D	Disminuye ligeramente la PTH	Puede causar hipercalcemia y aumentar la calcificación
Calcitriol y análogos de la vitamina D	Activa la 1,25 vitamina D, inhibe la PTH a través del VDR, eleva el Ca por absorción intestinal y reabsorción tubular renal	Puede aumentar el Ca si es bajo, disminuye la PTH	Aumento de la absorción de Ca y la de P, hipercalcemia, posibilidad de enfermedad ósea adinámica debido a la inhibición excesiva de la PTH
Cinacalcet	Activación calcimimética-alostérica del CaSR en las paratiroides para reducir secreción de PTH, en el túbulo para disminuir reabsorción de Ca y en los osteoblastos para promover mineralización	Disminuye la PTH, favorece la mineralización; disminuye el FGF-23 y puede reducir la mortalidad cardiovascular en caso de diálisis	Costoso, efectos colaterales digestivos, hipocalcemia, puede ser relevante solo en los pacientes dializados
Etelcalcetida	Calcimimético parenteral (*véase* cinacalcet para consultar el mecanismo)	Disminuye la PTH, favorece la mineralización; disminuye el FGF-23; el efecto sobre la mortalidad es aún incierto. Puede ser más eficaz que el cinacalcet	Costoso, efectos colaterales digestivos, hipocalcemia, administración intravenosa. Los protocolos óptimos para su uso aún no están definidos
Paratiroidectomía	Disminuye la secreción del tejido paratiroideo	Resuelve el hiperparatiroidismo resistente	La paratiroidectomía total requiere Ca y calcitriol a largo plazo, las glándulas intratorácicas pueden pasar desapercibidas o ser difíciles de extirpar, la hipocalcemia grave por síndrome del «hueso hambriento» puede ser difícil de tratar a corto plazo

CaSR: receptor de detección del calcio; FGF-23: factor de crecimiento de los fibroblastos 23; La: lantano; PTH: hormona paratiroidea; VDR: receptor de la vitamina D.

eficaces que pueden reducir el FGF-23 en parte al corregir la carencia de hierro. Aunque las mayores reservas de hierro son beneficiosas en la diálisis, no está claro cuáles serán los efectos a largo plazo en la ERC sin anemia.

iie. El tenapanor es un fármaco experimental que bloquea el intercambiador de sodio-hidrógeno 3 en el intestino, lo que causa un cambio secundario en las uniones celulares que disminuye la absorción paracelular del P.

iii. Diálisis: en la ERC 5D, la diálisis elimina eficazmente el P. Dentro de los límites, la dosis de la diálisis puede ajustarse para eliminar más P.

b. Concentraciones de Ca: las directrices actuales recomiendan prevenir la hipercalcemia y mantener el Ca dentro de los intervalos normales. Esto se basa en los indicios de que la hipercalcemia puede estar asociada a la calcificación vascular, que se ha relacionado con la mortalidad. En los pacientes con diálisis, la hipocalcemia leve puede tolerarse con base en el hallazgo en el ensayo EVOLVE de que la hipocalcemia leve asintomática con el uso de calcimiméticos no fue perjudicial.

i. Las recomendaciones actuales sugieren evitar los quelantes de fosfato a base de Ca en los adultos, pero utilizarlos en los niños, quienes necesitan absorber Ca para la producción de hueso durante el crecimiento, en función de las concentraciones y la ingesta de Ca.

ii. Una causa frecuente de hipercalcemia en la ERC es el uso de vitamina D, calcitriol y análogos del calcitriol como el paricalcitol y el doxercalciferol. En las últimas directrices no se recomienda el uso sistemático del calcitriol y sus análogos hasta iniciar la diálisis, aunque pueden utilizarse en caso de hiperparatiroidismo grave o que empeora. No obstante, siguen siendo una de las terapias recomendadas para el hiperparatiroidismo en quienes reciben diálisis. En caso de hipercalcemia, estos fármacos deben reducirse o suspenderse y el hiperparatiroidismo debe abordarse con otras medidas. En los pacientes con diálisis, los calcimiméticos también pueden reducir las concentraciones de Ca en este contexto.

iii. La concentración de Ca en el dializado también puede afectar la cantidad de Ca en el suero. Las directrices actuales recomiendan emplear concentraciones de Ca en el dializado de 2.5 y 3.0 mEq/L, que son las concentraciones establecidas disponibles en el dializado. En varios estudios observacionales, el uso de concentraciones más bajas de Ca se ha relacionado con arritmias e insuficiencia cardíaca, por lo que deben evitarse.

iv. En ausencia de fármacos que disminuyan el Ca, la hipocalcemia puede deberse a hiperfosfatemia o insuficiencia de vitamina D. En un contexto de insuficiencia de vitamina D, la hipercalemia debe tratarse antes de administrar suplementos de vitamina D, ya que el aumento del Ca en este caso podría intensificar la calcificación vascular. Los suplementos de vitamina D también pueden elevar las concentraciones de calcitriol, lo que a su vez puede aumentar la absorción de P en el intestino.

c. Valores de PTH/hiperparatiroidismo secundario: no se ha definido el valor ideal de PTH en la ERC para ningún nivel de TFG. Aún así, las concentraciones dos veces menores al límite superior de la normalidad se han asociado a enfermedad ósea adinámica y las cifras nueve veces mayores al límite superior de la normalidad se han relacionado con la osteítis fibrosa quística. Las cifras altas de PTH en un inicio pueden ser beneficiosas al aumentar la excreción de P por el riñón y superar la resistencia ósea a la PTH presente en la ERC. Las directrices no recomiendan el tratamiento a menos que las concentraciones sean persistentemente altas o aumenten en mediciones reiteradas. Hay que tener en cuenta que, debido a la variabilidad de las concentraciones séricas y de los resultados de los ensayos, pueden ser necesarias hasta 26 mediciones en un momento dado para definir la cifra de PTH de forma realmente precisa, por lo que no debe tratarse si solo hay una medición anómala.

i. Para las concentraciones altas de PTH en los pacientes con ERC 3 a 5 sin diálisis, se recomienda que los factores que pueden causar aumentos de la PTH, incluidas la hiperfosfatemia, la ingesta alta de fosfato, la hipocalcemia y la insuficiencia de vitamina D, sean valorados y tratados, y que el calcitriol y sus análogos activos no se usen de forma sistemática.

ia. En caso de hiperparatiroidismo grave o que empeora, puede ser necesario utilizar calcitriol y análogos activos de la vitamina D para controlar el hiperparatiroidismo secundario.

ib. No se ha recomendado el uso de calcimiméticos en la ERC G3-G5 sin diálisis debido a la alta incidencia de hipocalcemia sintomática. Se han realizado pocos ensayos clínicos para evaluar los calcimiméticos en la ERC 3-5. En varios ensayos se sugiere que el cinacalcet disminuye la PTH; la interpretación de estos ensayos se dificulta por el uso frecuente de quelantes de P que contienen Ca y análogos de la vitamina D activa para prevenir la hipocalcemia; además, no hay datos que indiquen que el uso de los calcimiméticos aporte mejorías óseas o cardiovasculares.

ii. Para el hiperparatiroidismo en los pacientes dializados (ERC 5D), las pautas actuales recomiendan el uso de calcitriol, análogos de la vitamina D activada, calcimiméticos o una combinación de estos para mantener la PTH en el intervalo de dos a nueve veces el límite superior de la normalidad del estudio de la PTH intacta.

iia. En algunos estudios se ha propuesto el beneficio de los análogos de la vitamina D activada individualmente, como el paricalcitol, frente al calcitriol, pero los datos no son definitivos por el momento.

iib. Se ha constatado que los calcimiméticos disminuyen el FGF-23, lo que se ha relacionado con la enfermedad cardiovascular en la ERC. En el ensayo controlado aleatorizado EVOLVE, realizado en 3800 pacientes dializados con PTH > 300, no se vio mejoría en cuanto a los criterios principales de valoración de la mortalidad y los incidentes cardiovasculares graves; sin embargo, en un análisis secundario predefinido se comprobó una reducción de las concentraciones del FGF-23 que se asociaron a tasas menores de muerte por causas cardiovasculares y a episodios cardíacos no ateroescleróticos. En cambio, los datos solo son relevantes en los análisis de subgrupos y no se han reproducido en otros estudios controlados. En estos estudios, la hipocalcemia asintomática leve fue bien tolerada.

iic. Calcimiméticos parenterales frente a orales: la etelcalcetida es un pequeño péptido calcimimético intravenoso desarrollado recientemente. En un estudio del fabricante, se indicó que es superior al cinacalcet en la reducción de la PTH. Aún no hay datos claros sobre la mortalidad, aunque se reducen las concentraciones de PTH y FGF-23. Uno de los efectos secundarios importantes del cinacalcet es la intolerancia digestiva; existen efectos secundarios digestivos similares con la etelcalcetida, aunque quizá en un porcentaje menor de los pacientes. En el ámbito renal todavía se están desarrollando estrategias sobre cómo utilizar de forma óptima los fármacos parenterales; las indicaciones sugeridas podrían incluir la falta de cumplimiento o la respuesta deficiente a los tratamientos orales.

iii. Paratiroidectomía: en los pacientes con hiperparatiroidismo grave que no responde al tratamiento médico ni a la diálisis, debe considerarse esta cirugía. Los pacientes con PTH > 9 veces el límite superior de la normalidad con hipercalcemia no inducida por fármacos, fracturas por fragilidad, osteodinia y artralgias, miopatía o prurito intenso son candidatos para la intervención de forma relativamente evidente. En ausencia de síntomas, no hay objetivos claros para la cirugía, pero en general se usa la PTH > 1000. Por lo regular, todas las glándulas paratiroides están hipertróficas y nodulares, aunque también pueden encontrarse adenomas.

iiia. Procedimiento quirúrgico: los procedimientos más frecuentes son la paratiroidectomía parcial, en la que se extirpan todas las glándulas a excepción de una parte de una de ellas, o la paratiroidectomía total con autotrasplante de una parte de una glándula cerca del músculo esternocleidomastoideo o en el antebrazo.

iiib. Síndrome del hueso hambriento: en la mayoría de los pacientes dializados con paratiroidectomía, en particular si hubo extirpación total, aparece la hipocalcemia. Esto debe vigilarse con cuidado en el postoperatorio y suele tratarse con dosis intravenosas iniciales altas de calcio y calcitriol, seguidas de dosis orales. Puede ser grave y da lugar a una tasa de reingreso por síntomas de alrededor del 15%.

iiic. El hiperparatiroidismo recurrente puede ser resultado de la hipertrofia del tejido paratiroideo restante (un argumento a favor del autotrasplante, que facilita la cirugía posterior) o debido a glándulas adicionales, por lo general, situadas en la cavidad torácica que pueden ser difíciles de identificar y extirpar.

d. Hiperparatiroidismo terciario: en algunos casos de hiperparatiroidismo secundario, las glándulas paratiroides muestran un funcionamiento autónomo que no responde al tratamiento médico. Esto probablemente sea resultado de la estimulación prolongada del crecimiento de las células paratiroideas por hiperfosfatemia, calcitriol y Ca bajos junto con la disminución de la densidad del VDR y el CaSR en las células. Las glándulas se vuelven nodulares y, en algunos casos, se produce la transformación monoclonal que puede dar lugar a adenomas. La aparición de hipercalcemia en los pacientes con diálisis con la PTH elevada en ausencia de fármacos que eleven el Ca lleva a sospechar el hiperparatiroidismo terciario. El tratamiento es la paratiroidectomía ya que, por definición, no hay respuesta a la terapia médica.

e. Insuficiencia de vitamina D: las recomendaciones actuales proponen la administración de suplementos de vitamina D en caso de elevación de la PTH y de insuficiencia de vitamina D (concentraciones < 15 ng/L). Hay datos de que dicho aporte complementario puede disminuir las concentraciones de PTH. Sin embargo, no existen pruebas convincentes de que los suplementos prevengan las enfermedades óseas o cardiovasculares. Aunque en muchos estudios observacionales de gran tamaño se indicó la asociación de la vitamina D con los desenlaces cardiovasculares, en el ensayo controlado aleatorizado VITAL de 25 000 personas, del cual se ha informado recientemente, no se constató mejoría para la enfermedad cardiovascular. Se espera realizar análisis de subgrupos para la ERC.

VI. TRASTORNO MINERAL ÓSEO EN EL TRASPLANTE. Los pacientes con trasplante de riñón tienen una incidencia de TMO importante, tanto por las alteraciones que se presentan en el curso de la ERC y la diálisis, como posteriormente por los inmunodepresores.

a. Seguimiento del TMO:

i. En el período inmediatamente posterior al trasplante, se debe supervisar de forma frecuente o semanal el Ca y el P hasta que se estabilicen.

ii. Para la ERC G1-3bT (TFG de normal a 30 mL/min), el Ca, el P y la PTH cada 6 meses y después en función de las concentraciones y los cambios.
iii. Para la ERC G4T, el Ca y el P cada 3 a 6 meses y la PTH cada 6 a 12 meses.
iv. Para la ERC G5T, el Ca y el P cada 1 a 3 meses y la PTH cada 3 a 6 meses.
v. La medición de la FA se realiza anualmente en los pacientes con la PTH elevada.

Las anomalías pueden tratarse como en el caso de la ERC. La insuficiencia de vitamina D también debe evaluarse y tratarse.

b. Medición de la DMO: se recomienda realizar las mediciones mediante DEXA si se espera que los resultados cambien el tratamiento. La correlación entre la DMO y las fracturas es similar en el caso del trasplante y de la ERC.
c. En los primeros 12 meses tras el trasplante, el tratamiento debe guiarse por la presencia o ausencia de las anomalías del Ca, el P, la PTH y la vitamina D. Si hay indicios de osteoporosis, se indica el tratamiento con vitamina D, Ca y antirreabsortivos. Después de 12 meses, no hay datos suficientes para que las directrices recomienden terapias. Si el tipo de osteopatía no está claro, puede realizarse la biopsia ósea para orientar el tratamiento.
d. Hiperparatiroidismo postrasplante: se trata de un hallazgo frecuente en entre el 40% y 50% de los pacientes; es más común en aquellos que han tenido concentraciones de PTH mal controladas con la diálisis. La mayoría de los pacientes se recuperan con el tiempo, pero se ha observado que hasta un 10% tienen enfermedad persistente después de varios años. Puede producirse hipercalcemia grave que termina en poliuria, vasoconstricción de la arteria del injerto y pérdida del aloinjerto. También se produce hipofosfatemia que puede ser grave y sintomática. El tratamiento varía en función de los síntomas y la gravedad de la PTH.
   i. Muchos centros de trasplante recomiendan la paratiroidectomía antes del trasplante para los pacientes con hiperparatiroidismo resistente y concentraciones de PTH > 800.
   ii. En aquellos con hipercalcemia leve (< 11 mg/dL) y sin síntomas, se puede iniciar el tratamiento con calcimiméticos y supervisar el Ca, el P y la PTH a lo largo del tiempo para verificar la mejoría. Cabe destacar que no se ha mostrado que el tratamiento con calcimiméticos mejore la osteopatía. Si hay una mala respuesta a los calcimiméticos, está indicada la paratiroidectomía. En caso de hipercalcemia grave o de signos clínicos como osteodinia, fracturas o calcifilaxia, la paratiroidectomía puede ser la primera opción según un pequeño estudio observacional, aunque puede iniciarse un ensayo con cinacalcet seguido de paratiroidectomía si es necesario.
   iii. La hipofosfatemia, si no produce sintomas, se trata de forma preliminar atendiendo el hiperparatiroidismo con Ca, vitamina D o calcitriol para disminuir el efecto fosfatúrico de la PTH. En caso de P bajo grave y sintomático (< 1 mg/dL), se requerirán suplementos orales de fosfato. Si persiste la hipofosfatemia grave, puede ser necesaria la paratiroidectomía.
   iv. PTH elevada con Ca normal: el primer paso del tratamiento consiste en medir y reponer las concentraciones de vitamina D. Si la PTH permanece elevada y el Ca es normal, puede utilizarse calcitriol. Si la PTH no responde a estas medidas, deben explorarse otras causas como el uso de diuréticos que aumentan la excreción de Ca, la ingesta baja en Ca y las dosis altas de corticoides. El cinacalcet y la paratiroidectomía no están indicados en caso de elevación aislada de la PTH.

VII. CALCIFICACIÓN VASCULAR. Hay un aumento de la calcificación vascular en la ERC. Los orígenes de la calcificación son complejos y, además de la calcificación endotelial que se observa en las personas sin ERC, hay calcificación medial. El aumento de la calcificación está relacionado con la mortalidad elevada en la ERC, aunque las puntuaciones del calcio coronario son menos útiles que en quienes tienen función renal normal. Esta calcificación es también la afección subyacente de la calcifilaxia, o arteriolopatía urémica calcificada, que causa oclusión de los vasos pequeños y necrosis tisular. Aunque en ningún estudio se ha constatado de forma definitiva una diferencia en la mortalidad relacionada con el uso de quelantes específicos, hay datos que indican que el aumento de la carga de Ca, como el procedente de los aglutinantes a base de Ca o de la vitamina D activada, incrementa la calcificación vascular. La calcificación intensifica tanto en el hiperparatiroidismo como en la enfermedad ósea hiperdinámica y adinámica.

Además de controlar las concentraciones de PTH, Ca y P, en la actualidad no hay recomendaciones específicas para tratar dicha calcificación vascular. Las radiografías abdominales laterales pueden servir para detectar de forma sistemática la calcificación y centrar a los clínicos en el control óptimo del TMO en estos pacientes de alto riesgo.

VIII. LECTURAS RECOMENDADAS

Barreto CF, Barreto DV, Massy ZA, et al. Strategies for phosphate control in patients with CKD. *Kidney Int Rep*. 2019;4(8):1043–1056. doi: 10.1016/j.ekir.2019.06.002

Gutierrez O, Isakova T, Rhee E, et al. Fibroblast growth factor-23 mitigates hyperphosphatemia but accentuates calcitriol deficiency in chronic kidney disease. *J Am Soc Nephrol*. 2005;16(7): 2205–2215. doi: 10.1681/ASN.2005010052

Isakova T, Nickolas TL, Denburg M, et al. KDOQI US commentary on the 2017 KDIGO clinical practice guideline update for the diagnosis, evaluation, prevention, and treatment of chronic kidney disease–mineral and bone disorder (CKD-MBD). *Am J Kidney Dis*. 2017;70(6):737–751. doi: 10.1053/j.ajkd.2017.07.019

Kidney Disease: Improving Global Outcomes (KDIGO) CKD-MBD Update Work Group. KDIGO 2017 clinical practice guideline update for the diagnosis, evaluation, prevention, and treatment of chronic kidney disease–mineral and bone disorder (CKD-MBD). *Kidney Int Suppl*. 2017;7(1):1–59.

Moe SM, Chertow GM, Parfrey PS, et al. Cinacalcet, fibroblast growth factor-23, and cardiovascular disease in hemodialysis: the evaluation of cinacalcet HCl therapy to lower cardiovascular events (EVOLVE) trial. *Circulation*. 2015;132(1):27–39. doi: 10.1161/CIRCULATIONAHA.114.013876

Scialla JJ, Kendrick J, Uribarri J, et al. State-of-the-art management of hyperphosphatemia in patients with CKD: an NKF-KDOQI controversies perspective. *Am J Kidney Dis*. 2021;77(1):P132–P141. doi: 10.1053/j.ajkd.2020.05.025

SECCIÓN X

Diálisis

42 Hemodiálisis y terapias continuas

Mohammad A. Hashmi, Keiko I. Greenberg

La *hemodiálisis* se define como una terapia primaria basada en la difusión en la que los solutos de la sangre del paciente atraviesan una membrana semipermeable (el dializador) hasta el dializado. La eliminación del exceso de líquido se consigue mediante la ultrafiltración, en la que la presión hidrostática causa el flujo masivo de agua plasmática a través de la membrana. Con los avances en el acceso vascular, la anticoagulación y la producción de dializadores fiables y eficaces, la hemodiálisis se ha convertido en el método predominante para el tratamiento de la insuficiencia renal aguda y crónica.

I. INDICACIONES DE LA HEMODIÁLISIS. La mayoría de los pacientes con lesión renal aguda (LRA) se tratan con éxito sin diálisis (*véase* cap. 35). Para aquellos con enfermedad renal crónica (ERC), la National Kidney Foundation desarrolló una guía de práctica clínica para ayudar en el tratamiento de las complicaciones de la ERC, la elección de la modalidad de terapia renal sustitutiva, la creación de un acceso vascular, la administración de fármacos estimulantes de la eritropoyetina (FEE), la nutrición, el metabolismo óseo y mineral y el momento de inicio de la diálisis. Estas guías de práctica clínica de la Kidney Disease Outcomes Quality Initiative han tenido un efecto profundo en el tratamiento de las personas con ERC. Entre los factores que deben tenerse en cuenta antes de iniciar la hemodiálisis en quienes presentan ERC también deben incluirse las comorbilidades y las preferencias del paciente. El momento adecuado para el tratamiento depende de la bioquímica sérica y de los síntomas. La hemodiálisis suele iniciarse cuando la tasa de filtración glomerular estimada (TFGe) disminuye hasta aproximadamente 10 mL/min/1.73 m^2. Sin embargo, algo más importante que los valores absolutos de laboratorio es la presencia de síntomas urémicos. Por lo general, se ofrece la diálisis a todos los pacientes a menos que presenten una enfermedad terminal como cáncer metastásico o tengan una enfermedad neurológica o psiquiátrica importante que haga que la diálisis sea peligrosa para ellos mismos o para los demás (tabla 42-1). Las indicaciones de diálisis aguda o urgente incluyen hipercalemia grave, acidosis y sobrecarga de volumen no tributarias de las terapias médicas conservadoras, así como pericarditis urémica y encefalopatía grave. Las terapias dialíticas también pueden servir para corregir otros problemas electrolíticos urgentes, como la hipercalcemia, la hiperfosfatemia y la hiperuricemia (como la que se observa en el síndrome de lisis tumoral), así como para tratar algunas sobredosis de toxinas o fármacos.

II. ACCESO VASCULAR. La diálisis requiere el acceso repetido y fiable a la circulación del paciente que pueda proporcionar un flujo sanguíneo de aproximadamente 300 a 450 mL/min. Lo ideal sería que el acceso se creara mucho antes de que surgiera la necesidad de diálisis crónica, que, por lo general, ocurre cuando la TFGe cae por debajo de aproximadamente 15 a 20 mL/min/1.73 m^2, dependiendo del ritmo del deterioro renal.

TABLA 42-1 Indicaciones y contraindicaciones de la hemodiálisis

Indicaciones
- Relativas
  - Azoemia sintomática que incluye encefalopatía
  - Toxinas dializables (intoxicación por fármacos)
- Absolutas
  - Pericarditis urémica
  - Hipercalemia, grave (*véase cap.* 18)
  - Sobrecarga de líquidos que no responde a los diuréticos (edema pulmonar)
  - Acidosis resistente al tratamiento

Contraindicaciones
- Relativas
  - Hipotensión que no responde a los vasopresores
  - Enfermedad terminal
  - Enfermedades neurológicas avanzadas (como la demencia)

A. Acceso vascular agudo. Los catéteres venosos femorales o yugulares internos son el método preferido para obtener un acceso vascular temporal para la diálisis urgente y se utilizan hasta que se establece un acceso más permanente. En la actualidad se evita la cateterización de la vena subclavia para el acceso temporal en todos los pacientes con ERC debido al mayor riesgo de estenosis venosa central, que más adelante puede causar problemas para establecer un acceso permanente para la diálisis. A menudo pueden utilizarse catéteres temporales o no tunelizados en la localización yugular interna durante 2 o 3 semanas. En comparación, los catéteres venosos femorales suelen emplearse durante menos de 1 semana. Los catéteres temporales se asocian a un riesgo alto de infección. Otros riesgos asociados a los catéteres para la diálisis son hemorragias, trombosis o estenosis del vaso, neumotórax, hemotórax y embolia gaseosa. Los catéteres para la diálisis no deben utilizarse como vías intravenosas habituales, ya que las interrupciones de la técnica estéril aumentan considerablemente el riesgo de infección y trombosis del catéter. Los catéteres obstruidos por coágulos a menudo pueden despejarse con éxito utilizando fármacos trombolíticos (p. ej., activador tisular del plasminógeno). En presencia de bacteriemia, se deben retirar los catéteres temporales para la diálisis, tomar los cultivos adecuados y administrar antibióticos sistémicos. El tratamiento provisional incluye vancomicina para proteger contra *Staphylococcus aureus* resistente a la meticilina y cefepima (o cefalosporina de tercera generación, carbapenémicos, o una combinación de betalactámicos y betalactamasas) para la protección contra los bacilos gramnegativos. Se recomienda la supervisión de la vancomicina.

B. Acceso vascular crónico

1. **Fístula arteriovenosa.** La fístula arteriovenosa (AV) es el acceso vascular preferido para la hemodiálisis crónica y puede durar años. Cuando la progresión a la enfermedad renal en etapa terminal es inminente, debe procurarse evitar la venopunción y la punción arterial en el brazo no dominante. Las fístulas se crean mediante la anastomosis quirúrgica de una arteria y una vena, usualmente la arteria radial o braquial con la vena cefálica. Por lo general, la fístula primaria nueva debe dejarse madurar de 2 a 4 meses, tiempo durante el cual la vena se agranda («arterializa») lo suficiente como para proporcionar un flujo sanguíneo adecuado para la diálisis. La exploración de la fístula AV funcional revela pulsación palpable («frémito») y soplo por auscultación.

2. **Injertos arteriovenosos.** Cuando los vasos de un paciente no son aceptables para crear una fístula arteriovenosa, suelen utilizarse injertos de politetrafluoroetileno para formar un conducto de la arteria a la vena. Los injertos AV deben colocarse al menos de 2 a 4 semanas antes de cuando se espera que será necesaria la hemodiálisis. El uso precoz de los injertos para el cateterismo puede ser adecuado en algunas circunstancias. Para los pacientes con accesos fallidos o estenosis venosa central, el injerto *Hemodialysis Reliable Outflow* (HeRO©) puede ser una opción.
3. **Catéteres tunelizados.** Los catéteres con manguito tunelizado se utilizan a menudo como puente para el desarrollo de una fístula AV madura si no existe una en el momento de iniciar la hemodiálisis crónica. En la mayoría de los casos, se configuran como dispositivos de doble lumen (con un único sitio de salida, túnel y venotomía), que luego se dividen en catéteres separados una vez dentro de la vena central grande. Debido al riesgo de complicaciones relacionadas con el catéter, es preferible desarrollar el acceso vascular permanente con una fístula AV. Los dispositivos tunelizados suelen colocarse en las personas con LRA si la diálisis sigue siendo necesaria tras 3 semanas del uso de un catéter temporal.
4. **Evaluación del acceso vascular.** Para optimizar la administración de la diálisis, es importante asegurarse de que el flujo sanguíneo del acceso coincide con el de la velocidad deseada de la bomba extracorpórea. El aporte sanguíneo insuficiente producirá recirculación y reducirá la depuración de los solutos. La supervisión periódica del acceso para la diálisis es fundamental para detectar estenosis, trombosis y otras complicaciones de las fístulas y los injertos AV. El seguimiento incluye exploración física, análisis de laboratorio y estudios angiográficos cuando estén indicados. Las complicaciones del acceso vascular crónico se tratan con más detalle en el capítulo 45.

III. HEMODIÁLISIS: EL PROCEDIMIENTO.

La máquina de hemodiálisis prepara el dializado, regula el flujo del dializado y la sangre a través de una membrana semipermeable y detecta las funciones relacionadas con el dializado y el circuito sanguíneo extracorpóreo. La sangre y el dializado se perfunden en lados opuestos de la membrana semipermeable en dirección contracorriente para conseguir la máxima eficacia en la eliminación de los solutos por difusión. Por lo general, se requiere heparina para la anticoagulación sistémica. La composición del dializado, las características y el tamaño de la membrana del dializador y las tasas del flujo de la sangre y de los solutos influyen en la eliminación de los solutos.

A. Composición del dializado.

Las concentraciones de sodio, potasio, magnesio y calcio se recetan según lo dicte la situación clínica. La composición electrolítica del dializado se elige con sumo cuidado porque las flujos de los iones (sobre todo el potasio) pueden producir arritmias. Los baños bajos en calcio pueden utilizarse en la terapia aguda y crónica de la hipercalcemia. Como amortiguador básico se utiliza el bicarbonato, cuya concentración puede modificarse en función de las necesidades. La concentración establecida de glucosa del dializado es de 100 mg/dL.

B. Dializadores.

Los dializadores están compuestos por miles de pequeñas fibras huecas a través de las cuales fluye la sangre. Entre las membranas más utilizadas se encuentran el cuprofano, el acetato de celulosa y varias membranas de copolímeros sintéticos de alta porosidad (p. ej., poliacrilonitrilo, polimetilmetacrilato y polisulfona). El uso de membranas celulósicas no sintéticas se ha vuelto infrecuente porque son bioincompatibles: pueden activar la vía alterna del complemento y producir la aglutinación de los leucocitos y la liberación de citocinas. Para la gran mayoría de los tratamientos se utilizan membranas de polímeros sintéticos, que presentan mejor biocompatibilidad, características de ultrafiltración incrementadas y aumento de la depuración de solutos, especialmente en el intervalo de moléculas medias (masa molecular de 300 a 2000 Da); también son menos trombógenas, lo que permite la diálisis sin heparina cuando está indicada. Estas membranas también se utilizan en la diálisis de alto flujo y la hemofiltración. Una desventaja de las membranas sintéticas es su costo elevado. La regeneración o la reutilización de los dializadores para mejorar su biocompatibilidad y reducir las reacciones de hipersensibilidad a la esterilización con óxido de etileno fue una práctica habitual en el pasado, pero hoy en día es poco frecuente.

IV. OBJETIVOS DEL TRATAMIENTO CON DIÁLISIS. El conocimiento incompleto de la patogenia de los síntomas urémicos ha dificultado la definición de una prescripción óptima de la diálisis. Aunque una concentración de nitrógeno ureico en sangre (BUN, *blood urea nitrogen*) prediálisis < 80 mg/dL fue una vez el objetivo de la terapia, la correlación de las manifestaciones tóxicas de la uremia con el BUN a menudo es baja. Históricamente, las concentraciones de urea promediadas en relación con el tiempo (es decir, lograr menos de 50 mg/dL) servían para guiar la dosificación de la diálisis, lo que vino seguido por el desarrollo de abordajes matemáticos más completos para el modelado cinético de la urea. Los conceptos clave de un modelo incluyen la tasa de catabolismo proteínico (una medida de la ingesta de proteínas en la dieta), la función renal restante y el parámetro adimensional Kt/V. Este último término expresa la depuración fraccional de la urea, donde K es la depuración de la urea por el dializador, t es el tiempo de tratamiento con la diálisis y V es el volumen de distribución corporal de la urea. Este cociente determina la magnitud del descenso del BUN durante la diálisis y sirve como medida de la dosis de la diálisis relacionada con la eliminación de la urea. En la práctica, este parámetro debe ser al menos 1.2 (mínimo 1.2, objetivo 1.4) para reducir los síntomas urémicos y se calcula mediante un conjunto complejo de ecuaciones. El cociente de reducción de la urea más simplista (es decir, el objetivo de reducción del 65% en las concentraciones del BUN) también permite evaluar la eficacia de la diálisis. La nueva tecnología para la supervisión continua de las pérdidas de urea en el dializado puede ayudar a superar los obstáculos que conlleva determinar la eficacia únicamente con base en las concentraciones sanguíneas. Aunque se puede mostrar que el cambio a la diálisis de alto flujo proporciona una depuración significativamente mayor, sigue sin producir los aumentos drásticos necesarios para aproximarse a la función renal natural.

V. ULTRAFILTRACIÓN. El proceso por el que se extrae líquido de la sangre a través de un filtro microporoso se denomina *ultrafiltración*. A medida que la sangre fluye a través del filtro, el gradiente de presión impulsa el líquido (el ultrafiltrado) a través de la membrana, que luego se desecha. En este proceso, los solutos de peso molecular bajo (p. ej., sodio y potasio) se eliminan de la sangre junto con el agua (arrastre del disolvente), mientras que los sólidos en suspensión y los solutos de peso molecular alto se retienen. La mayoría de los tratamientos con hemodiálisis incluyen tanto diálisis como ultrafiltración. Cada vez se hace más hincapié en evitar las tasas de ultrafiltración (TUF) elevadas durante la diálisis debido a los estudios que las relacionan con el aumento de la mortalidad. La TUF debe ser < 13 mL/kg/h siempre que sea posible, aunque los datos indican que las TUF tan bajas como de 8 a 10 mL/kg/h también se asocian al aumento de la mortalidad.

Hay situaciones clínicas, como la insuficiencia cardíaca congestiva, en las que se emplea la ultrafiltración aislada sin diálisis simultánea. Durante la ultrafiltración aislada, todas las depuraciones son impulsadas por fuerzas convectivas, sin pérdidas difusivas de solutos. Los electrólitos pequeños se eliminan casi en la misma concentración que el plasma y, por lo tanto, generalmente no se producen desplazamientos de los electrólitos. En consecuencia, con esta técnica es posible utilizar flujos sanguíneos bajos para eliminar una cantidad importante de líquido, reduciendo al mismo tiempo las consecuencias electrolíticas o hemodinámicas adversas. Sin embargo, debe tenerse en cuenta que la ultrafiltración sigue implicando todos los riesgos técnicos y complicaciones asociados a cualquier tratamiento extracorpóreo (p. ej., hemorragias, infecciones). Es importante señalar que la extracción excesiva e inadvertida de líquido del espacio intravascular puede deteriorar la perfusión renal y llevar a la LRA.

VI. TRATAMIENTOS EXTRACORPÓREOS EN LA UNIDAD DE CUIDADOS INTENSIVOS. Los pacientes en estado crítico y hemodinámicamente inestables de la unidad de cuidados intensivos (UCI) suelen ser difíciles de tratar con las modalidades convencionales de diálisis. Los flujos intermitentes del volumen y los solutos pueden causar morbilidad importante, lo que incluye el empeoramiento de la hipotensión y las arritmias. Los pacientes de la UCI también pueden tener una ingesta de líquidos obligatoria importante que dificulta mucho la gestión del volumen con la diálisis intermitente. En consecuencia, la terapia renal sustitutiva continua se utiliza con frecuencia para el tratamiento de aquellos con inestabilidad hemodinámica, choque cardiogénico con edema pulmonar y diuresis deficiente, insuficiencia cardíaca congestiva resistente a los diuréticos y para quienes necesitan alimentación parenteral.

Las modalidades de sustitución renal continua son hemofiltración venovenosa continua (HFVVC), hemodiálisis venovenosa continua (HDVVC) y hemodiafiltración venovenosa continua (HDFVVC). La HDVVC es similar, en teoría, a la hemodiálisis tradicional, pero mejora la estabilidad del paciente mediante el flujo lento de los líquidos y los solutos que se consigue con el flujo sanguíneo bajo (por lo general, 250-350 mL/min) y el flujo del dializado bajo (usualmente, 20-25 mL/kg/h). La HFVVC se basa en la depuración convectiva de los solutos *(en lugar de la difusión) usando presión* hidráulica para impulsar la ultrafiltración masiva de líquido a través de una membrana de hemofiltración de alta porosidad. Este abordaje requiere generar volúmenes muy grandes de ultrafiltrado (20-25 mL/kg de peso corporal por hora), que tiene una composición similar a la del agua plasmática. La cantidad de soluto eliminado (la «dosis» de sustitución renal) es, por lo tanto, una capacidad funcional de la cantidad de ultrafiltrado generado. Estas pérdidas deben ser reemplazadas por una solución electrolítica equilibrada en cantidades determinadas por las pérdidas o ganancias deseadas de líquidos y electrólitos. El líquido de sustitución puede entrar en el circuito extracorpóreo antes del dializador (HFVVC prefiltro) o después del dializador (HFVVC posfiltro). La eliminación de los solutos puede mejorarse aún más combinando estas dos modalidades en forma de hemodiafiltración (HDFVVC). Existe una gran variedad de dializados y líquidos de sustitución disponibles en el mercado o preparados de manera local. El amortiguador básico puede ser el bicarbonato o el citrato. Este último también puede servir como anticoagulante local, pero su uso requiere un seguimiento cuidadoso y la reposición del calcio según la indicación. Ante velocidades de bombeo altas, las tasas diarias de eliminación de solutos y líquidos pueden igualar o incluso superar las de la hemodiálisis convencional diaria, lo que resulta especialmente adecuado para los pacientes con catabolismo (p. ej., aquellos con sepsis o quemaduras) que requieren alimentación parenteral en dosis altas o volúmenes grandes. La desventaja de estas modalidades incluye el uso solamente en el entorno de la UCI, el tratamiento urgente deficiente de la hipercalemia y la acidosis, y la infección del sitio de acceso. Las fístulas y los injertos AV no se utilizan en la terapia renal sustitutiva continua debido al riesgo de desprendimiento de la aguja y hemorragia; se requieren catéteres para diálisis de doble lumen. Para prevenir la trombosis en el circuito extracorpóreo, suele ser necesaria la anticoagulación, la cual puede ser con heparina sistémica o anticoagulación local con citrato. Estas máquinas también pueden usarse únicamente para eliminar los líquidos (ultrafiltración lenta continua) en ciertos pacientes con insuficiencia cardíaca congestiva grave y volumen urinario insuficiente.

Se desconoce cuál es la terapia dialítica óptima para el tratamiento de la LRA; las opciones incluyen hemodiálisis tres veces por semana, hemodiálisis intermitente diaria (que proporciona elevación de la dosis de diálisis total más alta, mejor control del volumen y, posiblemente, mortalidad más favorable en el entorno de la UCI),

HFVVC, HDVVC, HDFVVC o hemodiálisis lenta de baja eficacia mediante los tratamientos prolongados con máquinas convencionales. Ante la escasez de datos sobre desenlaces que claramente favorezcan una modalidad, la elección está determinada por los recursos locales de equipos (costo y disponibilidad de nuevos equipos), la disponibilidad de los cuidados de enfermería (requiere la formación de un gran número de personal de la UCI), el costo (equipos, líquidos estériles personalizados, enfermería), la técnica de anticoagulación (ninguna, heparina o citrato) e incluso los horarios de los otros procedimientos del paciente (las modalidades lentas y continuas no suelen ser portátiles fuera de la UCI).

VII. COMPLICACIONES DE LA HEMODIÁLISIS. Pueden producirse varias complicaciones durante la hemodiálisis, cuya frecuencia varía de frecuente a muy rara y cuya gravedad varía de leve a potencialmente mortal.

A. Hipotensión intradiálisis. La hipotensión intradiálisis es la complicación más frecuente durante la hemodiálisis. Puede producirse en caso de ultrafiltración rápida o excesiva, cardiopatía ateroesclerótica, neuropatía autonómica y peso seco incorrecto. Los pacientes pueden ser asintomáticos o presentar mareos, náuseas, vómitos, dolor torácico o calambres musculares. La ultrafiltración debe interrumpirse o reducirse en función de la gravedad de la hipotensión y los síntomas. En los casos graves, puede ser necesario administrar un bolo pequeño de líquido o albúmina. Las medidas para prevenir la hipotensión intradiálisis incluyen determinar con precisión el peso seco, reducir la temperatura del dializado, disminuir el flujo sanguíneo, evitar la administración de medicamentos antihipertensores antes de la diálisis, evitar comer durante la diálisis y administrar midodrina antes de la diálisis.

B. Calambres musculares. Los calambres musculares suelen producirse durante la ultrafiltración rápida de gran volumen debido a la contracción del volumen plasmático y a los flujos rápidos de sodio. Es probable que la reducción de la tasa de ultrafiltración sea la medida más eficaz para prevenir los calambres. Otras estrategias con diversos niveles de evidencia y limitaciones de utilidad práctica son la administración de líquidos (solución fisiológica, solución salina hipertónica o glucosa al 50%) para promover el desplazamiento de los líquidos al espacio vascular, el modelado de sodio, la quinina (ya no está disponible en los Estados Unidos) y la carnitina.

C. Hipoxemia. La hipoxemia durante la diálisis es importante en los pacientes con función cardiopulmonar deteriorada. En los estudios se implica a la incompatibilidad de las membranas, los cambios ácido-básicos inducidos por el amortiguador básico del dializado y la hipoventilación. Las personas predispuestas deben recibir oxígeno complementario y dializarse con membranas de copolímero sintético utilizando dializado con una concentración de bicarbonato ajustada de forma adecuada.

D. Arritmias. La hipoxemia, la hipotensión, la eliminación de fármacos antiarrítmicos durante la diálisis y los cambios rápidos en el bicarbonato, el calcio, el magnesio y el potasio séricos (especialmente en quienes toman digoxina) contribuyen a las arritmias en los pacientes predispuestos. En estudios recientes en los que se utilizan registradores de circuito implantables, se ha constatado que, en las personas con diálisis, las bradiarritmias son más frecuentes que las taquicardias ventriculares. En el ámbito hospitalario, la supervisión continua del electrocardiograma durante la diálisis puede estar justificada en los pacientes de alto riesgo.

E. Reacción al dializador. Excepcionalmente pueden producirse reacciones de hipersensibilidad en respuesta a los componentes de la membrana del dializador (como el cuprofano o la polisulfona/polietersulfona) o a los desinfectantes utilizados para esterilizar la membrana (como el óxido de etileno o el formaldehído). Las reacciones se clasifican en tipo A y tipo B en función del momento de aparición de los síntomas. Las reacciones de tipo A se producen a los pocos minutos de comenzar la diálisis. Los signos y síntomas incluyen prurito, urticaria, edema laríngeo, broncoespasmo, dolor torácico, hipotensión y paro cardíaco. El tratamiento incluye la interrupción de la diálisis sin devolver la sangre al paciente, así como la administración de líquidos, antihistamínicos, corticoides y vasopresores si es necesario. Las reacciones de tipo B ocurren después en el tratamiento y son menos graves. Los síntomas incluyen dolor torácico y de espalda, náuseas y vómitos; puede no ser necesaria la interrupción de la diálisis. Si se sospecha una reacción al dializador, debe utilizarse un dializador diferente para el siguiente tratamiento. Lavar el dializador con solución fisiológica puede ser adecuado en el caso de las reacciones menos graves.

F. **Síndrome del desequilibrio por diálisis.** Se cree que este síndrome se debe principalmente a la depuración menos rápida de la urea y otros osmoles del cerebro que de la sangre, lo que da lugar a un gradiente osmótico entre estos compartimentos. Este gradiente osmótico produce el movimiento neto de agua hacia el cerebro que da lugar al edema cerebral. El síndrome es infrecuente y suele observarse en los primeros tratamientos con diálisis en los pacientes con azoemia grave. Otros factores predisponentes son la acidosis metabólica grave, la edad avanzada, la edad pediátrica, la hiponatremia, las enfermedades hepáticas y la presencia de otras enfermedades del sistema nervioso central, como un trastorno convulsivo preexistente. Los síntomas, que pueden surgir durante o después del procedimiento, incluyen dolor de cabeza, letargia, náuseas, contracciones musculares y malestar general, con progresión infrecuente a cambios del estado mental, convulsiones e incluso paro cardiorrespiratorio. Las medidas preventivas incluyen el uso de tasas de flujo sanguíneo más bajas, dializadores de superficie más pequeña y tiempos de diálisis más cortos con el objetivo de reducir el BUN en no más del 40% en un período corto. Debe considerarse el uso de la terapia renal sustitutiva continua en los pacientes con BUN gravemente elevado. Se ha descrito que el uso de más sodio en el dializado y de una infusión intradiálisis de manitol (25 a 50 g) reduce el riesgo de este síndrome.

G. **Pericarditis.** En las personas con insuficiencia renal, se observan dos patrones diferentes de pericarditis. La pericarditis puede producirse en los pacientes con uremia sin diálisis y en los que ya reciben tratamiento con diálisis. La pericarditis urémica suele responder a la diálisis intensiva diaria y se ha constatado la correlación entre la resolución de la pericarditis y la mejoría de la uremia. Por el contrario, la pericarditis que se produce en quienes ya están recibiendo hemodiálisis puede estar relacionada con la diálisis inadecuada no evidente o con las enfermedades concurrentes, como el lupus eritematoso sistémico o la pericarditis viral. El tratamiento es la diálisis intensiva sin anticoagulación. El paciente debe ser supervisado clínicamente y mediante ecocardiografía en busca de indicadores de taponamiento pericárdico. El seguimiento intensivo es necesario para detectar inestabilidad hemodinámica, cambios en el roce pericárdico y pulso paradójico. Si se produce el taponamiento pericárdico, puede ser necesaria la pericardiocentesis percutánea, la colocación de una ventana pericárdica o la pericardiectomía.

H. **Embolia gaseosa.** Esta embolia se produce cuando se introduce aire en el torrente sanguíneo. Entre los mecanismos se incluyen la administración incorrecta de líquidos o fármacos, la preparación terapéutica inadecuada del dializador, la conexión deficiente entre la aguja arterial y el circuito, y los defectos en los tubos. La embolia gaseosa es una complicación poco frecuente, ya que las máquinas de hemodiálisis actuales tienen detectores de aire y la bomba de sangre se detiene cuando encuentra gas. Las manifestaciones clínicas dependen del tamaño de la embolia y del órgano afectado. La embolia en el hemicardio derecho y la arteria pulmonar puede aumentar la presión arterial pulmonar, produciendo hipoxia, hipotensión y paro cardíaco. Los émbolos que alcanzan el hemicardio izquierdo pueden causar lesiones isquémicas, incluidos los accidentes cerebrovasculares. El tratamiento incluye oxígeno complementario, líquidos y vasopresores según la necesidad. La hemodiálisis debe detenerse y la sangre del circuito extracorpóreo no debe devolverse al paciente.

I. **Hemorragia.** Si la hemorragia de un acceso vascular para la diálisis no se detecta o controla, pueden producirse complicaciones graves e incluso mortales. Una causa de la pérdida de sangre es el desprendimiento de la aguja venosa. Si el acceso no es claramente visible (p. ej., cubierto por mantas), es posible que no se detecte de inmediato el desprendimiento de la aguja. Dado que la sangre fluye a través del circuito extracorpóreo a una tasa de 300 a 450 mL/min, puede haber una pérdida importante de sangre en cuestión de minutos. Es necesario canalizar adecuadamente las fístulas y los injertos AV y supervisarlos durante toda la diálisis. El tratamiento de la hemorragia incluye líquidos, vasopresores y transfusiones, según la necesidad. Usar una técnica adecuada para fijar las agujas y los tubos, mantener visibles los accesos y los tubos, y evitar el ajuste inadecuado de las alarmas de presión venosa son medidas que pueden adoptarse para prevenir el desprendimiento de las agujas y detectarlo a tiempo.

Las hemorragias del acceso vascular también pueden ocurrir por la rotura de una fístula o un injerto AV. Las roturas se producen en los aneurismas y los seudoaneurismas, los cuales se desarrollan cuando un acceso se canaliza repetidamente en el mismo sitio. El flujo sanguíneo elevado, la estenosis recurrente y las infecciones también pueden aumentar el riesgo de formación de aneurismas o seudoaneurismas. La mayoría de las hemorragias del acceso vascular se producen en el domicilio del paciente. Debe aplicarse presión directa en el sitio hasta que llegue el personal médico de urgencias. Los accesos rotos se ligan quirúrgicamente. La alternación de los puntos de cateterismo y la exploración periódica del acceso para la diálisis son cruciales para prevenir el desarrollo de aneurismas y seudoaneurismas.

J. **Hemólisis.** Los eritrocitos del circuito de la hemodiálisis están expuestos a la tensión de cizallamiento. Puede haber una hemólisis importante cuando hay factores adicionales que aumentan la fragilidad de los eritrocitos. Entre ellos se incluyen los factores mecánicos como presión arterial muy negativa, flujo sanguíneo elevado a través de una aguja de calibre pequeño, mala posición de la aguja y tubos obstruidos o doblados. La contaminación del dializado con productos químicos como la cloramina, el cobre y los nitratos también ha causado hemólisis, al igual que la temperatura elevada del dializado y el uso de dializado hipotónico. Cuando se produce hemólisis importante, la sangre del circuito extracorpóreo se ve de color «rojo cereza». La diálisis debe interrumpirse inmediatamente y la sangre del circuito no debe devolverse al paciente. La hemólisis puede producir hipercalemia debido a la liberación de potasio de las células hemolizadas. Otras complicaciones incluyen arritmia, síndromes coronarios agudos, pancreatitis necrosante grave y muerte.

K. **Contaminación del agua.** El dializado se elabora añadiendo concentrado de dializado al agua potable. Quienes reciben diálisis están expuestos de forma semanal a grandes cantidades de dializado; la potabilización inadecuada del agua puede hacer que los pacientes estén expuestos a cantidades considerables de sustancias potencialmente tóxicas. Se han notificado efectos adversos relacionados con la exposición a sustancias químicas como la cloramina, el flúor, el aluminio, el cobre, el peróxido de hidrógeno y el formaldehído. El dializado también puede contaminarse con microorganismos, lo que puede causar bacteriemia y reacciones pirógenas. Cuando varios pacientes presentan síntomas similares en poco tiempo, debe sospecharse la contaminación del agua. El cumplimiento estricto de los protocolos de vigilancia del sistema hídrico es importante para prevenir estas complicaciones.

L. **Infecciones.** La infección es una complicación frecuente de la hemodiálisis. Los pacientes corren el riesgo de contraer virosis como la hepatitis B, la hepatitis C y el virus de la inmunodeficiencia humana de otros pacientes en el mismo centro de diálisis. La prevención de la hepatitis B comienza antes de que se inicie la hemodiálisis: se recomienda la vacunación contra la hepatitis B a quienes presentan ERC en estadio 4 o superior (también se recomienda a todos aquellos con diabetes). A todos los pacientes se les hacen pruebas de detección sistemática en busca de hepatitis B antes de ser aceptados en un centro de diálisis. Las pruebas incluyen el antígeno de superficie de la hepatitis B, el anticuerpo de superficie de la hepatitis B y el anticuerpo anti-*core* de la hepatitis B. Aquellos que no sean inmunes a la hepatitis B por

TABLA 42-2 Fármacos y toxinas frecuentemente eliminados mediante la hemodiálisis, la hemoperfusión o ambas

Ácido acetilsalicílico
Ácido valproico
Alcoholes (etanol, metanol, isopropanol, etilenglicol)
Anfetaminas
Antiarrítmicos (procainamida y *N*-acetilprocainamida, sotalol)
Antihipertensores (inhibidores de la enzima convertidora de angiotensina, bloqueadores β)
Antimicrobianos (numerosos)
Antineoplásicos (busulfano, ciclofosfamida, 5-fluorouracilo)
Arsénico
Barbitúricos
Carbamazepina
Inhibidores de la monoaminooxidasa
Litio
Manitol
Paracetamol
Teofilina

vacunación o infecciones previas deben vacunarse. La vacuna contra la hepatitis B induce la seroconversión en solo el 40% al 70% de quienes reciben hemodiálisis. Los pacientes no inmunes deben someterse a pruebas mensuales de detección del antígeno de superficie de la hepatitis B. Quienes presentan el antígeno de superficie de la hepatitis B deben dializarse en un espacio separado utilizando una máquina específica; el personal que atiende a un paciente positivo a la hepatitis B no debe atender a otros durante el mismo turno. La higiene de las manos, el uso del equipo de protección individual y la desinfección del instrumental y las superficies son indispensables para prevenir la transmisión de los patógenos de un paciente a otro. Estas medidas también son fundamentales para prevenir las infecciones bacterianas. Los pacientes corren el riesgo de contraer infecciones del torrente sanguíneo cuando se accede a su fístula AV, injerto AV o catéter para hemodiálisis. Antes del cateterismo, la fístula o el injerto AV debe desinfectarse con clorhexidina a base de alcohol, solución de povidona yodada o alcohol. Para los pacientes con catéteres tunelizados, es esencial la desinfección adecuada del sitio de salida y el lavado del conector en el momento de la conexión y la desconexión del catéter.

VIII. TRATAMIENTOS EXTRACORPÓREOS PARA LA SOBREDOSIS DE FÁRMACOS. La hemodiálisis y una técnica relacionada, la hemoperfusión, están indicadas para el tratamiento de la sobredosis debida a ciertas toxinas (tabla 42-2). Las moléculas pequeñas con poca unión a las proteínas y volumen de distribución bajo tienen más probabilidades de ser eliminadas eficazmente mediante la hemodiálisis. La hemoperfusión con carbón utiliza partículas de carbón recubiertas o sin recubrir para adsorber las toxinas o los fármacos. Las complicaciones se deben a su bioincompatibilidad e incluyen la trombocitopenia.

Los antidepresivos y las benzodiazepinas se eliminan de forma deficiente mediante las técnicas de diálisis. La diálisis en caso de intoxicación solo debe considerarse cuando existan alteraciones ácido-básicas o electrolíticas importantes, las medidas de apoyo sean ineficaces, o exista toxicidad orgánica irreversible inminente.

IX. OTRAS CONSIDERACIONES PARA EL CUIDADO DE LOS PACIENTES DIALIZADOS. Los siguientes son aspectos prácticos importantes en el cuidado de quienes reciben hemodiálisis que deben enfatizarse:

- La ingesta de líquidos debe limitarse a 1-1.5 L/día para evitar la sobrecarga de líquidos, ya que la mayoría de los pacientes tienen oliguria o anuria. Para consultar la terapia dietética, *véase* el capítulo 40.
- Los quelantes de fosfato, como el carbonato de calcio, el acetato de calcio, el clorhidrato o carbonato de sevelámero y el carbonato de lantano, deben administrarse con los alimentos.
- Muchos fármacos, como los antibióticos y los antiarrítmicos, se eliminan mediante la hemodiálisis. Por lo tanto, con frecuencia es necesario ajustar la dosis, administrar dosis de aporte complementario y controlar las concentraciones sanguíneas. Esto puede ser especialmente problemático en los pacientes que reciben hemofiltración o diálisis frecuente.
- Los pacientes suelen tomar medicamentos como FEE, analógicos de la vitamina D o calcimiméticos de forma ambulatoria. A menudo se mantienen o se ajustan las dosis tras la hospitalización.
- Los antiácidos y laxantes que contienen magnesio o los enemas a base de fósforo deben evitarse en los pacientes con diálisis para prevenir la hipermagnesemia y la hiperfosfatemia, respectivamente.
- Si se requieren transfusiones de sangre, deben administrarse durante la hemodiálisis para evitar la sobrecarga de líquidos y la hipercalemia.
- Dado que los pacientes dializados se encuentran inmunodeprimidos y con frecuencia hipotérmicos, debe haber un umbral bajo para realizar estudios intensivos si presentan manifestaciones que sugieran infección.
- Los objetivos específicos del tratamiento con diálisis, como el volumen de ultrafiltración o los parámetros hemodinámicos (p. ej., presión de enclavamiento pulmonar capilar), deben abordarse con el nefrólogo para permitir el ajuste adecuado del dispositivo extracorpóreo.
- La protección del brazo donde está el acceso vascular es fundamental. Esto incluye evitar la medición de la presión arterial, la venopunción y la punción arterial en esta extremidad. Si el acceso aún está siendo planeado, está indicada la protección del brazo no dominante. La protección consiste en informar al paciente y colgar un cartel encima de la cama del hospital.

X. LECTURAS RECOMENDADAS

Daugirdas JT, Blake PG, Ing TS, eds. *Handbook of Dialysis*. 5th ed. Lippincott Williams & Wilkins; 2014.

Eknoyan G, Beck GJ, Cheung AK, et al. Effect of dialysis dose and membrane flux in maintenance hemodialysis. *N Engl J Med*. 2002;347(25):2010–2019.

Golper TA, Fissell R, Fissell WH, et al. Hemodialysis: core curriculum 2014. *Am J Kidney Dis*. 2014;63(1):153–163.

National Kidney Foundation. Kidney disease outcomes quality initiative. Clinical practice guidelines. Accessed September 20, 2020. https://www.kidney.org/professionals/guidelines

Nissenson AR, Fine RN, eds. *Handbook of Dialysis Therapy*. 5th ed. Elsevier; 2017.

43 Diálisis peritoneal

Ashutosh M. Shukla

INTRODUCCIÓN

La diálisis peritoneal (DP) fue descrita por primera vez por George Cantor en 1923 y se estableció como método para tratar la lesión renal aguda durante la Segunda Guerra Mundial. El uso de un tubo de silicona flexible con fines de acceso permanente se introdujo posteriormente para la diálisis peritoneal ambulatoria continua (DPAC) para el tratamiento de la enfermedad renal en etapa terminal (ERET).

I. EQUIPO PARA LA DIÁLISIS PERITONEAL. Los catéteres para la DP son tubos flexibles de silicona con segmentos intra- y extraperitoneales. Los catéteres intraperitoneales tienen muchas aberturas laterales para el drenaje de líquido y su terminación puede ser recta, rizada o enrollada. Los segmentos extraperitoneales suelen tener dos manguitos de dacrón, uno que fija el catéter al peritoneo en la fascia transversal, y el otro al espacio subcutáneo a unos 4 o 5 cm de forma proximal al sitio de salida para anclar el catéter. El sitio de salida del catéter para la DP por lo general se coloca en la parte inferior del abdomen, lejos de la zona del cinturón. Sin embargo, en los pacientes con sobrepeso y obesidad, se sitúa en la parte superior del abdomen para facilitar los cuidados. Los catéteres para la DP pueden colocarse mediante métodos quirúrgicos abiertos, laparoscópicos o guiados por fluoroscopia. La terminación externa del catéter para la DP está conectada a un adaptador de titanio y, por lo tanto, a un tubo de conexión. La diálisis se realiza a través del peritoneo parietal, que es una membrana semipermeable con una superficie media de 1 a 1.3 m^2 que comprende el endotelio capilar, el intersticio y el mesotelio parietal. El transporte a través de la barrera se describe mediante el «modelo de tres poros». Los más abundantes son los «poros pequeños», de unos 40 a 50 Å, que contribuyen en gran medida a la depuración de los solutos y los líquidos. Los poros ultrapequeños están compuestos por acuaporina 1, que transporta alrededor del 40% del agua. Los poros grandes solo participan de forma mínima.

II. TRANSPORTE PERITONEAL. La DP se basa en la ósmosis y la convección para alcanzar los objetivos de depuración de solutos y líquidos. El dializado para la DP convencional utiliza glucosa (dextrosa) como sustancia osmótica para impulsar la fuerza convectiva y la constitución de líquidos con el fin de facilitar la pérdida neta de minerales y electrólitos retenidos en caso de ERET (tabla 43-1). Los solutos urémicos descienden por su gradiente desde la sangre hasta el líquido para la DP hasta alcanzar un equilibrio, mientras que la glucosa del líquido para la DP se desplaza en sentido inverso, diluyendo así progresivamente el líquido de DP. Por lo tanto, el arrastre de disolvente, o volumen de ultrafiltración por unidad de tiempo, disminuye progresivamente durante la permanencia en la DP. También hay un flujo constante de líquido de reabsorción debido en gran parte a la absorción linfática, pero también impulsado por el gradiente oncótico. El resultado neto de las dos fuerzas es la ultrafiltración y la reabsorción, que finalmente alcanzan un equilibrio que se prolonga con el aumento de la fuerza osmótica del líquido para la DP. La velocidad de difusión de cada molécula

TABLA 43-1 Composición del dializado peritoneal

Componente del dializado	Opciones de concentración
Monohidrato de dextrosa	1.5%, 2.5% o 4.25%
Osmolalidad	344, 394 o 483 mOsm/L
Sodio	132 mEq/L
Calcio	2.5 o 3.5 mEq/L
Magnesio	0.5 o 1.5 mEq/L
Cloruro	102 mEq/L
Lactato	35 o 40 mEq/L

depende de su tamaño, su carga y su concentración no ligada a proteínas, así como de las características de la membrana peritoneal, que pueden determinarse mediante la prueba de equilibrio peritoneal (PEP). Para la PEP se requiere un tiempo de permanencia de 4 h y se realiza ~6 a 8 semanas después del inicio de la DP. Ayuda a clasificar la función del peritoneo como estado de transporte bajo, medio y alto con base en el cociente dializado:creatinina plasmática ($d{:}p_{creatinina}$) y la disipación de la glucosa que se analiza mediante el cociente de la glucosa dializada a las 4 h frente a la del inicio de la permanencia ($d/d_{0glucosa}$). Aproximadamente dos tercios de la población con ERET tienen un estado de transporte promedio. Los líquidos para las DP convencionales también utilizan un amortiguador de lactato y tienen un pH inferior al fisiológico para evitar la precipitación del calcio. Aún no se ha mostrado la superioridad de los líquidos alternativos para la DP con un aminoácido como sustancia osmótica o un pH más fisiológico con un compartimento separado para los líquidos que contienen bicarbonato y calcio. Sin embargo, la icodextrina es un polímero de la glucosa de longitud variable con un transporte transmembrana mínimo. Está diseñado para mantener un perfil de ultrafiltración lento, pero sostenido, durante un máximo de 12 a 14 h.

III. TIPOS DE DIÁLISIS PERITONEAL. La DPAC consiste en realizar intercambios manuales de 2 a 3 L de líquido para DP de tres a cinco veces al día. Se utiliza la mayor parte de las 24 h para la diálisis. La DPAC con uno o dos intercambios al día, especialmente con icodextrina, también se utiliza en los pacientes con insuficiencia cardíaca que requieren ultrafiltración pero con depuración mínima. En la diálisis peritoneal automatizada (DPA) se utilizan varias bolsas de 5 a 6 L, un complejo juego de tubos multiconexión y una máquina cíclica que realiza intercambios automáticos, por lo general durante la noche. La agrupación de los intercambios a lo largo de 8 a 10 h reduce el tiempo de permanencia individual y produce una mayor pérdida de agua en comparación con los solutos.

IV. OBJETIVOS Y PRESCRIPCIÓN DE LA DIÁLISIS PERITONEAL. El parámetro de depuración *Kt/V*, basado en la urea, se utiliza ampliamente para medir la dosis de la diálisis. Por desgracia, no se ha mostrado que el aumento del parámetro *Kt/V* aporte beneficios importantes. En comparación con la hemodiálisis (HD), la DP proporciona una tasa más lenta de depuración de la urea, pero tiene una mejor eliminación de moléculas medianas. Ambas modalidades causan una supervivencia equivalente a largo plazo. En el estudio de cohortes CANUSA sobre la enfermedad renal crónica se informó que el riesgo de muerte se reducía en un 12% por cada incremento de 5 L/1.73 m^2 a la semana en la tasa de filtración glomerular y en un 36% por cada incremento de 250 mL/día en la diuresis. No obstante, no se observaron beneficios similares en la depuración ni en la ultrafiltración de la DP. En el estudio ADEMEX se notificó que los pacientes asignados aleatoriamente a un parámetro *Kt/V* semanal alto de 2.27 no obtuvieron ventajas importantes en la supervivencia. Aún así, en algunos estudios de cohortes se indica que reducir el *Kt/V* por debajo de ~1.5 a 1.7 puede afectar la supervivencia, especialmente en aquellos con función renal residual insuficiente. Las directrices de la Sociedad Internacional de Diálisis Peritoneal recomiendan un *Kt/V* total (peritoneal + renal) de 1.7 como objetivo. Sin embargo, el *Kt/V* proporciona un objetivo excelente para adaptar las prescripciones a cada paciente. La naturaleza continua de la DP permite resumir el *Kt/V* diario para alcanzar la dosis semanal de la DP dictada por el objetivo. Los tiempos de permanencia inherentemente más largos de la DPAC proporcionan una mayor depuración de las moléculas pequeñas y medianas que la DPA. Los ciclos ultracortos (menos de 60 a 80 min) producen una mayor depuración de agua (que de solutos) y, por lo tanto, deben evitarse. Los datos disponibles indican que la DPAC y las diversas formas de DPA dan lugar a supervivencias y desenlaces equivalentes. La DP intermitente nocturna sin permanencia diurna no es conveniente para los pacientes con ERET con anuria, ya que las permanencias más prolongadas permiten una mejor depuración de las moléculas medianas. En general, la elección del tipo de DP suele dejarse en manos de cada paciente.

V. COMPLICACIONES INFECCIOSAS DE LA DIÁLISIS PERITONEAL. Los pacientes que reciben DP presentan infecciones del orificio de salida, del túnel y peritonitis. Las infecciones del orificio de salida y del túnel predisponen a la peritonitis, por lo que requieren higiene sistemática con aplicación habitual de antimicrobianos (mupirocina o gentamicina). Los orificios de salida orientados hacia abajo y evitar la sutura en el orificio de salida proporcionan cierta protección contra la infección. El número de episodios de peritonitis por la DP para las unidades individuales de riesgo tiene un objetivo inferior a 0.5 al año. El espectro de microorganismos infecciosos que causan las infecciones del orificio de salida y del túnel y peritonitis suele ser similar. Los microorganismos grampositivos constituyen la causa de la mayoría de las peritonitis en la DP: *Staphylococcus* coagulasa negativo y *Staphylococcus aureus* que coloniza la piel son los más destacados, lo que destaca la importancia de la contaminación táctil y la higiene de las manos en los procedimientos de DP, mientras que las especies de *Streptococcus* también son frecuentes y pueden originarse en la cavidad bucal. Los coliformes son los microorganismos gramnegativos dominantes. Pueden originarse por la contaminación táctil o la migración transluminal durante los períodos de alteraciones digestivas como isquemia o infección. Alrededor del 10% al 20% de los episodios de peritonitis por la DP producen cultivos negativos. Puede haber infecciones micóticas tras el uso de antibióticos sistémicos y es una de las principales causas de retirada del catéter de DP y del fracaso de la técnica.

El diagnóstico de peritonitis se establece al tener al menos dos de las tres características siguientes: síntomas compatibles con peritonitis (fiebre, dolor abdominal, efluente de diálisis turbio); efluente anómalo y turbio con recuento de leucocitos > 100/μL (con > 50% de neutrófilos) tras al menos 2 h de permanencia; y cultivo de diálisis positivo. En general, se prefieren los antibióticos intraperitoneales para el tratamiento de la peritonitis en la DP, mientras que el tratamiento oral es adecuado para la mayoría de las infecciones del orificio de salida o del túnel. Muchos antibióticos sistémicos alcanzan concentraciones séricas terapéuticas. La administración intraperitoneal de antibióticos permite el tratamiento de las infecciones complicadas del orificio de salida o del túnel. El tratamiento provisional de la peritonitis suele incluir protección frente a los microorganismos grampositivos y gramnegativos tras asegurarse de que no hay infección del túnel o del orificio de salida ni hernia estrangulada oculta. Los resultados del cultivo del líquido de DP guían la terapia definitiva. La mayoría de las infecciones requieren la administración de antibióticos intraperitoneales durante 2 a 3 semanas. Los pacientes en DP que reciben antimicrobianos sistémicos tienen un mayor riesgo de desarrollar posteriormente peritonitis micótica, quizás relacionada con la candidiasis esofágica. Se recomienda el enjuague bucal y la deglución de nistatina durante cada ciclo prolongado de administración de antimicrobianos en los pacientes que reciben DP. Puede ser necesaria la retirada del catéter y la transición temporal o permanente a la HD en caso de infecciones por *Stenotrophomonas* y hongos, perforaciones digestivas, etcétera. Algunos procedimientos semiinvasivos, como los procedimientos dentales, la endoscopia gastrointestinal y los procedimientos ginecológicos, pueden causar la peritonitis por DP y, por lo tanto, se requiere la administración profiláctica de antimicrobianos. Puede consultarse un análisis detallado de las infecciones relacionadas con la DP en https://ispd.org/ispd-guidelines/.

VI. COMPLICACIONES NO INFECCIOSAS DE LA DIÁLISIS PERITONEAL: PREOCUPACIONES POR LOS FLUJOS DE SALIDA/ENTRADA. La obstrucción del flujo del catéter es bastante frecuente y suele presentarse con flujo de salida lento y drenado incompleto. La mayoría de los episodios están relacionados con el estreñimiento y responden a la lactulosa, la senna o el polietilenglicol con solución electrolítica. Los problemas de flujo de salida también pueden estar relacionados con la migración de la punta del catéter de DP, la obstrucción del catéter por fibrina o coágulos, o la envoltura epiploica. El dolor durante el flujo de entrada con un catéter que funciona bien suele deberse al dializado frío o a la naturaleza ácida del líquido que responde a la DP con modalidad de marea (*tidal*), en la que se deja sin drenar una pequeña cantidad de líquido de DP (~5%-20%) con cada ciclo de la permanencia.

VII. ELEVACIÓN DE LA PRESIÓN INTRAABDOMINAL. Los pacientes que reciben DP pueden presentar varias complicaciones relacionadas con la elevación de la presión intraabdominal. En la DP, las fugas de líquido alrededor del catéter son frecuentes (~4%-10%) en el período inicial tras la inserción y suelen resolverse con la DP en reposo durante 2 a 4 semanas. Las filtraciones tardías de la pared abdominal se asocian a las hernias o los defectos de la pared abdominal y son menos susceptibles a la DP en reposo. El líquido de la DP puede desplazarse a través de las comunicaciones pleuroperitoneales y causar hidrotórax, o a través de un conducto peritoneovaginal permeable, y producir hidrocele. La elevación a largo plazo de la presión intraabdominal predispone a los pacientes que reciben DP a presentar hernias. La mayoría de las hernias requieren corrección quirúrgica, que a menudo puede realizarse sin cambiar la DP a HD intermitente.

VIII. EFLUENTE COLORIDO. Aunque la peritonitis infecciosa es la causa más importante del efluente colorido, entre el 10% y el 30% de los nuevos pacientes que reciben DP desarrollan peritonitis eosinofílica no infecciosa. En gran medida remite de manera espontánea; si es grave, puede requerir corticoides sistémicos. El hemoperitoneo o efluente sanguinolento o rojo es por lo general una afección benigna, aunque, en las mujeres, ocasionalmente constituye una neoplasia maligna, endometriosis o peritonitis tuberculosa.

IX. ESCLEROSIS PERITONEAL ENCAPSULANTE (EPE). La EPE es una manifestación poco frecuente de la DP, con una incidencia anual del 0.14% al 2.5%, que aumenta con la duración de la diálisis. Suele presentarse con desnutrición progresiva y obstrucción intestinal. Se ha implicado a la peritonitis y el pH bajo, la glucosa alta y los productos finales de la glucación avanzada en el líquido de la DP. El diagnóstico se sospecha a partir de los síntomas o episodios recurrentes de hemoperitoneo, y se confirma por el hallazgo de asas intestinales pequeñas atadas con peritoneo envolvente engrosado y que puede estar calcificado. Por lo general, el tratamiento es mediante cambio a la HD, a menos que haya síndrome abdominal agudo. La EPE tiene una mortalidad anual elevada de ~30%, con la mayoría de las muertes relacionadas con la cirugía abdominal.

X. RESULTADOS Y FUTURO DE LA DIÁLISIS PERITONEAL. El énfasis en la depuración de los solutos pequeños y la relativa facilidad para desarrollar un sistema sanitario en torno a la HD han llevado a establecer a la HD hospitalaria como el tratamiento predeterminado de la ERET. Los datos basados en cohortes indican que la DP proporciona una supervivencia similar a la HD en el centro sanitario, pero los pacientes pueden tener una mejor calidad de vida. Se ha producido un cambio en el abordaje para hacer de la DP (que es menos costosa) la opción predeterminada para la terapia renal sustitutiva. No obstante, los pacientes con fugas no tratadas o con antecedentes importantes de cirugía abdominal o digestiva y alta probabilidad de fibrosis peritoneal no son buenos candidatos para la DP, mientras que los casos con ostomías, hernias abdominales, poliquistosis renal y dependencia física suelen ser viables para la DP si se dispone del apoyo adecuado. La DP asistida se ha ampliado en los pacientes de geriatría y las poblaciones médicamente delicadas. Puede utilizarse en los pacientes con ceguera o sordera. En un estudio observacional realizado en Canadá se informó que más del 80% de los casos nuevos de ERET son médicamente aptos para recibir tratamientos domiciliarios. Tanto los profesionales médicos como los pacientes que reciben instrucción adecuada suelen elegir la DP.

XI. LECTURAS RECOMENDADAS

Brown EA, Blake PG, Boudville N, et al. International society for peritoneal dialysis practice recommendations: prescribing high-quality goal-directed peritoneal dialysis. *Perit Dial Int.* 2020;40(3):244–253. https://doi.org/10.1177/0896860819895364

Crabtree JH, Shrestha BM, Chow KM, et al. Creating and maintaining optimal peritoneal dialysis access in the adult patient: 2019 update. *Perit Dial Int.* 2019;39(5):414–436. https://doi.org/10.3747/pdi.2018.00232

Li PK-T, Szeto CC, Piraino B, et al. ISPD peritonitis recommendations: 2016 update on prevention and treatment. *Perit Dial Int.* 2016;36(5):481–508. https://doi.org/10.3747/pdi.2016.00078

Szeto CC, Li PK-T, Johnson DW, et al. ISPD catheter-related infection recommendations: 2017 update. *Perit Dial Int.* 2017;37(2):141–154. https://doi.org/10.3747/pdi.2016.00120

44 Hemodiálisis domiciliaria

Judit Gordon-Cappitelli

La *hemodiálisis domiciliaria* (HDD), como su nombre lo indica, es la hemodiálisis (HD) que se realiza en el domicilio del paciente. La mayoría de las personas tienen un acompañante que les ayuda con el tratamiento de la diálisis, pero algunos se dializan sin acompañante (HDD en solitario). La HDD se desarrolló en la década de 1960, cuando la disponibilidad de la HD en los centros sanitarios era muy limitada y se fomentó el uso de la HDD debido a su menor costo. Alrededor de un tercio de los pacientes con enfermedad renal en etapa terminal (ERET) en los Estados Unidos recibían HDD a principios de la década de 1970. Tras la creación del programa *Medicare End-Stage Renal Disease* en 1972, el aumento de la financiación de la HD condujo a la proliferación de las unidades de HD en los centros sanitarios y al declive de la HDD. En los últimos años, se ha producido un resurgimiento de la HDD debido a la mejoría de los resultados y a la disponibilidad de los sistemas de HDD más fáciles de usar para los pacientes. Sin embargo, solo el 2% de los pacientes en HD de los Estados Unidos recibían HDD en el 2017.

I. SISTEMAS DE DIÁLISIS UTILIZADOS PARA LA HEMODIÁLISIS DOMICILIARIA. Existen dos tipos de sistemas de HDD: las máquinas de HD de los centros sanitarios adaptadas al uso doméstico y las máquinas más pequeñas y portátiles diseñadas para la HDD. Las máquinas de las clínicas son más grandes y requieren sistemas de purificación del agua independientes que utilizan ósmosis inversa para generar agua para el dializado. Permiten tratar a los pacientes con prescripciones similares a las de la HD en el centro sanitario (es decir, flujos de dializado altos). La primera unidad más compacta que se desarrolló fue el System One® de NxStage Medical, Inc., que recibió la aprobación de la Food and Drug Administration (FDA) para su uso en la HDD en el 2005. Su sistema de agua utiliza la desionización para purificar el agua. El dializado se elabora por lotes antes del tratamiento. El dializado en bolsa también está disponible para su uso durante los viajes o en caso de avería del sistema de agua. El flujo máximo del dializado es inferior al de las máquinas de HD convencionales, que es de 300 mL/min. La mayoría de los pacientes que reciben HDD en los Estados Unidos utilizan este sistema. La HDD debe ser posible en prácticamente cualquier hogar, aunque pueden ser necesarias algunas modificaciones de fontanería y electricidad, sobre todo si se trata de sistemas que usan ósmosis inversa para purificar el agua.

II. SELECCIÓN, EVALUACIÓN Y CAPACITACIÓN DE LOS PACIENTES. Solo una minoría de las personas no son aptas para la HDD por su incapacidad para llevar a cabo los tratamientos de forma segura por afecciones psiquiátricas, neurológicas o de otro tipo (p. ej., drogas ilegales). Por lo tanto, la HDD debería ofrecerse como opción a la mayoría de los pacientes con enfermedad renal crónica avanzada y a los que ya reciben HD. Los pacientes que manifiesten interés en la HDD deben reunirse con el nefrólogo y el personal de la clínica de HD para hablar sobre el proceso de capacitación y las expectativas para el paciente y su cuidador. La evaluación del posible paciente con HDD debe incluir una visita al domicilio. A partir de entonces, se desarrolla un programa de capacitación en la unidad de diálisis que suele durar de 4 a 6 semanas.

Los pacientes que valoran la flexibilidad, la autonomía y los posibles beneficios para la salud de la HDD son los que más probabilidades tienen de ser seleccionados.

III. PRESCRIPCIÓN DE LA HEMODIÁLISIS DOMICILIARIA. El acceso vascular puede ser una fístula arteriovenosa (FAV), un injerto arteriovenoso (IAV) o un catéter. Se prefiere encarecidamente la FAV o el IAV. El flujo sanguíneo suele ser de 350 a 450 mL/min en el caso de los tratamientos más cortos y de 200 a 300 mL/min en los tratamientos más largos (es decir, HDD nocturna). El flujo del dializado para los sistemas de HD convencionales adaptados al uso doméstico puede ser de 600 a 800 mL/min, pero para los sistemas de flujo bajo del dializado suele ser de 150 a 300 mL/min. El uso eficiente del dializado para la HDD es una prioridad para limitar los costos del tratamiento y disminuir la factura del agua. Los sistemas de dializado de bajo flujo utilizan una concentración reducida de potasio de 1 o 2 mEq/L debido a la menor depuración de los solutos. El System One® de NxStage utiliza un amortiguador a base de lactato, mientras que los sistemas convencionales recurren a uno a base de bicarbonato.

La frecuencia y la duración de los tratamientos de HDD son variables. Algunos pacientes se dializan tres veces por semana durante 3.5 a 4 h, de forma similar a los pacientes que reciben HD en la clínica. Requieren un parámetro *Kt/V* único acumulado mínimo de 1.2 por sesión de HD. Aquellos que utilizan un sistema de flujo bajo de dializado no alcanzarán este objetivo con la diálisis tres veces por semana y requerirán días alternos, diálisis cuatro veces por semana o más frecuentes. La duración del tratamiento disminuye con el aumento de la frecuencia de la diálisis, hasta un límite de 2.5 h por sesión. La depuración de la urea puede añadirse al *Kt/V* para quienes aún tienen función renal residual. Algunos pacientes optan por la HDD nocturna.

La prescripción de la HDD puede personalizarse, pero la diálisis en días alternos o con mayor frecuencia evita el intervalo de 2 días entre los tratamientos, el cual se ha asociado al aumento de la mortalidad y los episodios cardiovasculares. Aumentar el tiempo de la HD reduce la necesidad de las tasas altas de ultrafiltración que se asocian al aumento de la mortalidad. Se ha descrito que la HD frecuente (cuatro o más veces por semana) mejora los resultados en los siguientes ensayos controlados aleatorizados: *Frequent Hemodialysis Network (FHN) Daily Trial*, *FHN Nocturnal Trial* y *Alberta Nocturnal Hemodialysis Trial* (tabla 44-1).

IV. BENEFICIOS DE LA HEMODIÁLISIS FRECUENTE

A. Resultados cardiovasculares. Las enfermedades cardiovasculares son la principal causa de muerte en la ERET. La hipertrofia ventricular izquierda (HVI) es muy prevalente en la población con ERET y es un factor de riesgo independiente para la mortalidad. La masa ventricular izquierda (MVI) media ajustada disminuyó 16.4 ± 2.9 g a los 12 meses en los pacientes asignados aleatoriamente al grupo de la HD frecuente en comparación con los 2.6 ± 3.2 g en el grupo de la HD convencional ($P < 0.001$) en el *FHN Daily Trial*. El ensayo *Alberta Nocturnal* también confirmó una mayor disminución de la MVI en aquellos asignados al azar a la HD frecuente en comparación con la HD convencional.

El control óptimo de la hipertensión con la HDD puede contribuir a la regresión de la MVI. El promedio semanal de la presión arterial sistólica prediálisis disminuyó en el *FHN Daily Trial* por 10 mmHg después de 12 meses en el grupo de la HD frecuente, pero aumentó 2 mmHg después de 12 meses en el grupo de la HD convencional ($P < 0.001$), acompañada de una disminución mayor del número de antihipertensores.

La hipotensión intradiálisis (HID) también se ha asociado a un mayor riesgo de muerte y hospitalización por episodios cardiovasculares. En el *FHN Daily Trial*, la incidencia de la HID fue menor en el grupo de HD frecuente en comparación con el grupo de la HD convencional, quizá relacionada con una tasa de ultrafiltración

TABLA 44-1 Ensayos controlados aleatorizados de la hemodiálisis frecuente

Ensayo	Resultado(s) primario(s)	Grupo	N	Frecuencia de la diálisis (días/semana)	Tiempo por sesión (h)	Norma semanal *Kt/V*
FHN Daily Trial	Criterios de valoración coprimarios: muerte o cambio a los 12 meses en la masa ventricular izquierda, y muerte o cambio a los 12 meses en la puntuación compuesta de la salud física	Convencional: diálisis 3 veces por semana, 2.5-4 h/sesión	120	2.9 ± 0.4	3.6 ± 0.5	2.5 ± 0.3
		Frecuente: diálisis 6 veces por semana, 1.5-2.75 h/sesión	125	5.2 ± 1.1	2.6 ± 0.4	3.5 ± 0.6
FHN Nocturnal Trial	Criterios de valoración coprimarios: muerte o cambio a los 12 meses en la masa ventricular izquierda, y muerte o cambio a los 12 meses en la puntuación compuesta de la salud física	Convencional: diálisis 3 veces por semana durante < 5 h/sesión	42	2.9 ± 0.2	4.3 ± 1.1	2.6 ± 0.7
		Frecuente: diálisis 6 noches a la semana durante ≥ 6 h/sesión	45	5.1 ± 0.8	6.3 ± 1.0	4.7 ± 1.2
Alberta Nocturnal Hemodialysis Trial	Cambio en la masa ventricular izquierda	Convencional: diálisis 3 veces por semana	25		Sin notificar	
		Frecuente: diálisis de 5 a 6 noches por semana durante un mínimo de 6 h/noche	26		Sin notificar	

FHN: Frequent Hemodialysis Network (Red de hemodiálisis frecuente).

reducida. Lamentablemente, estos ensayos aleatorizados carecían de la potencia necesaria para evaluar el efecto de la HD frecuente sobre la mortalidad.

B. Hiperfosfatemia. El tratamiento de la hiperfosfatemia sigue siendo un reto a pesar de la disponibilidad de los quelantes del fósforo. Las anomalías de la enfermedad mineral ósea en la ERET se han relacionado con la HVI y la calcificación vascular. En todos estos ensayos aleatorizados, la HD frecuente se asoció a la disminución moderada del fósforo prediálisis en comparación la falta de cambio en el grupo de la HD convencional.

C. Calidad de vida. En el *FHN Daily Trial*, la puntuación compuesta de salud física aumentó en relación con el grupo de la HD convencional. La mala calidad de vida en los pacientes que reciben HD es muy frecuente. Se ha asociado a una calidad del sueño deficiente. En algunos estudios observacionales, la HD frecuente se ha vinculado con la reducción del síndrome de las piernas inquietas y una mejoría de la calidad del sueño.

D. Otros beneficios. Otros beneficios de la HD frecuente detectados en los estudios observacionales incluyen menor tiempo de recuperación posdiálisis, mayor capacidad para hacer ejercicio, disminución de los requerimientos de los fármacos estimulantes de la eritropoyesis, reducción de los marcadores inflamatorios y liberación de las restricciones dietéticas.

E. Poblaciones que pueden beneficiarse de la hemodiálisis frecuente. Las ventajas potenciales de la HD más frecuente indican que los pacientes con HVI, hipertensión de difícil control, función cardíaca reducida, hiperfosfatemia crónica, trastornos del sueño y embarazo pueden recibir el máximo beneficio de la HDD. Debe tenerse en cuenta que los ensayos de la FHN y *Alberta Nocturnal* se realizaron utilizando máquinas de HD convencionales con altos flujos de dializado. Por lo tanto, estos resultados pueden no ser aplicables en quienes usan el sistema de dializado de bajo flujo comúnmente empleado en los Estados Unidos.

V. COMPLICACIONES DE LA HEMODIÁLISIS DOMICILIARIA.

Las posibles complicaciones de la HD se describen en el capítulo 42. Una complicación particular de la HDD es el agotamiento del paciente y del cuidador. Se puede ofrecer a los pacientes la opción de dializarse en la unidad domiciliaria o en la clínica de forma temporal para proporcionarles un respiro. La HD nocturna puede producir hipocalemia o hipofosfatemia que hagan necesarios los suplementos. La HD frecuente se ha asociado a un mayor riesgo de intervenciones del acceso vascular y de hospitalización por infección, así como a una pérdida más rápida de la función renal residual.

VI. FUTURO DE LA HEMODIÁLISIS DOMICILIARIA.

Algunas iniciativas recientes en los Estados Unidos encaminadas a reducir los costos asociados al cuidado de los pacientes con enfermedad renal crónica y ERET han fomentado el desarrollo de nuevas modalidades de diálisis domiciliaria. Por ello, se espera que el uso de la HDD siga creciendo en el futuro próximo.

VII. LECTURAS RECOMENDADAS

Culleton BF, Walsh M, Klarenbach SW, et al. Effect of frequent nocturnal hemodialysis vs conventional hemodialysis on left ventricular mass and quality of life: a randomized controlled trial. *JAMA*. 2007;298(11):1291–1299.

FHN Trial Group; Chertow GM, Levin NW, et al. In-center hemodialysis six times per week versus three times per week. *N Engl J Med*. 2010;363(24):2287–2300.

Rocco MV, Lockridge RS, Beck GJ, et al. The effects of frequent nocturnal home dialysis: the frequent hemodialysis network nocturnal trial. *Kidney Int*. 2011;80(10):1080–1091.

Special Issue: an open-source practical manual for home hemodialysis supported by an unrestricted educational grant from Baxter Healthcare. *Hemodialysis Int*. 2015;19(S1):S1–S134.

45 Acceso para diálisis

Olanrewaju A. Olaoye, Mark S. Segal

I. PANORAMA GENERAL DE LOS TIPOS DE ACCESO PARA DIÁLISIS. El tratamiento ambulatorio nefrológico general de la enfermedad renal crónica (ERC) progresiva o avanzada idealmente incluye la instrucción sobre la ERC, la planificación del acceso para la diálisis y la derivación para la evaluación del trasplante renal. Si un paciente con ERC avanzada decide seguir un tratamiento no conservador después de que la tendencia clínica sugiera un curso inevitable hacia el inicio de la terapia renal sustitutiva (TRS), debe planificarse un acceso vascular para la diálisis en función del modo elegido de TRS (hemodiálisis o diálisis peritoneal), la esperanza de vida del paciente y otras comorbilidades. El objetivo descrito en las directrices más recientes de Kidney Disease Outcome Quality Initiatives (KDOQI) se basa en lograr el «*momento correcto* para el *acceso correcto* en el *paciente correcto*».

A. Hemodiálisis. Las opciones de acceso para la hemodiálisis incluyen la fístula autóloga denominada *fístula arteriovenosa primaria* (FAVP, simplemente llamada «FAV»), el *injerto arteriovenoso* (IAV) y la *fístula arteriovenosa endovascular* (FAVEV), que es el avance más reciente en la creación de los accesos para la hemodiálisis. Para la FAVEV se utilizan abordajes basados en catéteres para crear anastomosis de forma percutánea entre una arteria autóloga y su vena vecina con energía de ablación térmica o de radiofrecuencia, sin una incisión quirúrgica abierta, y catéteres para hemodiálisis (catéteres para diálisis temporales no tunelizados y transitorios/tunelizados). Las localizaciones habituales de las fístulas son la radiocefálica, la braquiocefálica, la braquiobasílica y la axiloaxilar; cada localización mencionada incorpora el nombre de la arteria implicada unido al nombre de la vena anastomosada, respectivamente. Los catéteres para hemodiálisis temporales y tunelizados se colocan por orden de preferencia en las venas yugular interna derecha, yugular interna izquierda y femoral. La vena subclavia debe evitarse, siempre que sea posible, debido a la incidencia de estenosis venosa.

B. Diálisis peritoneal. Los catéteres para la diálisis peritoneal (DP) suelen requerir un período poscolocación de 4 a 6 semanas antes de su uso rutinario. Sin embargo, el catéter para la DP puede utilizarse inmediatamente después de su inserción en lo que se denomina *inicio de emergencia*, que requiere que el paciente esté en decúbito supino de forma continua mientras se intercambian volúmenes escasos de líquido de DP. Esto requiere que el paciente pueda acudir a la unidad de diálisis diariamente o de cuatro a seis veces por semana hasta que el sitio de inserción madure por completo. Los catéteres para la DP se clasifican en función del segmento intraperitoneal del catéter e incluyen catéteres para la DP rectos, en espiral, rectos con discos de silicona y en «T». El segmento intraperitoneal de cualquier tipo de catéter colocado para la DP debe descansar dentro de la pelvis cuando el paciente está en decúbito supino. Los sitios de exteriorización incluyen el cuadrante abdominal inferior derecho o izquierdo, el epigastrio y la pared torácica, y se rigen por la constitución física del paciente y la facilidad de acceso para las conexiones del catéter con el tubo.

II. FÍSTULAS. Dado que la creación de una FAVP puede llevar de 6 a 12 meses, incluyendo el tiempo de remisión a un cirujano vascular, la autorización para la cirugía y de 6 a 12 semanas de maduración de la fístula, el momento de la creación es un arte que requiere la predicción de la futura necesidad de la TRS.

A. Candidatos adecuados y creación. En la actualidad, la idoneidad de una fístula determinada se guía por las evaluaciones preoperatorias clínicas, diagnósticas y ecográficas, haciendo hincapié en la calidad de la arteria y su vena más proximal. Históricamente, esto contrasta con los factores mantenidos con anterioridad, como dar prioridad a los vasos más distales dentro de la extremidad no dominante del paciente.

B. Del momento de la creación a la utilización. FAVP: de 6 a 12 meses; IAV: de 2 a 4 semanas.

C. Exploración. La exploración del acceso vascular para la diálisis, que debe realizarse en cada encuentro, ha mostrado ser un método sensible y específico para detectar cualquier alteración subyacente en el acceso.

La exploración se centra en la detección de las causas de la disfunción del acceso vascular para la hemodiálisis: estenosis del conducto de salida venoso arterializado; estenosis del conducto arterial/del flujo de entrada; trombosis; acceso vascular secundario frente a las venas colaterales; aneurisma (salida sacular de un acceso vascular que contiene todas las capas de la pared) o seudoaneurisma; infecciones superficiales frente a infecciones profundas periacceso y neuropatía monomélica relacionada con isquemia o infarto.

Paso 1. Exploración visual: *observación de cualquier aneurisma o piel suprayacente infectada o adelgazada, o frialdad en la parte distal de la extremidad.*

Paso 2. Caracterización del pulso: los tres parámetros fundamentales para evaluar un acceso vascular para la hemodiálisis son *pulso*, *frémito* y *soplo* (tabla 45-1).

El *pulso* se percibe de forma óptima con la yema de los dedos; un pulso enérgico con aumento de la intensidad suele indicar una *lesión estenótica*, sobre todo cuando se presenta en cualquier punto por detrás de la anastomosis arterial de la fístula.

Paso 3. Maniobras especiales:

El *aumento del pulso* (fig. 45-1) se usa para evaluar la afluencia de la sangre arterial. Los pasos incluyen *1)* la oclusión de la vena de salida, la parte de la fístula o el injerto en un punto alejado de la anastomosis arterial, y *2)* la evaluación por palpación con la yema del dedo de la intensidad de los pulsos transmitidos por

TABLA 45-1 Parámetros básicos para explorar el acceso vascular para la hemodiálisis y manifestaciones que indican las anomalías correspondientes

Parámetro	Herramienta para la exploración	Sin anomalías	Anomalía relativa a la estenosis
Pulso	Yemas de los dedos	Suave y fácilmente comprimible a lo largo de todo el acceso	Presenta resistencia, no se comprime fácilmente
Frémito	Palma de la mano	Leve, difuso, continuo/como un mecanismo	Turbulento, localizado en el sitio, discontinuo, solo con fase sistólica
Soplo	Estetoscopio	Tono bajo, difuso, continuo con fases sistólica y diastólica	Agudo, localizado en el sitio, discontinuo, solo con fase sistólica

Adaptada de Asif A, Agarwal AK, Yevzlin AS, Wu S, Beathard GA. *Interventional Nephrology 2012 Edition.* McGraw Hill/Medical; 2012.

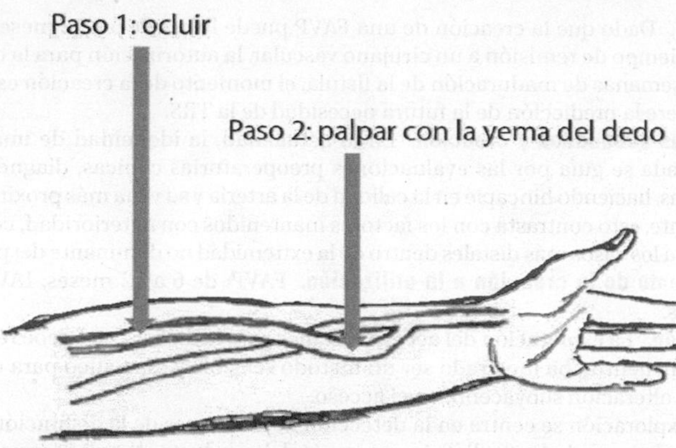

FIGURA 45-1. Aumento del pulso.
Paso 1: ocluir en un punto alejado de la anastomosis arterial.
Paso 2: palpar con la yema del dedo para evaluar el aumento de la calidad del flujo de entrada.

la afluencia de la sangre a través de la anastomosis arterial. Es habitual que la intensidad de los pulsos aumente con la oclusión de la vena de salida. Si no se produce este incremento, se sospecha la estenosis del flujo de entrada.

Elevación del brazo de acceso (fig. 45-2): se eleva el brazo con la fístula y, si el flujo de salida es normal, la fístula se colapsa. Sin embargo, si hay estenosis en el sistema venoso ascendente, la fístula permanecerá distendida durante un período prolongado.

Paso 4. Caracterización del frémito y el soplo:
El frémito y el soplo son parámetros que se evalúan con la palma de la mano y el estetoscopio, respectivamente. El frémito es una sensación palpable de vibración. Se puede distinguir entre los dos tipos (difuso frente a local) con técnicas de evaluación increíblemente cuidadosas. El frémito leve y continuo indica que el flujo sanguíneo dentro del acceso es adecuado. En la tabla 45-1 se describen otros hallazgos anómalos relacionados con las lesiones estenóticas.

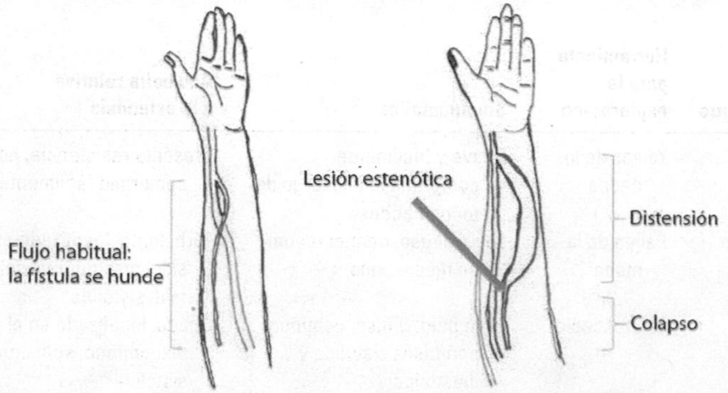

FIGURA 45-2. Elevación del brazo de acceso. Sin una lesión que restrinja el flujo, la fístula se colapsa. Con una lesión estenótica o restrictiva del flujo, el segmento distal se distiende y el proximal se colapsa.

D. Tratamiento. La tasa de permeabilidad primaria de las FAV a los 5 años de su colocación es superior al 50%, mientras que la de los IAV es aproximadamente del 10%. La tasa de fracaso primario es mayor en el caso de la FAV, lo que contribuye al uso frecuente de los catéteres venosos centrales (CVC), aunque la FAV sigue considerándose superior al IAV si se tienen en cuenta la trombosis, la morbilidad y la mortalidad. La hiperplasia neointimal sigue siendo la fisiopatología principal que conduce a la estenosis intrafístula o intrainjerto; asimismo, la investigación continúa evolucionando con el objetivo de definir la mejor manera de prevenirla o tratarla en términos de intervenciones farmacéuticas y mecánicas, pero con un éxito limitado. Las técnicas de *seguimiento* y *vigilancia* a largo plazo son muy valiosas para detectar la estenosis y evitar la trombosis del acceso vascular. Un acceso vascular que funciona de forma óptima debe ser capaz de «suministrar» al circuito extracorpóreo un flujo sanguíneo nominal de 400 a 500 mL/min, y un acceso vascular permanente maduro suministra de forma habitual este flujo. El *seguimiento* del acceso vascular incluye la exploración física, como se ha detallado anteriormente, en busca de elevación de la presión venosa dinámica durante la diálisis, recirculación, administración inadecuada de la diálisis y hemorragia prolongada tras la retirada de la aguja.

E. Resolución de los problemas. Cuando el seguimiento indique disfunción del acceso, deben realizarse *pruebas diagnósticas* del acceso vascular, como la angiografía de referencia. El objetivo del diagnóstico es delimitar las lesiones estenóticas progresivas para intervenir antes de que se vuelvan inmanejables o intratables, lo que lleva a la trombosis y la pérdida del acceso. Los hallazgos que sustentan el diagnóstico de una lesión estenótica estable dentro del acceso, lo cual es clínicamente insignificante, no deben ser tratados.

III. CATÉTERES PARA LA HEMODIÁLISIS. Los catéteres para la diálisis se colocan en las venas centrales o en la aurícula derecha, proporcionando así un flujo de sangre libre para la hemodiálisis óptima. Los catéteres venosos centrales temporales disponibles para la hemodiálisis se denominan *catéteres para la diálisis* o *para la diálisis de prueba* en función del número de lúmenes presentes, dos o tres, respectivamente; los catéteres temporales de tres lúmenes se utilizan de manera cotidiana en las unidades de cuidados intensivos para proporcionar un acceso venoso central adicional para otras terapias además de los dos lúmenes dedicados a la hemodiálisis. Los catéteres de diálisis tunelizados suelen tener manguito y la técnica de colocación incorpora el segmento tunelizado proximal a la entrada real en una vena central. Tanto la incorporación del manguito, que permite la penetración del tejido fibroso natural que conduce al anclaje óptimo y proporciona una barrera de sellado al exterior, así como la técnica de tunelización, tienen como objetivo reducir el riesgo de infección del torrente sanguíneo asociada a la vía central.

A. Candidatos adecuados y creación. Todo lo que se necesita es una vena central abierta. Los catéteres para la hemodiálisis son el acceso preferido para proporcionar la TRS de urgencia a los pacientes con lesión renal aguda y a aquellos con ERET que necesitan TRS de emergencia.

B. Del momento de la creación a la utilización. Una vez colocado, el acceso está listo para su uso inmediato.

C. Exploración. Los catéteres para diálisis temporales, o tunelizados, deben explorarse de forma sistemática para detectar hemorragias, infecciones del sitio de salida y del túnel, así como posible exteriorización del manguito. La permeabilidad intraluminal se evalúa indirectamente mientras se controla la presión del acceso en la diálisis.

D. Tratamiento. La infección es la causa más frecuente de pérdida del catéter para la diálisis. Se ha constatado que el bloqueo del catéter con antibióticos previene las infecciones en los CVC temporales o tunelizados. Los discos impregnados de antibióticos, colocados en el sitio de salida, son eficaces para reducir la incidencia de las infecciones en esta localización. La prevención de la trombosis intracatéter con el uso de anticoagulantes también es otra forma de mantener un CVC en funcionamiento óptimo. La heparina es el anticoagulante más antiguo en uso, aunque la preocupación por el aumento del riesgo de hemorragia después de que el bloqueo del catéter con heparina se libere a la circulación sistémica se reconoce cada vez más y ha motivado la búsqueda de alternativas. También se sabe que el citrato de sodio, un anticoagulante eficaz, posee algunas propiedades antisépticas.

E. Resolución de los problemas. La rotura del trombo intracatéter en ausencia de infección o posición anómala es aceptable como parte del tratamiento necesario para mantener los CVC en uso. La administración de 1 a 2 mg de alteplasa en el lumen del catéter durante 30 min a 2 h es eficaz en el 60% al 70% de los casos. Las recidivas de la trombosis del catéter deben llevar a investigar si existe un mal posicionamiento o una torcedura en el CVC. El diagnóstico puede confirmarse mediante radiografías o técnicas de imagen con contraste intracatéter; suele tratarse con recableado y sustitución del CVC. Puede ser necesario el tratamiento de las cubiertas de fibrina que salen de la punta del catéter; si se trata de un CVC temporal, el tratamiento consiste en la extracción y sustitución, pero si se trata de un CVC tunelizado, el tratamiento incluye la angiografía con posible angioplastia antes de la sustitución.

IV. DIÁLISIS PERITONEAL

A. Candidatos adecuados y creación. El principal factor determinante de la idoneidad del paciente para la diálisis peritoneal es el peritoneo adecuado, determinado principalmente por los antecedentes quirúrgicos abdominales.

B. Del momento de la creación a la utilización. El tiempo de transición para crear un acceso utilizable es de inmediato a 2 meses: inmediato para la «DP de inicio urgente» y de 6 a 8 semanas es el tiempo habitual necesario para la cicatrización a fin de disminuir las posibilidades de fuga de líquido de la DP.

C. Exploración. La exploración del sitio del catéter para la DP comienza con la inspección, en la que el profesional de la salud lleva una mascarilla para reducir la contaminación. El eritema alrededor del sitio de salida puede deberse a una infección o, con menor frecuencia, a una respuesta alérgica al catéter. La presencia de secreciones en el sitio de salida indica un proceso infeccioso activo. La siguiente fase de la exploración consiste en la palpación del tejido cutáneo y subcutáneo que recubre el catéter tunelizado. La induración a la palpación sugiere que el tejido subcutáneo está afectado, lo que puede definir aún más la causa del eritema suprayacente. La presencia de dolor a lo largo de la parte tunelizada del catéter peritoneal es altamente indicativo de una infección asociada del túnel, la cual es una prueba absoluta para retirar el catéter, lo que contrasta con el tratamiento más conservador de la infección del sitio de salida. La ecografía inmediata permite detectar la acumulación de líquido y definir el plano o planos tisulares afectados.

D. Tratamiento. El tratamiento del acceso o catéter para la DP tras la colocación incluye la prevención de la infección del sitio de salida, del túnel subcutáneo y de la cavidad peritoneal, también conocida como *peritonitis asociada a la DP*; además, se deben prevenir las fugas del dializado y el fallo del flujo de salida del acceso para la DP. La prevención de la infección del sitio de salida suele realizarse mediante la aplicación diaria de ungüento antibiótico de gentamicina o mupirocina. Garantizar las técnicas adecuadas de colocación para la DP, incluida la salida cutánea cortante pero firme del catéter de DP durante la colocación sin sutura cutánea, evita las infecciones del sitio de salida y del túnel subcutáneo en el período inmediatamente posterior a la colocación.

E. Resolución de los problemas. Las máquinas cicladoras para la DP también incorporan un mecanismo de sensor de flujo para la detección del flujo bajo del líquido para la DP que, si persiste, es una indicación para realizar más evaluaciones, incluido el uso de técnicas de imagen con contraste, entre ellas los procedimientos guiados por radiología intervencionista o la tomografía computarizada.

V. LECTURAS RECOMENDADAS

Asif A, Byers P, Gadalean F, et al. Peritoneal dialysis underutilization: the impact of an interventional nephrology peritoneal dialysis access program. *Semin Dial.* 2003;16(3):266–227.

Asif A, Leon C, Orozco-Vargas LC, et al. Accuracy of physical examination in the detection of arteriovenous graft stenosis. *Clin J Am Soc Nephrol.* 2007;2(6):1191–1194.

Beathard G. *Physical Examination: The Forgotten Tool.* Lippincott Williams & Wilkins; 2002.

Interventional Nephrology: In: Asif A, Agarwal AK, Yevzlin AS, et al., eds. Full Mcgraw-Hill Medical, First edition, 2012.

Lok CE, Huber TS, Lee T, et al. *KDOQI Clinical Practice Guidelines for Vascular Access*: 2019 Update.

SECCIÓN XI

Trasplante renal

46 Evaluación para el trasplante renal

Winfred W. Williams

En comparación con la diálisis, el trasplante renal (TR) ofrece una mejor calidad de vida, elimina la necesidad de la extracción repetida del volumen y los electrólitos con las complicaciones asociadas y reduce el riesgo de infección del acceso vascular o peritoneal. Aumenta la supervivencia y la sensación de control, independencia y bienestar, además de que permite reanudar un estilo de vida menos restrictivo. Restablece la regulación natural de la vitamina D, la eritropoyetina, la homeostasis del volumen y la eliminación de los productos de desecho, por lo cual un TR que funcione correctamente es muy superior a cualquier tipo de diálisis. El nefrólogo debe identificar a los candidatos más prometedores para completar las pruebas exhaustivas necesarias para cumplir los criterios de selección y de los que cabe esperar que reciban una cirugía de TR y un desenlace satisfactorios.

I. ¿CUÁLES SON LOS REQUISITOS? Los pacientes que reciben el trasplante se clasifican en las siguientes categorías:

- Candidatos ideales
- Candidatos sin contraindicaciones discernibles para el TR
- Pacientes con contraindicaciones relativas que se consideran receptores del TR de alto riesgo
- Pacientes que serían considerados candidatos deficientes o inciertos para el TR
- Pacientes con contraindicaciones absolutas para el TR

II. EDAD. Actualmente, el 70% de los beneficiarios del TR tienen más de 55 años. Los límites de la edad cronológica son menos importantes que la edad «fisiológica».

III. CAUSA DE LA ENFERMEDAD RENAL EN ETAPA TERMINAL (ERET). Aunque en la actualidad prácticamente ninguna causa de la ERET descarta a las personas para recibir un TR, algunas conllevan un mayor riesgo de pérdida renal. Por lo tanto, algunos casos de glomeruloesclerosis focal primaria presentan una tasa elevada y rápida de recurrencia y progresión hacia el fracaso del aloinjerto, mientras que la nefropatía por inmunoglobulina A tiene una alta tasa de recurrencia histológica (dependiendo del informe, las tasas varían entre el 20% y el 60%), pero en general una tasa baja de fracaso del injerto. La enfermedad por depósitos densos, anteriormente clasificada como un subgrupo de la glomerulonefritis membranoproliferativa, tiene una alta tasa de recurrencia histológica y de fallo del aloinjerto renal asociado. Como último ejemplo, los pacientes de ascendencia africana con anemia drepanocítica pueden ser muy difíciles de llevar al trasplante. Últimamente, cada vez son más los que se someten al trasplante de riñón, pero a menudo se producen daños en el aloinjerto por la falciformación o la microangiopatía trombótica que limitan la supervivencia del injerto. La inmunosupresión de última generación es muy eficaz para prevenir la enfermedad recurrente mediada por vía inmunitaria y proteger al aloinjerto del rechazo renal agudo. En la actualidad, las tasas de supervivencia del injerto a 1 año superan entre el 90% y el 95% con donantes vivos o fallecidos.

IV. PROTOCOLOS DE CRIBADO PRETRASPLANTE

A. Momento de la derivación. La United Network for Organ Sharing (UNOS) establece que los pacientes cumplen los requisitos para su inclusión en la lista de espera nacional de TR una vez que la tasa de filtración glomerular (TFG) estimada es menor de 20 mL/min/m^2. La derivación puede iniciarla un médico de atención primaria, un nefrólogo o un centro de diálisis, o incluso el propio paciente. Las directrices de los Centers for Medicare & Medicaid Services estadounidenses exigen la derivación para el TR al inicio de la diálisis. Lo ideal sería que la derivación se iniciara con una TFG cercana a < 30 mL/min/1.73 m^2 para permitir la evaluación completa para el trasplante (que requiere mucho trabajo) y la preparación oportuna para la terapia renal sustitutiva con diálisis, así como para explorar el potencial de los donantes vivos de riñón.

B. Abordaje en equipo multidisciplinario. En muchos centros de trasplante la norma es ofrecer una instrucción detallada sobre el TR y la evaluación metódica y exhaustiva de los candidatos.

C. Equipo del centro de trasplantes. El equipo del centro de trasplantes suele estar conformado por:

- Coordinador de trasplantes
- Trabajador social
- Especialista en nutrición
- Coordinador financiero
- Nefrólogo especializado en trasplantes o enfermero o asociado médico especializado en trasplantes
- Cirujano de trasplantes
- Otros: farmacéutico y psiquiatra especializados en trasplantes

V. EVALUACIÓN PARA EL TRASPLANTE (*VÉASE* E-TABLA 46-1)

A. Anamnesis y exploración física. Implica la anamnesis y exploración física exhaustivas y un foco en los factores relevantes como hematomas sobre las arterias carótidas, soplos o galope cardíacos, o disminución del pulso en los miembros inferiores, que requieren un interrogatorio vascular más exhaustivo. El objetivo de la exploración física es discernir si el paciente presenta un riesgo quirúrgico razonable y si se beneficiará de la asignación del escaso recurso de un aloinjerto renal. Hemos aludido a los retos que trae consigo un paciente con anemia drepanocítica. Del mismo modo, por la anamnesis, una mujer joven con antecedentes de nefritis lúpica y un anticoagulante lúpico que cause complicaciones trombóticas necesitaría someterse a la evaluación hematológica protocolaria para descartar la hipercoagulabilidad, que podría amenazar la viabilidad del TR y hacer necesaria la anticoagulación en el momento del trasplante.

VI. CUESTIONES ESPECÍFICAS EN LA EVALUACIÓN PARA EL TRASPLANTE RENAL

A. Autorización de cardiología (*véase* e-tabla 46-2). Todos los candidatos al TR reciben una exploración cardíaca para detectar las afecciones graves que puedan requerir cateterismo cardíaco. Entre ellos se incluyen la estenosis o insuficiencia valvular de moderada a grave, la hipertensión arterial pulmonar derecha > 50 mmHg, la prueba de esfuerzo cardíaco con anomalías importantes del movimiento de la pared, o isquemia detectada por electrocardiograma o técnicas de imagen. El cateterismo cardíaco que revele coronariopatía considerable no corregible desaconsejaría proceder con el trasplante. El dolor torácico crónico inexplicable o la disnea probablemente también descartarían a un candidato.

B. Autorización de cirugía. La evaluación quirúrgica preoperatoria es otro requisito. Para garantizar que el TR sea seguro y técnicamente factible, es necesario realizar la evaluación vascular ilíaca, lo que suele hacerse mediante la tomografía computarizada abdominopélvica de los vasos.

C. Cribado en busca de cáncer y antecedentes de diagnóstico previo de cáncer. La mayoría de los pacientes con un diagnóstico de cáncer activo quedarían excluidos como candidatos del TR hasta que se lograra la remisión y hubiera transcurrido el período de espera adecuado tras el diagnóstico inicial de cáncer. En el caso de la mayoría de los tipos de cáncer, se requiere un período de 2 años desde el momento de la remisión, pero recientemente este período se ha cuestionado y la duración del tiempo de espera depende en gran medida del tipo de cáncer que presente el paciente. Se requiere un cribado convencional en busca de cáncer, basado en la atención primaria y adecuado para la edad y el sexo. Por ejemplo, todos los candidatos > 45 años o con antecedentes familiares significativos de cáncer de colon deberían someterse a una colonoscopia en los 10 años siguientes al trasplante. Un diagnóstico de cáncer en los últimos 10 años, a excepción del cáncer de piel no melanocítico, requiere la autorización por escrito de un oncólogo debido al alto riesgo de recurrencia del cáncer durante la inmunodepresión.

D. Consideraciones sobre las enfermedades infecciosas. Los candidatos con infecciones intratables no son candidatos al TR, ya que sus infecciones pueden empeorar o poner en peligro su vida bajo la inmunodepresión. Los pacientes que den positivo en la prueba del virus de la inmunodeficiencia humana, tengan antecedentes positivos de tuberculosis, sífilis, estrongiloidosis, esquistosomosis o enfermedad de Chagas deben obtener la autorización de un especialista en enfermedades infecciosas en relación con los trasplantes. Los pacientes con una infección crónica activa, como la osteomielitis resistente, no son candidatos adecuados. Se recomienda el seguimiento y el cribado de los pacientes nacidos en zonas endémicas de determinadas enfermedades, o con un amplio historial de viajes a dichas zonas, incluidos los valles de los ríos Ohio y Misisipi, para detectar la exposición a la histoplasmosis.

Estos son algunos ejemplos de muchas de las variables que se tienen en cuenta en el proceso del cribado y la selección para el TR.

E. Antecedentes y perfil psicosocial. Los candidatos al trasplante no pueden tener psicosis activa, enfermedades psiquiátricas graves ni consumir drogas ilegales. Los candidatos deben contar con una red sólida de apoyo social para el período postoperatorio. Aquellos con un problema psicológico importante recibirían asesoramiento y serían remitidos para una evaluación más exhaustiva.

En resumen, el proceso de selección para el TR es extenso e implica un abordaje en equipo multidisciplinario. El paciente debe cumplir muchos criterios de selección; esto incluye el apoyo financiero adecuado (cobertura de seguro) para manejar eficazmente el gasto de la hospitalización y los inmunosupresores. Cualquier afección conocida que probablemente no mejore con un TR o que lo haga peligroso o inútil, incluidos, entre otros, el cáncer, las infecciones crónicas intratables, las enfermedades cardíacas o pulmonares, los trastornos hemorrágicos o de coagulación, las enfermedades psiquiátricas o neurológicas, la obesidad mórbida, las enfermedades vasculares graves u otras enfermedades avanzadas de los sistemas orgánicos, por lo general descartarían al paciente como candidato. Sin embargo, cada paciente es una persona valiosa y recibe evaluación cuidadosa personalizada para que tenga las mayores probabilidades de éxito. El objetivo general es ayudar a los pacientes a superar las numerosas pruebas que se les practican con la plena intención de ayudarles a alcanzar su propósito de recibir un trasplante renal.

VII. LECTURAS RECOMENDADAS

Wolfe RA, Ashby VB, Milford EL, et al. Comparison of mortality in all patients on dialysis, patients on dialysis awaiting transplantation, and recipients of a first cadaveric transplant. *N Engl J Med.* 1999;341(23):1725–1730.

47 Complicaciones médicas tras un trasplante renal

Winfred W. Williams

El trasplante renal (TR) se considera el tratamiento ideal para la enfermedad renal en etapa terminal (ERET), pero conlleva los riesgos inherentes a la inhibición del sistema inmunitario, que puede causar complicaciones metabólicas, cardíacas, infecciosas y neoplásicas. Las enfermedades infecciosas postrasplante no se tratarán en este capítulo.

I. MUERTE CON UN TRASPLANTE RENAL FUNCIONAL: MORBILIDAD Y MORTALIDAD CARDIOVASCULAR. Aunque la enfermedad cardiovascular (ECV) en la ERET se reduce a un tercio tras el TR, sigue siendo la principal causa de pérdida prematura del paciente y del aloinjerto. Las ECV encontradas incluyen arteriopatía coronaria, insuficiencia cardíaca, valvulopatías, arritmias e hipertensión pulmonar. Sorprendentemente, la causa más frecuente de pérdida del injerto renal es la muerte con un aloinjerto en funcionamiento. La mortalidad por ECV de los receptores de TR de entre 25 y 34 años se multiplica por 10. Esto no se explica por la diabetes, la hipertensión o la dislipidemia pre- o postrasplante. La supervivencia libre de episodios ateroescleróticos es peor en las personas con varias discordancias por histocompatibilidad. La profilaxis contra el citomegalovirus (CMV) puede reducir la muerte por ECV con un aloinjerto funcional. En la población con trasplantes, es esencial prestar especial atención al control de los factores de riesgo de ECV.

II. HIPERTENSIÓN POSTRASPLANTE. La hipertensión se produce en el 60% al 80% de los pacientes con TR, a pesar del restablecimiento de la regulación del volumen mediante un aloinjerto renal que funcione correctamente. La hipertensión postrasplante es más frecuente en los pacientes con hipertensión preexistente, edad avanzada, ascendencia africana, sexo masculino, mayor índice de masa corporal (IMC), diabetes e hipertrofia ventricular izquierda, mientras que entre los factores del donante se incluyen trasplante renal de un donante fallecido, edad avanzada, enfermedad vascular renal ateroesclerótica e hipertensión. La inmunosupresión, los corticoides y los inhibidores de la calcineurina (ICN) suelen producir hipertensión arterial. El tacrólimus y la ciclosporina causan vasoconstricción renal y liberación de renina. La prednisona tiene efectos tanto mineralocorticoides como glucocorticoides que conducen a la retención de sal y agua en la nefrona distal, lo que potencia la hipertensión.

La estenosis postrasplante de la arteria renal debe sospecharse cuando la presión arterial aumenta abruptamente o se vuelve resistente al tratamiento. Los pacientes que requieran tratamiento antihipertensivo con dosis altas de diferentes fármacos deben ser interrogados en relación con esta forma de estenosis. El deterioro de la función del TR puede causar hipertensión por la alteración del volumen y de la excreción de sal. La presión arterial mal controlada se traduce en una menor supervivencia del TR. La organización KDIGO recomienda un objetivo tensional < 130/80 mmHg. En el ensayo FAVORIT se informó que, aunque la presión arterial (PA) sistólica más elevada se asociaba fuertemente a un mayor riesgo de ECV y mortalidad por todas las causas, la PA diastólica ≤ 70 mmHg se asociaba al aumento de la ECV y la mortalidad. Esto indica que la presión diferencial alta puede ser la culpable.

El tratamiento de la hipertensión suele incluir bloqueadores de los canales de calcio (BCC) seguidos de bloqueadores α o β, o la combinación de bloqueadores α y β. Los BCC pueden causar proteinuria e hiperfiltración, mientras que el diltiazem, el verapamilo y el nifedipino aumentan las concentraciones de los ICN, potenciando la nefrotoxicidad. Los inhibidores de la enzima convertidora de angiotensina (IECA) y los antagonistas de los receptores de angiotensina (ARA) deben evitarse en el período inmediatamente posterior al trasplante, cuando se introducen los ICN, ya que estos últimos constriñen la arteriola aferente, mientras que los IECA y ARA relajan la arteriola eferente, reduciendo así la presión intraglomerular y la tasa de filtración glomerular (TFG). Cuando esté indicado el tratamiento con IECA o ARA, como en la diabetes y la enfermedad renal crónica (ERC) proteinúrica, pueden incorporarse después de unos 3 a 6 meses, cuando el tratamiento con ICN se haya reducido a una dosis baja de mantenimiento. En un estudio retrospectivo de adultos mayores con TR, diabetes y creatinina sérica media > 1.3 mg/dL, no se informó ninguna reducción de las muertes por ECV al cabo de 1 año con el tratamiento con IECA y ARA. Las ventajas de los IECA y los ARA incluyen la limitación de la proteinuria y, tal vez, la disminución de la fibrosis, mientras que las desventajas incluyen una TFG más baja (un resultado esperado de la relajación de la arteriolar eferente) y la hipercalemia.

III. SÍNDROME METABÓLICO DESPUÉS DEL TRASPLANTE. Tanto la ciclosporina como el tacrólimus pueden causar síndrome metabólico por las especies reactivas de oxígeno. El síndrome metabólico se define por tres de los siguientes factores:

- Obesidad abdominal con un perímetro de cintura > 102 cm (40 pulg) en los hombres y > 89 cm (35 pulg) en las mujeres.
- Triglicéridos séricos (S_{TG}) ≥ 150 mg/dL o farmacoterapia contra los S_{TG} elevados.
- Lipoproteínas de alta densidad (HDL, *high-density lipoproteins*) en el suero < 40 mg/dL en los hombres y < 50 mg/dL en las mujeres o farmacoterapia para elevar las HDL.
- Presión arterial ≥ 130/85 mmHg o farmacoterapia contra la hipertensión arterial.
- Glucosa plasmática en ayunas ≥ 100 mg/dL o farmacoterapia contra la glucemia elevada.

IV. DISLIPIDEMIA POSTRASPLANTE. Más del 80% de los pacientes con TR tienen el colesterol alto; entre el 90% y el 97% tienen las lipoproteínas de baja densidad (LDL, *low-density lipoproteins*) elevadas. La inmunosupresión es una de las principales causas. Los glucocorticoides estimulan la síntesis hepática de las lipoproteínas de muy baja densidad y regulan a la baja los receptores de LDL. La ciclosporina A inhibe la 26-hidroxilasa de los ácidos biliares hepáticos, disminuyendo así la síntesis de los ácidos biliares a partir del colesterol y reduciendo el posterior transporte del colesterol a la bilis y al intestino. Los inhibidores de la diana de la rapamicina en células de mamífero (mTOR, *mammalian target of rapamycin*) producen dislipidemia profunda y aumentan los S_{TG}. El sirólimus y el everólimus bloquean la lipoproteína-lipasa estimulada por la insulina, reduciendo así el catabolismo de las lipoproteínas que contienen apoB100. La rapamicina aumenta los S_{TG} y el colesterol.

En el estudio *Assessment of Lescol in Renal Transplantation* (ALERT) se asignó aleatoriamente a 2106 pacientes con TR a fluvastatina frente a un placebo. A pesar de la reducción esperada de las LDL inducida por las estatinas, se produjeron eventos adversos cardíacos durante los 5 años del ensayo. Sin embargo, en un estudio de prolongación de los pacientes en el grupo de la fluvastatina se notificó la reducción significativa de la muerte de causa cardíaca y el infarto de miocardio no mortal. Las recomendaciones KDIGO aconsejan tratar a todos los adultos con TR con una estatina, sin importar la concentración de LDL. Se establecen los datos lipídicos basales de 4 a 6 semanas después del trasplante y se repiten las mediciones de los lípidos en ayunas cada 4 a 8 semanas hasta alcanzar las concentraciones lipídicas objetivo, y

TABLA 47-1 Factores de riesgo de la diabetes mellitus postrasplante

No modificables	Potencialmente modificables	Modificables
Edad > 45 años Obesidad (IMC ≥ 30 kg/m^2) Etnia afroamericana o hispana Antecedentes de diabetes gestacional Antecedentes familiares de diabetes mellitus Antecedentes de síndrome metabólico Intolerancia a la glucosa previa al trasplante Discordancias de histocompatibilidad Antecedentes de rechazo agudo Donante masculino fallecido Polimorfismos genéticos	Virus de la hepatitis C Citomegalovirus Intolerancia a la glucosa o alteración de la glucemia en ayunas pretrasplante Proteinuria Hipomagnesemia	Obesidad (IMC ≥ 30) Lipoproteínas de baja densidad Inmunosupresores (corticoides, tacrólimus, ciclosporina, sirólimus) Insuficiencia de vitamina D

Adaptada de Feingold KR, Anawalt B, Boyce A, et al., eds. *Endotext* [Internet]. MDText.com, Inc.; 2000.

posteriormente cada 6 a 12 meses. Se trata a la mayoría de los pacientes con estatinas y terapia combinada cuando está indicada. El tratamiento debe comenzar con las dosis iniciales recomendadas pero, debido a la preocupación por la rabdomiólisis y la miopatía cuando las estatinas se combinan con los ICN, se comienza con una dosificación de estatinas muy prudente, por lo general baja, a veces en días alternos. La inhibición de la captación de colesterol con la ezetimiba es un complemento valioso. La KDIGO desaconseja el uso de fibratos en combinación con las estatinas debido al riesgo de rabdomiólisis. El tratamiento con estatinas puede ser beneficioso para la vasculopatía ateroesclerótica y la función endotelial, así como para la reducción de la vasculopatía en el TR y el remodelado carotídeo.

V. DIABETES MELLITUS POSTRASPLANTE (DMPT). La DMPT es una complicación frecuente del TR que se presenta en el 10% al 15% de los receptores de TR sin diabetes a los 6 meses, pero su prevalencia ha disminuido de forma reciente. En la tabla 47-1 se muestran los factores de riesgo.

La mayoría de los casos de DMPT son secundarios a la medicación inmunosupresora. Más del 90% de los receptores de TR en los Estados Unidos reciben un ICN en una pauta terapéutica con tres fármacos, en concreto, tacrólimus más un derivado antimetabolito del ácido micofenólico y un corticoide oral (prednisona en los Estados Unidos). El tacrólimus es una causa importante de DMPT, ya que inhibe la síntesis de la insulina. Los corticoides de mantenimiento añaden un 30% a este riesgo, pero en los estudios se ha constatado que la retirada preventiva o rápida de los corticoides puede causar el rechazo del aloinjerto renal.

VI. FÁRMACOS INMUNOSUPRESORES Y RIESGO DE DMPT. La hiperglucemia inducida por glucocorticoides conlleva el aumento de la gluconeogénesis hepática dependiente de la dosis y la reducción de la captación periférica de glucosa dependiente de la insulina. La hiperglucemia transitoria suele acompañar al inicio de las dosis altas de metilprednisolona intravenosa en pulsos. La mayoría de los pacientes son tratados con dosis altas de corticoides orales según el protocolo hasta que se consigue una dosis estable de corticoides de mantenimiento más baja.

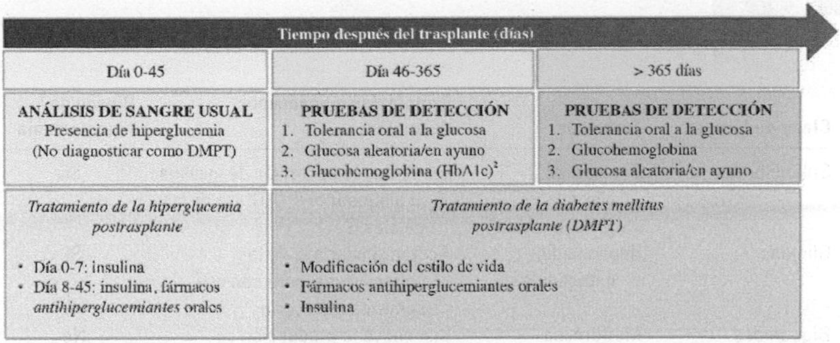

Tiempo después del trasplante (días)
Día 0-45
Día 46-365
> 365 días
ANÁLISIS DE SANGRE USUAL
Presencia de hiperglucemia
(No diagnosticar como DMPT)
PRUEBAS DE DETECCIÓN
1. Tolerancia oral a la glucosa
2. Glucosa aleatoria/en ayuno
3. Glucohemoglobina (HbA1c)[2]
PRUEBAS DE DETECCIÓN
1. Tolerancia oral a la glucosa
2. Glucohemoglobina
3. Glucosa aleatoria/en ayuno
Tratamiento de la hiperglucemia postrasplante
• Día 0-7: insulina
• Día 8-45: insulina, fármacos antihiperglucemiantes orales
Tratamiento de la diabetes mellitus postrasplante (DMPT)
• Modificación del estilo de vida
• Fármacos antihiperglucemiantes orales
• Insulina

FIGURA 47-1. Recomendaciones para el cribado, el diagnóstico y el tratamiento de la diabetes mellitus postrasplante (reproducida de Feingold KR, Anawalt B, Boyce A, et al., eds. *Endotext* [Internet]. MDText.com, Inc.; 2000).

La ciclosporina y sobre todo el tacrólimus aumentan el riesgo de DMPT por la toxicidad de las células de los islotes, que puede ser reversible. El belatacept causa una tasa menor de DMPT que los ICN.

Los inhibidores de la mTOR causan DMPT por la toxicidad de las células de los islotes β pancreáticas y disminución de la sensibilidad a la insulina que se agrava por la combinación con los ICN. La azatioprina, los derivados del ácido micofenólico y el belatacept no parecen tener efectos diabetógenos.

VII. HIPOMAGNESEMIA. La hipomagnesemia, a menudo debida a la «fuga» tubular renal mediada por los ICN, es frecuente tras el TR y se asocia a la DMPT. No obstante, la reposición del Mg^{2+} no es una estrategia terapéutica importante (fig. 47-1).

Las recomendaciones KDIGO aconsejan medir la concentración de glucosa plasmática en ayunas semanalmente durante 4 semanas, luego a los 3 y 6 meses y después al año. La DMPT no debe diagnosticarse en las primeras 6 semanas tras el TR, ya que las concentraciones de glucosa en el plasma suelen elevarse mientras se establece la dosis de los inmunosupresores.

VIII. DIAGNÓSTICO DE DMPT: LISTA DE LOS CRITERIOS DE LA AMERICAN DIABETES ASSOCIATION PARA LA POBLACIÓN GENERAL

- Síntomas de diabetes más glucosa plasmática aleatoria ≥ 200 mg/dL.
- Glucosa plasmática en ayunas ≥ 126 mg/dL.
- Glucosa plasmática de 2 h ≥ 200 mg/dL durante la prueba de tolerancia oral a la glucosa.
- Glucohemoglobina (HbA1c) ≥ 6.5%, después de los primeros 3 meses postrasplante. La prueba de la HbA1c por sí sola tiene una sensibilidad baja. Los pacientes con DMPT deben ser revisados trimestralmente.

IX. RECOMENDACIONES TERAPÉUTICAS PARA LA DMPT. Las modificaciones del estilo de vida habituales incluyen dieta y ejercicio para reducir el aumento de peso. El tratamiento farmacológico comienza con un hipoglucemiante oral. En la tabla 47-2 se enumeran los fármacos hipoglucemiantes aprobados para su uso en los pacientes con DMPT y sus modos de acción.

En la tabla 47-3 se revisa el uso de los fármacos hipoglucemiantes en función del grado de función renal (TFGe/estadio de la ERC). Los inhibidores del transportador de sodio-glucosa 2 (SGLT-2, *sodium-glucose transporter 2*) aún no se han sometido a ensayos clínicos rigurosos en los receptores de TR y actualmente no se recomiendan.

X. INMUNOSUPRESIÓN Y DMPT. El riesgo inmunitario debe orientar la selección del inmunosupresor teniendo en cuenta el potencial de DMPT (fig. 47-2). Dado que los afroamericanos tienen un mayor riesgo de padecer DMPT, su ICN de primera

TABLA 47-2 Fármacos hipoglucemiantes aprobados para su uso en caso de DMPT

Clase de fármaco	Fármacos	Principales mecanismos de acción	Riesgo de hipoglucemia
Sulfonilureas	Glimepirida, glipizida, glibenclamida	Aumentan la secreción de insulina al bloquear la K^+-ATPasa de las células β	Sí
Glinidas	Repaglinida, nateglinida	Acción similar a la de las sulfonilureas, pero con una semivida más corta	Sí
Biguanidas	Metformina	Disminuye la producción de glucosa en el hígado y aumenta la captación de glucosa en el músculo	No
Glitazonas (activadores del PPAR-γ)	Pioglitazona	Aumenta la sensibilidad a la insulina de los miocitos, los adipocitos y los hepatocitos	No
Inhibidores de la DPP-4	Sitagliptina, vildagliptina	Inhibe la degradación y aumenta las concentraciones endógenas de GLP-1 y GIP	No
Insulina	Insulina NPH, glargina, detemir, insulina de acción corta y análogos	Eliminación de la glucosa estimulada por el receptor de insulina y reducción de la producción de glucosa	Sí

DMPT: diabetes mellitus postrasplante; DPP-4: dipeptidil-peptidasa 4; GIP: polipéptido inhibidor gástrico; GLP-1: péptido glucagonoide de tipo 1; NPH: protamina neutra de Hagedorn; PPAR: receptor activado por proliferadores de peroxisomas.
De Jenssen T, Hartmann A. Emerging treatments for post-transplantation diabetes mellitus. *Nat Rev Nephrol.* 2015;11(8):465–477. doi:10.1038/nrneph.2015.59

elección podría ser la ciclosporina o un tratamiento inmunosupresor basado en el belatacept para ciertos pacientes.

XI. TRASTORNOS DE LA MÉDULA ÓSEA POSTRASPLANTE. La prevalencia de la anemia postrasplante oscila entre el 20% y el 40%. Entre los factores predisponentes se incluyen la ERET y la eritropoyetina suprimida antes del TR, la hemorragia por fugas anastomóticas, la anemia asociada a la cirugía mayor, la infección y los efectos de los fármacos. Las infecciones oportunistas por el CMV y el parvovirus B19 (PVB19) causan anemia resistente a la eritropoyetina. El parvovirus suele causar anemia hemolítica limitada por el tiempo y el CMV produce supresión generalizada de la médula ósea. La inmunosupresión con sirólimus, derivados antimetabolitos del ácido micofenólico y azatioprina puede ocasionar supresión de la médula ósea. Los IECA y los ARA se prescriben habitualmente para tratar la eritrocitosis postrasplante. El rechazo agudo puede inhibir la producción de eritrocitos como consecuencia de la inflamación. La microangiopatía trombótica (MAT) se asocia a la anemia hemolítica y puede ser una complicación de los inhibidores de la mTOR, el sirólimus y el everólimus, pero con más frecuencia con los ICN. Por último, la anemia puede ser un síntoma precedente de las neoplasias malignas, cuyo riesgo aumenta tras el trasplante.

XII. ABORDAJE DIAGNÓSTICO DE LA ANEMIA POSTRASPLANTE. Es indispensable revisar y reponer las reservas de hierro (sobre todo en los pacientes con trasplante de

TABLA 47-3 Uso de fármacos hipoglucemiantes en caso de diabetes mellitus postrasplante y deterioro de la función renal

Clase de fármaco	TFGe 60-90 mL/min/1.73 m^2	TFGe 30-59 mL/min/1.73 m^2	TFGe 15-30 mL/min/1.73 m^2	TFGe < 15 mL/min/1.73 m^2
Sulfonilureas	Utilizadas sin ajuste de dosis	Utilizadas con o sin ajuste de dosis; con precaución en caso de hipoglucemia	Por lo general, no se recomiendan debido al riesgo de hipoglucemia	Generalmente, no se recomiendan debido al riesgo de hipoglucemia
Glinidas	Utilizadas sin ajuste de dosis	Utilizadas sin ajuste de dosis	No deben utilizarse	No deben utilizarse
Biguanidas	Utilizadas sin ajuste de dosis	Utilizadas con o sin ajuste de dosis[a]	No deben utilizarse	No deben utilizarse
Glitazonas (activadores del PPAR-γ)	Utilizadas sin ajuste de dosis	Utilizadas sin ajuste de dosis	Utilizadas con o sin ajuste de dosis	No deben utilizarse
Inhibidores de la DPP-4	Utilizados sin ajuste de dosis	Utilizados con o sin ajuste de dosis	Utilizados con o sin ajuste de dosis	Utilizados con o sin ajuste de dosis
Análogos del GLP-1[b]	No se han evaluado en la DMPT	No se han evaluado en la DMPT	No se han evaluado en la DMPT	No se han evaluado en la DMPT
Inhibidores del SGLT-2[c]	No se han evaluado en la DMPT	No se han evaluado en la DMPT	No se han evaluado en la DMPT	No se han evaluado en la DMPT
Insulina	Utilizada sin ajuste de dosis	Utilizada con o sin ajuste de dosis; con precaución en caso de hipoglucemia	Utilizada con o sin ajuste de dosis; con precaución en caso de hipoglucemia	Utilizada con o sin ajuste de dosis; con precaución en caso de hipoglucemia

[a]No está aprobado en los Estados Unidos para los pacientes con TFG < 60 mL/min/1.73 m^2.

[b]Se han utilizado de forma inocua en los pacientes con diabetes de tipo 2 y TFG > 30 mL/min/1.73 m^2; no se ha documentado en la DMPT.

[c]Efecto reductor de la glucosa en caso de TFG < 60 mL/min/1.73 m^2; no se ha documentado en la DMPT.

DMPT: diabetes mellitus postrasplante; DPP-4: dipeptidil-peptidasa 4; GLP-1: péptido glucagonoide de tipo 1; PPAR: receptor activado por proliferadores de peroxisomas; SGLT-2: transportador de sodio-glucosa 2; TFGe: tasa de filtración glomerular estimada.

De Jenssen T, Hartmann A. Emerging treatments for post-transplantation diabetes mellitus. *Nat Rev Nephrol*. 2015;11(8):465–477. doi:10.1038/nrneph.2015.59

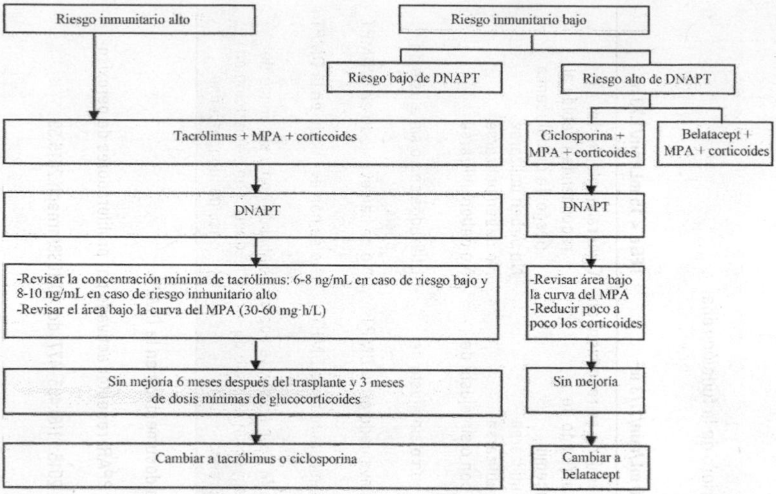

FIGURA 47-2. Directrices para la elección de los inmunosupresores. DNAPT: diabetes de nueva aparición postrasplante; MPA: ácido micofenólico (de Ghisdal L, Bouchta NB, Broeders N, et al. Conversion from tacrolimus to cyclosporine A for new-onset diabetes after transplantation: a single-centre experience in renal transplanted patients and review of the literature. *Transpl Int.* 2008;21:146–151).

forma preventiva), ácido fólico y vitamina B_{12}, y evaluar el recuento de reticulocitos. La insuficiencia de hierro y la saturación de transferrina < 20% son los hallazgos más frecuentes en la anemia de la ERET que pueden trasladarse al período postoperatorio inmediato del trasplante.

XIII. TRATAMIENTO DE LA ANEMIA POSTRASPLANTE. Puede estar indicado el ajuste de la inmunosupresión y la terapia antibiótica o antiviral profiláctica. El ácido micofenólico produce mielodepresión dependiente de la dosis. La eritropoyetina y los fármacos estimulantes de la eritropoyetina (FEE) pueden utilizarse como terapia complementaria, en especial durante los tratamientos altamente tóxicos para la médula ósea, por ejemplo, el sirólimus en combinación con el micofenolato de mofetilo (MMF). La reposición del hierro es esencial para las personas con una saturación de transferrina baja y a menudo requiere la transfusión intravenosa de hierro.

XIV. ERITROCITOSIS POSTRASPLANTE (EPT). La causa no está clara. Se refleja en los aumentos de hemoglobina y de hematócrito de >16.5 a 18 g/dL y 50% a 54%, respectivamente. Estos umbrales pueden ajustarse en función del sexo. La prevalencia de la EPT oscila entre el 8% y el 15% de los pacientes. Los factores de riesgo se muestran en la tabla 47-4.

La EPT ocurre con mayor frecuencia en aquellos con riñones naturales conservados o nefropatía poliquística. Las concentraciones séricas de eritropoyetina son elevadas en relación con el incremento de los valores de hemoglobina. Otros factores hematopoyéticos pueden intensificar la sensibilidad a la eritropoyetina. La activación del sistema renina-angiotensina aumenta el crecimiento de los precursores eritroides y estimula la secreción de eritropoyetina y de factores inducibles por la hipoxia que promueven la producción de eritropoyetina y el metabolismo del hierro.

La EPT aparece entre 8 y 24 meses después del TR. Algunos pacientes presentan cefalea, letargia y malestar general; entre el 10% y el 30% tienen eventos tromboembólicos arteriales o venosos con una mortalidad del 1% al 2% con trombosis

TABLA 47-4 Factores de riesgo de la eritropoyesis postrasplante

• Sexo masculino	• Hipertensión
• Sin rechazo postrasplante renal	• Uso de diuréticos
• Riñones naturales conservados	• Diabetes
• TFG conservada	• Diálisis de larga duración
• Estenosis de la arteria renal por el trasplante	• Fumar

TFG: tasa de filtración glomerular. De Vlahakos DV, Marathias KP, Agroyannis B, Madias NE. Post-transplant erythrocytosis. *Kidney Int.* 2003;63(4):1187–1194.

de las arterias digitales o branquiales, tromboflebitis, accidentes cerebrovasculares o émbolo pulmonar.

El diagnóstico de la EPT debe sospecharse en el receptor de TR con hemoglobina > 17 g/dL o hematócrito > 51% durante más de 2 a 3 meses. Deben evaluarse las causas secundarias de la eritrocitosis por neoplasias malignas para descartar el carcinoma de células renales (CCR) y el hepatocelular.

El objetivo del tratamiento es reducir la hemoglobina. Cuando está elevada de forma crítica, está indicada la extracción de 1 a 2 unidades de sangre. El tratamiento farmacológico de primera línea consiste en un IECA o un ARA, cuyas respuestas suelen ser evidentes en 2 a 4 semanas. Por último, los pacientes que fuman cigarrillos requieren estrategias para dejar de fumar.

XV. LEUCOPENIA. La disminución de los leucocitos es usual después del TR, sobre todo cuando se utilizan dosis altas de inmunosupresores. Los inhibidores de la médula ósea incluyen el ácido micofenólico y sus derivados, la combinación de alopurinol y azatioprina, el valganciclovir y la trimetoprima-sulfametoxazol (utilizados como antimicrobianos profilácticos) y la timoglobulina. Las infecciones son una complicación a un plazo más largo y pueden verse favorecidas por el menor recuento de leucocitos. Los virus que se producen de forma oportunista incluyen el de Epstein-Barr (VEB), el CMV y el PVB19; son frecuentes en el hospedero inmunodeprimido. El estudio para detectar las infecciones oportunistas suele requerir el análisis del número de copias virales del VEB y el CMV y pruebas serológicas del parvovirus.

Se debe evitar hacer ajustes importantes en la inmunosupresión con base en los cambios del recuento de leucocitos. El factor estimulante de colonias de granulocitos suele administrarse con buenos resultados y bajo riesgo de inducir el rechazo.

XVI. TROMBOCITOPENIA. En el período postrasplante temprano, la trombocitopenia suele ser causada por la timoglobulina. En los períodos posteriores, suelen estar implicados otros fármacos. Está indicado realizar una anamnesis cuidadosa de los fármacos. El diagnóstico diferencial incluye la caída de plaquetas con la MAT inducida por los ICN que requeriría un cambio en los inmunosupresores pero que también puede ocurrir con los inhibidores de la mTOR.

XVII. NEOPLASIA MALIGNA POSTRASPLANTE. La atenuación de la vigilancia inmunitaria habitual que se presenta con la inmunosupresión aumenta el riesgo de complicaciones neoplásicas en los receptores de trasplantes. La inmunosupresión interfiere con la vigilancia antitumoral y la inhibición antiviral. Muchos tipos de cáncer pueden ser secundarios al VEB, al virus del papiloma humano, a los virus de la hepatitis B y C y al virus del herpes humano 8. Las neoplasias malignas postrasplante son la tercera causa de muerte más frecuente entre los receptores de TR.

En un amplio estudio se informó que la incidencia de cáncer aumenta ligeramente entre los pacientes dializados (cociente de incidencia estandarizado [CIE] = 1.35), pero crece de forma evidente en 25 sitios anatómicos tras el trasplante, con un CIE = 3.27. La mayoría de los tipos de cáncer se asociaron a causas mediadas por virus. En esta extensa serie de registros se hizo hincapié en el papel de la inmunosupresión.

XVIII. TRASTORNO LINFOPROLIFERATIVO POSTRASPLANTE (TLPPT). El TLPPT es la neoplasia maligna postrasplante más observada en los niños y la causa más frecuente de mortalidad postrasplante relacionada con el cáncer. Suele producirse en los primeros 12 meses tras el TR. El TLPPT incluye una lesión temprana con hiperplasia de células plasmáticas que se parece a la mononucleosis infecciosa, el TLPPT polimórfico que conlleva infiltrados linfoides policlonales o monoclonales y transformación maligna, y el TLPPT monomorfo con fenotipo monoclonal del linaje de los linfocitos B, T o citolíticos. La mayoría de los TLPPT son del linaje de los linfocitos B. Sus factores de riesgo incluyen el trasplante de los donantes positivos al VEB a los receptores sin tratamiento previo (VEB D+/R), la edad temprana, los inmunosupresores potentes y su dosis neta acumulada, la terapia de inducción antilinfocitaria (sobre todo con timoglobulina) y la infección por el CMV.

La supervisión del VEB mediante la reacción en cadena de la polimerasa (PCR, *polymerase chain reaction*) es imprescindible en el contexto de los receptores de TR VEB D+/R. La carga viral empieza a aumentar de forma progresiva entre 4 y 16 semanas antes de que se manifieste clínicamente el TLPPT. Para este par donante-receptor D+/R–, se verifica el número de copias del VEB en la PCR mensualmente durante 6 meses y a intervalos de 2 meses durante 12 a 18 meses.

El primer paso en el tratamiento es la reducción de la dosis de inmunosupresores mientras se evalúa añadir rituximab, un anticuerpo monoclonal anti-CD20. El planteamiento inicial de los autores es reducir un 50% la inmunosupresión basada en los ICN, suspender los antimetabolitos del MMF y la azatioprina, pero continuar con la prednisona. Estas decisiones requieren tener en cuenta la carga tumoral y las preferencias del paciente en cuanto al riesgo de lesión del aloinjerto (rechazo agudo) y de retorno a la diálisis. En muchos centros sanitarios se prefiere el abordaje R-CHOP, que incluye rituximab, ciclofosfamida, doxorrubicina (hidroxidaunomicina), vincristina y prednisona. Los pacientes cuyos tumores son CD20 negativos son tratados con quimioterapia que consiste solo en el abordaje CHOP. Se puede considerar la radioterapia. Estas solo son directrices generales y amplias; requieren la orientación experta de oncólogos especialistas.

XIX. CÁNCERES DE PIEL. Los cánceres de piel son los tumores de órgano sólido más prevalentes en los receptores de TR, que tienen entre 65 y 250 veces más probabilidades de desarrollar carcinomas escamocelulares, y entre 6 y 16 veces de desarrollar carcinomas basocelulares. El cáncer de piel representa casi el 40% de las neoplasias malignas que se presentan en los receptores de trasplantes de órganos, con una tasa del 50% en quienes son caucásicos y de aproximadamente el 6% en aquellos que no lo son. La azatioprina y la ciclosporina pueden tener efectos oncógenos directos, ya que los ICN y la azatioprina alteran la reparación de los daños en el ADN inducidos por la radiación ultravioleta. La azatioprina se ha asociado a un mayor riesgo de carcinoma escamocelular, melanoma y carcinoma de células de Merkel. Los receptores del TR tienen más probabilidades de desarrollar tumores diferentes y agresivos en las zonas expuestas al sol. La parte inferior de las piernas es un sitio frecuente del sarcoma de Kaposi.

Otros tipos de cáncer, a menudo agresivos, que suceden en los receptores de TR son los cervicouterinos, vulvares, anales y colorrectales. Los CCR tienen una incidencia 15 veces mayor en los receptores de TR. Los factores de riesgo incluyen CCR previo, enfermedad quística adquirida, esclerosis tuberosa y nefropatía por analgésicos.

SECCIÓN XII

Reembolso médico y economía de la nefrología

48 Reembolso médico y economía de la práctica de la nefrología

Behnaz Haddadi-Sahneh, Robert J. Rubin

En 1972, en los Estados Unidos se aprobó la Ley Pública 92-603, la cual proporcionó con escaso debate o análisis cobertura para la enfermedad renal en etapa terminal (ERET) a todos los estadounidenses. Es importante señalar que no se impusieron límites a los pagos efectuados en el marco del programa de la ERET. En 1974 había 10 300 pacientes siendo atendidos, con un costo de 241 millones de dólares. En el 2019, hubo 746 557 personas con ERET prevalente que representaban < 1% de los pacientes de Medicare, pero constituían el 7.2% de sus costos.

I. DIÁLISIS. En un principio, la hemodiálisis hospitalaria se pagaba en función de los costos razonables, mientras que a los centros sanitarios independientes se les pagaba en función de los cobros razonables. Ambos sistemas tenían un límite máximo de pago de 138 dólares por tratamiento. Los hospitales podían recibir un aumento a través de un proceso de excepciones, incrementando su tarifa media a 159 dólares por tratamiento. La diálisis domiciliaria también se pagaba en función de los costos razonables. En 1983 se estableció una tarifa prospectiva específica para la diálisis (tarifa compuesta) que incluía todos los costos asociados a la diálisis. De tanto en tanto, el Congreso reducía la tarifa compuesta hasta que, en 1989, la tarifa media de las unidades independientes alcanzó unos 54 dólares de 1974, es decir, una reducción de casi dos terceras partes. En 1989 se aprobó el uso del primer fármaco estimulante de la eritropoyetina (FEE) en los pacientes con anemia dializados. Las unidades de diálisis eran pagadas aparte por ello y, al inicio, había un precio fijo de 40 dólares por menos de 10 000 unidades. Esto se cambió rápidamente a un precio específico por cada 1000 unidades debido a la preocupación de que los servicios de diálisis estaban cobrando los 40 dólares pero dando mucho menos de 10 000 unidades y obteniendo ganancias «inesperadas». Con el tiempo, fueron aumentando los medicamentos que se podían facturar por separado, incluidos los análogos de la vitamina D y el hierro, así como los FEE, que representaron el 84% del total. El Congreso, en un esfuerzo por mejorar la eficiencia de los prestadores de servicios sanitarios, exigió a Medicare que estableciera un sistema de pago prospectivo para los servicios de diálisis (Bundle), que con la tarifa compuesta agrupaba en un precio todos los elementos facturables por separado, como los fármacos (tanto intravenosos como orales) y los servicios de laboratorio. Más adelante, el Congreso aplazó la inclusión de los medicamentos de administración exclusivamente oral hasta el 2025. La teoría es que, al ofrecer un precio fijo, el gobierno incentivaba a los servicios eficientes al permitirles quedarse con la diferencia entre el costo del tratamiento y el precio fijado por el gobierno. Para garantizar que los servicios no redujeran los costos a expensas de la atención a los pacientes, se puso en marcha el Quality Incentive Program (QIP) vinculado a los pagos de los médicos.

Cada año, los Centers for Medicare and Medicaid Services (CMS) publican sus propuestas de normas y pagos (Aviso de Propuesta de Reglamentación) en el verano y, tras recibir los comentarios del público, hacen públicas las normas que regirán el

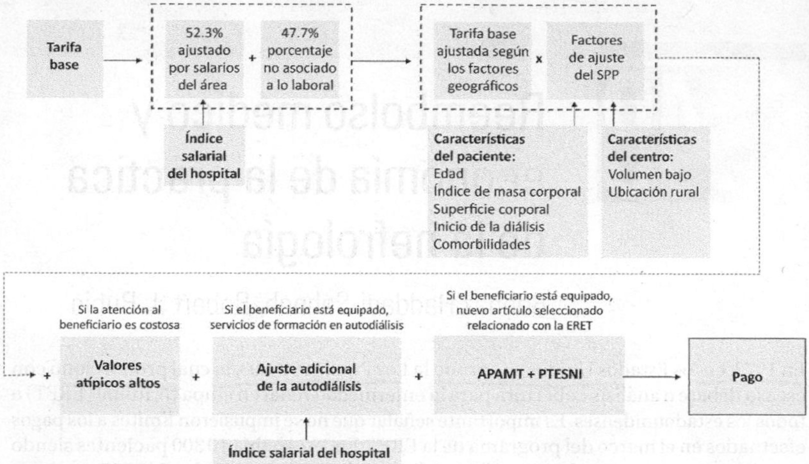

FIGURA 48-1. Sistema de pago prospectivo de la diálisis. APAMT: ajuste del pago adicional de los medicamentos de transición; PTESNI: pago adicional de transición para los equipos y los suministros nuevos e innovadores. Esta figura representa el sistema prospectivo de la diálisis para los beneficiarios mayores de 18 años. Para los beneficiarios menores de 18 años: *1*) la tarifa base, ajustada de acuerdo a los factores geográficos, se multiplica por las características de la casuística del paciente y el método de diálisis; *2*) no son aplicables el ajuste por volumen bajo ni los factores rurales, y *3*) sí son aplicables la política de pagos atípicos y la adición por la formación en autodiálisis. La tarifa de pago puede reducirse hasta un 2% en el caso de los centros sanitarios que no alcancen o no progresen en las medidas de calidad especificadas (Comisión Consultiva de Pagos a Medicare).

paquete de medidas asistenciales para el siguiente año calendario (fig. 48-1). A continuación se muestra un ejemplo del pago propuesto para el 2021 por cada tratamiento de hemodiálisis. La tarifa base se divide en costos laborales (52.3%) y no laborales (47.7%). Los primeros se ajustan mediante un índice que se basa en la ubicación del centro sanitario y, después, la tarifa base se ajusta por «neutralidad presupuestaria» para garantizar que los ajustes del índice salarial no aumenten ni disminuyan los pagos totales. En el 2021 se añadieron los calcimiméticos al paquete, por lo que el pago aumentó 12.06 dólares (pese a si el paciente recibe o no un calcimimético). Por último, el gobierno reconoce que el costo de la prestación del servicio aumenta cada año (estos insumos se denominan *canasta básica*), lo que se compensa con la mayor eficiencia de los médicos (ajuste de la productividad); en el 2021 se propone que sea del 2.2% y del 0.4%, respectivamente. El resultado es una tarifa base de 255.59 dólares (239.01*0.998652 = 239.01 dólares) +12.06 = 251.07*(2.2 – 0.4) = 255.59 dólares. Además, la tarifa base se ajusta en función de los centros sanitarios que solo realizan un pequeño número de diálisis al año, así como de los centros rurales, y de determinados factores del paciente que se ha mostrado que aumentan los costos del tratamiento, en concreto, la edad (de 18 a 44 años, de 45 a 59 años, de 60 a 69 años, de 70 a 79 años y mayores de 80 años), el índice de masa corporal, la superficie corporal, los primeros 4 meses de diálisis, así como una lista de morbilidades agudas y crónicas. En los CMS también se dieron cuenta de que se necesitaba fomentar la innovación, por lo que hay dos programas adicionales. El primero es el ajuste del pago adicional de los medicamentos de transición (APAMT). En virtud del APAMT, el ajuste de pago, además de la tarifa base, paga a los centros por determinados fármacos nuevos para la diálisis y productos biológicos, incluidos los biosimilares, que la Food and Drug Administration (FDA) aprobó a partir del 1 de enero del 2020.

Estos fármacos pertenecen a una de las 11 categorías funcionales de productos que se han incluido en el paquete de pagos prospectivos de la ERET desde el 2011. El APAMT no se aplica a los fármacos genéricos nuevos ni a algunos otros fármacos. El APAMT se aplicará durante 2 años, con un pago fijado en el precio medio de venta (PMV) de cada medicamento o en el precio medio al por mayor si no existe el PMV. Tras 2 años, los CMS incluirán el fármaco en el paquete de pagos del sistema de pagos prospectivos (SPP) sin ningún cambio en la tarifa base. El segundo es el pago adicional de transición para los equipos y los suministros nuevos e innovadores (PTESNI). Bajo la política del PTESNI, los CMS incluyen un ajuste de pago además de la tarifa base que paga a los centros por separado por ciertos equipos y suministros nuevos e innovadores para la diálisis renal bajo el SPP de la ERET. Los equipos o suministros asociados a la ERET serán elegibles para el PTESNI si el artículo es nuevo (con autorización de comercialización de la FDA a partir del 1 de enero del 2020 y dentro de los 3 años siguientes a la fecha de aprobación de la FDA), está disponible de manera comercial, se ha solicitado un código de facturación del Healthcare Common Procedure Coding System, no es un activo relacionado con el capital y es verdaderamente innovador (cumple los criterios de mejoría clínica sustancial que han sido establecidos por los CMS para otros programas). En concreto, los CMS consideran que la tecnología es innovadora si representa un avance que mejora considerablemente, en relación con las tecnologías previas disponibles, el diagnóstico o el tratamiento de los beneficiarios de Medicare. Los PTESNI se aplicarán durante 2 años naturales; a partir de entonces, el producto se incluirá en el paquete de pagos del SPP sin ningún cambio en la tarifa base. El PTESNI se basará en el 65% del precio establecido por los contratistas administrativos de Medicare usando la información procedente de las fuentes que incluyen el importe de la factura, los gastos del centro por el artículo netos de descuentos y rebajas, y los importes de pago determinados por otros pagadores. La propuesta más reciente de los CMS ofrecerá el PTESNI para los activos nuevos e innovadores aceptables relacionados con el capital que son máquinas de diálisis en el hogar cuando se usen en este último. Limitarían el pago de las máquinas de diálisis nuevas e innovadoras a las utilizadas para la diálisis domiciliaria de una persona con el fin de incentivar aún más el uso de este tipo de diálisis. En la actualidad, la diálisis en la clínica y domiciliaria se pagan al mismo precio. También hay un pago adicional por la formación en autodiálisis. Los CMS pagan hasta 15 sesiones de formación en diálisis peritoneal y 25 sesiones en hemodiálisis.

II. POLÍTICA DE VALORES ATÍPICOS. En cualquier sistema de pago prospectivo, habrá casos en los que los costos de cierta sesión del tratamiento sean bastante superiores al importe del pago. Cada año, los CMS fijan un importe límite y abonan el 80% del costo por encima de dicha cantidad. Se supone que los CMS deben fijar el límite de modo que los pagos atípicos equivalgan al 1% del pago total a los centros sanitarios. No obstante, se han mantenido por debajo de esa marca. Los CMS ajustan la tarifa base por la edad y la modalidad de diálisis para los menores de 18 años.

III. QUALITY INCENTIVE PROGRAM (PROGRAMA DE INCENTIVOS DE LA CALIDAD). Para garantizar que los beneficiarios de Medicare reciban atención de calidad dentro del sistema de pagos agrupados, los CMS instituyeron el QIP. El pago a un centro puede reducirse hasta un 2% si no cumple o no avanza en la consecución de los objetivos de calidad. Cada año (año de rendimiento) se fijan los objetivos y las sanciones se aplican 2 años después (año de pago), una vez que los CMS han analizado los datos. En el 2019, de los 6800 centros sanitarios con una puntuación de rendimiento del QIP, el 73% no tuvo ninguna reducción de pago, el 18% tuvo una disminución del 0.5% en sus pagos de diálisis ambulatoria de Medicare, el 6% tuvo una reducción del 1.0%, el 2% tuvo una reducción del 1.5%, y el 1% de los centros tuvo una reducción del máximo, el 2%, en sus pagos. Los indicadores de los resultados para el año de pago 2020 incluyen suficiencia de la diálisis, acceso vascular (uso de fístulas y catéteres), readmisiones hospitalarias no planificadas en un período de 30 días, transfusiones, proporción de pacientes con hipercalcemia (un indicador de la calidad del tratamiento del metabolismo óseo y mineral), número de hemocultivos positivos, encuestas cualitativas de satisfacción del paciente y hospitalizaciones. Entre los indicadores del proceso figuran los siguientes:

- Número de meses durante los cuales los centros sanitarios comunican todos los componentes de los datos obligatorios asociados a:
  - Tasa de ultrafiltración de los pacientes que reciben hemodiálisis.
  - Datos de los episodios de diálisis de la National Healthcare Safety Network a los Centers for Disease Control and Prevention (CDC).
  - Dosis de FEE, concentraciones de hemoglobina o hematócrito.
  - Porcentaje de los pacientes con pruebas de detección en busca de depresión.
  - Concentraciones séricas de fósforo.
- Número de miembros del personal del centro sanitario que se vacunaron a tiempo contra la gripe.
- Porcentaje de los pacientes que han documentado evaluaciones del dolor, así como un plan de seguimiento en caso de dolor.

Las ponderaciones y la puntuación de estos indicadores se publican antes del año de rendimiento y han cambiado con el tiempo.

IV. PAGO DEL MÉDICO. Desde 1992, los médicos están sujetos a un programa de honorarios médicos (PHM) nacional. El PHM establece tres unidades de valor relativo (UVR) nacionales, cada una de las cuales se ajusta en función de las variaciones geográficas de los costos (fig. 48-2). La primera UVR es un indicador del *trabajo clínico* y refleja el tiempo, el esfuerzo, el estrés y la capacidad necesarios para prestar el servicio. La segunda es la UVR del *ejercicio de la profesión* y es una medida de los costos de

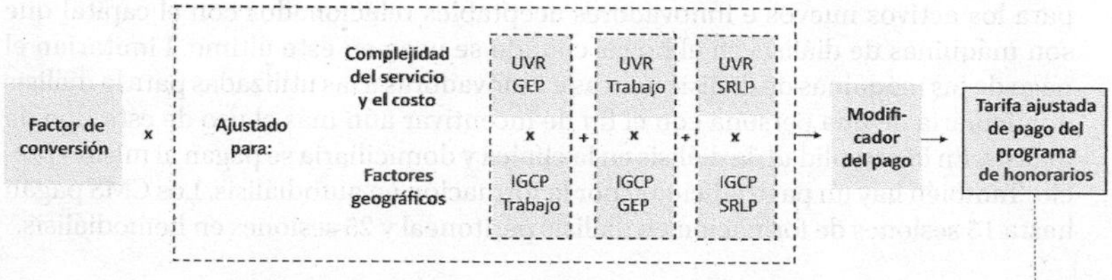
Factor de conversión
x
Ajustado para:
Complejidad del servicio y el costo
Factores geográficos
UVR GEP
x
IGCP Trabajo
+
UVR Trabajo
x
IGCP GEP
+
UVR SRLP
x
IGCP SRLP
Modificador del pago
Tarifa ajustada de pago del programa de honorarios
Ajustes de acuerdo a la política (multiplicativo)
Tarifa ajustada de pago del programa de honorarios
Tipo de profesional sanitario
Profesional (no médico) que factura de forma independiente
Profesional que no participa
(disminuye)
Geográficos
Bonificación por AEPS
(aumenta)
Programa de pago de calidad
Médicos que participan en modelos de pago alternativo avanzados
(aumenta)
Médicos que participan en el SPIBM
(aumenta, disminuye o no hay cambio)
=
Pago

FIGURA 48-2. Sistema de pago del médico. AEPS: área de escasez de profesionales sanitarios; GEP: gastos del ejercicio de la profesión; IGCP: índice geográfico de costos de la práctica; SPIBM: sistema de pago de incentivos basado en el mérito; SRLP: seguro de responsabilidad legal profesional; UVR: unidad de valor relativo. Los médicos que participan en los modelos de pago alternativo avanzados reciben un incentivo del 5% de sus pagos por servicios profesionales. Los que participan en el SPIBM reciben un ajuste de pago positivo o negativo (o ningún cambio) en función de su rendimiento en cuatro áreas: calidad, uso de recursos, exposición de la información sobre los cuidados y mejoría de la práctica clínica (Comisión Consultiva de Pagos a Medicare).

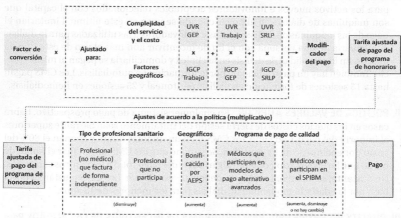

contratación del personal, del alquiler de un consultorio y los suministros necesarios para un servicio determinado. La UVR final es el costo del *seguro de responsabilidad legal profesional* asociado al servicio. Las UVR se suman y se multiplican por un factor de conversión (FC) para determinar el pago. En general, Medicare abona el 80% de este importe y el beneficiario es responsable del 20% restante. Si los médicos prestan servicios en un «área de escasez de profesionales sanitarios» (AEPS), Medicare ofrece una bonificación del 10% para motivar a los médicos a acudir a estas zonas. A partir del 2019, hubo un ajustador de calidad para los médicos que participan en modelos de pago alternativo avanzados o el sistema de pago de incentivos basado en el mérito (SPIBM). Con el SPIBM, los médicos pueden recibir un aumento, una disminución o ningún cambio en función de su rendimiento en las medidas de calidad, el uso de recursos, la mejoría de la práctica clínica y la información sobre los cuidados (expedientes clínicos electrónicos). Estos criterios y puntuación se establecen anualmente en un proceso como el descrito con anterioridad en el caso de la diálisis.

Los nefrólogos reciben una remuneración mensual con base en el número de veces que ven a sus pacientes dializados ambulatorios al mes. Hay distintos importes de pago por ver a un paciente cuatro veces, dos o tres veces y una vez. Para el 2021, los CMS propusieron aumentar el valor de estos códigos en un 29%, 27% y 13%, respectivamente. Los CMS también propusieron aumentar el valor de la visita mensual de diálisis domiciliaria en un 27%. Los nefrólogos también facturan códigos de evaluación y tratamiento (E y T) cuando atienden a los pacientes en su consultorio. Mientras que todos los códigos E y T tuvieron un aumento de valor propuesto para el 2021, debido a la disminución del FC, solo las consultas de los pacientes establecidos tuvieron un aumento en la cantidad pagada. Estos ejemplos exponen la importancia de las dos partes de la ecuación del pago, tanto las UVR como el FC (cuya fórmula está fijada por ley).

V. EL FUTURO. El 10 de julio del 2019, el presidente de los Estados Unidos firmó una orden para poner en marcha la iniciativa *Advancing American Kidney Health* (AAKH). Los tres objetivos principales eran reducir en un 25% el número de estadounidenses con insuficiencia renal de aquí al 2030, conseguir que el 80% de los nuevos pacientes con ERET recibieran un trasplante anticipado o se sometieran a la diálisis en casa y duplicar el número de riñones disponibles para el trasplante de aquí al 2030. Una de las herramientas que utilizarán los CMS para alcanzar estos objetivos son los diversos métodos de pago que recompensan o sancionan a los profesionales médicos en función del cumplimiento de dichos objetivos.

El modelo *End-Stage Renal Disease Treatment Choices* (ETC) es obligatorio e implicará al 30% de los beneficiarios, sus centros de diálisis asociados y los «médicos tratantes». Habrá dos tipos de ajustes al pago. El primero es positivo para la diálisis domiciliaria y sus servicios. El segundo, que se aplica tanto a los centros como a los médicos, puede ser positivo o negativo y se basa en la tasa de diálisis domiciliarias y la tasa de las listas de espera para los trasplantes, así como en la tasa de los trasplantes de donantes vivos. Estos ajustes aumentan con el tiempo. Curiosamente, los CMS prevén ahorrar 23 millones de dólares en 5 años, por lo que parece que esperan que las disminuciones sean mayores que los aumentos. El segundo conjunto de los modelos de pago es voluntario y pretende alcanzar el objetivo de la AAKH de aumentar los trasplantes y la diálisis domiciliaria, al tiempo que reduce el número de estadounidenses que desarrollan ERET. Estos modelos incluyen a los pacientes con enfermedad renal crónica (ERC) en estadios 4 y 5, así como aquellos dializados y con trasplantes. Hay dos tipos distintos de modelos en este conjunto. El modelo *Kidney Care First*, que administra el pago para los pacientes y recompensa o sanciona a los médicos en función de los parámetros basados en el rendimiento, y el modelo *Comprehensive Kidney Care Contracting*, con tres variantes basadas en el grado de riesgo que los participantes están dispuestos a asumir en relación con el costo total de la atención. La variante global permite al profesional asumir el 100% del riesgo. De tener éxito, se lograría el objetivo que Medicare ha perseguido durante los últimos 40 años de trasladar el riesgo del pago a los médicos y, al mismo tiempo, supervisar la calidad de la atención a sus beneficiarios. También permite a los médicos ejercer la medicina con eficacia y recoger los frutos económicos (o afrontar las consecuencias si no pueden hacerlo).

VI. LECTURAS RECOMENDADAS

Medicare Payment Advisory Commission. Payment *Basics, Outpatient Dialysis Services Payment System.* 2020 http://medpac.gov/docs/default-source/payment-basics/medpac_payment_basics_20_dialysis_final_sec.pdf?sfvrsn=0.

Medicare Payment Advisory Commission. *Payment basics, physician and other health professional payment system.* 2020 http://medpac.gov/docs/default-source/payment-basics/medpac_payment_basics_20_physician_final_sec.pdf?sfvrsn=0.

Rettig RA, Levinsky NG, eds. *Kidney Failure and the Federal Government.* National Academy Press; 1991.

Rubin RJ. Epidemiology of end stage renal disease and implications for public policy. *Pub Health Rep.* 1984;99(5):492–498.

ÍNDICE ALFABÉTICO DE MATERIAS

Nota: los folios seguidos por *f* o por *t* indican figuras y tablas, respectivamente.

G

N

O